医学高等专科学校教材

儿科学

（第3版）

主　编　李齐岳　杜军保　冯学斌

副主编　侯文敏　杨小巍

编　者　（按单位首字拼音排序）

李齐岳　北京大学医学部
杨霁云　北京大学医学部
杜军保　北京大学医学部
周丛乐　北京大学医学部
李　星　北京大学医学部
冯学斌　滨州医学院
贾秀红　滨州医学院
侯文敏　承德医学院
朱长林　承德医学院
敬小青　承德医学院
杨海河　承德医学院
丁建萍　河北工程大学
肖　媛　河北工程大学
牛录清　河北北方学院
王久萍　河北北方学院
杨小巍　河北大学医学院
杜长江　河北大学医学院
任少敏　内蒙古医学院

北京大学医学出版社

ERKEXUE

图书在版编目（CIP）数据

儿科学/李齐岳，杜军保，冯学斌主编．—3版．—北京：北京大学医学出版社，2008.1（2014.7重印）

ISBN 978-7-81116-416-9

Ⅰ．儿… Ⅱ．①李…②杜…③冯… Ⅲ．儿科学—医学院校—教材 Ⅳ．R72

中国版本图书馆CIP数据核字（2007）第179578号

儿科学（第3版）

主　　编：李齐岳　杜军保　冯学斌
出版发行：北京大学医学出版社（电话：010-82802230）
地　　址：（100191）北京市海淀区学院路38号　北京大学医学部院内
网　　址：http：//www. pumpress. com. cn
E - mail：booksale@bjmu. edu. cn
印　　刷：北京东方圣雅印刷有限公司
经　　销：新华书店
责任编辑：靳新强　　**责任校对：**杜　悦　　**责任印制：**郭桂兰
开　　本：787mm×1092mm　1/16　　**印张：**22.25　　**字数：**621千字
版　　次：2008年2月第3版　2014年7月第2次印刷
书　　号：ISBN 978-7-81116-416-9
定　　价：31.00元

序

教材建设是提高教学水平的一项重要任务。作为知识的载体，教材是学习专业知识的必备工具，亦是启迪思考的引导书。学校的领导和教师必须十分重视教材建设工作。

医学高等专科学校是为我国培养助理医师的学校，广大教师和学生希望能有一套适用这一层次医学教育的教材。过去用的医学专科教育的教材，不少是本科教材的“压缩版”，给教与学带来困难。为了解决专科教材建设中存在的这种问题，北京大学医学出版社（即原北京医科大学出版社）于 1993 年和 2002 年两次组织了北医的老师和华北地区医学专科学校的老师，经过研讨，编写了临床医学专业教材（第一版和第二版），并于 2000 年组织了护理专业的专科教材。十几年来，通过教学实践表明这两套教材具有较好的适用性，其中许多教材被评为教育部“十五”及“十一五”国家级规划教材。

为了进一步适应科学技术的发展和社会大众对医疗保健需求的提高，落实以人为本的科学发展观，提高专科医学教育的质量，2007 年北京大学医学出版社决定在全国范围内组织有关学校的老师编写第三版临床医学专业和第二版护理专业教材。为此，成立了教材编审委员会，以推动教材建设的改革，进一步提高其适用性。本版教材本着“理论够用，结合实践，指导自学”的原则，力求语言流畅，叙述清晰，图文并茂，利于教学。同时参考了助理医师执业资格考试的要求，使教材内容更加符合未来职业实践的要求。

教材建设不只是编写，加强研讨同样十分重要。在北京大学医学出版社的支持下，教材编审委员会将认真组织好各科教材的研讨会，推动教学改革，提高教学质量。我们诚恳地希望使用本套教材的各校师生能适时地提出你们的建议和指正，使本套教材能与时俱进，为我国的医学专科教育做出贡献。

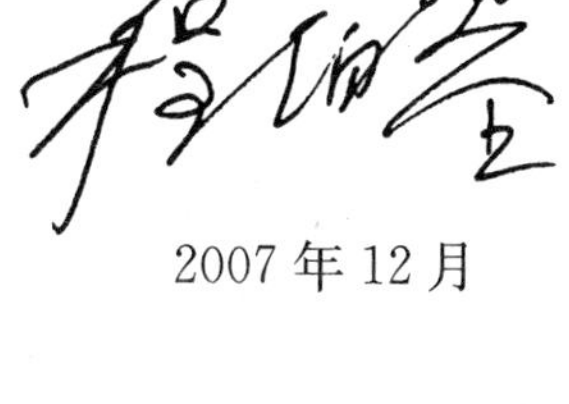

2007 年 12 月

全国医学高等专科学校教材编审委员会

三版前言

本教材第 2 版已应用 5 年。随着近年来与儿科学相关的诸多学科领域的进展，原教材中有些内容已感陈旧或不够完善，需要做适当的更新、修改和补充，以适应当前儿科教学的需要。为此，由北京大学医学出版社重新组织了由 7 所院校组成的编写组，着手进行了本书第 3 版的编写工作。

本书第 3 版的编写仍是本着教材要体现系统性、科学性、先进性和实用性这一重要精神，并力求使之符合大专教材的水平。由于前两版已是由多所院校共同编写的成果，并已经过实际应用的考验，故此次仍以原书为基础，在框架、规格上作大的变动，主要是在各章节内容上作了必要的修改和补充，并尽量增加了相关的新进展。

希望广大师生、读者对本教材提出宝贵意见。

李齐岳

2007.11.

目　　录

第一章　儿科基础 ……………………… (1)
第一节　儿科学的范围及特点 ……… (1)
第二节　小儿年龄分期 ……………… (2)
第三节　小儿生长发育 ……………… (4)
第四节　小儿的营养与喂养………… (11)
第五节　儿童保健…………………… (17)
第六节　儿科病历和体格检查的特点 …………………………… (21)
儿科病历的特点…………………… (22)
小儿体格检查的特点……………… (23)
第二章　儿科治疗……………………… (27)
第一节　儿科治疗原则及一般治疗措施 …………………………… (27)
第二节　小儿药物治疗的特点……… (29)
第三节　小儿体液平衡特点及液体疗法 …………………………… (31)
小儿体液平衡的特点……………… (31)
水、电解质和酸碱平衡紊乱……… (32)
第三章　新生儿与新生儿疾病………… (40)
第一节　总　论……………………… (40)
第二节　正常新生儿的特点及护理 …………………………… (42)
第三节　早产儿特点及护理………… (45)
第四节　大于胎龄儿及小于胎龄儿 …………………………… (47)
大于胎龄儿………………………… (47)
小于胎龄儿………………………… (48)
第五节　新生儿窒息………………… (48)
第六节　新生儿吸入综合征………… (50)
羊水吸入综合征…………………… (50)
胎粪吸入综合征…………………… (51)
第七节　新生儿肺透明膜病………… (51)
第八节　新生儿感染性肺炎………… (52)
第九节　新生儿硬肿症……………… (53)
第十节　新生儿出血症……………… (54)
第十一节　新生儿颅内出血………… (55)
脑室周围-脑室内出血 …………… (55)
其他类型的颅内出血……………… (57)
第十二节　新生儿缺氧缺血性脑病 …………………………… (57)
第十三节　新生儿坏死性小肠结肠炎 …………………………… (60)
第十四节　新生儿黄疸……………… (61)
第十五节　新生儿溶血病…………… (62)
第十六节　新生儿破伤风…………… (64)
第十七节　新生儿败血症…………… (66)
第十八节　新生儿糖代谢紊乱……… (67)
新生儿低血糖症…………………… (67)
新生儿高血糖症…………………… (68)
第十九节　新生儿钙镁代谢紊乱…… (69)
新生儿低钙血症…………………… (69)
新生儿低镁血症…………………… (70)
第二十节　新生儿产伤……………… (70)
第四章　营养性疾病…………………… (72)
第一节　营养不良…………………… (72)
第二节　单纯性肥胖症……………… (75)
第三节　维生素D缺乏症 ………… (77)
维生素D缺乏性佝偻病 ………… (78)
维生素D缺乏性手足搐搦症 …… (82)
第四节　其他维生素缺乏症………… (83)
维生素A缺乏症 ………………… (83)
维生素 B_1 缺乏症 ………………… (85)
维生素 B_2 缺乏症 ………………… (86)
维生素C缺乏症 ………………… (87)
第五节　微量元素缺乏症…………… (88)
锌缺乏症…………………………… (88)
缺碘性疾病………………………… (89)
第五章　消化系统疾病………………… (92)

第一节　小儿消化系统解剖生理特点 …………………………………… (92)
第二节　口腔粘膜疾病 ………………… (93)
第三节　婴幼儿腹泻病 ………………… (95)
第四节　急性坏死性肠炎 …………… (101)
第五节　消化性溃疡 ………………… (102)
第六节　肠套叠 ……………………… (105)
第六章　呼吸系统疾病 ………………… (107)
第一节　小儿呼吸系统解剖生理特点 …………………………………… (107)
第二节　急性上呼吸道感染 ……… (108)
第三节　急性感染性喉炎 ………… (110)
第四节　急性支气管炎 …………… (111)
第五节　肺　炎 …………………… (113)
支气管肺炎 ………………………… (113)
几种不同病原体所致肺炎的特点 ……………………………………… (118)
第六节　支气管哮喘 ……………… (119)
第七节　呼吸衰竭 ………………… (123)
第七章　循环系统疾病 ………………… (127)
第一节　小儿循环系统解剖生理特点及检查方法 …………………… (127)
第二节　先天性心脏病总论 ……… (128)
第三节　常见先天性心脏病 ……… (131)
室间隔缺损 ………………………… (131)
房间隔缺损 ………………………… (132)
动脉导管未闭 ……………………… (133)
法洛四联症 ………………………… (135)
大动脉错位 ………………………… (137)
肺动脉狭窄 ………………………… (138)
第四节　病毒性心肌炎 …………… (139)
第五节　心内膜弹力纤维增生症 ……………………………………… (141)
第六节　充血性心力衰竭 ………… (142)
第七节　小儿心律失常 …………… (145)
过早搏动 …………………………… (145)
阵发性心动过速 …………………… (147)
房室传导阻滞 ……………………… (149)
第八章　泌尿系统疾病 ………………… (152)
第一节　小儿泌尿系统解剖生理特点 …………………………………… (152)
第二节　肾小球疾病的临床分类 … (153)
第三节　急性肾小球肾炎 ………… (155)
第四节　肾病综合征 ……………… (158)
第五节　血尿 ……………………… (161)
第六节　泌尿道感染 ……………… (165)
第七节　急性肾衰竭 ……………… (167)
第九章　造血系统疾病 ………………… (173)
第一节　小儿造血和血液特点 …… (173)
第二节　小儿贫血总论 …………… (174)
第三节　营养性贫血 ……………… (177)
缺铁性贫血 ………………………… (177)
营养性巨幼细胞性贫血 …………… (179)
营养性混合性贫血 ………………… (180)
〔附〕雅克什综合征 ……………… (181)
第四节　溶血性贫血 ……………… (182)
第五节　出血性疾病 ……………… (184)
原发性血小板减少性紫癜 ………… (184)
迟发性维生素K缺乏症 …………… (186)
血　友　病 ………………………… (188)
第六节　急性白血病 ……………… (190)
第七节　传染性单核细胞增多症 ……………………………………… (192)
第十章　神经肌肉系统疾病 …………… (196)
第一节　化脓性脑膜炎 …………… (196)
第二节　病毒性脑炎和脑膜炎 …… (199)
第三节　格林-巴利综合征 ………… (202)
第四节　癫痫 ……………………… (204)
第五节　脑性瘫痪 ………………… (209)
第六节　假肥大型肌营养不良 …… (211)
第七节　注意缺陷多动障碍 ……… (213)
第十一章　急性传染病 ………………… (216)
第一节　麻　疹 …………………… (216)
第二节　风　疹 …………………… (220)
第三节　幼儿急疹 ………………… (221)
第四节　水　痘 …………………… (222)
第五节　流行性腮腺炎 …………… (224)
第六节　脊髓灰质炎 ……………… (227)

第七节 猩 红 热 ……………… (231)
第八节 中毒型细菌性痢疾 ……… (233)
第十二章 结核病 ……………… (237)
第一节 总 论 ……………………… (237)
第二节 原发型肺结核 …………… (241)
［附］结核感染 …………………… (243)
第三节 急性粟粒型肺结核 ……… (243)
第四节 结核性脑膜炎 …………… (244)
第十三章 寄生虫病 …………… (249)
第一节 蛔虫病 …………………… (249)
第二节 蛲虫病 …………………… (250)
第三节 钩虫病 …………………… (251)
第四节 绦虫病 …………………… (252)
第十四章 风湿性疾病 ………… (254)
第一节 风湿热 …………………… (254)
第二节 幼年特发性关节炎 ……… (259)
第三节 过敏性紫癜 ……………… (263)
第四节 川崎病 …………………… (265)
第十五章 内分泌疾病 ………… (269)
第一节 甲状腺功能减低症 ……… (269)
先天性甲状腺功能减低症 ……… (269)
第二节 生长激素缺乏症 ………… (272)
第三节 尿崩症 …………………… (275)
第四节 性早熟 …………………… (277)
第五节 糖尿病 …………………… (279)
［附］低血糖症 …………………… (283)
第十六章 遗传性疾病 ………… (285)
第一节 概 述 …………………… (285)
第二节 21-三体综合征 ………… (287)
第三节 苯丙酮尿症 ……………… (288)
第四节 肝豆状核变性 …………… (290)
第十七章 免疫缺陷病 ………… (293)
第一节 小儿免疫系统发育及特点
…………………………………… (293)
第二节 原发性免疫缺陷病 ……… (294)
抗体缺陷病 ……………………… (294)
细胞免疫缺陷病 ………………… (296)
联合免疫缺陷病 ………………… (296)
第三节 艾滋病 …………………… (297)
第十八章 常见中毒 …………… (300)
第一节 总 论 …………………… (300)
第二节 有机磷中毒 ……………… (303)
第三节 肠源性发绀 ……………… (307)
第四节 铅中毒 …………………… (308)
第五节 有机氟中毒 ……………… (311)
第六节 其他常见中毒 …………… (311)
第十九章 常见儿科急症 ……… (314)
第一节 心跳呼吸骤停 …………… (314)
第二节 小儿惊厥 ………………… (318)
第三节 急性颅内压增高征 ……… (320)
第四节 感染性休克 ……………… (323)
附录
一、正常小儿体格发育衡量标准
…………………………………… (328)
二、小儿体表面积 ……………… (331)
三、小儿各年龄新出现的骨化
中心（X线检查） ……………… (332)
四、常用化验检查正常值 ……… (333)
五、小儿心电图正常值 ………… (342)
六、常用食品及水果营养成分表（第
100g中含量）…………………… (343)

第一章　儿科基础

第一节　儿科学的范围及特点

儿科学是一门研究小儿生长发育规律、营养、卫生保健、疾病防治的医学科学。其任务是在不断探索医学理论及总结实践经验中，提高疾病防治水平，以降低儿童发病率和死亡率，增强儿童体质，保障儿童健康成长。小儿正处于不断生长发育过程中，在很多方面都与成人有所不同，而且小儿各年龄时期也有不同特点，熟悉和掌握这些特点对儿童的医疗保健十分重要。

一、解剖特点

从出生到长大成人，小儿在外观上不断变化，体格发育指标如身长（高）、体重、头围、胸围等的增长，身体各部位比例的改变；骨骼发育如颅骨缝、囟门的闭合，骨化中心的出现，出牙换牙等均有一定的规律；内脏器官的大小、位置，以及皮肤、肌肉、神经、淋巴等系统均随着年龄的增长而变化。

二、生理特点

不同年龄小儿有不同的生理、生化正常数值，如心率、呼吸、血压常随年龄的增长而有所改变；各年龄期周围血红细胞、白细胞计数及白细胞分类的正常值各有其特点。

三、营养代谢特点

小儿生长迅速，代谢旺盛而肾功能较差，故比成人容易发生水和电解质紊乱。热量、营养物质和水的需要量比成人相对要大，但胃肠道的功能又不成熟，故容易造成消化紊乱和营养缺乏。

四、病理特点

由于小儿发育不够成熟，相同的致病因素在不同年龄的机体可引起不同的病理变化。如肺炎链球菌所致的肺部感染在婴儿常发生支气管肺炎，而年长儿则发生大叶性肺炎；维生素D缺乏时，婴儿引起佝偻病，而成人则表现为骨软化症。

五、免疫特点

小儿的皮肤、粘膜娇嫩，屏障功能差，淋巴系统发育未成熟，体液免疫和细胞免疫也都不如成人健全。新生儿通过胎盘自母体获得IgG，6个月后，来自母体的IgG浓度下降，自行合成IgG的功能一般要到6～7岁时才达成人水平。母体IgM不能通过胎盘，故新生儿IgM量低，易患革兰阴性细菌感染。婴儿期SIgA也缺乏，易患呼吸道及消化道感染。

六、诊断特点

各年龄阶段小儿患病种类、临床表现等都有独特之处。以小儿无热惊厥为例，发生在新生儿期者应多考虑与产伤、窒息、颅内出血或先天异常有关。6个月以内婴儿应考虑手足搐搦症，年长儿要考虑癫痫可能。所以诊断时必须重视年龄因素，详细询问病史，认真查体，严密观察病情，才能早期做出正确诊断。

七、治疗特点

小儿在患病过程中易发生各种并发症，有时几种疾病可同时存在，或某一系统疾病同时出现其他系统症状，因此除针对主要疾病进行治疗外，尚应注意处理并发症和并存症，除注意主要治疗措施外，应重视护理、营养、康复等综合疗法。

八、预后特点

小儿患病时虽起病急，但如能诊治及时，恢复也较快。但年龄小、体弱、危重病儿的病情变化迅速，故对患儿应密切观察，采取相应的有力措施，力争使患儿度过危急时期。

九、预防特点

加强预防措施是降低小儿发病率和死亡率的重要环节。广泛推行计划免疫在预防小儿传染病、结核病方面已取得了巨大成就。由于重视儿童保健工作，宣传科学育儿法，使营养不良、肺炎、腹泻、佝偻病等常见病和多发病的发生率和死亡率也有显著降低。及早筛查和发现先天性、遗传性疾病，并加以干预和矫治也属于预防的范畴。

第二节　小儿年龄分期

小儿处于生长发育的动态变化过程中，不同年龄阶段小儿在解剖、生理、病理等方面都有其特点。一般将小儿时期划分为以下各期，以便更好地开展保健和医疗工作。各期之间既有区别，又有联系。

一、胎儿期

从卵子和精子结合到小儿出生称胎儿期，约280天（40周）。最初两周为胚卵期，受精卵细胞不断分裂长大。3～8周为胚胎期，各系统组织器官迅速分化发育，基本形成胎儿。从第9周起到出生为胎儿期，以组织与器官迅速生长和功能渐趋成熟为其主要特点。

胎儿完全依靠母体而生存。由于胎盘和脐带的异常或其他原因引起的胎儿缺氧、各种感染，或孕妇营养不良、心理创伤、理化因素刺激、吸烟、酗酒等不利因素，均可使胎儿生长发育障碍，并可导致死胎、流产、早产或先天畸形等不良后果，因此加强孕期保健和胎儿保健及胎教非常重要。

二、新生儿期

自出生后脐带结扎起到满28天为止，称新生儿期，是小儿生后适应外界环境的阶段。

新生儿期小儿开始独立生活，内外环境发生了巨大变化，但其生理调节和适应能力还不成熟，因此发病率、死亡率均高，故新生儿期保健特别强调护理，包括保暖、喂养、清洁卫生、消毒隔离等。

围生期（又称围产期）是指胎龄满 28 周至出生后足 7 天。这一时期从妊娠晚期经娩出过程至新生儿早期，是生命过程的一个关键时期，此期死亡率最高。因此围生期保健是妇产科和儿科工作者的共同责任，包括胎儿和新生儿的生长发育观察及疾病防治，孕母、产妇的适当处理，分娩时胎儿监测技术，某些先天性疾病的筛查和及早治疗等。

三、婴儿期

从出生到满 1 周岁为婴儿期，是出生后生长发育最快的时期。此期对热量和营养素尤其是蛋白质的需要量较高，但消化功能尚不完善，故易发生消化与营养紊乱。提倡母乳喂养和合理营养指导十分重要。婴儿期抗病能力较弱，易患传染病和感染性疾病，应做好计划免疫。

四、幼儿期

从 1 周岁到满 3 周岁称为幼儿期。此期生长发育速度稍减慢，活动范围增大，接触周围事物增多，智能发育较快，语言、思维和对人及物的反应能力增强，但识别危险的能力尚不足，应注意防止意外和中毒。饮食从乳汁逐渐过渡到成人饮食，断奶后膳食结构变化较大，应注意防止营养缺乏和消化紊乱。由于接触外界较广，感染机会较前增多，而自身免疫力尚不够健全，故仍应注意防止传染病。

五、学龄前期

3 周岁后到 6～7 岁入小学前为学龄前期。此期体格生长仍稳步增长，智能发育更迅速，求知欲强，模仿性强，具有高度可塑性。因此要注意培养良好道德品质和生活习惯。学龄前期儿童防病能力有所增强，但接触面广，仍易发生传染病和意外，并易罹患免疫性疾病，如急性肾炎、风湿热等。

六、学龄期

从 6～7 岁入小学起到 12～14 岁称为学龄期。此期体格生长仍稳步增长，智能发育更成熟，理解、分析、判断等综合能力增强，是长知识接受文化教育的重要时期。除生殖系统外，各系统器官到本期末已接近成人水平。发病率在这个时期有所降低，但应注意预防近视眼和龋齿；安排有规律的生活、学习和锻炼，保证足够的营养和睡眠；防治精神、情绪和行为等方面的问题。

七、青春期

从第二性征出现到生殖功能基本发育成熟（女孩从 11～12 岁开始到 17～18 岁、男孩从 13～14 岁开始到 18～20 岁）称青春期。此期最大特点为生殖系统迅速发育，生殖器官趋向成熟，第二性征逐渐明显，生长发育进入第二次加速时期。此期神经内分泌调节不稳定，可出现良性甲状腺肿、女孩出现月经不规则、痛经等；另一方面由于接触社会增多，受外界环境的影响越来越大，除了要保证供给足够营养以满足生长发育加速所需，加强体格锻炼和注意充分休息外，尚应根据其生理、心理卫生、行为、精神上的特点，加强教育和引导，以保证青少年的身心健康。

第三节　小儿生长发育

小儿机体总是处在生长发育的动态过程中，生长发育是小儿不同于成人的重要特点。生长是指身体各器官、系统的长大和形态变化，是量的增加；发育是指细胞、组织、器官的分化完善与功能上的成熟，是质的改变。两者密切相关，不能截然分开。

一、生长发育规律

（一）生长发育是一个连续的过程　生长发育在整个小儿时期不断进行，但各年龄阶段生长发育速度不同。一般而言体格生长，年龄越小，增长越快，在生后第一年，尤其是头3个月生长最快，出现第一个生长高峰，第二年以后逐渐减慢；至青春期生长速度又加快，出现第二个生长高峰。

（二）各系统器官发育不平衡　各系统发育快慢不同，各有先后。如神经系统发育较早；生殖系统发育较晚；淋巴系统在儿童期生长迅速，于青春期前达顶峰，以后逐渐降至成人水平；其他如心、肝、肾、肌肉等系统的增长基本与体格生长平行（图1－1）。

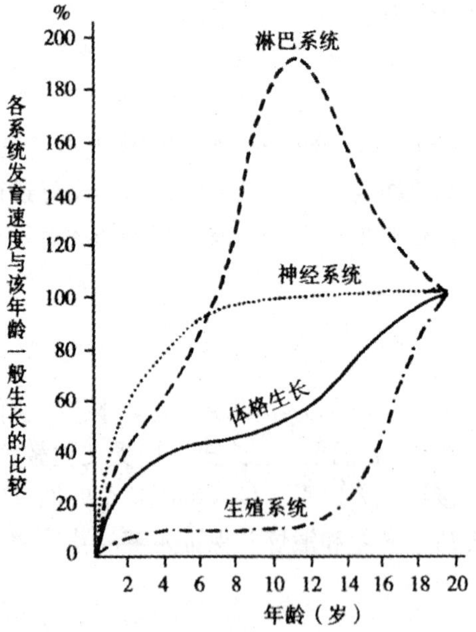

图1－1　不同系统的发育与年龄的关系

（三）生长发育的一般规律　生长发育遵循由上到下、由近到远、由粗到细、由低级到高级、由简单到复杂的规律。如出生后运动发育的规律是：先抬头、后抬胸，再会坐、立、行（由上到下）；从臂到手、从腿到脚的活动（由近到远）；从全掌抓握到手指拾取（由粗到细）；先画直线后画圆图形（由简单到复杂）；先会看、听、感觉事物、认识事物，再发展到有记忆、思维、分析和判断（由低级到高级）。

（四）生长发育的个体差异　小儿生长发育虽按一定的规律发展，但在一定范围内受遗传、性别、营养、教育、环境等因素的影响而存在相当大的个体差异。体格上的个体差异一般随年龄增大而越来越显著。青春期差异更大。

二、影响小儿生长发育的因素

（一）遗传因素　小儿生长发育的特征、潜力、趋向等都受到父母双方遗传因素的影响。如身高、体型、皮肤和头发的颜色等都与遗传有关；遗传性代谢性疾病、内分泌障碍、染色体畸变等可更严重地影响小儿生长发育。

（二）环境因素

1. 营养：是保证小儿生长发育的重要因素，年龄越小，受营养的影响越大。长期营养不足首先影响体重、身高的增长，甚至使机体的免疫、内分泌和神经等调节功能低下。

2. 疾病：疾病对生长发育的干扰作用十分明显。急性感染常使体重减轻；慢性疾病则影响体重和身高的发育；内分泌疾病常引起骨骼生长和神经系统发育迟缓；先天性心脏病、肾小管酸中毒等先天性疾病对生长发育的影响更为明显。

3. 生活环境：良好的生活环境如阳光充足、空气新鲜、水源清洁等能促进小儿的生长发育，反之，则带来不良影响。合理的生活制度及体育锻炼、良好的教育和护理对小儿的体格、智力的成长起着重要的促进作用。

4. 其他：如性别、内分泌腺的功能均对生长发育有重要影响。母孕期状况亦对小儿生后的生长发育有一定影响。

三、体格生长

（一）体格生长常用指标

1. 体重　体重为各器官、系统、体液的总重量，是反映小儿生长与营养状况的灵敏指标，也是计算药量、静脉输液量的依据。

正常小儿出生时体重平均为3kg，出生后由于摄入不足、胎粪排出和水分丢失等可出现暂时性体重下降（3%～9%），称为生理性体重下降，约在生后3～4日达最低点，以后逐渐回升，7～10日应恢复到出生时的体重。

小儿体重的增长不是等速的，年龄愈小，增长愈快。出生后前3个月增长为700～800克/月，其中第一个月可＞1000g；4～6个月为500～600克/月；7～12个月为300～400克/月。一般3个月的体重约为出生时的2倍（6kg），1岁时达3倍（9kg），生后第2年增加2.5～3.5kg，2岁时体重约为出生时的4倍（12kg）；2岁至青春前期体重增长减慢，每年增长约2kg，进入青春期后体重增长又加快，每年达4～5kg，约持续2～3年。为便于临床应用，可按以下公式粗略计算体重：

＜6个月龄　　体重（kg）＝3kg出生时体重（kg）＋月龄×0.7（kg）；

7～12个月龄　体重（kg）＝6kg＋月龄×0.25（kg）；

2岁至青春前期　体重（kg）＝年龄×2＋7（或8）（kg）。

同年龄、同性别正常儿童体重差异一般在10%上下。体重增长过多，超过一定范围，应考虑肥胖症；低于标准15%以下，则应考虑营养不良、慢性消耗性疾病、内分泌疾病等。

测量方法：新生儿及婴儿使用盘式秤，精确读数到10g；儿童使用一般磅秤，精确读数到50g。

2. 身长（高） 指头顶到足底的全身长度。身长的增长是反映骨骼发育的一个重要指标。身长的增长规律与体重相似，也出现婴儿期和青春期2个生长高峰。出生时身长平均50cm，生后第一年增长约25cm，其中前3个月增长11～12cm，与后9个月增长量相当。1岁时身长75cm，第二年增长10cm，2岁时身长85cm，2岁以后身长每年约增长5～7cm，2～12岁身长的估算公式为：身长（cm）＝年龄×7＋70（cm）。青春期的身长增长较快。

身长所包括的头、躯干（脊柱）和下肢等各部分的长度增长速度并不一致。第一年头部生长最快，躯干次之，而青春期身长增长则以下肢为主。故头、躯干和下肢在各年龄期所占身长的比例不同。某些疾病可造成身体各部分的比例失常，这就需要测量上部量（从头顶至耻骨联合上缘）和下部量（从耻骨联合上缘至足底）以帮助判断。初生婴儿上部量大于下部量（中点在脐上）；随着下肢长骨的增长，中点下移，2岁时在脐下；6岁时在脐与耻骨联合上缘之间；12岁时即位于耻骨联合上缘，即上、下部量相等（图1-2）。

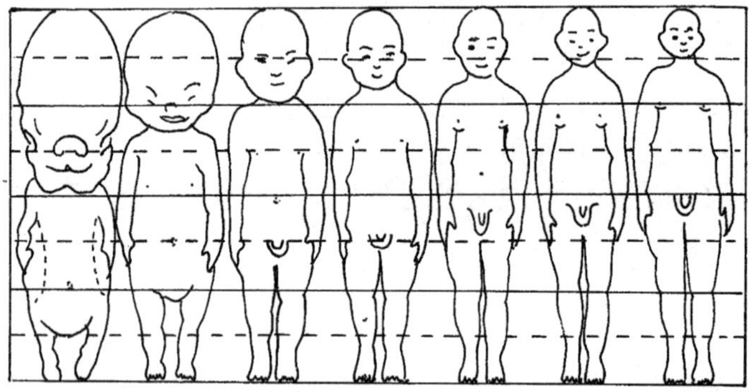

图1-2 胎儿时期至成人身体各部比例

影响身长的因素有遗传、内分泌、营养、疾病等。明显的身材异常往往由于甲状腺功能减低、生长激素缺乏、软骨发育不全和成骨不全、营养不良等引起。

身长测量方法：测量时可将婴幼儿平卧在测板上，两腿伸直，头部和足底紧接测板两端。所得的长度为身长。3岁以上可用身高计测量。测量时要求小儿直立，两眼正视前方，两臂自然下垂，两足跟并拢，脚尖分开60°，使两足跟、臀部及两肩接触主柱。所测结果按cm计数，精确至小数点后1位。

3. 头围：头围反映脑和颅骨的发育程度。出生时头围平均约34cm；第一年的前3个月和后9个月头围各增长6cm，1岁时头围为46cm；2岁时为48cm；5岁时为50cm；15岁时头围接近成人，约54～58cm。头围测量值在2岁以内最有价值。较小头围常提示头小畸形（图1-3）、脑发育不良，头围增长过速则提示脑积水（图1-4）。

测量方法：使用软尺紧贴头皮，自眉弓上方突出处经枕后结节最高点绕头一周，其长度即为头围。记录小数点后一位数。

4. 胸围　胸围大小与肺、胸廓骨骼、肌肉和皮下脂肪的发育密切相关。出生时平均约为32cm，比头围小1～2cm；1岁～1岁半左右胸围等于头围；以后胸围逐渐超过头围，头围与胸围的增长曲线大约在15个月时形成交叉。头围、胸围增长线的交叉时间与儿童的营养和胸廓发育有关。

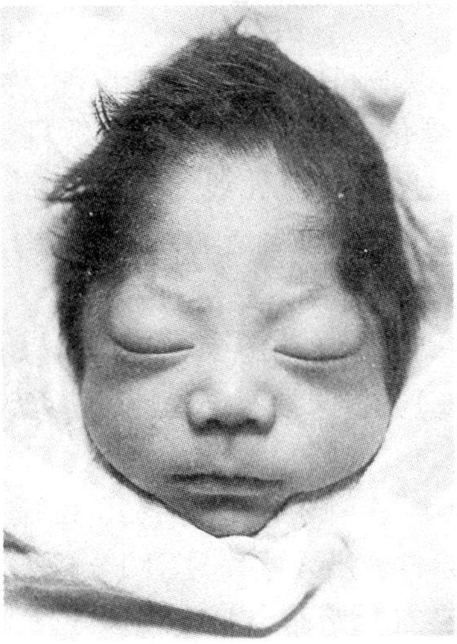

图1-3　头小畸形

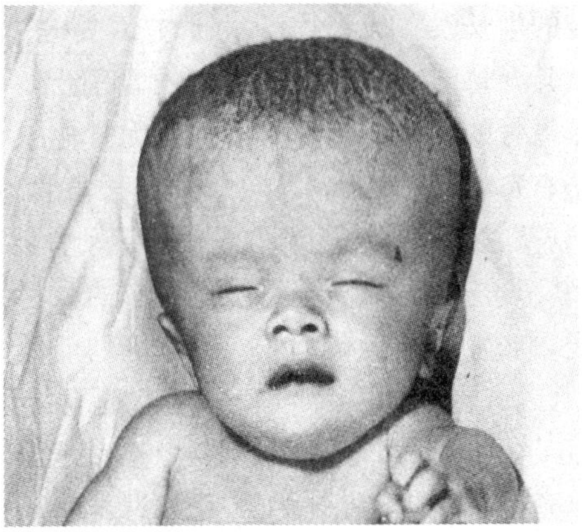

图1-4　脑积水

测量方法：小儿平静呼吸，双手自然下垂，两眼平视，用软尺前经乳头下缘、后绕两肩胛下角下缘一周，取呼气和吸气时的平均值，记录小数点后一位数。

5. 上臂围　上臂围值代表上臂肌肉、骨骼、皮下脂肪和皮肤的发育水平，可反映小儿的营养状况。有人测量上臂围以普查＜5岁小儿的营养状况，＞13.5cm为营养良好；12.5～13.5cm为营养中等；＜12.5cm为营养不良。

测量方法：一般测量左上臂，将软尺0点固定于上臂外侧肩峰至尺骨鹰嘴连线中点，沿该点水平将软尺轻贴皮肤绕上臂一周。

（二）骨骼发育

1. 颅骨的发育：通过头围、囟门大小及骨缝的闭合情况来衡量颅骨的发育。颅骨缝出生时尚分离，约于3～4个月时闭合；前囟为顶骨和额骨边缘形成的菱形间隙，对边中点连线长度出生时约为1.5～2.0cm，以后随头围的增长而增大，6个月以后逐渐骨化变小，约在1～1.5岁时闭合；后囟为顶骨与枕骨边缘形成的三角形间隙，出生时很小或已闭合，最迟于生后6～8周闭合（图1-5）。前囟检查在儿科临床很重要，早闭或过小见于头小畸形；迟闭、过大见于佝偻病、呆小病等；前囟饱满常见于颅内压增高，如脑积水、脑膜炎等；凹陷见于脱水。

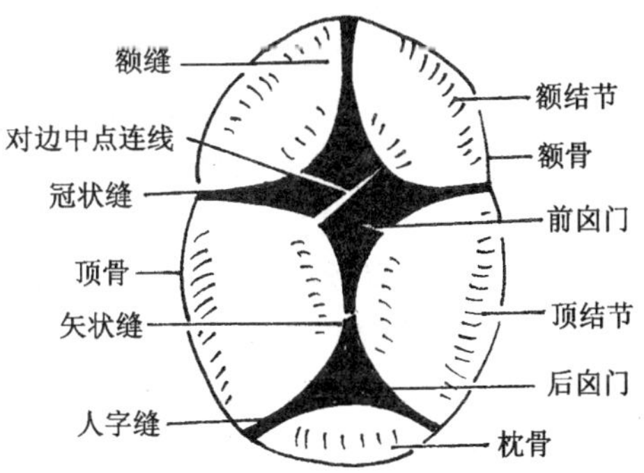

图1-5　小儿的囟门

2. 脊柱的发育：脊柱的增长反映脊椎骨的发育。生后第一年脊柱增长快于四肢，1岁以后四肢增长快于脊柱。新生儿出生时脊柱仅呈轻微后凸；3个月左右随着抬头动作的发育出现颈椎前凸；6个月后能坐时出现胸椎后凸；1岁左右开始行走时出现腰椎前凸；至6～7岁时这3个脊柱自然弯曲才为韧带所固定。

3. 长骨的发育：长骨的生长和成熟与体格生长有密切关系。长骨生长主要依靠其干骺端的软骨骨化和骨膜下成骨作用使之增长、增粗，当其干骺端骨质融合后，长骨即停止增长。

随着年龄的增长，长骨干骺端的骨化中心按一定的顺序和部位有规律地出现，可以反映长骨的生长发育成熟程度。通过X线检查长骨干骺端骨化中心的出现时间、数目、形态变化及其融合时间，可判断骨骼发育情况、测定骨龄。一般摄左手X线片，了解其腕骨、掌骨、指骨的发育。腕部于出生时无骨化中心，其出生后的出现次序为：头状骨、钩骨（3个月左右）；下桡骨骺（约1岁）；三角骨（2～2.5岁）；月骨（3岁左右）；大、小多角骨（3.5～5岁）；舟骨（5～6岁）；下尺骨骺（6～7岁）；豆状骨（9～10岁）。10岁时出全，共10个，故1～9岁腕部骨化中心的数目约为其岁数加1。临床常测定骨龄以协助诊断某些疾病，如生长激素缺乏症、甲状腺功能低下症、肾小管酸中毒等时明显落后。

（三）牙齿的发育　人一生有两副牙齿，即乳牙（共20个）和恒牙（共32个）。生后4～10个月乳牙开始萌出，12个月尚未出牙者可视为异常。出牙顺序见图1-6，最晚2岁半出齐，2岁以内乳牙的数目约为月龄减4～6。6岁左右开始萌出第一颗恒牙，即第一磨牙，位于第2乳磨牙之后；7～8岁开始，乳牙按萌出先后逐个脱落代之以恒牙。12岁左右萌出第2磨牙，18岁以后出现第3磨牙（智齿），但也有终身不出此牙者。恒牙一般在20～30岁时出齐。

出牙是一种生理现象，个别小儿可有暂时性流涎、睡眠不安及低热等症状。较严重的佝偻病、营养不良、甲状腺功能减低症等患儿可有出牙迟缓、牙质差等。

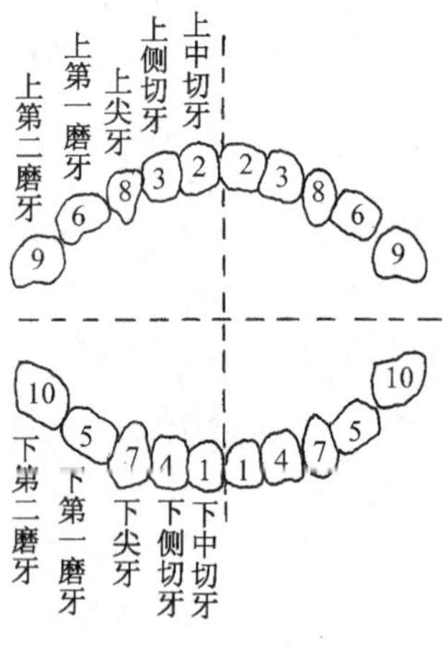

图1-6　乳牙出牙顺序

四、神经心理发育

（一）神经系统的发育　小儿神经系统发育最早。出生时脑重量约370g，占体重的10%～12%；出生后第一年脑的生长发育特别迅速，1岁时脑重达900g，为成人脑重的60%；4～6岁时脑重已达成人脑重的85%～90%。出生时大脑表面的沟回已经形成，但皮层较薄，沟裂较浅；新生儿神经细胞数目与成人相同，但树突与轴突少而短。3岁时神经细胞分化基本完成，8岁时接近成人。神经纤维髓鞘化到4岁才完成，婴儿时期由于神经髓鞘的形成不完善，当受到外界刺激引起冲动传入大脑时，因无髓鞘隔离，不仅反应慢，而且易于泛化。

脊髓的发育在出生时已基本成熟，小儿脊髓相对比成人长，新生儿脊髓下端位于第二腰椎水平；4岁时上移至第一腰椎，故对婴幼儿做腰椎穿刺的部位应偏低，避免损伤脊髓。

（二）感知发育　感知是通过各种感觉器官从环境中选择性地取得信息的能力，其发育对其他功能区的发育可起重要促进作用。

1. 视感知　新生儿已有视觉感应功能，瞳孔有对光反应，强光可引起闭目，但眼球运动不协调，能看到15～20cm以内的物体；3个月时已存在头眼协调运动，头可随水平方向移动的物体转动达180°；4～5个月时开始认识母亲的面容，并能初步分辨颜色，8～9个月时开始出现视深度感觉，能看到小物体；18个月时已能区别各种形状；2岁时可区别垂直线与横线；5岁时可区别各种颜色；6岁时视深度已充分发育。

2. 听感知　出生时鼓室无空气，听力差，生后3～7日听觉已相当良好，能听到50～90dB的声响；3个月时可将头转向声源，听到悦耳声时会微笑；6个月时对母亲的语言有明显反应；7～9个月时能确定声源，区别语言的意义；13～16个月时可寻找不同高度的声源，听懂自己的名字；4岁时听觉发育完善。

3. 味觉和嗅觉　出生时味觉发育已很完善，对甜与酸等不同味道可产生不同的反应；4～5个月对食物的微小改变已很敏感。小儿嗅觉发育较慢，3～4个月才能分辨好闻和难闻的气味，7～8个月更灵敏，能分辨香臭。

4. 皮肤感觉　包括触觉、痛觉、温度觉和深感觉。新生儿对触觉较灵敏，如眼、口周、手掌、足底等触之即有反应；对痛觉反应较迟钝，第2个月才逐渐改善；温度觉出生时就很灵敏，尤其对冷的反应更明显。如离开母体环境，温度骤降就啼哭；2～3岁时能通过接触区分物体的软、硬、冷、热等属性；5岁时能分辨体积相同重量不同的物体。

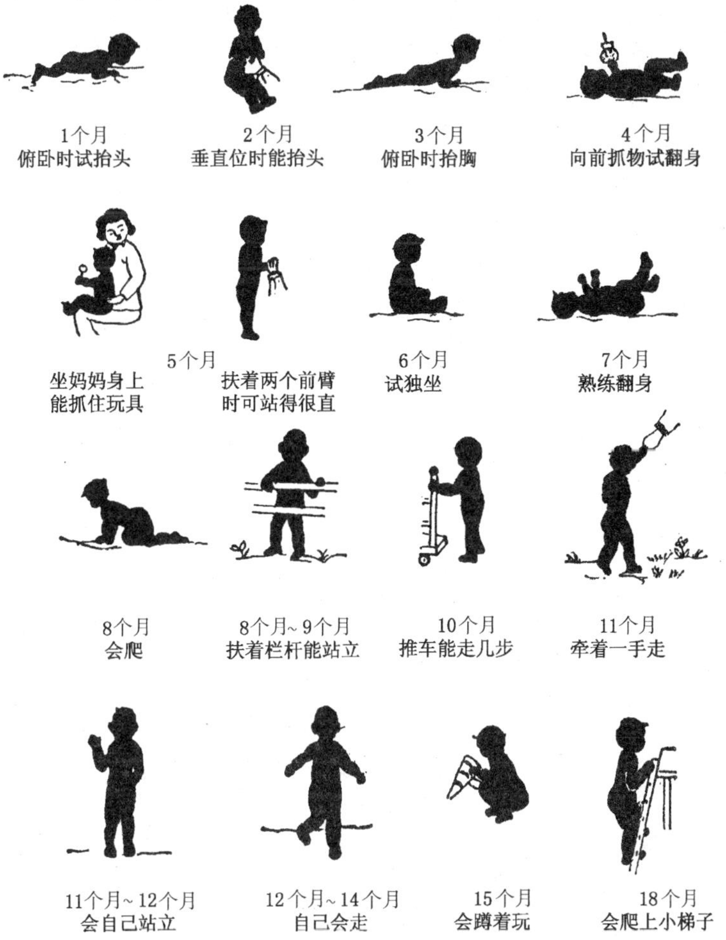
1个月
俯卧时试抬头
2个月
垂直位时能抬头
3个月
俯卧时抬胸
4个月
向前抓物试翻身
5个月
坐妈妈身上
能抓住玩具
扶着两个前臂
时可站得很直
6个月
试独坐
7个月
熟练翻身
8个月
会爬
8个月~9个月
扶着栏杆能站立
10个月
推车能走几步
11个月
牵着一手走
11个月~12个月
会自己站立
12个月~14个月
自己会走
15个月
会蹲着玩
18个月
会爬上小梯子

图1-7　婴幼儿动作的发育

（三）运动功能的发育　新生儿的运动是无规律、不协调的，以后随着中枢神经系统的发育，肌肉功能的发育，运动功能也逐渐发育。运动发育的一般规律是：①头尾规律：动作发育由上而下，先会抬头，后抬胸、两手取物、坐、站、走等；②由近到远：如先抬肩、伸臂，再双手握物而至手指取物；③由不协调到协调，由泛化到集中：3～4 个月看到玩具会手足乱动，但拿不到，5 个月以后能一把抓住；④由粗动作到细动作；先会抬头坐、站、走等大动作，然后才有手指摘物、脚尖走路等精细动作；⑤由正面动作到反面动作：先会抓东西后会放下，先会向前走后会向后退等。具体动作发育程序见图 1－7。可把婴儿运动发育归纳为："二抬四翻六会坐，八爬十站周会走"。

（四）语言发育　语言为人类特有的高级神经活动，是表达思维和意志的一种方式。语言的发育要经过发音、理解和表达三个阶段。新生儿只会哭叫，2～4 个月是咿呀发音的阶段，5 个月发出单调音节，7 个月后能发出"爸爸"、"妈妈"等复音，但无意识，9 个月时能听懂几个词如"再见"等，10 个月可用单词，1 岁能叫出物品名称及有意识地叫"爸爸"、"妈妈"，1.5 岁到 2 岁能讲 2～3 个字的词组，能用代词称"你"、"我"等，3～4 岁会用形容词、副词等，并会唱歌，5 岁时能讲完整的故事，能认字。

（五）神经反射的发育　出生后即具有一些先天性反射，如觅食、吸吮、吞咽、拥抱、握持反射等。其中一些无条件反射随年龄增长而消失，如握持反射、拥抱反射于 3～4 个月消失。3～4 个月前小儿肌张力较高，可使克匿格（Kernig）征阳性，2 岁以内小儿巴宾斯基（Babinski）征阳性可为生理现象。

（六）神经心理发育的评价　神经心理发育评价包括神经系统、感知、运动、语言及心理等情况的综合测试，用于了解小儿智能发育情况是否合乎正常发育规律、有无发育迟缓或异常障碍，以便及早发现，追查原因，加以恰当的处理。有时需多次随访复查才能确定，其结果只能反应被测者当时的情况，而不能预测将来智能水平。

目前国内外采用的心理测验方法种类很多，根据年龄和测试目的不同而异。按测试的目的可分为两大类，即筛查性测试和诊断性测试。

1. 筛查性测试　方法简单、快速，可于短时间内粗筛出正常者或异常者。异常者尚需作进一步的诊断性测试，常用的筛查测试有：

（1）丹佛发育筛查测试（Denver development screening test，DDST）：主要用于 6 岁以下小儿智能筛查，其内容可分为大运动、语言、精细运动-适应性、个人-社会等四方面的功能测试。共 105 个项目，每项测 3 次，将其结果注明完成为"P"、失败为"F"、不合作为"R"。根据项目失败的多少评出异常、可疑、不能测试及正常，可疑或异常者应进一步作诊断性测试。

（2）图片词汇测试（Peabody picture vocabulary test，PPVT）：用 150 张图片，每张有黑白线条画四幅，讲一个词汇，要求指出其中的相应一幅画，答对 1 张计 1 分；测到连续 8 张中有 6 张答错时测试止。得分为总分减去答错的分数，查表得智商（intelligent quotient，IQ）。此法供 2.5 岁～18 岁小儿用，尤适用于语言或运动障碍者。

（3）绘人测试（drown－a－man）：要求小儿在一张白纸上用铅笔绘一全身人像，然后进行评分，方法简便，10～15 分钟可完成，不需语言交流，适用于 5～9.5 岁儿童。

（4）入学合格测试（50 项测试）：要求被试者回答 50 个问题，答对 1 题给 1 分，项目简单，评分易掌握，结果可作为小儿入学前参考。

2. 诊断性测试：包括范围广，内容多而详细，测试时间长，评定也复杂，但较精确，可得出发育商或智商。

（1）Bayley 婴儿发育量表：包括精神发育量表（163 项）、运动量表（81 项）和婴儿行为记录（24 项），适用于 2～30 个月婴儿。

（2）Gesell 发育量表：适用于 4 周～3 岁的婴幼儿，从大运动、精细动作、应物能、言语能及应人能（个人社会行为）5 个方面进行检查，测得结果以发育商数（DQ）表示，如 DQ 在 75 以下，表明有发育落后。

（3）斯坦福-比奈（Standford－Binet）智能量表：适用于 2.5～18 岁的儿童及青少年，测试内容包括具体知识如感知、辨别和记忆，以及抽象知识如思维、逻辑、数量和词汇，用于评价小儿学习能力和对智能迟滞者作诊断及程度分类。

（4）Wechsler 学前及初小儿童智能量表：适用于 4～6.5 岁小儿。测试内容包括词语类及操作类两大部分，测试结果可得出词语和操作的智商。年龄增长后，Wechsler 儿童知能量表修订版（WISC－R）可衔接应用至 16 岁。

第四节　小儿的营养与喂养

合理的营养是保证小儿正常生长发育的物质基础，病儿更需要合理的营养，以利于恢复健康。

一、营养基础

（一）能量的需要

能量是维持机体新陈代谢所必需的，主要由食物中碳水化合物、脂肪和蛋白质供给。每克可供能量为：碳水化合物 16.8kJ（4kcal）；蛋白质 16.8kJ（4kcal）；脂肪 37.8kJ（9kcal）。小儿对能量的需要包括 5 个方面。

1. 基础代谢：指在清醒、安静、空腹状况下，于 20～25℃环境中维持人体生命最基本生理活动所消耗的能量。婴儿基础代谢能量占总能量的 60%。每日基础代谢所需能量随年龄增长而减少，按每公斤体重计算，1 岁以内需要 230kJ（55kcal）/（kg·d），7 岁时需 184kJ（44kcal）/（kg·d），12～13 岁需 126kJ（30kcal）/（kg·d），与成人相仿。

2. 食物的特殊动力作用：人体进食后产能比进食前有所增加，食物的这种刺激能量代谢的作用称为食物的特殊动力作用。蛋白质特殊动力作用最高，可使代谢增加 30%，脂肪增加 4%，碳水化合物增加 6%，婴儿此项能量所需约占总能量的 7%～8%，采用混合膳食的年长儿则占 5%。

3. 活动所需：不同小儿用于肌肉活动的能量相差很大，婴儿约需 63～84kJ（15～20kcal）/（kg·d），随着年龄增大后活动量增加，故需要量也相应增加，到 12～13 岁时约需 126kJ（30kcal）/（kg·d）。

4. 生长所需：此项所需能量为小儿特有，需要量与小儿生长速度成正比：＜6 个月为 167～209kJ（40～50kcal）/（kg·d）；6 个月～1 岁为 63～84kJ（15～20kcal）/（kg·d）；周岁以后减少到 20kJ（5kcal）/（kg·d）；到青春期又增高。

5. 排泄的消耗：在正常情况下，每天摄入的食物不能完全被吸收，通常摄取混合膳食的婴幼儿此部分的能量损失不超过总能量的10%。

以上5方面的能量总和为总的能量需要。年龄越小，总能量需要相对越大。婴儿每日约为460kJ（110kcal）/kg，以后每增加3岁减去42kJ（10kcal）/kg，到15岁时为250kJ（60kcal）/kg。为了方便于临床，可按以下公式估算，≥2岁小儿需能量（kcal）/（kg·d）＝110－（年龄/3×10）或110－年龄×3.33。

（二）营养素的需要

1. 蛋白质：蛋白质是构成人体细胞和组织的基本成分，也是生理功能的物质基础，人体每天所需要的能量大约10%～15%来自蛋白质。婴幼儿生长旺盛，蛋白质的需要量比成人相对要多。母乳喂养儿约需2g/（kg·d）；牛乳喂养儿约需3.5g/（kg·d）；全靠植物蛋白喂养儿需4g/（kg·d）。除了总量之外，还要求各种氨基酸间的比例必须符合人体的要求，才能为机体充分利用。同时小儿喂养应强调食品多样化，混合食用几种食物，可使所含必需氨基酸的种类和数量相互补充，提高利用率，称蛋白质互补作用。例如小麦、米、玉米等蛋白质缺乏赖氨酸，而豆类则富含赖氨酸，故豆与米或豆面同食可互补有无，提高膳食的蛋白质利用率。

2. 脂肪：脂肪是提供能量的重要营养素，提供必需脂肪酸，并有助于脂溶性维生素的吸收，防止散热及保护脏器不受损伤。婴幼儿需要量为4～6g/（kg·d），6岁以上为2～3g/（kg·d）。婴儿每日总能量35%来自脂肪，随着年龄增长，其比例逐渐下降，但仍不低于20%。

3. 碳水化合物：碳水化合物是人体最主要的供能物质，碳水化合物所产的能量占总能量的50%～60%。婴儿每日需糖量10～12g/kg，2岁以上需10g/kg。

4. 维生素和矿物质：维生素是维持人体正常生理功能所必需的一类有机物质，其主要功能是调节人体的新陈代谢，并参与酶系统活动，构成辅酶成分，但不能供给能量。维生素需要量虽极小，但大多数不能在体内合成，必须由食物中获得。维生素可分为脂溶性（维生素A、D、E、K）及水溶性（维生素B族和维生素C）两大类，前者可储存于体内，不需每日供给，过量可引起中毒；后者难得储存于体内，因食入过多可从尿排出，所以过量无毒性，常需每日供给，不足则较快发生缺乏症。婴儿时期最易缺乏矿物质，如钙、镁、磷、铁、锌、铜、碘等，它们对人体的造骨、造血、免疫及内分泌等功能起着重大作用。各种维生素、矿物质的作用及来源见表1-1。

5. 水：水也是一种重要的营养素，是构成体液的主要成分。新生儿体内水分占体重的78%；1岁时占65%～70%。水的需要量取决于热量的需要，并且还受食物的质与量、代谢高低、活动量、体温与肾浓缩功能等因素的影响。年龄越小，相对需水量越大。每日水的需要量，婴儿为150ml/kg，以后每长3岁减去25ml/kg，9岁时为75ml/kg，12岁时为50ml/kg，成人为40～50ml/kg。为了方便于临床，可按以下公式估算，小儿每日需水量（ml）/kg＝150－（年龄/3×25），或150－（年龄×8.33）。小儿排水量相对较大与旺盛的新陈代谢有关，也容易发生水代谢紊乱。人工喂养儿需水量比人奶喂养者为多。小儿各种营养素需要量见表1-2。

表 1-1 各种维生素和矿物质的作用及来源

维生素种类	作用	来源
维生素 A	促进生长发育和维持上皮组织的完整，增加皮肤粘膜的抵抗力，间接防止细菌侵袭。为形成视紫质所必需的成分，并有促进免疫力的功能	肝、牛乳、奶油、鱼肝油。其前体胡萝卜素存在于有色蔬菜等植物中如胡萝卜、黄瓜
维生素 B_1	是构成脱羧辅酶的主要成分，为糖类代谢所必需，维持神经、心肌的活动机能，调节胃肠蠕动，促进生长发育	米糠、麦麸、豆、花生；肠内细菌和酵母可合成一部分
维生素 B_2	为辅黄酶主要成分，参与体内氧化过程，维持皮肤、口腔和眼的健 康，防止其病变	肝、蛋、乳类、蔬菜、酵母
维生素 PP	是辅酶Ⅰ及Ⅱ的组成成分，为体内氧化过程所必需；维持皮肤、粘膜和神经的健康，防止癞皮病，促进消化系统的功能	肝、肉、谷类、花生、酵母
维生素 B_6	为转氨酶和氨基酸脱羧酶的辅酶组成成分，参与神经、氨基酸及脂肪代谢	存在于各种食物中，亦可由肠内细菌合成
维生素 B_{12}	参与核酸的合成、促进四氢叶酸的形成等，促进细胞及细胞核的成 熟，对生血和神经组织的代谢有重要作用	主要来源是动物食品、肝、肾、肉等
叶酸	叶酸的活动形式四氢叶酸是体内转移“一碳基团”的辅酶，参与核苷酸的合成，特别是胸腺嘧啶核苷酸的合成，有生血作用；胎儿期缺乏 引起神经畸形	绿叶蔬菜、肝、肾、酵母较丰富，肉、鱼、乳类次之，羊乳含量甚少
维生素 C	参与人体的羟化和还原过程，对胶原蛋白、细胞间粘合质、神经递质（如去甲肾上腺素等）的合成，类固醇的羟化，氨基酸代谢，抗体及 红细胞的生成等均有重要作用；防止坏血病	存在于各种水果及新鲜蔬菜中
维生素 D	调节钙磷代谢，促进肠道对钙、磷的吸收，维持血液钙、磷浓度及骨骼、牙齿的正常发育	鱼肝油、肝、蛋黄、人体皮肤所含 7-脱氢胆固醇经日光、紫外线照射可形成
维生素 K	作为辅助因子参与肝中凝血酶原的合成	肝、蛋、豆类、青菜；一部分维生素 K 由肠内细菌合成
钙	为凝血因子，能降低神经肌肉的兴奋性，是构成骨骼、牙齿的主要成分	绿色蔬菜、乳类、蛋类含量多，豆浆中含量较牛奶为少
磷	是骨骼、牙齿、细胞核蛋白、各种酶的主要成分，协助糖、脂肪和蛋白质的代谢，参与缓冲系统，维持酸碱平衡	乳类、肉类、豆类和五谷类中
铁	是血红蛋白、肌红蛋白、细胞色素和其他酶系统的主要成分，帮助氧的运输	肝、蛋黄、血、豆类、肉类、绿色蔬菜、杏、桃中；乳类含量较少，羊乳少
铜	对制造红细胞、合成血红蛋白和铁的吸收起很大作用，与许多酶如细胞色素酶、氧化酶的关系密切，存在于人体红细胞、脑、肝等组织 内，缺乏时引起贫血	肝、肉、鱼、海蛎、全谷、坚果、豆类
锌	为不少酶的组成成分，如与能量代谢有关的碳酸酐酶，促进 CO_2 交换；与核酸代谢有关的酶，调节 DNA 复制转录，促蛋白质合成，还参与和免疫有关酶的作用；缺乏时胸腺萎缩免疫力低下、发育受阻，矮身材、食欲差，有贫血、皮炎、肠炎等，性发育差，男性需要量高于女性	鱼、蛋、肉、禽、全谷、麦胚、豆、酵母等，动物性食物利用率高
镁	构成骨骼和牙齿成分，激活糖代谢酶，与肌肉神经兴奋性有关，为细胞内阳离子，对所有细胞代谢过程都重要，常与钙同时缺乏，导致手足搐搦	谷类、豆类、干果、肉、乳类
碘	为甲状腺激素 T_3、T_4 主要成分，缺乏时引起单纯性甲状腺肿及地方性克汀病	海产品如海带、紫菜、海鱼等，含碘丰富

表 1－2　各种营养素及能量每日需要量

年(月)龄	热能量 kcal/kg	水 ml/kg	蛋白质 g/kg	脂肪 g/kg	碳水化合物 g/kg	钙 g	磷 g	铁 mg	铜 mg	锌 mg	镁 mg	碘 μg	维生素 A IU	B$_1$ mg	B$_2$ mg	烟酸 mg	B$_6$ mg	B$_{12}$ μg	叶酸 μg	C mg	D IU	E mgα－TE
新生儿	120～130	80～150	4	7	10			10	60	2	60	35	1000	0.3	0.4	5	0.3	0.3	50	35	400	3
1个月～	110～120	130～160	3.5	6	12	0.5	0.24	15			60		1000	0.5	0.6	8	0.3	0.3	50	35	400	3
6个月～	100～110	120～150	3.5	4	12		0.4	15	70	5	70	45	1000	0.7	0.8	9	0.4	0.3	50	35	400	4
1岁～	900～100	110～130	3	3.5	12	0.8	0.8	15	150	10	150	60	1000	0.7	0.8	9	0.6	1.0	100	40	400	6
4岁～	80～90	90～100	2.5	3	15.5	0.8	0.8	10	200	10	200	80	1500	0.9	1.1	13	0.9	1.5	200	40	400	7
7岁～	70～80	70～90	2.2	2.5	15	0.8	0.8	10		10	250	110	2500	1.0	1.2	16	1.2	2.0	300.40	400	7	7
10岁～	60～70	60～85	1.8	2.5	13	1.1	1.1	14		15	350	130	3500	1.0	1.4	18	1.6	3.0	400	50	400	10
13岁～	50～60	50～65	1.7	2.5	10	1.2	1.2	18		15	400	130	3500	1.5	1.8	20	1.6	3.0	400	50	400	10
15岁～	40～50	45～55	1.4	2.5	10	1.1	1.1	18		15	350	150	3500	1.5	1.5	20	2.0	3.0	400	50	400	10
成人	40～45	40～50	1.0	2.5		0.8	0.8	10～18		15	350	140	3500	1.5	1.4	18	2.0	3.0	400	50	400	10

注:①人乳喂养者蛋白质量每日仅需 1.7～2.5g/kg,牛奶喂养者 3.5g/kg,植物蛋白喂养者 4g/kg

②其他矿物质:钾 1～2g/d,钠 1～2g/d,氯 2～3g/d

③主要营养素之间的比例:

年龄		按供给量计算 蛋白质	脂肪	碳水化合物	按供热能计算 蛋白质	脂肪	碳水化合物
婴儿	人乳	1	: 3	: 6			
婴儿	人工、混合	1	: 2	: 4	15%	35%	50%
1～4岁		1	: 1.2	: 4			
4岁以上		1	: 1.1	: 6			

二、婴儿喂养

（一）母乳喂养　母乳是婴儿理想的天然食品。母乳不仅营养丰富，且易消化吸收，含有多种免疫成分，故母乳喂养婴儿患病率较低。

1. 母乳成分：母乳可分为初乳、过渡乳、成熟乳和晚乳。产后4天以内的乳汁称为初乳，初乳量少，略稠，比重高，带黄色，含蛋白质（主要是免疫球蛋白）较多，并含初乳小体（充满脂肪颗粒的巨噬细胞及其他免疫活性物质）及丰富的维生素A和矿物质，但脂肪含量较少。产后5～10天的乳汁称为过渡乳，含脂肪最高，蛋白质与矿物质逐渐减少。11天～9个月的乳汁为成熟乳，分泌量增多，营养成分适当。10个月以后的乳汁称晚乳，分泌量逐渐减少，营养成分降低。

2. 母乳喂养的优点

（1）母乳营养丰富，蛋白质、脂肪、糖比例适宜（1∶3∶6），适合婴儿的消化能力及生长发育的需要。钙磷比例适宜（2∶1），易于吸收。含维生素A、C、D、E及微量元素锌、铜、碘较多，铁含量虽与牛乳相同，但其吸收率高于牛乳5倍。牛磺酸含量高，有利于婴儿脑的发育。

（2）母乳易消化、吸收和利用。其中清蛋白多、酪蛋白少，在胃中形成凝块小；脂肪中含不饱和脂肪酸较多，脂肪颗粒小，又含较多溶脂酶，这均有利于消化、吸收和利用；人乳中碳水化合物主要是乙型乳糖，能促进双歧杆菌和乳酸杆菌的生长，抑制大肠杆菌生长，故母乳喂养儿腹泻病发生率低。

（3）母乳可增强婴儿机体免疫力。母乳内含有分泌型IgA，初乳含量最高，它能有效地抵抗病原微生物的侵袭；母乳含乳铁蛋白，可抑制大肠杆菌和白色念珠菌生长；此外母乳还含巨噬细胞、T淋巴细胞、B淋巴细胞、补体、溶菌酶及双歧因子等，可抑制白色念珠菌及大肠杆菌生长。

（4）母乳量随小儿生长而增加，温度及泌乳速度适宜。直接喂哺方便、经济。此外，通过哺乳可使母亲子宫收缩，减少产后出血，推迟月经复潮。

（5）可加深母子感情，有利于婴儿情感方面的发育。

3. 母乳喂养方法

（1）哺乳时间：正常足月新生儿出生半小时内就可让母亲喂奶。目前主张越早开奶越好，既可防止新生儿低血糖又可促进母乳分泌，并可对母婴相依感情的建立有重要作用。此后应以婴儿的饥饿啼哭为准，根据按需哺乳的原则不定时给予哺喂。

（2）方法：每次哺乳时应先吸空一侧乳房，再吸另一侧，下次哺乳以未吸空的一侧开始，如此可促进乳汁分泌。哺乳后竖抱婴儿轻拍其背，使胃中吞咽的空气自口排出，以防止溢乳。应指导母亲采取合理的姿势喂奶。

4. 断乳：随小儿年龄增长，母乳的质和量逐渐不能满足小儿所需。又因小儿消化功能的发育和牙齿的萌出，对食品的品种、质和量的适应能力增强，所以应在生后4～5个月开始添加辅食，为断乳做好准备。要逐渐减少哺乳次数，增加辅食量，最好在春季和秋季凉爽季节，小儿健康时开始断奶。一般在10～12个月时完全断奶，最迟延长到1岁半。

5. 母乳喂养的注意事项

（1）哺乳禁忌：母亲患急、慢性传染病、活动性肺结核病、重症心脏病、肾脏病及慢性消耗性疾病等应停止哺乳。

（2）防治母亲乳头、乳房疾病，母亲乳头要保持清洁，如发生乳头皲裂，应暂停直接喂乳，将乳汁挤出消毒后哺喂，并可用鱼肝油膏擦涂乳头。母亲患乳腺炎时，应暂停患侧喂乳，采用热敷和抗菌药物，必要时切开排脓。

（3）乳汁分泌受精神、饮食、疾病、哺乳方法等因素的影响，故乳母应注意营养，睡眠充足，保持心情愉快，避免刺激性食物和烟、酒等，不随便服药。每日较平时增加能量700～1000kcal（2.93～4.18MJ）和水分1～1.5L。

（4）不应让婴儿口含乳头睡觉，以免引起窒息、呕吐。

（二）混合喂养　母乳不足需添牛、羊乳或其他代乳品时称为混合喂养。如每次哺母乳后再补充其他乳品或代乳品叫补授法。如一日内有数次完全喂牛、羊乳代替母乳称代授法。但母乳次数不应少于每日3次，以防母乳分泌减少。

（三）人工喂养　因各种原因6个月以内婴儿完全用动物乳或其他代乳品喂养者，称为人工喂养。

1. 常用乳制品及其调配方法

（1）鲜牛奶：牛乳所含的营养成分及性质远不如人乳，蛋白质含量虽较人乳高，但以酪蛋白为主，在胃内形成凝块较大，不易消化；脂肪以饱和脂肪酸为多，又缺乏溶脂酶，消化吸收较难。含乳糖少，且以甲型乳糖为主，可促进大肠杆菌生长。矿物质成分较高，可使胃酸酸度下降，加重胃溶质负荷，不利于消化。并缺乏各种免疫因子，故牛乳喂养儿患感染机会较多。牛乳食用时一般每100ml加蔗糖5～8g，要煮沸消毒。牛乳中所含的蛋白质和矿物质比人乳多2～3倍，为了使之更接近人乳，应加以稀释。生后不满2周者可采用2∶1奶（即2份牛乳加1份水），以后逐渐过渡到3∶1或4∶1奶，满月后即可食用全奶。

牛乳量计算法：按每天所需总能量和总液量来计算奶量。婴儿每日约需能量110kcal/kg，需水量每日150ml/kg。每100ml牛奶的能量为65kcal，加入8g糖后的能量约为100kcal。例如4个月龄婴儿，体重6kg，其牛乳配制方法为：

每日需液体总量＝150ml×6＝900ml

每日需8%糖牛乳量＝110ml×6＝660ml

每日除牛乳外供水量＝900ml－660ml＝240ml 每日需糖量＝660×8%＝52.8g

全日牛乳量可分成5次喂哺，每次130ml，两次喂乳间喂水50～60ml。一般小儿全日鲜牛奶喂哺量以不超过700ml为宜，能量供给不够时可增补辅助食品。

（2）牛奶制品

全脂奶粉：是将鲜牛奶浓缩、喷雾、干燥制成。按重量计1份奶粉加8份水，或按容积计1容积的奶粉加4容积的水，即成全奶。100g奶粉产热为2093.4kJ（500kcal）。

蒸发乳：是鲜牛奶经蒸发浓缩至一半容量制成，加等量水即成全奶。

婴儿配方奶粉：目前国内外已有多种配方奶的奶粉，分别适用于不同月龄的婴儿。其主要特点是调整牛奶中某些成分，如减少酪蛋白，增加乳糖、维生素、微量元素等重要的营养素，以植物油代替牛乳脂肪等，使其成分尽量接近于人乳。

酸牛奶：鲜牛奶加乳酸杆菌或乳酸、柠檬酸等可制成酸乳。有利于消化吸收。

甜炼乳：在鲜牛乳中加入16%的蔗糖，然后真空浓缩至原体积2/5即成。含糖量高，不适用于婴儿喂养。

(3) 羊乳：羊乳的营养价值与牛乳大致相同。羊乳的蛋白质凝块较牛奶细而软，脂肪颗粒大小与人乳相仿，但羊乳中叶酸含量很少，长期食用易致巨幼细胞性贫血。

2. 其他代乳品：如代乳粉、奶糕、米粉、豆浆等。奶糕、米粉主要成分为碳水化合物，缺乏蛋白质，因此喂养时应加黄豆粉类含蛋白质较多的食品，并按时添加辅食，否则长期食用时会发生营养缺乏症。

(四) 辅助食品的添加　对4个月以后的婴儿，单用乳类喂养已不能满足其生长发育的需要，应及时添加辅助食品，以保障婴儿的健康成长。

1. 添加辅食的目的：①补充乳类食品中营养素的不足，预防营养缺乏症；②改变婴儿食物的质量，以满足其生理需要并为断乳做好准备；③逐步培养婴儿良好的饮食习惯。从奶瓶吸吮到用匙喂，再用杯、碗、筷，使婴儿逐步从他人授食过渡到自食。

2. 添加辅食的原则：①从少到多：使婴儿有一个适应过程；②由稀到稠：如从乳类开始到稀粥，再增稠到软饭；③由细到粗：从菜水到菜泥，乳牙萌出后可食碎菜；④由一种到多种：习惯一种食物后再加另一种，不能同时添加几种；⑤应在婴儿健康、消化功能正常时逐步添加。

3. 添加辅食的顺序：根据小儿生长发育所需及消化、吸收功能的成熟情况，按月龄顺序增加辅食。各种辅食添加顺序见表1-3。

表1-3　辅食添加顺序

月龄	添加辅食						
	主食	蔬菜	肉	蛋	鱼	其他	辅食形状
1～3个月						菜汤、水果汁	汤、汁状
4～6个月	米糊、面糊	菜泥		蛋黄	鱼泥	豆腐脑、水果泥	糊、泥状
7～9个月	米粥、烂面	细碎菜	肉末肝末	鸡蛋羹	碎鱼肉	豆腐、水果末	粥、末状
10～12个月	软饭、挂面	碎菜	碎肉	鸡蛋	鱼	豆制品、碎水果	软、碎状

第五节　儿童保健

儿童保健是研究各年龄期小儿生长发育、营养保障、疾病防治和健康管理，采取有效措施，防止不利因素，以达到促进和保证儿童身心健康的综合防治医学。

一、各年龄期保健原则及重点

(一) 胎儿期及围生期保健　胎儿发育与孕母的健康、营养、疾病、环境等密切相关。

1. 胎儿期保健应以孕母保健为重点，保证孕母足够营养，合理安排生活和工作，积极防治孕期各种疾病，妥善处理母亲慢性疾病，用药慎重等。

2. 围生期保健，重点在于通过遗传咨询、产前诊断、新生儿期先天性代谢性疾病筛查等手段，降低异常产、早产、宫内生长迟滞、新生儿窒息和感染的发生率。

3. 加强出生时新生儿处理，重视第1周内新生儿的护理、喂养，及时处理缺氧、窒息、低体温、低血糖、感染等。

4. 实施胎教是胎儿智力开发的重要手段，包括优生受胎、优境养胎和胎儿教育，如听音乐、与胎儿对话、抚摩等。

（二）新生儿期保健　新生儿期，特别是生后1周内的新生儿发病率和死亡率极高。故保健重点在生后1周内。

1. 提倡母婴同室，尽早母乳喂养，正确指导母亲哺乳方法，母乳不足或无法进行母乳喂养者指导使用科学人工喂养方法。重视保暖、呼吸管理、皮肤粘膜护理及预防接种。

2. 建立和加强新生儿家庭访视制度。儿保人员在访视中对新生儿进行全面体格检查，有针对性地给予喂养、卫生、生活安排、疾病防治等方面具体指导和示范。对早产儿和体弱儿更应密切随访。

（三）婴幼儿保健　此期易患消化紊乱、肺炎等感染性疾病及传染病，发病率及死亡率仍高。

1. 提倡母乳喂养，人工喂养者正确选择奶方，合理添加辅食，指导断奶，合理安排断奶后的饮食。

2. 按计划免疫程序完成基础免疫，预防各种传染病。

3. 定期做健康检查和体格测量，进行生长发育系统监测，早期发现营养性疾病等。

4. 合理安排小儿生活制度，培养良好的卫生习惯，坚持户外活动，充分利用新鲜空气、日光和水进行三浴锻炼。

5. 预防外伤、异物吸入、中毒等意外发生。

（四）学龄前期儿童保健　此期儿童智力发育快，独立活动范围扩大，是性格形成关键时期。

1. 重视早期教育，注意培养独立生活能力和良好道德品质，通过游戏扩大知识面，促进智力发展。

2. 加强体格锻炼，增强体质。

3. 继续生长发育监测，每年做1～2次体格检查，进行视力异常、龋齿、缺铁性贫血、寄生虫病等常见病的筛查与矫治。

4. 保证充分营养，预防传染病，防止意外。

（五）学龄期及青春期保健　此期处在长身体、长知识阶段。

1. 提供适宜的学习条件，培养良好学习习惯，加强素质教育。

2. 合理安排生活，供给充足营养，保护视力，预防龋齿等常见病的发生。

3. 在青春期应进行正面的青春期生理和心理卫生知识教育，避免和纠正不科学的认识，消除紧张心理，重视青春期卫生。

二、儿童保健的具体措施

（一）护理　护理是保健工作的重要组成部分。年龄愈小愈需要合适的护理。

1. 居室：应阳光充足，通气良好，冬季室温在18～20℃，湿度为55%～60%，夏季避免室温过高。母婴同室，便于母亲哺乳和照料婴儿生活。

2. 衣着：要清洁、轻柔、大小适中、易于穿脱，衣裤带不要太紧，尿布要清洁干燥。

3. 培养良好的生活习惯和卫生习惯。

（1）睡眠习惯：保证充足睡眠时间，培养有规律的睡眠习惯。年龄越小，睡眠时间应越多：6个月以前每天15～20小时，1岁左右15～16小时，2～3岁约12～14小时，4～6岁

11～12 小时，7 岁以上 9～10 小时。婴儿可利用固定乐曲催眠，不拍、不摇，不使其含奶头或手指入睡，幼儿可以讲故事帮助入睡。睡前避免过度兴奋，保持睡眠环境安静、稳定。

（2）饮食习惯：定时进食，注意饮食卫生，避免挑食、偏食，少吃零食。逐渐培养自用餐具的习惯。如食欲不好，应查原因，不强迫小儿进食。

（3）卫生习惯：从婴儿期就应培养良好的卫生习惯，定时洗澡，勤换衣裤等。2～3 岁后培养小儿自己早晚刷牙，饭后漱口，饭前便后洗手的习惯等。

（4）排便习惯：婴儿大便次数逐渐减少到每日 1～2 次时，便可开始训练坐便盆，定时排大便。一般 1 岁左右小儿已可表示便意，2～3 岁后夜间可不排尿。

4. 预防意外：小儿对危险事物没有识别能力，必须随时注意安全，防止事故发生。如婴儿应注意防止因被褥、母亲的身体、吐出的奶液等造成窒息，较大婴幼儿应防异物吸入气管，严防误服各种药物及有毒食物。各种危险品必须妥善安置，并注意外伤、溺水与交通事故的发生。

（二）营养　营养是保证小儿生长发育及健康的必要基础。必须及时对家长和有关人员进行有关母乳喂养、辅食添加及断乳期婴儿的妥善处理的正确指导。幼儿期应重视膳食的安排，保证能量及营养素的平衡，注意粗、细粮搭配，花色品种多样化，烹调中防止营养素损失等。并对幼儿进行正确的进食行为培养。

（三）教养　根据小儿中枢神经系统发育特点，创造条件促进小儿视、听、触觉、动作、语言和应人应物能力，培养观察、判断能力。对于婴幼儿、学龄前小儿有计划地安排各种游戏活动，并户内户外活动结合，以利于发展感知觉及语言思维能力，培养集体主义精神。学龄儿童结合作业劳动进行教养，如航模制作、画图、工艺作品等，培养优良道德品质和学习工作习惯。

（四）体格锻炼

1. 户外活动：一年四季均应进行，可增加儿童对冷空气的适应能力，提高机体抗病能力，接受日光照射，有防止佝偻病的作用。婴儿出生后应早户外活动，开始时每日 1～2 次，每次由 10～15 分钟逐渐延长到 1～2 小时。冬季户外活动时要注意保暖。

2. 皮肤锻炼

（1）婴儿皮肤按摩：按摩时可用少量婴儿皮肤霜使之润滑，每日早晚进行，每次 15 分钟以上，在婴儿面部、胸部、腹部、背部及四肢有规律地轻揉与捏握。可刺激皮肤，有益于促进循环、呼吸、消化和肢体肌肉的放松与活动。

（2）温水浴：由于水的传热能力比空气强，可提高皮肤适应冷热变化的能力，故不仅可保持皮肤清洁，还可促进新陈代谢，增加食欲，有利于睡眠和生长发育，有利于抵抗疾病。新生儿脐带脱落后即可行温水浴，每日 1～2 次。

（3）擦浴：大于 7～8 个月的婴儿可进行身体擦浴，擦浴时室温保持在 16～18℃，水温 32～33℃。待婴儿适应后，水温可逐渐降至 26℃。先用毛巾浸入温水，拧半干，然后在婴儿四肢做向心性擦浴，擦毕用干毛巾擦至微红。

（4）淋浴：适用于大于 3 岁的儿童，效果比擦浴更好。每日 1 次，每次冲淋身体 20～40 秒钟，水温 35～36℃，浴后用干毛巾擦摩至全身皮肤微红。待儿童适应后，可逐渐将水温降至 26～28℃。

（5）游泳：有条件者可从小训练，应有成人在旁照顾。

3. 体育运动：可增强肌肉张力，促进食欲，对呼吸、循环及新陈代谢都有良好的作用。小儿生后2～6个月可作被动体操，每日1～2次，6～12个月婴儿随着大运动的发育逐渐过渡到主动体操。幼儿可作模仿操，6岁以上小儿可参加儿童体操、游戏、田径与球类运动。

（五）传染病管理和计划免疫　做好传染病管理是减少小儿传染病发病率和死亡率的一项重要措施。重点如下：

1. 传染病管理：对传染病患者必须做到早诊断、早治疗、早隔离，管好传染源，减少交叉感染，控制播散。

（1）建立健全疫情报告制度：卫生人员接到报告后及时进行家访，执行和指导防治措施。隔离患者或转送传染病院，并报告上级防疫部门。对患儿的接触物及排泄物要进行消毒，对接触过患儿的易感者要进行检疫，要采取免疫措施。

（2）在集体儿童机构如托儿所、幼儿园、小学、中学定期开展某些传染病及寄生虫普查，并宣传这些疾病（如蛲虫病、蛔虫病、结核病、沙眼等）的防治知识。

（3）集体儿童机构应建立健全各种卫生制度，如入托体检、定时体检，发现传染病儿后及早隔离或转院。工作人员也应定期体检，重点查传染性肝炎、痢疾、滴虫病等病原携带者。

（4）切断传染途径：对消化道传染病要注意饮食卫生，加强水源、粪便及污物的管理。要经常进行卫生大扫除，消灭蝇、蚊、虱、恙虫等昆虫媒介，注意个人卫生，减少发病。儿科门诊应设预检室，来诊病人除外传染病后才进入候诊室，以免交叉感染。

2. 计划免疫和预防接种实施程序　提高易感者的特异免疫力是控制传染病的关键，有计划地进行预防接种（计划免疫）是安全有效的措施，可达到控制和消灭传染病的目的。

（1）主动免疫：将特异性抗原接种易感者，使其体内主动产生免疫抗体以抵抗同抗原的致病体，预防疾病的发生。

（2）被动免疫：对未接受主动免疫的易感儿，在接触传染病后，可予以胎盘球蛋白或丙种球蛋白，使机体在短期内具有免疫能力（免疫力3周左右消失），称为被动免疫。一般用于预防麻疹和破伤风等，应用范围较窄。

（3）综合性预防措施：目前有很多传染病尚无疫苗可供主动免疫，所以必须加强卫生管理，注意营养，坚持体格锻炼等综合性预防措施以达到减少发病的目的。

按照我国卫生部的规定，婴儿必须在1岁内完成卡介苗，脊髓灰质炎混合疫苗，百日咳、白喉、破伤风类毒素混合制剂，麻疹减毒疫苗和乙型肝炎病毒疫苗等5种疫苗的接种。此外，根据流行地区和季节进行乙型脑炎疫苗、流行性脑脊髓膜炎疫苗、风疹疫苗、流感疫苗、腮腺炎疫苗、甲型肝炎病毒疫苗等的接种（表1-4）。

表 1-4　各种预防接种实施程序表

预防病名	结核病	脊髓灰质炎	麻疹	百日咳 白喉 破伤风	乙型肝炎
免疫原	卡介苗（减毒活结核菌混悬液）	脊髓灰质炎减毒活疫苗	麻疹减毒活疫苗	百日咳菌苗、白喉类毒素、破伤风类毒素的混合制剂	乙肝疫苗
接种方法	皮内注射	口服	皮下注射	皮下注射	肌内注射
接种部位	左上臂三角肌上端		上臂外侧	上臂外侧	上臂三角肌
接种次数	1	3（间隔 1 个月）	1	3（间隔 4～6 周）	3
每次剂量	0.1ml	每次 1 丸混合糖丸疫苗	0.5ml	0.2～0.5ml	5μg
初种年龄	生后 2～3 天到 2 个月内	2 个月以上：第一次 2 个月；第二次 3 个月；第三次 4 个月；	8 个月以上易感儿	3 个月以上小儿：第一次 3 个月；第二次 4 个月；第三次 5 个月	第一次出生时；第二次 1 个月；第三次 6 个月
复种及加强		4 岁时加强口服混合糖丸	1.5～2 岁复种一次（0.5ml） 6 岁复种一次	1.5～2 岁加强一次，用百白破三联疫苗；6 岁加强一次，用白破二联类毒素疫苗	
反应情况及处理	接种后 4～6 天局部有小溃疡，保护创口不受感染。个别腋下或锁骨上淋巴结肿大或化脓时的处理：肿大用热敷；化脓用干针筒抽出脓液；溃破涂 5%异烟肼软膏或 20% PAS 软膏	一般无特殊反应，有时可有低热或轻泻	部分小儿接种后 9～12 天，有发热及其他症状，一般持续 2～3 天。个别小儿可出现散在皮疹或麻疹粘膜斑	一般无反应，个别轻度发热，局部红肿、疼痛、发痒。处理：多饮开水，有硬块时可逐渐吸收	一般无反应，个别局部轻度红肿、疼痛，很快消退
注意事项	2 个月以上小儿接种前应做结核菌素试验（1∶2000），阴性才能接种	冷开水送服或含服，服后 1 小时内禁饮用热开水	接种前 1 个月及接种后 2 周避免用胎盘球蛋白、丙种球蛋白制剂	掌握间隔期，避免无效注射	

（牛录清）

第六节　儿科病历和体格检查的特点

病历采集和体格检查（简称体检）是诊疗疾病的重要手段。儿科病历询问和体检在内容、方法及所得材料临床意义的判断等方面都有许多特点，掌握这些特点，才能顺利地获得完整的、确切的病历和体检资料，正确地诊断、治疗儿科疾病。

儿科病历的特点

一、询问方法

小儿多不能自述病史，须由家长或他人代述，因此，对所提供材料的可靠性应予注意并于记录中说明。问病历时应注意态度和蔼，语言温和。一般先尽量让家长详细叙述病情经过，再根据需要加以必要的提示、追问和引导，要尽量应用通俗易懂的语言，少用医学术语，不要以暗示的语气对家长进行不正确的引导。能陈述病情的较大患儿，可让他直接补充一些细节，但应注意其记忆及表达的准确性（尤其是在时间上不易表达确切），同时也要注意有些患儿因种种原因隐瞒病情的情况。此外，当病情危急时应先重点询问现病史，最好边体检边询问，以便及时进行抢救。待病情稳定后再详细询问全面病史，切不可为了完成病历而延误治疗。

二、询问内容

1. 一般记录：包括姓名、性别、年龄、出生年月日、种族、入院日期、病历陈述者及其可靠性、家长姓名及职业、年龄、住址（包括电话号码）等项。其中年龄一项年龄愈小愈应询问确切。

2. 主诉：即来院就诊的主要原因（症状）及其经过时间。询问及记录方法与内科基本相同。

3. 现病史：应确切地描述各症状的发生、发展、轻重程度，以及患病后检查、治疗经过及其疗效等。此外，儿科还应注意以下特点：

（1）起病时间往往不易问确切，尤其是缓慢起病者。

（2）婴幼儿不会诉说自觉症状，应注意其客观表现。

（3）除问清主要症状外，也要将伴随症状问全。有鉴别诊断意义的阴性资料也要询问和记录。

（4）任何疾病都应详细询问全身情况（食欲、睡眠、大小便、精神状况、体力活动等）的改变。

（5）小儿常同时患有几种疾病，例如患肺炎的婴幼儿，常同时伴有营养缺乏症（如佝偻病、营养不良、营养性贫血等），因此当发现有这些疾病的症状或体征时，还应追问有关病史。

（6）应询问与现病有密切关系的一些疾病。例如对血小板减少性紫癜患儿询问发病前1～3周有无前驱病毒性感染史。

（7）问清近期内与传染病人接触史，这有助于及时诊断处于潜伏期和发病早期的急性传染病患儿。

4. 个人史：询问重点依患儿年龄及病种可有不同。主要包括：

（1）出生史：新生儿或小婴儿应重点询问。包括胎次、产次、足月产、早产或过期产生产方式、初生体重、生后情况（如有无窒息、发绀）等。

（2）喂养史：婴幼儿应详细询问喂养史，包括喂奶的种类和方法，何时添加何种辅食，何时断奶及断奶后食物种类。年长儿则应注意询问有无偏食、贪吃零食等不良习惯。

（3）生长发育史：重点询问何时开始会笑、抬头、认人、独坐、爬、站、走、说话、控制大小便等，以及体重、身长（高）增长情况、开始出牙的月龄等。对学龄儿童还应了解其学习情况。

（4）预防接种史：应询问何时接种过何种疫苗及具体次数、接种效果。

5. 既往史：应重点询问：①与现病相同或类似的疾病。②急性传染病史。③各系统疾病史：记明发病时间及当时诊断、治疗、病情经过。④药物过敏史。

6. 家族史：询问父母的年龄及健康状况。是否近亲结婚，母亲各次分娩状况、孕期健康状况。询问同胞的健康状况，有无家族性或遗传性疾病、结核病的历史。

7. 社会史：包括父母的职业、经济状况，居住环境和条件，密切接触者的健康状况等。

小儿体格检查的特点

一、一般注意事项

1. 要善于接近患儿，取得患儿合作。对婴幼儿在开始检查前先与其交谈几句，或用玩具、听诊器等哄逗，以解除其恐惧心理及紧张情绪。对少数倔强患儿必要时设法加以约束，或强行检查，以免延误诊治。

2. 检查时的体位可因患儿年龄大小而不同。婴幼儿可让家长抱着检查。

3. 应尽量减少不良刺激，手和用具要温暖，手法要轻柔，动作要快。

4. 应注意隔离保护。检查前应洗手，必要时戴口罩。随时注意穿衣、盖被，以免使患儿着凉。为预防意外，离开婴幼儿前要拉好床栏，随手拿走检查用具。

5. 检查顺序应视小儿病情、当时情绪灵活掌握。原则上是将容易受哭闹影响的项目趁小儿安静时最先检查，如数呼吸、脉搏、心脏听诊、腹部触诊等。咽部、眼部检查应留在最后。

6. 对病情危重、需紧急抢救的患儿应先重点检查生命体征或抢救所需项目，待病情稳定后再做全面体格检查。

二、各项检查方法

1. 一般外表：包括体位、直立或行走时的姿势、发育营养状况、面部表情、皮肤色泽、精神状态、对周围环境的反应、眼神是否灵活、活动能力，以及语音、哭声等。根据这些可大致判断小儿精神神志、发育营养状况、病情轻重等，对诊断很有帮助。

2. 一般测量：包括体重、身长、头围、胸围、腹围等项，可根据年龄、病情选测必要的项目。此外，还包括体温、呼吸、脉搏和血压的测量。

（1）体温的测量：多用腋表。至少试 5 分钟，腋表约为 36～37℃，年龄愈小体温愈略有增高。一日间的体温波动在年龄较大者较为明显，生后 1 个月时约为 0.25℃，6 个月时约为 0.5℃，3 岁后可达 1℃。

（2）呼吸脉搏的测定：应在小儿安静时进行。年龄愈小，呼吸、脉搏愈快（表 1－5）。检查脉搏时除注意频率外，还应注意节律、血管充盈度和紧张度。

表 1-5 各年龄小儿呼吸、脉搏次数（每分钟）

年龄	呼吸	脉搏	呼吸：脉搏
新生儿	40～45	120～140	1∶3
1岁以下	30～40	110～130	1∶3～4
2～3岁	25～30	100～120	1∶3～4
4～7岁	20～25	80～100	1∶4
8～14岁	18～20	70～90	1∶4

（3）血压的测量：血压计袖带宽度应为上臂长度的2/3。袖带过宽测得值较实际低，过窄则较实际高。小儿年龄愈小血压愈低。不同年龄小儿血压正常值可用下列公式大致推算：

收缩压（mmHg）＝80＋（年龄×2），舒张压＝收缩压×2/3

（注：mmHg与kPa的换算公式为：1mmHg＝0.133322kPa，或mmHg值÷7.5＝kPa值。）

3. 皮肤及皮下组织：尽可能在明亮的自然光线下望诊。观察皮肤有无苍白、黄疸、发绀、皮疹、瘀点、脱屑、色素沉着、毛发质量的改变。触诊时注意皮肤弹性、皮下脂肪厚度和充实感，以及检查有无水肿、硬肿及皮下结节等。皮下脂肪（皮褶）厚度可用皮脂尺测量或用手捏法，可测腹壁、背部肩胛骨下角外侧的皮脂层记录其厚度。

4. 淋巴结：检查头颈部、枕部、耳后、腋窝、腹股沟等处浅层淋巴结的数目、大小、软硬度、有无粘连及压痛等。正常小儿在颈部、腋窝、腹股沟等处可摸到单个、质软的淋巴结，不超过黄豆大小，可移动，无粘连，无压痛。

5. 头部

（1）头颅及面部：观察大小、形状。小婴儿应触摸有无颅骨软化。婴幼儿注意检查前囟门是否关闭，并测量其大小（量对边的距离），注意其紧张度，是否膨隆或凹陷。

（2）眼、耳、鼻：注意有无眼睑肿胀、眼球突出、斜视、结膜充血及分泌物、结膜干燥斑（见于维生素A缺乏症）、疱疹性结膜炎（见于结核病）、角膜混浊或溃疡等。检查瞳孔大小、形状及对光反应。耳部应检查外耳道有无流脓、提拉耳廓是否引起啼哭，必要时应用耳镜检查鼓膜。鼻部检查注意有无鼻翼扇动、流涕、脓性或血性分泌物、血痂等。

（3）口腔：由外向内检查。观察唇色是否苍白、发绀，口角有无糜烂，颊粘膜有无充血、溃疡、粘膜斑、鹅口疮等，牙的数目及有无龋齿，牙龈有无感染。舌质、舌苔的观察，哺乳儿可有乳白苔。最后检查咽部。检查者一手将小儿头部固定，使之面向光源，另一手持压舌板压到舌根部使小儿反射地张口，利用此短暂时间观察咽部，注意有无充血、疱疹、溃疡，同时注意扁桃体大小，有无充血、伪膜、渗出物等。

6. 颈部：注意有无畸形如斜颈、短颈、颈蹼等，有无淋巴结或甲状腺肿大、颈静脉充盈及搏动，有无气管移位，有无颈部活动受限等。

7. 胸部

（1）胸廓：注意有无鸡胸、肋骨串珠、肋膈沟（Harrison沟）、肋缘外翻等佝偻病表现。观察左右胸廓是否对称，有无心前区膨隆（提示心脏长期扩大）或肋间隙饱满、凹陷、增宽、变窄及其他畸形（如漏斗胸、桶状胸等）。

（2）肺：望诊包括呼吸频率、节律、深度的改变以及有无呼吸困难的表现。有呼吸困难时呼吸加快，呼气性呼吸困难表现呼气延长，可有喘息声。吸气性呼吸困难表现吸气费力，有三凹征，即胸骨上窝、肋间隙及剑突下于吸气时凹陷。呼吸中枢衰竭时呼吸节律不整。触诊主要检查语颤的改变，可让小儿说话或在小儿啼哭时进行。因小儿胸壁较薄，叩诊时须注意以下两点：①用力要轻，一般常用直接叩诊法，即用 1、2 个手指直接叩击胸壁；②叩诊声音较成人“清”，判断结果时需对比两侧相应部位（注意体位要对称）。听诊要注意以下特点：①婴幼儿因胸壁较薄，呼吸音较成人响，且呼气音能明显听到，很像成人的支气管肺泡呼吸音，不要误认为异常；②小儿啼哭可影响听诊，可趁哭后深吸气时注意听诊；③应注意听肺底、腋下、肩胛间区几个部位，因早期肺炎易在这些部位听到湿啰音。

（3）心脏：望诊注意：①心前区是否膨隆；②心尖搏动的强弱、部位及范围大小（一般不超过 2～3cm）。触诊主要检查：①心尖搏动的位置：婴幼儿大都在第 4、5 肋间乳线内，少数及新生儿可在乳线外。②有无震颤及其发生的时间（收缩期、舒张期或连续性）和位置（尤应注意触摸胸骨左缘，因先天性心脏病的震颤多于此部位触到）。叩诊的目的是了解心界大小。叩诊时应注意：①用力要轻，可用一个手指直接叩诊。如用力过重，则声音变化不易分辨，所测心界往往比实际为小。②婴幼儿一般只叩左右界。叩左界时应在心尖搏动点水平自左向右叩，听到轻度浊音改变即为左界，以左乳线为标准记录在外或内几厘米；叩右界时应在肝脏浊音界上一肋间的水平自右向左叩，有浊音改变时即为右界，以右胸骨线（即胸骨右缘）为标准记录在外几厘米。③在判断检查结果的意义时须结合年龄特点（见表 1-6）。心脏听诊应注意以下特点：①听诊器的胸件要小；②宜趁小儿安静时听诊；③特别注意在胸骨左缘听诊，因先天性心脏病的杂音多在此区最明显；④小儿胸壁较薄，故心音较成人响。小婴儿心尖第一音和第二音的响度几乎相等。除此年龄外，心尖第一音均比第二音响。心底部第二音总是比第一音响。小儿年龄阶段肺动脉瓣区第二音（P_2）常比主动脉瓣区第二音（A_2）响。学龄前期及学龄期小儿常于肺动脉瓣区或心尖部听到功能性收缩期杂音，也可有窦性心律不齐。

表 1-6　小儿各年龄的心界

年龄	左界	右界
1 岁以内	左乳线外 1～2cm	沿右胸骨旁线*
2～5 岁	左乳线外 1cm	右胸骨旁线与右胸骨线之间
5～12 岁	左乳线上或乳线内 0.5～1cm	接近右胸骨线
12 岁以后	左乳线内 0.5～1cm	右胸骨线

* 胸骨旁线即胸骨线与乳线之间的中线

8. 腹部

（1）检查项目　除一般内科要求的项目外，在新生儿还应检查脐部，观察有无出血、炎症、渗出物或脐疝等。

（2）检查方法　①应设法取得小儿合作。小婴儿可在吃奶或喝水时扪诊。②检查者的手应温暖，手法轻柔，以避免因刺激引起哭闹。③检查有无压痛时主要看小儿表情反应，不能完全根据小儿的回答。④有些儿童于触诊腹部时因局部痒感引起腹肌紧张而影响触摸肝脾边缘，此时可使患儿用一手自按其腹部，医生将手放于其上，并使食指稍超过患儿手背边缘，然后与患儿手一起按下触诊，并可用游离的食指触诊。

（3）判断结果时应注意年龄特点 ①新生儿因腹壁薄，正常时亦可有肠型及肠鸣音亢进。②婴儿期仰卧时腹部可高于胸部。③正常婴幼儿肝脏可在右肋缘下触及 1～2cm，柔软而无压痛。6～7 岁后即不应摸到。在婴儿期偶可摸到脾脏边缘。

9. 脊柱及四肢：注意有无佝偻病体征，有无畸形、躯干四肢比例失调等。

10. 肛门及外生殖器：注意有无畸形、感染和疝。男孩注意有无隐睾、鞘膜积液、包皮过紧等。

11. 神经系统：根据年龄、病种选作必要的项目，较为重要的如下：

（1）一般情况：观察小儿的神志、精神状况、面部表情、“眼神”是否灵活、语言能力、对外界反应、行为动作等。小婴儿还应注意囟门是否膨隆、紧张。这些材料对早期判断是否有中枢神经系统疾病有很大帮助。

（2）脑膜刺激征：包括颈强直（或颈抵抗）、克氏（Kernig）征及布氏（Brudzinski）征。正常小婴儿由于生理性屈肌紧张，克氏征可阳性，布氏征在生后数月内也可为阳性。

（3）神经反射：新生儿及小婴儿有时须检查该年龄时期一些特有的神经反射，如吸吮反射、握持反射、拥抱反射等。新生儿可引不出提睾反射，而面神经征（Chvostek 征）可为阳性；4 个月以下小儿腹壁反射可不明显；在生后数周内跟腱反射亢进，可有短时间的踝阵挛；两岁以下小儿巴氏（Babinski）征可为阳性。因此，在解释检查结果的意义时应注意年龄特点。

三、体检记录方法

1. 无论检查顺序如何，记录应按以下顺序：一般检查（包括体温、呼吸、脉搏、血压、体重、身长、头围、胸围），一般外表，皮肤皮下组织，淋巴结，头部，颈部，胸部，腹部，四肢，神经系统，肛门外生殖器。

2. 所有阳性体征都应记录，重要的阴性结果也要记录，例如：“咽不红”、“两肺未闻啰音”、“心脏未闻杂音”等。

（李齐岳）

第二章　儿科治疗

第一节　儿科治疗原则及一般治疗措施

一、治疗原则

儿科治疗的对象是处于身、心发育中的小儿。不同年龄的小儿除在解剖、生理、病理、发病和疾病恢复过程等方面具有明显的特点之外，在精神、心理、社会适应能力等方面也与成人有很大不同。因此，在确定儿科治疗原则和方法时，不但要考虑到这些特点所提出的不同要求，而且还应重视心理、社会因素在治疗中的重要作用。

儿科治疗需从多方面综合进行，既要采用特异性措施进行病因治疗，又要给予必要的对症治疗，还要通过加强护理、改善营养以及必要的支持疗法、心理治疗和康复医疗，以增强抗病能力，促进疾病恢复。

此外，由于小儿疾病多发病较急、病情变化较快，并发症较多，且常有几种疾病并存（例如支气管肺炎患儿常合并有营养缺乏症）等特点，因而治疗应及早、及时，并根据病情的轻重缓急，分主次、按步骤进行治疗。

二、一般治疗措施

（一）一般护理

护理工作质量的好坏直接影响到治疗效果。不同年龄、不同病情的患儿在护理上有不同的要求。日常的护理包括以下几方面。

1. 病室安排：儿科病房一般按年龄、性别、病种、病情等将患儿分住不同病室，以利于观察、护理及抢救。病室内应保持清洁、安静，空气流通，光线适当，室温一般维持在18℃左右为宜。

2. 保证休息与睡眠：疾病急性期尤其是有高热、全身症状明显的患儿必须卧床休息。限制患儿下地，尽量减少活动量，但可允许在床上玩玩具、看画报等。为了保证患儿休息和充足的睡眠，应尽量减少不必要的治疗措施，各种治疗操作应尽可能在患儿觉醒时集中进行。随疾病恢复开始逐渐增加活动量，并应每日安排一定时间的户外活动。

3. 防止意外：婴幼儿的床栏务必随时拉好，以免摔下跌伤。压舌板、叩诊锤等检查用具用毕须随时拿走，以免小儿玩弄时自伤。容易呛咳的婴儿应耐心喂奶、喂食，以免食物吸入气管。

4. 防止交叉感染：保持病室的清洁卫生，地面、墙壁、病床、用具、玩具等定期清洗、消毒。每日定时开窗通风换气，并用紫外线灯照射消毒。医护人员接触传染病患儿及其排泄物后必须洗手，分发药物及食品前亦应洗手。对早产儿、新生儿尤应认真做好保护性隔离，必要时穿隔离衣、戴口罩，检查前必须洗手。患儿换下的衣服、尿布等应放入专用袋或桶内，避免污染环境造成交叉感染。凡掉在地面上的物品必须经过清洗、消毒后才能给患儿使用。

（二）饮食疗法

应视年龄大小、疾病种类、病情轻重以及以往饮食习惯等为患儿安排适当饮食。既要考虑食物的营养供给，又要注意食物的色、香、味和温度，以适合患儿的食欲和对食物的耐受能力。婴幼儿发热或某一系统患病时，常致胃肠功能障碍，故饮食需适当减量（一般先减辅食，必要时再减奶量）。较大小儿也宜给予易于消化的流食或半流食。某些疾病如肾炎、伤寒、糖尿病等要求特殊饮食，应按病情需要进行安排。现将一些常用饮食简介如下。

1. 特殊乳类

（1）脱脂奶：此种奶脂肪含量甚低，较易消化，可供腹泻患儿短期应用。

（2）加酸奶：牛乳煮沸冷却后加 0.5%乳酸或经乳酸杆菌发酵而成。其中的酪蛋白凝块较小，易于消化，适用于病后初愈及消化力弱的婴儿。

（3）高热量的混合奶：在牛乳中加入较大量的脂肪、蛋白质或糖类而成，含热量较高，适用于营养不良、食量小的婴儿。食用时应另外补充适量水分。

（4）豆奶：适用于乳糖不耐受的婴儿。

2. 儿童基本膳食

（1）普通饭：即与同龄正常儿童基本相同的膳食，但宜避免食用难于消化、刺激性大的食物（如油炸食品）。水果宜食用质软者，如香蕉、橘子等。此种膳食适用于无发热、消化功能良好的患儿。

（2）软食：是介于普通饭与半流质之间的一种饮食，如稠粥、烂饭、面条、肉末、碎菜等。适用于消化功能尚未完全恢复或咀嚼不便的患儿。

（3）半流质饮食：即呈半流质状态、含纤维极少的食物，可由牛奶、豆浆、稀粥、汤面、蛋羹等组成，亦可添加少量饼干，面包、蛋糕等。适用于发热患儿，因口腔、咽部疾病、消化道疾病等致咀嚼困难或消化功能差的患儿。

（4）流质饮食：如米汤、牛乳、豆浆、果汁、杏仁茶等。适用于高热、胃肠疾病及手术后的患儿。这种膳食营养价值较低，仅供短期应用。

3. 特殊饮食：适用于较大（幼儿、儿童）患儿。

（1）少渣膳食：即粗纤维少、刺激性小的食物，适用于痢疾、伤寒等肠道疾病。当有肠胀气时，应限制牛乳及糖的用量。

（2）无盐膳食：烹调时不加食盐。肾炎或心力衰竭患儿可短期应用。一般于水肿消退后给予低盐饮食，每日可加食盐 1g 或酱油 10ml。

（3）高蛋白膳食：除基本膳食外，每日另加鸡蛋 1～2 个，切碎的鸡、鱼、肉、肝或豆制品 100～200g。适用于营养不良、消耗性疾病的患儿。

（4）低脂肪膳食：饮食中禁用烹调油、肥肉、肉汤及油炸食物，但牛乳、豆浆可不加限制。适用于肝胆疾病的患儿。

（5）隐血膳食：在检验大便中有无隐血时应用。试验前 3 天不吃肉和绿叶蔬菜以及其他含铁丰富的食物。因这些食物可使隐血试验出现假阳性反应。

（6）代谢病膳食：如半乳糖血症、苯丙酮尿症膳食等。

（三）心理治疗

心理因素在儿科疾病的发病、临床诊治及康复中的重要性已被广大儿科临床工作者所重视。随着医学模式的转变，在儿科治疗工作中，心理治疗已逐渐成为重要内容。小儿除患躯体性疾病外，也可得种种精神性和心身性疾病或心理、行为问题。不少问题主要需赖儿童心理学家和儿童精神病学家等专业人员来诊断、处理，但一般儿科工作者也应掌握相关的基本知识和诊疗技能，在治疗疾病中随时注意心理治疗的应用。

心理治疗主要是通过医护人员良好的医德、医风，耐心、热心的服务态度，细心、精心的工作精神，亲切美好的语言、行为来影响患儿的思想、情绪，使之消除住院后的恐惧和孤独感，建立对医护人员的信任和对治疗的信心，尽量减少一切不利于病体恢复的心理反应。具体措施主要包括：①创造良好的休养环境；②安排合理的生活制度；③病房设有游艺室，备有必要的玩具和文娱用品，安排恢复期患儿的娱乐活动；④避免给患儿不良刺激。医护人员与家长不应在患儿面前流露出消极情绪。避免让患儿看到引起疼痛的诊疗操作。在检查、治疗时应态度温和，技术熟练，动作轻柔，尽量减少疼痛刺激。⑤针对患儿存在的和可能产生的心理问题，予以耐心的解释、启发、诱导、鼓励、说服或劝导，帮助患儿疏泄其心理压抑，激发其情绪（此方面工作也需要指导其家长共同进行）。⑥对恢复期学龄儿童应帮助补习功课，以消除因耽误功课而产生的焦急、不安情绪。

第二节 小儿药物治疗的特点

药物治疗是综合疗法的重要组成部分。合理、正确的用药往往会在治疗中起到关键性作用。为了使药物发挥治疗作用而不产生或少产生不良反应，必须对所使用的药物全面了解，掌握它的性能，包括有效成分、疗效机理、适应证、合适的剂量、在体内的吸收、分布、排泄及可能的毒副作用等；另一方面还应考虑病人的个体特点，如年龄的大小、身体的强弱、疾病的轻重、肝肾等脏器功能的好坏、既往用药经过、对药物的耐受能力以及有无过敏史等，以便做到合理用药。

对药物的耐受性、反应性和成人不尽相同，而且小儿病情多较急、变化快，用药更需确切及时，因此必须熟悉儿科用药的药物选择、给药方法、剂量计算等方面的特点。

一、药物选用

小儿用药种类不宜过多，可用可不用的药物尽量不用。合用几种药物时应注意药物相互作用所致毒副反应或药效相抵消问题。

（一）抗感染药物的应用　小儿感染性疾病多见，故抗感染药物较常应用。应根据不同病种、病情轻重、年龄大小等选择用药。如临床已肯定诊断为病毒性感染则不用抗生素。滥用抗生素可因各种毒副作用给患儿造成不良后果，也可影响疾病的及时诊断。长期应用抗生素有导致二重感染（霉菌感染和耐药性细菌感染）的可能；链霉素、卡那霉素、新霉素、庆大霉素等可引起听神经损害而致聋；卡那霉素、庆大霉素等还可引起肾脏损害；氯霉素可抑制骨髓造血功能，新生儿尤其是早产儿因肝脏缺乏葡萄糖醛酸转移酶，应用氯霉素时可致“灰婴综合征”。鉴于上述种种问题，小儿应用抗生素必须慎重考虑。通常以应用一种抗生素为宜，但如感染严重亦可联合用药。

（二）镇静药的应用　小儿有高热、过度兴奋；烦躁不安、频繁呕吐等情况时常用镇静药使之得到休息。常用的药物有苯巴比妥、水合氯醛、地西泮（安定）等。吗啡类药物婴幼儿对其较敏感，耐受性较差，易出现呼吸抑制，故一般不用或必要时慎用。

（三）镇咳、祛痰、止喘药物的应用　咳嗽有清除呼吸道分泌物的作用。小儿呼吸道发炎时渗出物较多，较易有呼吸道梗阻而出现呼吸困难。因此在呼吸道感染（尤其是肺炎）时，应多用祛痰药，少用镇咳药，尤其要慎用作用较强的镇咳药（如可待因）。

（四）泻药和止泻药的应用　婴儿便秘应先调整饮食，也可偶用些栓剂，如甘油栓、开塞露、肥皂条等。仅在十分必要时才用些缓泻剂。一般不用石蜡油、蓖麻油，以防引起吸入性肺炎。婴儿腹泻时应予饮食疗法、控制感染及液体疗法等，不宜应用止泻药，因用药后腹泻虽可减轻，可使全身中毒症状加重。

（五）肾上腺皮质激素的应用　可局部或全身用药；多需短期用药。中疗程用药（几周至几个月）多用于白血病、肾病综合征及免疫性疾病等。此类药应避免滥用，因用药后可使机体免疫力、反应性降低，往往会掩盖了原发疾病的性质，虽自觉症状好转而病情却在发展，因而可延误诊断、治疗。较长期地用药，对水、盐、蛋白质、脂肪代谢均有影响，还能抑制骨骼增长，影响体格发育，并可引起骨质疏松、肌肉萎缩和类库欣综合征，肾上腺皮质可发生萎缩。患水痘的小儿禁用肾上腺皮质激素，因用药后可使病情急剧恶化，甚至引起死亡。

（六）其他药物的选用　小儿应用利尿药后较易发生低钠或低钾血症，应慎用。阿司匹林可能与发生瑞氏综合征（Reye's syndrome）有关，因而主张不用此药退热，而以对乙酰氨基酚（扑热息痛）等代替。此外，有些药物可通过母乳作用于小儿，如吗啡、阿托品、溴剂、水杨酸盐及一些催眠药等。

二、给药方法

应根据年龄、病情选用合适的剂型及给药途径。

（一）口服法　能口服者尽量口服。婴幼儿及不会吞咽药片的小儿，最好用水剂（糖浆剂）、冲剂，或临时将药片压碎加糖水溶化后再喂。患儿自己吃药。必要时需强制喂药，但要动作迅速，防止小儿将药吐出或呛咳。有味的药物不可和食物放在一起喂，以免引起拒食，造成喂养上的困难。不应将药发给患儿让其自己掌握，以免发生误服或隐瞒不服等情况。

（二）注射法　重症、急症或有呕吐者多用此法。有些药物（如青霉素）不能口服，或因使用目的不同，亦需用注射法。注射法对小儿精神刺激较大，可造成一定的局部损伤，静脉注射较易出现反应，故应尽量减少不必要的注射用药。

（三）灌肠法　一般较少应用。如用此法时先予等渗盐水作清洗灌肠，或在小儿自然排便后给药。轻轻灌入药物后用手捏紧肛门片刻，以防立即排出汤剂。

（四）其他　只能口服的药物（如中药），在昏迷患儿可用胃管鼻饲法灌入。舌下、含漱、吸入等给药方法只用于能合作的较大患儿。

三、药量计算

（一）按体重计算　计算公式为：小儿剂量＝体重（kg）×每日（或每次）每公斤体重

所需药量。

需长期应用的药物如抗生素等多按每日每公斤体重计算；而临时对症药物如苯巴比妥钠等多按每次每公斤体重计算。用此法计算剂量时还应同时考虑年龄因素，年龄愈小，剂量愈相对稍大，即常以高限数值计算。较大儿童按体重计算所得的剂量超过成人剂量时则以成人剂量为限。

（二）按体表面积计算　按每平方米体表面积给药，比按体重更为确切。小儿体表面积可按体重折算。

体表面积（m^2）＝体重（kg）×0.035＋0.1

［注：此公式仅适合于30kg以下小儿，30kg以上则以30kg的体表面积（约1.1m^2）为基数，每增加5kg，体表面积增加0.1m^2，如35kg小儿体表面积＝1.1＋0.1＝1.2m^2］

（三）按年龄计算　有些药物剂量不需十分精确，为了应用方便可按年龄计算，如一般止咳药水可按每次每岁1ml计算，最多每次10ml。

（四）从成人剂量折算　公式如下：

$$\text{小儿剂量}=\frac{\text{成人剂量}\times\text{小儿体重（kg）}}{50}$$

从成人剂量折算所得的剂量，一般多偏小，与临床实际应用量出入较大，故此法少用，仅于必要时作参考。

无论用何法计算所得的剂量都有其局限性，在具体应用时还须结合患儿的年龄、病情、用药目的、用药途径等作一定加减。

（李齐岳）

第三节　小儿体液平衡特点及液体疗法

小儿体液平衡的特点

（一）体液的总量和分布

在一般情况下，小儿年龄愈小，其体液总量相对愈多，其中主要是间质液所占比例较高，而血浆和细胞内液所占比例与成人相近。

（二）体液的电解质组成

小儿体液的电解质成分含量与成人相似，但新生儿在生后数日内血钾、氯、磷和乳酸偏高，而血钠、钙和碳酸氢盐偏低。

（三）水的交换

正常人体内水的出入量呈动态平衡状态。每日所需水量与热量消耗成正比。由于小儿所需热量相对较高，故水的需要量按体重计算亦高于成人。正常小儿每日所需水量约为120～150 ml/100kcal（30～35ml/100kJ，1kcal＝4.1840kJ）。除生后数日的新生儿出入水量（体内外水的交换量）较少外，年龄愈小，出入水量相对愈多。婴儿每日的水交换量约为细胞外液的1/2，而成人仅为1/7，婴儿的水交换率较成人快3～4倍。所以小儿尤其是婴儿对缺水的耐受力比成人差。在某些病理情况下，若水摄入不足，而水分丧失过多，则比成人更易出现脱水。

1. 不显性失水：人体不显性失水量比较恒定，由于小儿生长发育快，新陈代谢旺盛，所需热量较大，其不显性失水量也较多，在一般情况下平均为42ml/100kcal，其中经肺和皮肤失水分别为14ml/100kcal和28ml/100kcal。

影响不显性失水量的因素包括：①新生儿成熟程度：孕龄愈小，不显性失水愈多。足月新生儿不显性失水约为每小时0.7～1.6ml/kg，而早产儿则为每小时2～2.5ml/kg。②呼吸增快可使经肺的不显性失水增加。③体温每升高1℃，不显性失水每小时增加0.5ml/kg。④环境温度较高时，不显性失水亦增多，有时可高达3～4倍。⑤吸入空气湿度或环境湿度增加时不显性失水减少，反之增加。⑥活动增加时不显性失水增多。

在一般情况下，不显性失水中不含盐类。汗液含有少量盐类（Na^+、K^+、Cl^-），故大量出汗时除补充水分外，还须适当补充钠盐。

2. 消化道的液体交换（分泌及再吸收）：正常人每日分泌大量消化液，约为血浆量的1～2倍或细胞外液量的2/3，其中绝大部分被再吸收，仅少量由大便排出。小儿每日从大便排出的水分约8ml/100kcal。患严重腹泻病时，水和电解质大量丢失，因而引起脱水。年龄愈小，消化道的液体交换愈快，所以小儿比成人更易因消化功能紊乱而造成水和电解质的丧失。

3. 肾脏排尿：正常尿量变化很大，尿量的多少，在一定程度上取决于肾脏溶质负荷和最大稀释及浓缩能力。年龄越小，肾脏调节功能越不成熟。新生儿出生一周后肾脏稀释能力即可达成人水平，但由于肾小球滤过率低，水的排泄速度较慢，若摄入水量过多则易致水肿和低钠血症。新生儿和小婴儿肾脏调节功能尚未成熟，当水摄入量不足或失水量增加，并超过肾脏浓缩能力的限度时，可致代谢产物堆积，形成高渗性脱水。禁食时蛋白质分解增多和产生酮体等使肾脏溶质负荷增加。根据尿溶质负荷及肾脏稀释浓缩能力可计算出排尿所需水量。此外，新生儿尤其是早产儿肾脏排钠能力低，若摄入钠盐过多，易发生高钠血症。但早产儿由于回吸收钠（保钠）能力低，尿的基础排钠量（失钠）较多，因此易于失钠发生低钠血症。足月新生儿钠需要量约为2～3mmol/（kg·d），早产儿约为3～4mmol/（kg·d）。新生儿期由于肾脏排泄氯、磷酸盐、氢离子和产氨能力均较差，血氯和乳酸偏高，HCO_3^-较低，因此容易发生酸中毒。

水、电解质和酸碱平衡紊乱

一、脱水（dehydration）

指由于水的损失量过多和（或）摄入量不足，导致体液总量尤其是细胞外液量减少的病理生理状态。除失水外，还常伴有钠、钾和其它电解质的丢失。

【临床表现】

1. 脱水程度：根据水的损失量可将脱水程度分为三度：

(1) 轻度脱水：失水量占体重5%以下（<50ml/kg），前囟和眼窝稍下陷，尿量略减少，皮肤弹性正常。

（2）中度脱水：失水量为体重的5%～10%（50～100ml/kg），眼窝和前囟明显凹陷，哭时泪少，口唇粘膜干燥，尿量明显减少，四肢稍凉，皮肤发花、弹性较差，精神萎靡或烦躁不安。

（3）重度脱水：失水量占体重10%～12%（100～120ml/kg）。除上述症状更明显外，因血容量明显减少，可伴有休克表现，如血压下降、心音低钝、脉细数、四肢厥冷、尿极少或无尿。

2. 脱水性质：由于水和电解质损失比例不同可致成不同性质的脱水，分为以下三种：

（1）等渗性脱水：水和电解质（主要是钠）成比例地损失所致，临床最常见，血清钠为130～150mmol/L。临床表现主要是脱水症状和体征。

（2）低渗性脱水：丢失电解质（主要是钠）的比例大于失水，即脱水加低钠血症，临床多见于腹泻伴营养不良、病程较久或补液中钠盐过少，此时，血清钠＜130mmol/L。临床除脱水的一般表现外，更易出现四肢冷，血压低，脉细弱等循环血量不足的表现，而口渴并不明显。重者可致脑细胞水肿，出现中枢神经系统症状。

（3）高渗性脱水：丢失水的比例大于丢失电解质（主要是钠），即脱水加高钠血症，血清钠＞150mmol/L。多见于不显性失水增多而给水不足时（如昏迷、发热、呼吸增快、光疗或红外线辐射保温以及早产儿、新生儿）或呕吐、秋季腹泻、胃肠引流而补充含钠溶液过多等情况。由于细胞外液容量减少，其渗透压增高，水从细胞内向细胞外转移，使细胞内失水，临床除脱水的一般表现外更易出现口渴、发热、烦躁、肌张力增高、易激惹或惊厥等症状。

【治疗】

液体疗法常用非电解质溶液的种类有5%和10%葡萄糖溶液；电解质溶液有生理盐水、复方氯化钠溶液（Ringer溶液）、3%氯化钠、5%碳酸氢钠、10%或15%氯化钾和氯化铵等。为适应不同情况的需要，常将上述液体以不同比例混合使用。由于葡萄糖输入体内后很快被机体利用，故仅是溶液中的电解质产生渗透压（张力）。常用溶液的组成及其张力见表。

液体疗法包括三部分：补充累积损失量；补充继续损失量；补充生理需要量。补液方式分为口服补液及静脉补液两种。

（一）口服补液　用于腹泻时脱水的预防，以及轻度和中度脱水而无明显周围循环障碍的患儿。在口服补液过程中，若呕吐频繁或腹泻、脱水加重时，应改为静脉补液。口服补液可用世界卫生组织（WHO）推荐的口服补液盐（ORS），70年代末推荐的配方含Na^+ 90mmol/L，K^+ 20mmol/L，Cl^- 80mmol/L，HCO_3^- 30mmol/L由氯化钠3.5g，碳酸氢钠2.5g，氯化钾1.5g，葡萄糖20.0g，加水至1000ml配成，为2/3张液体。2006年又对此配方做了更新，将Na^+及葡萄糖的浓度均降至75mmol/L，配成的液体近于1/2张。具体配方是：氯化钠2.6g，二水柠檬酸钠2.9g，氯化钾1.5g，无水葡萄糖13.5g，加温开水至1000ml，新配方的应用，进一步改善了疗效。口服补液应少量频服，在8～12小时将累积损失量补足。轻度脱水约需50ml/kg，中度脱水约需50～100ml/kg，脱水纠正后转入维持补液阶段，这时需将余量加等量水稀释使用（总量见静脉补液）。口服液量和速度可根据脱水恢复情况和大便量适当增减。

表 2-1 液体疗法常用溶液

溶液	组成（容积比）	Na^+ mmol/L	K^+ mmol/L	Cl^- mmol/L	HCO_3^- mmol/L	张力*
①生理盐水		154		154		1
②5%或10% 葡萄糖						
③5% 碳酸氢钠		595			595	3.5
④1.4%碳酸氢钠		167			167	1
⑤10%氯化钾			1342	1342		8.9
⑥2∶1含钠液	①∶④=2∶1	158		100	58	1
⑦1∶4含钠液	①∶②=1∶4	30		30		1/5
⑧生理维持液	1L⑦中加入15ml⑤	30	20	50		1/3
⑨2∶3∶1含钠液	①∶②∶④=2∶3∶1	79		51	28	1/2
⑩4∶3∶2含钠液	①∶②∶④=4∶3∶2	106		69	37	2/3

*一般将渗透压与血浆相等的液体（①，④，⑥）称为等张液，其张力视为1，而将②视为无张力液

（二）静脉补液 方案如下：

第一个24小时的静脉补液包括以下三部分内容，即补充累积损失量、补充继续损失量及补充生理维持量。

1. 补充累积损失量：即补充发病后水和电解质的总损失量，使体液的量和组成成分恢复正常，包括纠正脱水、渗透压失常、电解质缺乏和酸碱失衡。

（1）纠正脱水和渗透压失常

补液量：根据脱水程度决定。轻度脱水约50ml/kg，中度脱水50～100ml/kg，重度脱水100～120ml/kg。因为脱水时细胞外液的钠不仅通过消化道等途径丢失，而且由于细胞同时失钾，有一部分钠进入细胞内液进行代偿（细胞内液钾缺乏，钠过剩）；当补钾时，随着细胞内液钾的逐渐恢复，其过剩的钠又返回细胞外液，故补充时可稍减少含钠液量，以免细胞外液过度扩张。

因小儿体液总量随年龄增长逐渐减少而达成人水平，学龄前和学龄儿童的补液量应分别减少1/4和1/3。

溶液种类：根据脱水性质（体液渗压）决定。①等渗性脱水用1/2张含钠液，扩张细胞外液容量。②低渗性脱水用2/3张含钠液。③高渗性脱水用1/3张含钠液，若临床判断脱水性质有困难，可先按等渗性脱水处理。

补液速度：主要取决于脱水程度。累积损失量应于开始输液的8～12小时补足。重度脱水宜首先扩充血容量，可用2∶1含钠液（2份0.9%生理盐水与1份等张碳酸氢钠），按20ml/kg（总量<300ml），于30～60分钟内快速静脉输入，以迅速改善血循环和肾功能。

（2）纠正酸中毒以及按病情需要补充钾、钠、钙、镁（见后）。

2. 补充继续损失量：在液疗过程中，引起脱水的原因（如呕吐、腹泻、胃肠引流、肠瘘等）往往持续存在，使机体不断丢失体液，例如腹泻患儿大便量约为10～40ml/（kg·d）。因此此部分液量宜按照损失多少补多少的原则，一般可以按30ml/（kg·d）补充。可用1/3张含钠液，均匀地于24小时内静脉滴入。对轻症和无呕吐者，可分次口服。消化液

的钾含量较高，其含钾量可达细胞外液的3倍以上，故丧失消化液易导致缺钾，在治疗上需注意及时补充。

3. 补充生理维持量 每日水、电解质的生理维持量可按代谢所需热量计算：葡萄糖供给量最少每日5g/kg，可减少蛋白的分解和酮血症。每日需水量可按120～150ml/100kcal计算，若按50kcal/（kg·d）供给基础代谢热量，则需水量为60～80ml/（kg·d）。钠、钾、氯的需要量约各为2～3mmol/（100 kcal·d）。补充生理需要量宜尽量口服，不能口服或口服量不足者可静脉滴注生理维持液（1/5张含钠液加0.15%氯化钾）。如有发热、呼吸增快、活动增加或惊厥，应适当增加进水量。

不同疾病对上述三项的需要虽有所不同，其中生理需要量则是共同需要的，可根据不同疾病和病情调整其他一项或两项补液的量或质。例如一般感冒或昏迷等不能进食者，只需补充生理需要量；胃肠引流或手术后有肠瘘者需补充生理需要量和继续损失量，婴儿腹泻病则需按三项补充。

二、低钾血症（hypokalemia）

指血清钾低于3.5mmol/L。钾缺乏时，血清钾常降低，但当存在影响细胞内外钾分布的因素（如脱水、酸中毒等）时，血清钾可正常或增高。在钾总量正常时，血清钾亦可降低或增高。

【病因】

①钾摄入量不足；②经消化道失钾过多；③经肾脏排钾过多；④其他途径失钾：如烧伤、透析治疗不当；⑤钾在细胞内外分布异常（钾过多移入细胞内）：见于碱中毒、胰岛素治疗、周期性麻痹等。

【临床表现】

主要是神经肌肉、循环、泌尿和消化等系统症状。当血清钾＜2.5mmol/L时症状更严重。神经肌肉兴奋性减低，精神萎靡，反应低下，躯干和四肢肌肉无力，常先从下肢开始，呈上升性。腱反射减弱或消失，严重者可出现弛缓性麻痹。若呼吸肌受累则呼吸变浅，甚至呼吸肌麻痹。平滑肌受累出现腹胀、便秘、肠鸣音减弱甚至消失。心肌兴奋性增高致心率增快，严重者心律失常，心音低钝，重症血压常降低。心电图示：T波增宽、低平或倒置，出现U波（＞0.1mV），逐渐增高，在同一导联中U波≥T波，两波相连呈驼峰样，可融合成为一个宽大的假性T波。Q-T（Q-U）延长，S-T下降。房性或室性早搏多见（由单源转为多源），严重低钾可发生室上性或室性心动过速，甚至室颤。如心室颤动反复发作，可出现阿-斯综合征，甚至可导致猝死。低钾血症亦可引起心动过缓和房室传导阻滞，但心室内传导阻滞罕见。缺钾还可使肾小管上皮细胞空泡变性，对抗利尿激素（ADH）反应低下，浓缩功能降低，尿量增多；肾小管泌H^+和回吸收HCO_3^-增加，氯的回吸收减少，可发生低钾低氯性碱中毒伴有反常性酸性尿；胰岛素分泌受抑制，糖原合成障碍，对糖的耐受降低，易发生高血糖症；蛋白合成障碍可导致负氮平衡。

【治疗】

首先应治疗原发病，去除病因，防止钾的继续丢失。应尽早恢复正常饮食。补钾可口服氯化钾，口服有困难或缺钾严重者需由静脉补充。每日氯化钾剂量约为3～4mmol/kg。重症或有继续大量失钾者（如严重腹泻、盐皮质激素增多、糖尿病酮症酸中毒伴低钾血症等）

可用至 4～6mmol/kg。静滴氯化钾溶液的浓度和速度非常重要，浓度一般为 0.2%（27mmol/L），不超过 0.3%（40mmol/L）。补液滴速宜慢。每日氯化钾静滴时间不应短于 8 小时。由于输入的钾须经细胞外液进入细胞内液，因此切忌在短时间内快速输入，以防发生高钾血症。在静滴补钾过程中，要监测临床表现、心电图及血清钾浓度，随时调整输入含钾溶液的浓度及速度。严重脱水时，肾功能障碍，影响钾排出，应先扩容以改善循环和肾脏功能，然后再给钾。应遵循“见尿补钾”的原则。由于细胞内钾恢复较慢，治疗低钾血症时须持续给钾 4～6 日。严重者或有继续经肾或肾外大量失钾者治疗时间更长。

三、高钾血症（hyperkalemia）

即血清钾＞5.5mmol/L。血清钾增高常反映体内钾总量过多，但当存在细胞内钾向细胞外转移时，如溶血、酸中毒等，体内钾总量亦可正常或减低。

【病因】

①钾摄入过多：如短时间内给予大量钾或静注大量青霉素钾盐等，肾功能障碍或钾从细胞外液移入细胞内液发生障碍，则易于发生高钾血症。②肾排钾障碍：肾功能衰竭，血容量减少（脱水、休克等），肾上腺皮质功能不全，肾脏对醛固酮无反应等。③钾从细胞内释放或移出：见于大量溶血，缺氧，酸中毒，休克，组织分解代谢亢进，严重组织损伤（挤压伤），洋地黄中毒，胰岛素缺乏，以及应用去极化型肌松剂（琥珀酰胆碱）等。

【临床表现】

主要是神经肌肉和心脏的症状。神经肌肉兴奋性降低，精神萎靡，嗜睡，躯干和四肢肌肉无力，腱反射减弱或消失，严重者呈弛缓性瘫痪。常先从下肢开始，呈上升型。但颅神经支配的肌肉和呼吸肌常不受累。高钾可致乙酰胆碱释放，引起恶心、呕吐、腹痛。心脏收缩无力，心音减低，早期血压可偏高，晚期常降低。心电图的早期改变为 T 波高尖，底部变窄，呈帐篷样。但 T 波振幅亦可正常。正常婴儿 $V_{1\sim3}$ 导联和左室肥厚的 T 波常倒置，但高钾血症时可变为直立。重度高血钾（7.5～10mmol/L）除 T 波改变外，P 波低平增宽，P-R 延长，S-T 下降（偶可抬高），以后 P 波消失，R 波变低，S 波增宽。严重病例（血钾≥10mmol/L）QRS 明显增宽，S 波与 T 波直接相连呈正弦样波形。可发生室性心动过速、心室扑动或心室颤动，最后心室静止。在心室静止前，常有缓慢的心室逸搏心律。心室静止或心室颤动可反复发作，出现阿-斯综合征，可致猝死。

【治疗】

高钾血症的治疗主要是纠正高血钾和治疗原发病。停用钾剂，禁用库存血，暂停乳类和其它含钾丰富的食物。监测血清钾浓度和心电图。

1. 轻症的治疗：血清钾 6～6.5mmol/L、心电图正常者给予阳离子交换树脂保留灌肠或排钾利尿剂等。

2. 紧急治疗：血清钾＞6.5mmol/L 或有心电图异常需迅速采取以下措施：

（1）拮抗高钾血症对心脏的毒性作用，可用 10%葡萄糖酸钙缓慢静注，在数分钟内即显效，但维持时间较短。若心电图无改善，可在 5 分钟后重复应用。

（2）使钾由细胞外液移入细胞内液，可采用葡萄糖加胰岛素静滴；5%碳酸氢钠缓慢静注。

（3）促进钾排出的措施为：阳离子交换树脂；静注速尿或利尿酸可促进肾排钾，对心力衰竭和水肿者更为适用。

(4) 透析疗法 需迅速降低血清钾，但上述措施无效（肾衰）时应用。腹膜透析和血透析均有效。

四、酸碱平衡紊乱（acid - base imbalance）

机体代谢过程中不断产生酸性和碱性物质，它们通过体内缓冲系统以及肺、肾的调节作用，使体液 pH 维持在 7.4（7.35～7.45）。在细胞外液缓冲系统中，最重要的是碳酸氢盐缓冲对。在细胞外液的 pH 主要决定于［HCO_3^-］和［H_2CO_3］两者含量的比值，正常时为 20∶1。如果此比值发生变化，则 pH 随之改变。如因原发性肺排出 CO_2 障碍或过度，使［H_2CO_3］增加或减少，可导致呼吸性酸中毒或碱中毒；若由于原发性疾病使［HCO_3^-］增加或减少，则导致代谢性碱中毒或酸中毒。当［HCO_3^-］或［H_2CO_3］增加或减少时，机体通过肺（呼吸性）和肾（代谢性）的代偿调节，可降低［HCO_3^-］或［H_2CO_3］和 pH 的偏移程度，使之接近正常。但这种代偿调节是有限度的，在酸中毒或碱中毒时，若同时存在两种或两种以上使 H_2CO_3 和（或）HCO_3^- 增加或减少的不同组合时，则发生两联或两联以上的混合型酸碱平衡紊乱。酸碱平衡紊乱的诊断应结合病史、临床表现（原发疾病）、治疗措施（应用碱剂或呼吸机）、血气分析、血清电解质（Na、K、Cl）检测、阴离子隙（AG）计算及代偿范围参考值等进行综合分析判断。

1. 代谢性酸中毒（metabolic acidosis）

【病因】

其病因主要系［H^+］增加或［HCO_3^-］丢失所致。发生原因为：①体内碱性物质经消化道或肾脏大量丢失，见于腹泻，小肠、胰或胆管引流或瘘管，肾小管性酸中毒，应用碳酸酐酶抑制剂（乙酰唑胺）或醛固酮拮抗剂（安体舒通）及各种原因所致的醛固酮缺乏症。②酸性代谢产物产生过多或排出障碍：见于进食不足或吸收不良所致的饥饿性酮症，糖尿病酮症，各种原因所致的乳酸血症（如由于缺氧、脱水、休克、心跳呼吸骤停等）、肾功能衰竭等。③摄入酸性物质过多：如长期服用氯化钙、氯化氨，滴注盐酸精氨酸或盐酸赖氨酸、复合氨基酸，水杨酸中毒等。

【临床表现】

轻度酸中毒的症状不明显，仅呼吸稍快，若不作血气分析难以做出诊断。较重的酸中毒出现呼吸深长、心率增快、厌食、恶心、呕吐、疲乏、无力、精神萎靡、烦躁不安；进而嗜睡、昏睡、昏迷，口唇呈樱桃红色。严重酸中毒（pH＜7.20）时，心率转慢，周围血管阻力下降。心肌收缩力减弱和心输出量减少，可发生低血压、心力衰竭和室颤阈降低，有致命危险。酸中毒时 HCO_3^- 及 pH 降低均可使 H^+ 进入细胞与 K^+ 交换，致细胞内液 K^+ 降低和细胞外液的 K^+ 增高，可促发心律紊乱。酸中毒时血浆游离钙增加，酸中毒纠正后下降，原有低钙血症的患儿可能发生手足搐搦或惊厥。新生儿和小婴儿的呼吸代偿功能较差，酸中毒时其呼吸改变可不典型，往往仅有精神萎靡、拒食和面色苍白等。根据血浆 HCO_3^- 或 CO_2CP 将酸中毒分为轻度：分别为 18～13mmol/L 和 40～30Vol%；中度：分别为 13～9mmol/L 和 30～20Vol%；及重度：分别为＜9mmol/L 和＜20Vol%。

【治疗】

最重要的是去除引起酸中毒的病因，改善循环、肾脏和呼吸功能，以恢复机体的调节作用。预后决定于原发病是否能够有效治疗。补充碱剂只是一种暂时的辅助疗法，以即刻减轻严重酸中毒（酸血症）对机体的危害。轻度酸中毒经病因治疗，通过机体代偿可自行恢复，不需碱性药物治疗。计算碱性药物需要量的经验公式如下：

碱性药物需要量（mmol）＝［22－HCO_3^-测定值（mmol/L）］×0.5*×体重（kg）

或$=\frac{[40-CO_2CP\text{测定值（Vol\%）}]}{2.24}$×0.5*×体重（kg）

*为计算碱剂需要量的指数，严重酸中毒时，偶可大于此值

注：每公斤体重给予5%碳酸氢钠1.0ml，或11.2%乳酸钠0.5ml，或1.87%乳酸钠3ml，或1.4%碳酸氢钠3ml，均可提高HCO_3^-约1mmol（CO_2CP约2Vol%）。

碳酸氢钠可直接提供缓冲碱，是治疗代谢性酸中毒的首选药物。

计算公式只能作为粗略估计，碱性药物治疗的剂量必需个体化。一般先给予总需要量的1/3～1/2，若无条件测定血气或CO_2CP，可按提高血浆HCO_3^- 5mmol/L或CO_2CP10Vol%计算。根据治疗后反应决定是否继续用药和决定剂量。严重酸中毒需紧急处理时，碳酸氢钠溶液可静脉推注或快速静滴（30～60分钟），使血液pH迅速恢复到7.20～7.25。以后持续静滴。由于机体的调节作用，多数患儿无需给足总需要量即可完全恢复。

2. 代谢性碱中毒（metabolic alkalosis）

【病因和发病机制】

由于体内固定酸丢失或HCO_3^-蓄积所致。

（1）盐水治疗有效的代谢性碱中毒　此类碱中毒伴有细胞外液减少，尿氯<10mmol/L。原因包括：①经胃肠道丢失盐酸：如长期呕吐或胃管吸引，先天性失氯性腹泻等。②应用利尿剂：如呋塞米（速尿）或利尿酸等。③细胞外液容量（有效循环血量）减少。④慢性高碳酸血症突然解除。⑤HCO_3^-蓄积：应用碳酸氢钠等碱性药物过多超过肾脏的排泄能力，有机酸经代谢转变为HCO_3^-，或大量输注枸橼酸盐抗凝血液。

（2）盐水治疗无效的代谢性碱中毒　此类碱中毒的细胞外液容量正常或增加，尿氯>20mmol/L。原因包括：①盐皮质激素分泌过多：见于原发性醛固酮增多症，库欣综合征，Bartter综合征（肾小球旁器增生症），脱氧皮质酮分泌增多（先天性肾上腺皮质增生症）。②出现类似醛固酮增多症样表现的疾病：如Liddle综合征（原发性远端肾小管转运功能障碍）可使Na^+回吸收及H^+、K^+排出增多，而肾素及醛固酮分泌受抑制。③严重缺钾使细胞外液的H^+进入细胞内液与K^+交换，肾小管H^+-Na^+交换及HCO_3^-回吸收增加。④高钙血症使近端肾小管HCO_3^-回吸收增多和细胞外液容量减少（多尿）及继发性醛固酮增多。⑤大量应用肾脏不能回吸收的阴离子：如青霉素、氨苄西林和羧苄西林，使远端肾小管H^+、K^+排出及Na^+回吸收增多。

【临床表现】

常见神经系统症状，如倦怠、头昏、精神迟钝、嗜睡，甚至精神错乱或昏迷。失代偿性碱中毒时血中游离钙减少，使神经肌肉兴奋性增加，可出现手足搐搦或惊厥。代偿性呼吸浅慢使肺泡通气量减少，可发生低氧血症。碱血症使Hb与氧亲和力增加，氧解离曲线左移，加重组织缺氧，但发绀较轻。严重碱中毒使心输出量减少，周围血管阻力增加；并易发生心律紊乱，在伴有低钾血症、低氧血症或应用洋地黄制剂时更易发生。低钾血症可引起碱中

毒，碱中毒亦可引起低钾血症，故碱中毒时常有低钾症状。

【治疗】

针对代谢性碱中毒，主要应治疗原发病，去除引起代谢性碱中毒的病因和使之继续存在的因素（如细胞外液容量减少、低血钾及低血氯等），使 HCO_3^- 回吸收减少和排出量增加。有时某些病因难以消除，只能对症治疗。

(1) 盐水治疗有效的代谢性碱中毒：①首先应用生理盐水纠正脱水，恢复有效循环血量，同时补充氯化钾，多数患儿经肾脏代偿调节，数日后即可恢复。②重症病例（pH＞7.60、HCO_3^-＞45～50mmol/L、CO_2CP＞90Vol％或 Cl^-＜70mmol/L）需给予特异性治疗，以期迅速降低 pH 及 HCO_3^-，但需用中心静脉滴注。一般可用氯化铵，经肝脏代谢生成盐酸及氨，后者再转变为尿素，但有心、肝、肾功能不全者禁用。亦可用盐酸精氨酸，经肝脏代谢生成盐酸。计算其需要量的经验公式为：酸剂需要量 mmol＝（测得 HCO_3^-－22）mmol/L×0.3×体重（kg），其中 0.3 为计算系数，一般先给半量，配成 0.9％的等渗溶液静滴（1mmol 氯化铵为 53.5mg）。③0.9％氯化铵静滴 3ml/kg，可降低血 HCO_3^- 约 1mmol。由于氯化铵进入机体后亦与其他非 HCO_3^- 缓冲系统作用，更受原发疾病是否控制的影响，因此所用剂量都应视治疗后临床症状和血气分析的改变予以调整。

(2) 盐水治疗无效的代谢性碱中毒：治疗较困难。尽量去除病因，如手术切除肾上腺皮质腺瘤；碱性药物应用过量者停用碱剂；凡有缺钾者均需补充氯化钾；对原发性醛固酮增多症、库欣综合征和 Bartter 综合征给予安体舒通；先天性肾上腺皮质增生征（11β-或 17α-羟化酶缺乏）用地塞米松抑制 ACTH 分泌，减少脱氧皮质酮及皮质酮过量产生。Liddle 综合征可用氨苯蝶啶（triamterene），安体舒通无效。伴水肿（充血性心力衰竭，肝硬化腹水或肾病综合征等）的代谢性碱中毒给醋氮酰胺（diamox），必要时透析治疗。对高碳酸血症突然解除的代谢性碱中毒，首先调节呼吸机参数，使 $PaCO_2$ 回升到患者原来耐受的水平，以后逐渐降低。

3. 呼吸性酸中毒（respiratory acidosis）

由于通气障碍导致体内 CO_2 潴留和 H_2CO_3 升高所致。见于：①呼吸道阻塞：如喉头痉挛或水肿、支气管哮喘、呼吸道异物、分泌物堵塞、羊水或胎粪吸入等。②肺、胸腔和胸廓疾患：如严重肺炎、呼吸窘迫综合征、肺不张、肺水肿、气胸、大量胸腔积液等。③心脏疾患：如心跳骤停、心室颤动、心力衰竭引起肺淤血等。④呼吸肌麻痹或痉挛：见于感染性多发性神经根炎、脊髓灰质炎、严重低血钾、破伤风等。⑤呼吸中枢抑制：见于脑炎、脑膜炎、颅脑外伤、药物过量（安眠药、麻醉药、吗啡、安定）等。⑥呼吸机使用不当。

呼吸性酸中毒的治疗主要针对原发病进行，必要时采用人工辅助通气。

4. 呼吸性碱中毒（respiratory alkalosis）

因通气过度使血液 CO_2 过度减少，血浆 H_2CO_3 降低所致。见于：①神经系统疾病：脑炎，脑膜炎，脑肿瘤或外伤。②呼吸道梗阻突然解除（气管切开）或人工呼吸机使用不当。③长时间剧烈啼哭，癔病等。④高热，败血症。⑤水杨酸中毒（早期）。⑥低氧：CO 中毒，严重贫血，肺炎，肺水肿，高山病等。突出症状为呼吸深快，其他症状与代谢性碱中毒相似。

呼吸性碱中毒主要是病因治疗，呼吸改善后可逐渐恢复。有手足搐搦症者给予钙剂。

（杜军保）

第三章　新生儿与新生儿疾病

第一节　总　论

新生儿期是指从出生到满 28 天这一年龄阶段。自此阶段开始，胎儿脱离母体成为一个独立的个体，将经历生活环境的巨大变化。因新生儿有独特的生理病理特点及医疗护理需求，故新生儿学已成为儿科学中一个重要的分支。这门学科以研究新生儿的生理、病理、保健、医疗等为主要内容，旨在提高新生儿质量，降低死亡率。这也是落实“优生优育，提高人口素质”这一国策的重要环节。

近年发展起来的围产医学是研究出生前后和新生儿的医疗、保健的边缘学科，涉及产科学、新生儿学以及遗传、免疫、生化、医学工程等多领域。对围生期的时间划分，国际上虽有不同规定，但我国将从妊娠满 28 周至生后足 7 天定为围生期。

一、新生儿分类

一般根据胎龄、出生体重、体重与胎龄的关系及出生后的周龄而分类（图 3－1）。

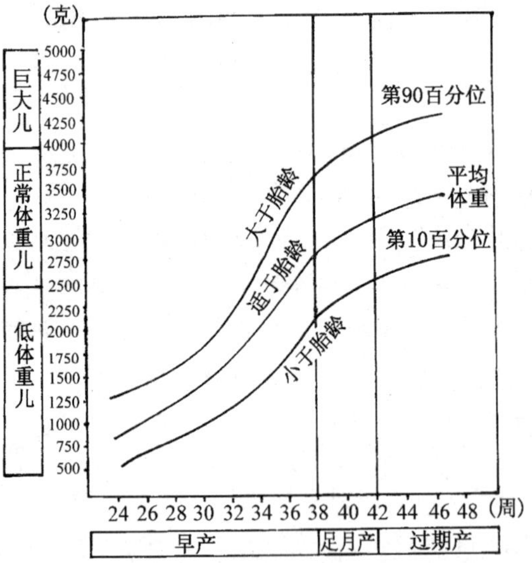

图 3－1　新生儿命名与胎龄及出生体重的关系

（一）根据胎龄分类

1. 足月儿：指胎龄≥37 周至＜42 周（260～293 天）的新生儿。

2. 早产儿：胎龄≥26 周至＜37 周（196～259 天）的新生儿。

3. 过期产儿：胎龄>42 周（294 天）以上的新生儿。

（二）根据出生体重分类

1. 正常出生体重儿：指出生体重在 2500～4000g 的新生儿。

2. 低体重儿：出生 1 小时内测量体重不足 2500g 的新生儿，包括早产儿和小于胎龄儿两种，不论是否足月或过期。其中体重不足 1500g 者又称低体重儿。体重不足 1000g 者称超低体重儿。

3. 巨大儿：指出生体重>4000g 的新生儿。

（三）根据体重和胎龄的关系分类　根据出生时体重与该胎龄的平均体重比较而定。

1. 小于胎龄儿：出生体重在相同胎龄平均体重的第 10 个百分位以下的婴儿。胎龄已足月，但体重在 2500g 以下的婴儿称足月小于胎龄儿。

2. 适于胎龄儿：出生体重在相同胎龄平均体重的第 10～90 百分位者。

3. 大于胎龄儿：出生体重在相同胎龄平均体重的第 90 百分位以上的新生儿。

（四）根据生后周龄分类

1. 早期新生儿：指生后 1 周内的新生儿。此期是从胎儿转变为独立生活的新生儿的适应阶段，发病率和死亡率最高，护理、治疗、监测较其他阶段更为重要。

2. 晚期新生儿：出生后第 2 周始至第 4 周末的新生儿。此时已初步完成早期的生理适应阶段，但发育尚不成熟，其护理医疗需求仍不同于婴幼儿、年长儿。

（五）高危新生儿　指生后数天至数周内有可能或已发生严重病变，需严密观察监护的新生儿，包括：①母亲患有影响胎儿、新生儿的各种疾病，既往有不良产史。②异常分娩的新生儿，如难产、吸引产、剖宫产或生后窒息等。③非正常新生儿，如早产儿、过期产儿、低出生体重儿、小于胎龄儿、大于胎龄儿等。

二、胎儿生长发育的影响因素及监护

从受精卵的形成直至妊娠结束胎儿娩出，各种内外因素均可影响胎儿生长发育，并直接关系到新生儿各器官系统的发育及机体状况。

基因、染色体异常是遗传性疾病的物质基础，由此会出现多种形式的先天畸形及代谢性疾病，并各有不同的遗传方式。遗传因素和环境因素又是相互影响的，环境改变也可影响细胞分化而致畸。在诸多影响因素中，母亲因素对胎儿的影响最大、最直接。如母亲孕期营养不良可影响胎儿的生长发育。母亲全身性疾病，如高血压、心脏病、贫血等都直接影响胎盘氧及营养物质的交换，危及胎儿。母亲患感染性疾病，则会致胎儿宫内感染，而引起多脏器损害、流产、早产，甚至死胎。母亲所用的药物，也会通过胎盘进入胎儿体内，造成不良影响。

随着围生医学的发展，妊娠期对胎儿的监测水平不断提高。如对遗传性疾病可早期进行绒毛培养，也可通过羊水细胞检查或基因诊断，做出某些遗传性疾病的产前诊断，产科据此决定胎儿的取舍。常规的 B 超检查，可监测胎儿的发育状况。尿、血雌二醇及血清胎盘泌乳素测定，可直接反映胎盘功能。胎心监护已广泛用于临床，可及时发现胎儿宫内窘迫等。所有这些均可了解胎儿、新生儿生理病理状况，为保证围生期高质量的医疗、护理提供信息。

第二节　正常新生儿的特点及护理

正常新生儿（normal newborn）指胎龄满37～42周、出生体重≥2500g（通常3000g左右）、身长47cm以上（约50cm）、无畸形或疾病的活产儿。

一、新生儿特点

（一）外观特点　新生儿皮肤红润，毳毛少，耳壳软骨发育良好，乳晕清楚，乳头突起，可扪及结节。头与躯干之比为1∶4，四肢微屈，肌肉有一定张力，整个足底有较深的足纹。

（二）呼吸　胎儿在宫内具有微弱的呼吸运动。出生后由于本体感受器及皮肤温度感受器受到刺激，反射性地兴奋了呼吸中枢。随着分娩后的第一次呼吸，紧接着啼哭，肺泡张开。以后正常呼吸的维持需足够的肺泡表面活性物质存在及呼吸中枢的调节。新生儿胸腔小，呼吸肌薄弱，主要靠膈肌呼吸，且呼吸运动较表浅，呼吸频率较快，约每分钟40～45次，尤其初生头2周内，呼吸频率波动较大，可短暂增快或节律不规则。

（三）循环　自脐带结扎始，新生儿循环取代了胎儿循环，血流动力学发生了重要变化。肺的膨胀使肺循环阻力降低，入肺血液增多，右心压力降低，左心压力随之增高，使卵圆孔功能性关闭，流经动脉导管的血流减少，形成功能性关闭。

新生儿心率波动较大，安静睡眠时可90次/分，但活动、哭闹时可达180次/分。血压约10.00～5.32kPa（75～40mmHg）。

（四）消化　新生儿有较完善的吸吮、吞咽功能，生后不久胃肠道内即可充气。消化道面积相对较大，肌层薄，便于营养物质消化吸收。但因胃呈横位，贲门括约肌不发达，幽门括约肌发达，故易溢乳。新生儿唾液分泌少，但消化道能分泌消化酶，对蛋白质及人乳中的脂肪有较好的消化能力。唯胰淀粉酶分泌较晚，至生后4个月才达成人水平。

胎粪呈墨绿色，是由胎儿期肠粘膜分泌物、胆汁及咽下羊水所组成。生后12小时内即可排出，99%的新生儿48小时后转为过渡便。若生后24小时尚未排便，应除外消化道畸形，如肛门闭锁等。

（五）血液　由于胎儿在宫内处于相对缺氧的环境，故在胎儿期及新生儿出生时血液中红细胞、血红蛋白处于较高水平。生后由于内外环境变化，各类血细胞也发生动态变化（见第九章第一节）。新生儿血红蛋白与成人比较有本质不同，出生时胎儿血红蛋白占70%～80%，生后5周降为55%，以后渐为成人血红蛋白所代替。

（六）泌尿　新生儿出生时肾单位已与成人等同，但组织发育尚不成熟，滤过面积不足，肾小球滤过率按体表面积计算仅为成人的1/4～1/2。肾浓缩功能相对不足，最大浓缩能力为500～700mmol/L，排出同等量的溶质所需水分为成人的2～3倍。稀释功能尚可，尿中溶质最低浓度可达50mmol/L。新生儿大多在生后第一天排尿，如生后48小时仍无尿，需查找原因。

（七）神经　新生儿脑相对较大，重量400g左右，占体重的10%～12.5%（成人仅2%）。但脑沟、脑回、髓鞘形成尚不完全，故常常有泛化现象。脊髓相对较长，下端达第3～4腰椎下缘。

新生儿具有特殊的原始反射，如觅食反射、吸吮反射、握持反射、拥抱反射（Moro reflex）（图 3-2）等，这些原始反射生后数月自然消失。当中枢神经系统有严重病变时，可表现为新生儿期原始反射减弱或消失。而巴氏征（Babinski sign）、克氏征（Kernig sign）等在新生儿期呈阳性属正常现象。腹壁、提睾反射在生后头几个月内不稳定。

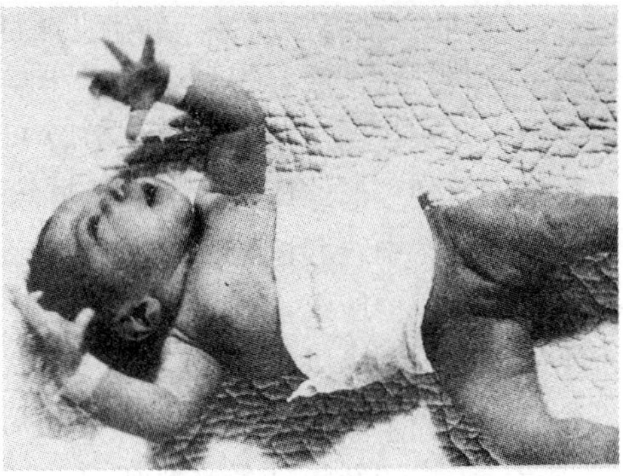

图 3-2　拥抱反射

60 年代以来，在心理学研究发展的基础上，人们发现新生儿出生后即有其视、听、嗅、触、运动等一系列丰富的神经行为能力，并由此制定了各种检查方法，以了解新生儿神经行为发育情况及中枢神经系统疾病的严重程度，同时也可作为判断预后的参考指标。我国现已推广了新生儿行为神经评分法（neonatal behavioral neurological assessment，NBNA），包括行为、被动肌张力、主动肌张力、原始反射、一般情况 5 个方面，共 20 项检查内容（表 3-1）。

表 3-1　20 项 NBNA 评分表

项目	检查时状态	评分标准			得分		
					日龄（天）		
		0	1	2	2～3	2～14	26～28
行为							
1. 对光习惯形成	睡眠	≥11 次	7～10 次	≤6 次			
2. 对声音习惯形成	睡眠	>11 次	7～10 次	≤6 次			
3. 对格格声反应	安静觉醒	头眼不转动	转动≤60°	转动≥60°			
4. 对说话人脸的反应	同上	同上	同上	同上			
5. 对红球反应	同上	同上	同上	同上			
6. 安慰	哭	不能	困难	容易或自动			
被动肌张力							
7. 围巾征	安静觉醒	环绕颈部	肘略过中线	肘未到中线			
8. 前臂弹回	同上	无	慢弱，>3 秒	活跃，≤3 秒			
9. 腘窝角	同上	>110°	100°～110°	≤90°			
10. 下肢弹回	同上	无	慢弱，>3 秒	活跃，≤3 秒			
主动肌张力							
11. 头竖立	安静觉醒	不能	困难，有	1～2 秒以上			
12. 手握持	同上	无	弱	好，可重复			
13. 牵拉反应	同上	无	提起部分身体	提起全部身体			
14. 支持反应（直立位）	同上	无	不完全，短暂	支持全部身体			
原始反射							
15. 踏步或放置	同上	无	引出困难	好，可重复			
16. 拥抱反射	同上	无	弱，不完全	好，完全			
17. 吸吮反射	同上	无	弱	好，与吞咽同步			
一般情况							
18. 觉醒度	觉醒	昏迷	嗜睡	正常			
19. 哭	哭	无	微弱或过多	正常			
20. 活动度	活动觉醒	缺或过多	减少或增多	正常			

*需记录确切时间（秒）　　总分

（八）皮肤、粘膜、脐带　新生儿皮肤薄嫩，易损伤而致全身感染。出生后其上覆盖一层灰白色胎脂，对皮肤有保护作用。生后3～5天，手足、耻骨区、眼睑等处易出现水肿，系由于新生儿水代谢不稳定所致。生后1～2天内还可在面、躯干、四肢等部位出现大小不等、边缘不清的多形红斑，无不适，自然消退。

新生儿上腭中线和齿龈切缘上，常有黄白色小斑点，俗称“马牙”，系上皮细胞堆积或粘液腺分泌物积留所致，数周后自行消失。两颊有脂肪垫，利于吃奶，俗称“螳螂嘴”，这些都不能随便挑割，以防感染。

生后脐带经结扎，1～7天脱落，之后局部可有少量渗液。脐带残端脱落后，局部均应保持清洁、干燥，并注意有无渗血。

（九）体温调节　新生儿体温中枢发育尚未完善，皮下脂肪薄，体表面积相对较大，易散热。因环境温度低于宫内温度，新生儿生后体温明显降低，且易波动，12～24小时内回升达36～37℃。“中性温度”指最适宜的环境温度，能保持正常的体温，耗氧量及新陈代谢率最低。新生儿的“中性温度”依其日龄而不同，第1天33～35℃，第2天降至22～26℃。

新生儿产热依靠棕色脂肪，分布在中心动脉附近、肩胛区、眼眶、肾周等处，寒冷时易发生低体温。

环境温度过高或炎症发热时，新生儿可经皮肤蒸发丢失大量水分，造成血液浓缩，发生“脱水热”。

（十）能量、体液代谢　由于胎儿期体内糖原储备不多，新生儿体表面积相对大，散热多，生理活动活跃，代谢率高等特点，使新生儿对能量需求较高。第一天约需50～70kcal/kg（209.2～313.8kJ/kg）以后增至100～120kcal/kg（418.4～502.1kJ/kg），其中基础代谢热能需要量为每日50kcal/kg（209.2kJ/kg），若能源供给不足，容易出现低血糖。

新生儿体液总量相对较儿童、成人多，占体重的70%～75%，且主要是细胞外液所占比重较高，随日龄增加，细胞外液量减少，体重降低8%左右，不超过10%，7～10天又恢复至出生体重。此阶段体重降低称为“生理性体重降低”。新生儿正常情况下第一、第二天液体需要量为每日50～80ml/kg，第三天以上80～120ml/kg。

电解质需要量Na^+每日1～2mmol/L，K^+每日0.5～1.0mmol/kg。

（十一）免疫　新生儿特异性和非特异性免疫功能都不成熟。由于免疫球蛋白IgG可由母体经胎盘传入胎儿，因此新生儿对某些疾病有一定免疫力，半年后，被动免疫抗体渐消失。IgA、IgM不能经胎盘传给胎儿，因此新生儿易患肺部和肠道细菌感染。新生儿皮肤粘膜娇嫩，易于感染，单核巨噬细胞系统和白细胞吞噬作用较弱，巨噬细胞对抗原的识别功能不足，血清补体C1、C3、C4比成人低，易患感染性疾病。

（十二）常见的特殊生理状态

1. 生理性黄疸（见本章第十四节）。

2. 乳腺肿大：由于母体内分泌的影响，孕酮和催乳素经胎盘至胎儿，可引起男女新生儿于生后4～7天时乳房肿大，如蚕豆至核桃大小，甚至可见乳晕及泌乳，2～3周自然消退，不必处理，若强力挤压可造成感染。

3. 假月经：少数女婴生后5～7天从阴道流出少量血液，持续1～3天自止。系因妊娠后期母体雌激素进入胎儿体内，生后突然终止所致。不必处理，可自然消失。

二、新生儿护理

针对新生儿的生理特点，应予以适当护理，这是防止新生儿疾病的重要措施。

（一）病室及工作人员　新生儿病室应阳光充足、空气清新，每一新生儿所需面积约 2.5m²，定时通风并行紫外线或熏蒸消毒，应以湿法进行日常清洁，定期进行室内空气、物品细菌培养监测。室温以 18～22℃为宜，相对湿度 40%～45%。温度过低可发生低体温、低血糖，甚至低氧血症、酸中毒。湿度过低可使不显性失水增多，呼吸道粘膜干燥。工作人员及家属接触新生儿时应更衣、洗手、消毒，避免过多人访视，拒绝患病者与新生儿接触。新生儿衣着宜宽松，柔软，不应捆裹，以免影响肢体自然姿势及活动。

（二）皮肤、脐部、粘膜护理　生后即用柔软清洁的干布擦干全身羊水，以免过多热量丢失。用少许消毒过的植物油除去皱褶部位的污物，脐带残端无菌包扎，每日用 75%酒精消毒脐部。每日应洗澡，便后温水洗臀部，必要时涂用保护油膏。出生后用 0.25%氯霉素点眼，注意口鼻清洁，不可擦伤口鼻粘膜。

（三）喂养　大力提倡母乳喂养，强调生后 30 分钟内试吸吮乳头，并与母亲多接触，以促进乳汁分泌。按需哺乳，防止低血糖。在无母乳情况下，2 小时试喂 5%～10%葡萄糖水，后用母乳化配方奶喂养。生后 4～6 小时开奶，每 3 小时一次，奶量根据所需热量及婴儿耐受情况计算，由少量渐增多。

新生儿应按时添加多种维生素，以防止疾病发生。如：生后即肌注维生素 K_1 1～2mg，预防新生儿出血症，生后 3～4 天可加维生素 C 50～100mg/d，生后 15～20 天可加维生素 D400～800IU/d，3～4 周加铁剂，剂量为元素铁 2mg/（kg·d）。

（四）预防接种　生后 3 天接种卡介苗，预防结核病。新生儿生后 1 天内、1 个月、6 个月时各肌注乙肝疫苗 20～30μg/次。如孕母或父患乙型肝炎或为携带者可于生后 24 小时肌注乙肝高效价免疫球蛋白一次，后用肝炎疫苗，以预防母婴传播。

（五）新生儿筛查　生后可采脐血或足跟毛细血管血进行某些先天遗传、代谢疾病的筛查，以便早期诊断治疗。我国现筛查项目包括苯丙酮尿症，先天性甲状腺功能低下，半乳糖血症，葡萄糖-6 磷酸脱氢酶 G-6PD 酶缺陷等。

第三节　早产儿特点及护理

早产儿（preterm infant）指胎龄不足 37 周的活产婴儿，又称未成熟儿（premature infant）。早产儿在活产婴儿中的发生率为 5.68%。出生体重＜2500g 者称低出生体重儿（low birth - weight infant），出生体重在 1500g 以下者称极低出生体重儿（very low birthweight infant）。

一、早产原因

早产与孕母、胎儿疾病，胎盘脐带异常，家庭社会条件等诸多因素有关，但有不少早产儿无具体原因可寻。

（一）母亲因素　可能是早产的主要原因。

1. 母亲患全身性疾病，如妊娠高血压综合征，严重贫血，营养不良，全身感染性疾病，内分泌失调等。

2. 妊娠后期过度紧张、情绪不稳定、意外创伤等。

3. 烟酒嗜好、吸毒成瘾等。

（二）子宫、胎盘、脐带异常　如双角子宫、子宫纵隔、前置胎盘、胎盘早剥，脐带过短、打结、扭转，羊膜早破、羊水过多等。

（三）胎儿因素　多胎妊娠、胎儿畸形等。

二、早产儿特点

（一）解剖生理特点

1. 外观：早产儿全身皮肤红嫩、发亮、毳毛多。头大，囟门宽，颅缝常分离，头发纤细，耳壳软，贴于颅骨。乳房结节不可触及，皮下脂肪少。指（趾）甲软，不超过指（趾）端，足纹少，足跟光滑。肌张力低下。男婴睾丸未降，女婴大阴唇不能覆盖小阴唇。

2. 呼吸：早产儿呼吸中枢发育不成熟，呼吸不规则，约 35%～40%早产儿有间歇性呼吸暂停，一般在 10 秒以内，也可出现吃奶后暂时青紫。

3. 神经：胎龄愈小，各种反射愈差，肌张力也愈低。如吞咽、吸吮、觅食、对光眨眼反射均不敏感。觉醒程度低，嗜睡，拥抱反射不完全。

4. 消化：吸吮力差，甚至无吞咽反射，贲门括约肌松弛。胃容量小，易溢奶。消化酶不足，消化力弱，易呕吐、腹泻，但营养需求相对高。

5. 体温：体温中枢发育不成熟，调节能力差。体表面积大，散热多，不能稳定地维持体温，故对中性温度要求更高。

（二）早产儿特殊疾病

1. 原发性呼吸窘迫综合征：也称肺透明膜病。由于肺发育不成熟，肺表面活性物质缺乏，使肺泡膨胀不全，甚至萎陷，由此发生呼吸窘迫。

2. 原发性呼吸暂停：由于呼吸中枢发育不成熟，出现频发呼吸暂停，时间≥20 秒，伴发绀，心率减慢。出生体重＜1500g、孕龄低于 32 周的早产儿发病率更高。

3. 颅内出血：以室管膜下出血最为多见，由于脑生发基质毛细血管丰富，缺乏支持组织，受各种不利因素影响，极易出血。

4. 视网膜病：由于早产儿生后救治过程中长久暴露于高浓度氧，使视网膜血管异常增生，并纤维化，重者可致失明。

（三）早产儿的远期预后　早产儿因常发生严重的颅内出血或出生前后其他各种危险因素的影响而造成脑发育障碍，导致脑瘫，智能发育落后等后遗症，孕龄越小，出生体重越低的早产儿，此问题越严重，故对早产儿应注重早期干预，预防并减少后遗症。

三、早产儿护理

（一）早产儿室　应与足月儿分开，室内严格消毒，专人护理，并有必要抢救条件。

（二）保暖　所需中性温度依出生体重和胎龄而定，调节暖箱温度（表 3－2），湿度 50%～60%。

表 3-2　不同出生体重早产儿的适中温度（裸体时）

出生体重（kg）	温度			
	35℃	34℃	33℃	32℃
1.0	初生 10 天内	10 天以后	3 周以后	5 周以后
1.5	-	初生 10 天内	10 天以后	4 周以后
2.0	-	初生 2 天内	2 天以后	3 周以后
>2.5	-	-	初生 2 天内	2 天以后

（三）喂养　母乳为最佳食品，易于消化吸收。无母乳或母乳不足时，可哺喂接近母乳成分的早产儿配方奶。每次奶量及间隔时间均不同于足月儿（表 3-3），吸吮能力差或不能吸吮者予以鼻饲，必要时应用部分或全静脉营养，适时适量补充维生素及微量元素。

表 3-3　早产儿早期喂奶量和间隔时间

出生体重（g）	<1000	1000～1499	1500～1999	2000～2499
开始量（ml）	1～2	3～4	5～10	10～15
每天隔次增加量（ml）	1	2	5～10	10～15
喂乳间隔时间（h）	1	2	3	3

（四）出院标准

1. 体重增至 2000g 以上。
2. 不吸氧时无呼吸暂停，氧合状况良好。
3. 能自己吸吮。
4. 在 20℃环境中保持体温稳定。

第四节　大于胎龄儿及小于胎龄儿

大于胎龄儿

大于胎龄儿（large for gestational age，LGA）指出生体重、大于同龄平均体重的第 90 百分位以上的新生儿。

【病因】

（一）生理性　父母体格高大或孕妇在妊娠期间食欲好，进食多，所生新生儿体重较高，无其他异常。

（二）病理性　由孕母或胎儿的某些疾病状态所致。常见孕母患糖尿病时，胎儿血糖高，胰岛增生，胰岛素分泌增加，促使胎儿生长。Beckwith 综合征及个别大血管错位的患儿，胰岛素水平高，也会不同程度影响胎儿。

【临床表现】

病因不同可有不同表现。糖尿病母所生新生儿常表现为类似库欣综合征的面容，出生后由于从母体进入小儿体内的血糖中断，而血中胰岛素水平仍高，58%～75%的患儿可发生低血糖，多为暂时性。因组织器官发育不成熟，肺表面活性物质不足，可发生肺透明膜病，表现为呼吸困难。甲状旁腺功能低下可以致低血钙症。也可出现红细胞增多症，高胆红素血症。有时也会出现心肌、心房、心室间隔肥厚。先天畸形发生率高于正常新生儿，多发生于糖尿病血管病变合并妊娠及孕早期血糖异常增高，控制不满意的孕妇所生的小儿。

Beckwith 综合征新生儿表现为体型巨大、凸眼、大舌、脐疝，并可伴内脏增大。有时同时存在尿道下裂、腭裂等其他畸形。50%可出现暂时性低血糖。

大血管错位巨大儿主要表现为青紫、气促、心脏扩大，并可出现心力衰竭。

【治疗】

发生窒息、产伤者应积极抢救。称量体重后全面查体，注意外貌特征及是否有畸形存在。大于胎龄儿不一定成熟，宜按高危儿护理、监护，特别注意监测血糖、血钙及其他合并症的发生。

小于胎龄儿

小于胎龄儿（small for gestational age，SGA）在胎内称胎儿生长迟缓（fetal growth retardation，FGR），指出生体重低于该胎龄平均体重第 10 百分位以下的新生儿。在早产儿、足月儿和过期产儿中都可发生。

【病因】

（一）母亲因素

1. 孕妇长期营养不良，影响胎儿发育。

2. 慢性宫内缺氧，如重度妊娠高血压综合征，糖尿病母有血管病变者，慢性心肾疾病，嗜烟等均可使胎盘血流灌注减少。

（二）胎盘、脐带因素　如胎盘发育、功能不良，血管瘤，胎盘大面积梗死，钙化，脐带附着及血管分布异常等。

（三）胎儿因素　宫内感染，影响血流供应，并可造成胎儿细胞分裂规律紊乱，胎儿发育障碍。某些遗传代谢病、多胎等均可影响胎儿发育。

【临床表现】

（一）营养不良　胎盘功能不良、多胎等因素主要在妊娠后期胎儿快速发育时影响胎儿能量供应，造成新生儿体重低，皮下脂肪少，皱褶多。组织解剖形态表现为细胞体积缩小，各器官基本正常，头围、身长无明显变化。

（二）发育障碍　主要由于染色体畸变、宫内感染、中毒、辐射等原因在妊娠早期即影响胚胎发育。各器官细胞数减少，脑重量降低明显，新生儿体重、身长、头围相称，但与孕龄不符，有时伴畸形，智能发育落后。

（三）混合型　细胞体积缩小与数量减少并存，各脏器受累严重，体重、身长、头围均少，营养不良。

【防治】

做好孕期保健，及时诊治孕期合并症，改善胎盘循环，做好监护。生后予以恰当复苏及血糖、电解质监测，对症治疗。

第五节　新生儿窒息

新生儿窒息（asphyxia of newborn）是指产程中及生后缺氧引起的呼吸衰竭，并由此而产生的全身多系统病理生理改变。

【病因】

凡影响母体与胎儿间的血液气体交换的任何原因，都会造成胎儿缺氧，如在胎内发生较早，可使胎儿发育障碍甚至胎死宫内。绝大多数出现在分娩过程中，致新生儿产程中及生后窒息。

（一）母亲因素 全身性疾病，如妊娠高血压综合征，严重贫血，心脏病，低血压，产时用麻醉药等。

（二）子宫、胎盘、脐带因素 胎盘钙化、炎症、胎盘前置、早剥、脐带脱垂、打结、绕颈等。

（三）胎儿、新生儿因素 早产儿呼吸中枢发育不成熟，畸形儿，宫内感染，大量羊水、胎粪吸入等。

【病理生理】

窒息的本质是缺氧。随着血 pH 值下降，$PaCO_2$ 升高，PaO_2 降低，出现不同阶段的病理生理过程。

缺氧早期，首先出现代偿性全身血流重新分布，较多的血流向脑、心、肾上腺，而肺、肝、肾、胃肠道的血液供应相对减少，以保证重要器官的功能。

缺氧、酸中毒继续加重，出现失代偿，多脏器供血减少。可导致肺血管收缩，肺动脉高压，动脉导管及卵圆孔开放，右向左分流，加重缺氧。心肌受损，心搏出量减少，心动过缓，低血压，肛门括约肌松弛，胎粪排出。全身多种酶的活力均可受影响。

【病理变化】

早期表现为各器官的充血、淤血。包括心包、胸膜、胸腺、心、肾、肾上腺、脑膜等。重者可发生颅内不同部位出血，脑、肝、肠粘膜等多脏器细胞可发生退行性变，甚至坏死。

【临床表现】

胎内缺氧早期表现为胎动增加，胎心增快，>160 次/分，随缺氧加重而出现胎心减慢，<100 次/分，甚至心律不齐，羊水被胎粪污染。

不同程度的新生儿窒息可表现出皮肤颜色、心率、对外界刺激的反应、肌张力、呼吸等各方面不同程度的改变，并由此归纳为 Apgar 评分法（表 3-4）来评价新生儿生后短时内的生命体征、缺氧程度，并做出复苏决策。

表 3-4 新生儿 Apgar * 评分法

体征	评分标准			出生后 1 分钟评分	以后评分	
	0	1	2		5 分钟	（ ）分钟
皮肤颜色	青紫或苍白	身体红，四肢青紫	全身红			
心率（次/分）	无	<100	>100			
弹足底或导管插鼻反应	无反应	有些动作如皱眉	哭，喷嚏			
肌张力	松弛	四肢略屈曲	四肢能活动			
呼吸	无	慢，不规则	正常，哭声响			

* Apgar 系人名，为了便于记忆，A（appearance）表示皮肤颜色，P（pulse）心率，G（grimace）刺激后的皱眉动作，A（activity）肌张力，R（respiration）呼吸

在上述5项评分内容中，呼吸、心率、皮肤颜色尤为重要，肌张力、对外界刺激的反应与胎龄关系密切。评分的时间多为生后1分钟、5分钟、10分钟，必要时继续进行至20分钟。1分钟评分结果体现了出生时的缺氧程度，并由此决定复苏方式，以后评分结果则可评价复苏效果。

窒息诊断标准：1分钟Apgar评分8～10分为正常，4～7分为轻度窒息，0～3分为重度窒息，5分钟后仍低于6分也为重度窒息。

【并发症】

轻度窒息基本无并发症，很快恢复正常。重度窒息可出现各系统并发症，如：酸中毒，电解质紊乱，羊水、胎粪吸入综合征，持续胎儿循环，心力衰竭，坏死性小肠结肠炎，肾功能衰竭，缺氧缺血性脑病，颅内出血，严重者可留有永久神经系统后遗症。

【治疗】

高危儿分娩时，应由产、儿两科医生协作共同抢救。对窒息儿的复苏应分秒必争，刻不容缓，基本程序如下：

A. 清理呼吸道（airway）B. 建立呼吸（breathing）C. 建立循环（circulation）D. 药物治疗（drugs）E. 评价（evaluation）

复苏的目的是建立呼吸，确保肺泡通气，提高血氧张力，恢复正常心跳，保证重要器官供血。应分秒必争，现强调在4个30秒内完成下述工作：①第1个30秒：在小儿生后即刻根据羊水清亮程度、是否有哭声、肌张力、肤色作出评估。如有异常，进行初步复苏，包括保持体温，摆正体位，清理呼吸道，擦干全身，予以刺激，必要时吸氧。②第2个30秒：对呼吸、心率、肤色进行第2次评估。如存在呼吸暂停或心率＜100次/分，则开始进行正压人工呼吸，对足月儿推荐使用100％浓度氧。此时开始Apgar评分。③第3个30秒：当心率＜60次/分，在正压人工呼吸同时作胸外按压。④第4个30秒：若仍心率＜60次/分，脐静脉导管插管使用肾上腺素，0.01～0.03mg/kg。在这些步骤中，可考虑使用气管插管。

第六节　新生儿吸入综合征

新生儿吸入综合征是由于各种原因将外源性物质吸入呼吸道内，从而产生的一系列呼吸系统症状体征。新生儿期最常见的是羊水吸入，胎粪吸入，也有由于喂养方法不当、畸形等原因使乳汁等吸入者。

羊水吸入综合征

【发病机理】

由于胎儿宫内缺氧或其他原因分娩困难，刺激呼吸中枢，使胎儿呼吸运动增强，呈喘息样呼吸，致使在产道内大量羊水被吸入呼吸道，发生羊水吸入综合征，羊水吸入后水分被肺泡毛细血管很快吸收，但羊水中的皮脂、脱落的角化上皮细胞在肺内则可引起化学性、机械性刺激，发生无菌性炎症。也可造成肺充气不良。

【临床表现】

主要表现为呼吸不规则、气促、青紫，其程度与羊水吸入量有关。吸入量多时口中常有液体或泡沫流出，肺内可闻粗湿音，低氧血症不显著。胸部 X 线检查呈现肺纹理粗重，轻度肺气肿或密度较淡的斑片阴影。

【治疗】

对症治疗为主，保证呼吸道通畅，予以鼻导管或面罩氧疗，也可用抗生素防止继发感染。

胎粪吸入综合征

胎粪吸入综合征（meconium aspiration syndrome，MAS）见于严重宫内窘迫缺氧的新生儿，以足月儿、过期产儿多见。

【发病机理】

在宫内及产程中严重缺氧的胎儿，发生低氧血症。由于代偿性血流重新分配，胃肠道血流减少，肠壁缺血性痉挛，肛门括约肌松弛使胎粪排出。同时低氧血症又刺激呼吸中枢，出现喘息性呼吸，含有胎粪的羊水被吸入气道。胎粪可完全阻塞气道，引起肺不张。也可在气道内形成活瓣，吸气时气体仍可进入气道，呼气时则因气管道径缩小甚至完全堵塞，气体存留引起局部肺气肿。当肺泡内压力过大，可使肺泡破裂形成气胸，甚至发生纵隔气肿，肺内可发生炎症反应。当严重缺氧时，肺血管可反应性痉挛、收缩，出现肺动脉高压，持续不缓解，则可导致持续胎儿循环，动脉导管及卵圆孔重新开放。

【临床表现】

有严重宫内胎儿窘迫及窒息史，羊水被胎粪污染，重者呈黑绿色，粘稠。新生儿咽部及气道内可见胎粪，指（趾）甲及皮肤均可黄染。生后不久出现明显呼吸困难、发绀、呻吟、三凹征。并发肺气肿时胸廓隆起，呼吸音低。

【X 线检查】

X 线检查具有重要诊断意义。轻度时仅见肺纹理粗重，轻度肺气肿，膈肌下降；中度可见肺野粗颗粒、片团或云絮状阴影，有节段性肺不张，或囊泡型肺气肿；重度可在此基础上出现肺气肿、气漏、纵隔积气、气胸。

【治疗】

当发现羊水有被胎粪污染的迹象时，应在胎儿头娩出后、肩尚未娩出前用手挤压鼻口中的吸入物，第一次呼吸前气管插管吸净气道内胎粪、羊水。当血 pH、PaO_2 降低时，宜采用机械呼吸。合并气胸时应立即抽出气体，或插管引流，并应用抗生素防治继发感染。

第七节　新生儿肺透明膜病

新生儿肺透明膜病（hyaline membrane disease，HMD）是由于早产儿肺表面活性物质（pulmonary surfactant，PS）缺乏所造成的以呼吸困难、呼吸衰竭为主要表现的疾病，故又称为原发性呼吸窘迫综合征（respiratory distress syndrome，RDS）。

【病因和发病机理】

肺表面活性物质在胎儿 22～24 周内由肺泡的Ⅱ型细胞开始合成，至胎龄 35 周时，含量迅速增加，其主要化学成分为磷脂，其作用为降低肺泡表面张力，稳定肺泡。早产儿因缺乏肺表面活性物质，而不能降低肺泡表面张力，使肺泡萎陷（肺不张），减少了气体交换面积。缺氧酸中毒又使肺血管痉挛，阻力增加，右心压力增高，形成右向左分流，加重缺氧。肺组织在严重缺氧情况下，毛细血管渗透性增加，纤维蛋白沉着，肺透明膜形成，进一步阻碍换气。

【病理】

由于肺高度淤血，外观呈深红色，显微镜下见大多数肺泡萎陷，肺泡间壁相互靠近，少量未萎陷或扩张的肺泡表面附一层嗜伊红均匀而无结构的物质，即透明膜。肺泡管和细支气管扩张，肺组织有水肿。

【临床表现】

本症早产儿多见，胎龄越小，发病率越高，窒息儿和糖尿病母儿也可发病。生后呼吸尚好，后进行性呼吸困难，呻吟，呼吸不规则，甚至暂停，伴青紫、胸廓下陷，呼吸音低，有时可闻细湿啰音。

由于通气不良缺氧可出现呼吸衰竭，PaO_2 降低，$PaCO_2$ 增高，pH 下降，呼吸性、代谢性酸中毒及电解质紊乱。

【X 线检查】

早期两肺野普遍性透亮度减低，有均匀分布的细小颗粒状和网状阴影，有支气管充气征。当肺不张扩大至整个肺，则肺呈毛玻璃状，甚至呈“白肺”，心界、膈界消失。

【诊断】

早产儿，有窒息缺氧史或患糖尿病的母亲所生新生儿，生后不久出现进行性呼吸窘迫，应高度怀疑此病，经 X 线检查可确诊。

【防治】

对可能发生早产的孕妇做羊水检查，卵磷脂（L）鞘磷脂（S）之比（L/S）小于 2∶1 时表示胎儿肺发育不成熟，在分娩前给孕妇用肾上腺皮质激素，促进肺成熟，防止肺透明膜病的发生。

对该病最直接有效的治疗是表面活性物质替代疗法。即将从人羊水或牛、猪肺灌洗液中提取出的天然表面活性物质或加入二棕榈卵磷脂和磷脂甘油的天然制剂滴入患儿气管内，以达到降低肺泡表面张力、使肺泡膨胀的功效。目前机械呼吸正压通气在改善通气换气中也起到了良好的作用。

除此之外，应做好保暖、保持呼吸道通畅等护理措施，保证每日需要的液量、能量，及时纠正电解质紊乱及酸中毒。

第八节　新生儿感染性肺炎

新生儿感染性肺炎（infectious pneumonia of the newborn）是新生儿期最常见的感染性疾病，也是最常见的死因之一。

【病因】

（一）经胎盘传播　可以是全身性宫内感染的一部分。孕妇在妊娠后期患感染性疾病，如巨细胞病毒、风疹病毒、弓形体、李斯特菌等病原体经胎盘血行传给胎儿。

（二）经产道感染　由于羊膜早破，产道细菌、病毒、衣原体等上行污染羊水，胎儿在分娩过程中吸入病原体而致病。产程中感染的病原以 B 族溶血性链球菌及革兰阴性杆菌多见。

（三）生后感染　由于抢救器械消毒不严格，护理操作不规范，密切接触人员患感染性疾病，均可致新生儿患肺部感染。也可由于新生儿患中耳炎、败血症等血行传播至肺部。

【临床表现】

（一）不同的感染途径所致肺炎发病时间有所不同。宫内及产程中感染发病时间早，多在生后 3～5 天内出现症状，而生后感染相对较晚，可发生在新生儿期任何时间。临床表现为呼吸急促、口周发绀，可伴鼻扇、三凹征，口吐泡沫，吃奶发呛，早期新生儿很少出现咳嗽、肺内可闻及细小湿性啰音。体温可正常、升高，也可不升。重者可发生心力衰竭，出现神经系统症状，如精神差，哭声弱，肌张力低下。也可发展为败血症、弥散性血管内凝血（DIC）。

（二）X 线表现与婴儿肺炎相仿，早期可无特殊表现，2～3 天后出现点片状阴影，细菌感染时白细胞总数增高和（或）中性粒细胞有核左移，重者甚至白细胞数偏低。宫内感染时血中 IgM 升高，病毒特异性抗体阳性。

（三）特殊病原菌感染

1. B 族溶血性链球菌肺炎　感染可发生在宫内、产程中或生后。感染发生越早，病情越重。白细胞总数常低，X 线表现与肺透明膜病相似。经研究发现，国内此种病原菌感染机率低于国外。

2. 大肠杆菌肺炎　可发生于新生儿期各阶段。生前感染多由于吸入产道中污染的羊水所致。肺内可形成多发性脓疡，甚至脓胸，病情严重，可合并败血症、脑膜炎。患儿萎靡，不吃不哭，低体温，呼吸困难，黄疸加重。早产儿更重，可发生休克。

3. 金黄色葡萄球菌肺炎　在新生儿室中常有发生。可因皮肤炎症或其他部位感染经血行播散引起肺炎。病理可见肺部浸润性病灶及脓肿，易发生脓胸、脓气胸。也可因细菌血行播散引起脑膜炎、骨髓炎等。

【防治】

羊膜早破的孕妇及早应用抗生素预防胎儿感染。抢救器械要严格消毒。新生儿室做好消毒隔离工作。

细菌感染性肺炎以尽早应用针对性强的广谱抗生素治疗为宜。对青霉素敏感的细菌可用青霉素治疗，如属耐药菌株可用头孢菌素类抗生素，剂量 50～100mg/（kg·d），或万古霉素 20mg/（kg·d），静脉点滴。一旦考虑 B 族链球菌感染，应即刻开始青霉素治疗，剂量 20 万～30 万 U/（kg·d），巨细胞病毒等感染可用干扰素、病毒唑等治疗，同时做好呼吸管理及其他常规护理。

第九节　新生儿硬肿症

新生儿硬肿症（scleredema neonatorum）是新生儿期由多种原因引起的以皮肤、皮下脂肪变硬为主要表现，同时伴有水肿、低体温、循环障碍、多器官功能损伤的综合征。是新生儿重要死因之一。因该病发生与寒冷有关，故也有人称之为“寒冷损伤综合征。”

【病因及发病机理】

（一）寒冷　新生儿尤其早产儿体温调节功能尚未发育完全，体表面积相对大，皮肤薄，易于散热，而发生低体温。且新生儿皮下脂肪少，饱和脂肪酸含量高，缺乏饱和脂肪酸转为不饱和脂肪酸的酶，温度低时易于凝固。

（二）热量贮备不足及消耗增加　早产儿摄入热量少，糖原贮备少，热量来源有限。且棕色脂肪含量少，当寒冷等外界刺激时，棕色脂肪不足以分解产热，维持体温。特别是当窒息缺氧、严重感染时，能量消耗增加，极易发生低体温，皮下脂肪凝固硬肿。

（三）当硬肿症发生、低体温时，微循环血流必然缓慢，出现组织缺氧、酸中毒，促使红细胞聚集，血液粘滞度增加，微循环障碍加剧，重要脏器血液灌注不足，功能衰竭，并成为并发 DIC、肺出血的病理基础。

【临床表现】

（一）多发于早产儿，尤其是有重度窒息史及严重感染的新生儿，多在生后 1 周内发病，寒冷季节多见。

（二）体温不升（低于 35℃），重症仅有 26℃左右，全身冰凉，脉搏细弱。患儿动作少，哭声微弱或不哭，吸吮困难。

（三）皮肤硬肿最初出现在小腿外侧，继续蔓延可至臀部、臂部、躯干、面颊。肤色暗红，青紫，皮肤紧贴于皮下组织，按之如硬橡皮，关节活动受限，伴水肿时按之有凹陷。分度标准按硬肿范围占全身面积的百分数而定：轻度＜20％，中度 20％～50％，重度＞50％。

（四）重度硬肿时可出现心肌损害，肾功能衰竭、少尿、无尿、代谢性酸中毒。常合并肺炎、败血症，临终时发生肺出血。

【防治】

（一）避免早产、窒息、感染。产房温度不得低于 24℃，生后即刻擦干身上羊水，不得暴露过久。保证入量。转运途中注意保暖。

（二）复温　是硬肿症治疗的首要环节。复温不能过快，否则易致肺出血。当患儿体温在 30℃以上时，可立即将其放入 30～32℃的暖箱，箱温可逐渐调至 34℃，力争 6～12 小时复温。若患儿体温低于 30℃，可将其置于比体温高 1～2℃的暖箱内，每小时调 0.5～1℃（不超过 34℃），使 12～24 小时内体温达正常。

（三）重度低体温病儿应同时注重改善全身循环状况，维持正常血压与心率，纠正酸中毒及代谢紊乱，静脉补充液体、热量，纠正器官衰竭。酌情应用抗生素。DIC 早期高凝状态时可应用肝素 0.5～1mg/kg，6 小时一次，逐渐减量，3～5 天内停药。第二次应用肝素后应输鲜血或血浆，以补充凝血因子，每次 7～10ml/kg。

第十节　新生儿出血症

新生儿出血症（hemorrhagic disease of the newborn）是一种因维生素 K 依赖性凝血因子缺乏所致的出血性疾病，可发生于生后数天内，也可 1 个月以后发病。

【病因与发病机理】

正常新生儿生后 48～72 小时内均可出现维生素 K 依赖性凝血因子Ⅱ、Ⅶ、Ⅸ、Ⅹ一过性轻度降低，至 7～10 天逐渐恢复到正常水平，这是由于新生儿肠道缺乏正常菌群，维生素

K 的合成不足所致。但如存在以下一些特殊原因可造成维生素 K 依赖性凝血因子严重缺乏，发生出血。

（一）早产儿、小于胎龄儿体内维生素 K、凝血酶原贮存量少，肝脏合成功能不成熟，或有缺氧病史，进一步影响肝脏功能者。

（二）孕妇在妊娠期间服用抗凝药（阿司匹林，双香豆素，抗癫痫药等），可影响维生素 K 及凝血酶原的含量，增加新生儿出血的机会。

（三）单纯母乳喂养儿，由于母乳中维生素 K 含量甚微，或新生儿有消化道畸形、肝胆疾病、长时间腹泻等，可影响维生素 K 的吸收、摄取、利用，造成出血。

【临床表现】

（一）早期出血　少数于生后 24 小时内发生出血，多与母亲产前应用抗凝药有关。典型的新生儿出血症多于生后 2～5 天发病。常见出血部位为胃肠道。表现为呕吐咖啡样物，便血，其次为脐带残端渗血、皮肤出血及颅内出血，其他部位出血少见。出血量不多时，患儿一般状况尚可，出血严重者可出现失血性贫血，甚至休克。

（二）迟发性出血　发生于生后 1～3 月，多由单纯母乳喂养、胃肠道或肝脏疾患所致。以突发的颅内大量出血多见。患儿表现为精神萎靡，神志不清，惊厥，常危及生命。

【实验室检查】

凝血酶原时间延长，可达正常对照的 2 倍以上，凝血时间延长或正常，贫血程度与出血量有关，出血后网织红细胞增高。

【鉴别诊断】

（一）新生儿咽下综合征　即新生儿经产道时咽下母亲血液或血性羊水。生后不久呕吐棕红色液体，洗胃后停止，凝血机制正常。

（二）消化道疾病　患消化道溃疡、胃穿孔、坏死性小肠结肠炎时，可呕血、便血，但无凝血机制障碍。

（三）先天性血小板减少性紫癜　以皮肤出血点多见，血小板计数减少，出血时间延长。

【防治】

孕妇服用抗凝剂、水杨酸等药物时，宜加用维生素 K。新生儿生后应常规肌注维生素 K_1 1～2mg，会大大降低新生儿出血症的发病率。应注意及早开奶，以利于肠道菌群形成及维生素 K 的合成。已发生出血的新生儿应立即静注维生素 K_1 1～5mg，出血量大时应及时输新鲜血、血浆。对单纯母乳喂养儿，长期腹泻或患肝胆疾患的病儿均应定期补充维生素 K，预防迟发性维生素 K 缺乏所致的颅内出血。

第十一节　新生儿颅内出血

新生儿颅内出血（intracranial hemorrhage of the newborn）是新生儿期常见的严重疾患，病死率高，并可留有严重的神经系统后遗症。

脑室周围-脑室内出血

是新生儿尤其是早产儿颅内出血的最常见类型，胎龄越小，发病率越高，体重低于

1500g的早产儿尸检发现率为50%~70%。

【病因】

（一）组织解剖特点　当胎龄24~32周时，颅内室管膜下生发基质处于细胞活跃分裂阶段，该区域代谢快，毛细血管丰富，但结构疏松，缺乏支持组织，且血管的自主调节功能差。

（二）损伤因素　在早产儿、新生儿特有的组织解剖基础上，以下多种因素可造成其损伤而发生出血：

1. 缺氧酸中毒、高碳酸血症等可直接损伤毛细血管壁。

2. 高渗状态、快速扩容、血压波动、辅助呼吸等均可造成血流动力学改变，致毛细血管破裂出血。

（三）出凝血机制异常　如维生素K缺乏，应用肝素等抗凝药物等。

【病理】

早产儿出血多起始于室管膜下、尾状核头部区域。出血量增大可使室管膜破溃，血液进入侧脑室。随血量增多，脑室可有不同程度的扩张，甚至又危及脑室周围白质。足月儿以脑室内脉络丛出血多见。

【临床表现】

（一）发生时间　不同病因所致脑室周围-脑室内出血发生时间不同。因母亲孕期异常可使胎儿在宫内发生颅内出血。产时缺氧酸中毒、血流动力学改变等危险因素所致颅内出血多发生在生后2~3天内。

（二）症状体征　轻重不等。轻者可无明显异常，重者可表现为大脑皮质兴奋性增高，如不安、尖叫、震颤、惊厥。或有抑制症状，如肌张力减低、嗜睡、对刺激无反应、生理反射消失、减弱、昏迷、中枢性呼吸暂停等。

【预后】

局限于室管膜下及脑室内少量出血者，可于2~3周内完全吸收，智能发育可以不受影响。但在胎龄小的早产儿，此处出血因直接干扰生发基质的神经细胞、胶质细胞生成，而影响以后的脑发育。脑室内出血量较多，可继发脑室扩大。当血液及凝血块使侧脑室室间孔、中脑水管梗阻时，可影响脑脊液循环发生梗阻性脑积水。脑室旁白质或脑实质出血后可坏死液化成为囊腔。这些均可留有不同程度的神经系统后遗症。

【诊断】

以往仅能通过病史及临床表现考虑颅内出血，死后尸解才能得以证实。70年代以来随影像医学在新生儿颅脑疾患方面诊断技术的发展，使新生儿颅内出血的诊断在活体即可确诊。颅脑B超在高危儿颅内出血的筛查及动态变化的观察中有重要作用，尤其对脑室周围-脑室内出血有极高的诊断价值，出血的特异性影像标志为强回声（图3-3）。CT对脑边缘部位出血如蛛网膜下腔出血，有更高的诊断特异性，出血的CT影像特征为高密度。

【防治】

防止围生期各种合并症的发生，去除医源性损伤因素。对已发生颅内出血的病儿予以维生素K止血。发生惊厥时以苯巴比妥10mg/kg肌内注射，或用地西泮（安定）0.1~0.3mg/kg稀释后缓慢静脉推注止惊。必要时予以甘露醇0.25~0.5g/kg、地塞米松0.5mg/kg静脉推注降颅压，并纠正缺氧，防治感染。除常规护理外，保持安静、减少干扰尤其重要。

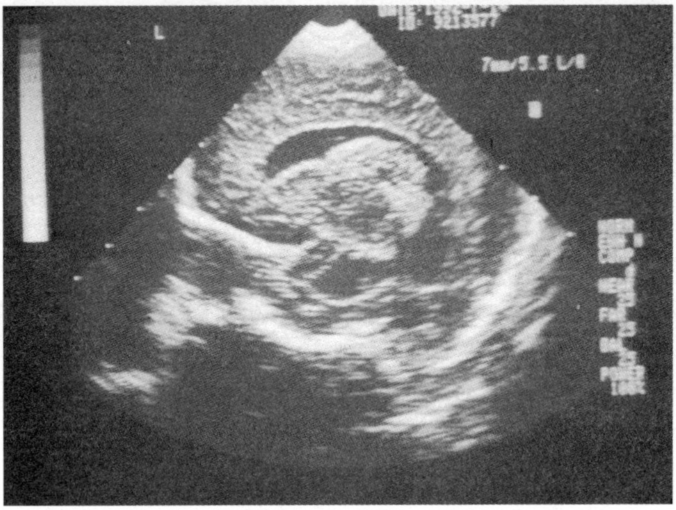

图 3-3 颅脑超声：新生儿脑内出血伴脑室扩大

其他类型的颅内出血

一、硬膜下出血

多因机械性损伤、撕裂颅内静脉或静脉窦所致。巨大儿、胎位异常、难产、产钳助产者多见。常见出血部位为上矢状窦、下矢状窦、直窦、横窦，以及大脑镰、小脑幕交界处，出血可压迫呼吸中枢危及生命。

二、原发性蛛网膜下腔出血

在早产儿、足月儿均可发生，严重缺氧酸中毒为常见病因，出血量不等神经系统症状相差悬殊，可频繁惊厥，极轻者临床可无任何表现，脑脊液检查可见多数红细胞，甚至为血性。同时蛋白浓度增高，葡萄糖浓度降低。

三、脑实质出血

由缺氧所致的脑实质出血常呈点状，容易吸收。严重的早产儿Ⅳ度脑室内出血同时，可存在脑实质多处出血，可能与疾病状态下的出凝血机制有关。较大范围的原发性脑实质出血，常由脑血管发育畸形等特殊原因所致，可以遗留神经系统问题。

第十二节 新生儿缺氧缺血性脑病

新生儿缺氧缺血性脑病（hypoxic ischemic encephalopathy，HIE）病变晚期发生，是由于围生期严重缺氧所造成的脑组织水肿、出血、坏死、液化或萎缩性病变，临床有一系列脑病表现，并可留有不同程度的神经系统后遗症。

【病因】

（一）产前和分娩过程中由于母亲及胎儿各种因素所致的窒息缺氧，为较常见病因。

（二）新生儿患有严重影响机体氧合状态的某些疾病，如频发呼吸暂停、肺透明膜病、胎粪吸入综合征等。

【发病机理】

（一）脑血流及细胞代谢异常　缺氧条件下，脑血管自主调节功能受影响，脑血流灌注量减少，血流淤滞，血管破裂出血机会增多。同时也加重了组织缺氧，细胞无氧代谢，糖酵解增多，乳酸生成过多，出现酸中毒。另外细胞内线粒体功能受影响，呼吸链氧化磷酸化过程障碍，ATP 产生不足，能量合成减少，细胞功能异常。

（二）细胞内外离子紊乱　缺氧及细胞能量衰竭使细胞膜泵功能失调，离子通道开放，大量 Na^+、Ca^{2+} 流入细胞内，K^+外流，出现细胞内钙“超载”，其结果是脑细胞严重水肿，甚至坏死。

（三）大量氧自由基生成　由于组织损伤时过度氧化，大量自由基即超氧阴离子（O_2^-）等形成，然而超氧化物歧化酶（SOD）的活力受抑制，机体氧化、抗氧化失衡。过多的自由基又可产生生物膜损伤。

（四）神经介质改变　缺氧后神经突触前膜产生的以谷氨酸为代表的兴奋性氨基酸增多，而突触后膜对其重吸收减少。大量的兴奋性氨基酸产生的“神经毒”作用，使 Ca^{2+} 通道开放，加重细胞损伤。

各种因素综合作用结果，致使病变早期以广泛性脑水肿、出血为主要病理特征。晚期出现不同脑区的坏死、软化、囊性变或脑萎缩。

【临床表现】

（一）病史　有围生期不同阶段的明确缺氧史。

（二）症状体征　产程及出生时缺氧所致的缺氧缺血性脑病神经系统症状多出现于出生24 小时以内，症状轻重不一。轻者仅可表现为易激惹、四肢颤抖等兴奋症状或反应弱等。重症以抑制症状为主，反应迟钝或昏迷，肌张力低下或消失，原始反射消失，可出现惊厥。甚至出现脑干症状，瞳孔对光反射消失，呼吸停止。

【预后】

轻症一般 3 天左右症状消失，恢复正常，基本不留后遗症。中度若在 7～10 天左右恢复，NBNA（新生儿行为神经评分，满分 40 分）能达 37 分以上，预后基本是好的。重度可短期内死亡，幸存者常留有脑瘫、癫痫、智力低下、视听障碍等不同程度的后遗症。

【诊断】

（一）临床诊断　根据缺氧病史及神经系统症状体征可做出诊断，但应注意与有神经系统症状的其他疾病鉴别，如颅内出血、中枢神经系统感染、低血糖性脑损伤、遗传代谢病等。

（二）化验检查　缺氧时可发生酸中毒，血 pH 值降低。如伴有心、肾等多脏器损害时，可有心肌酶升高，尿素氮增高等。

（三）电生理检查　脑电图表现为背景波及睡眠周期紊乱，并可见异常发放的棘波、尖波。诱发电位检查可见神经传导通路障碍。

（四）影像诊断　目的是直观地了解脑结构的变化。病变早期主要病理改变是脑水肿，颅脑超声以弥漫性回声增强为特征，CT 表现为密度减低，白质形态改变（图 3－5）。

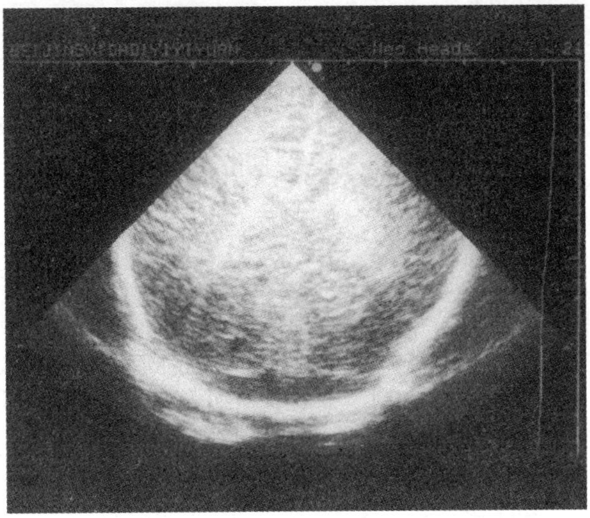

图 3－4　颅脑 B 超：双侧脑半球弥漫性回声增强

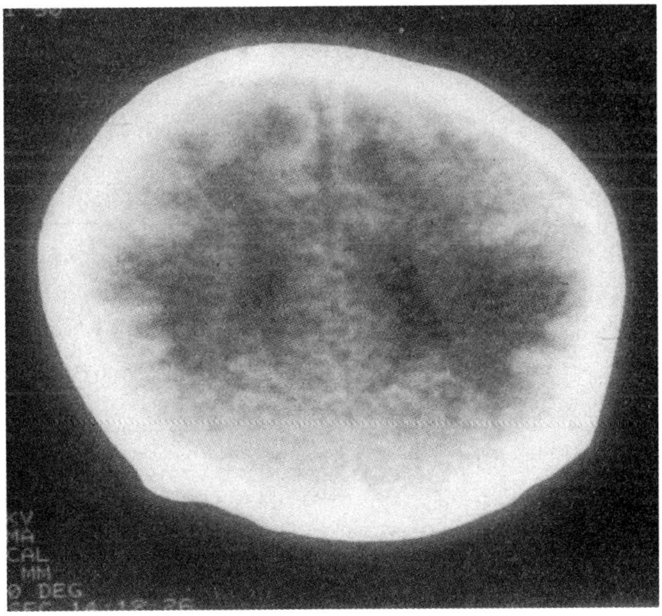

图 3－5　CT：多脑叶低密度

【防治】

（一）重在预防，避免围生期各种缺氧因素。

（二）综合治疗　以维持内环境稳定，最大限度地减少进一步发生脑损伤为主要目的。维护良好的通气、换气功能，使血气和 pH 保持在正常范围，可酌情予以不同方式的氧疗，纠正酸中毒。维持各脏器血流灌注，使心率、血压保持在正常范围，根据病情应用多巴胺，多巴酚酊胺。维持血糖水平在正常高值（5.0mmol/L），以保持神经细胞代谢所需能源，及时监测血糖，调整静脉输入葡萄糖浓度，根据病情尽早开奶或喂糖水，保证热卡摄入。同时予以脱水，减轻脑水肿，控制惊厥等对症治疗。

对严重病例，应酌情进行新生儿期后的治疗，包括智能、体能发育的早期干预治疗。

第十三节　新生儿坏死性小肠结肠炎

新生儿坏死性小肠结肠炎（neonatal necrotizing enterocolitis，NEC），以腹胀、呕吐、便血为主要症状，病理以小肠结肠广泛或局限性坏死为主要特点，至今仍是新生儿，尤其是未成熟儿的重要死因之一。

【病因及发病机理】

（一）缺氧　在严重窒息、肺透明膜病、休克、红细胞增多症等疾病所致缺氧状态时，可致肠壁血管强烈收缩，血流量减少到正常的35%～50%，导致肠粘膜缺血性损伤、坏死。

（二）感染　当新生儿肠道或全身性细菌感染，肠道内菌群失调，细菌或内毒素易侵入缺乏分泌型IgA的肠粘膜，直接造成损伤，并可因异常发酵，气体产生增多，进入肠壁。

（三）高渗奶喂养　多见于人工喂养儿。奶液配制过浓，渗透压过高（＞460mmol/L），喂养后可使大量液体由血管转入肠腔，影响肠粘膜、肠系膜的血液灌注及血容量而发生损伤。

【临床表现】

（一）早产儿、低体重儿多见。

（二）症状体征　腹胀常为首发症状，可出现肠麻痹，肠鸣音减弱或消失，胃排空延迟，并可呕吐，呕吐物可带胆汁或咖啡状物。同时可出现腹泻，初始可为水样便，很快发展为镜下或肉眼血便。多数病情进展迅速，全身感染中毒表现明显，精神萎靡，反应差，体温不升，黄疸加重，出现酸中毒，甚至发生休克。肠道局部感染易于蔓延、扩散，发生腹膜炎时腹壁发红，晚期发硬，发暗，极易并发败血症。

【诊断】

（一）临床诊断　有缺氧、感染及高渗奶喂养史，并有典型的临床症状体征。

（二）X线检查　对本病具有特异性的诊断价值。

1. 早期　胃肠道动力型肠梗阻，胃、小肠、结肠充气，肠曲排列紊乱。

2. 进展期　肠管内可见小液平面，肠（胃）壁有泡沫状积气，或肠壁有线状、环状透亮影。门静脉充气表现为从肝门向周围伸展的树枝样充气影，肠袢固定。肠穿孔时有气腹表现。

【鉴别诊断】

（一）新生儿出血症　虽有消化道出血但无腹胀。

（二）急性感染所致肠麻痹　以腹胀为主，但无便血及X线肠壁充气征。

【治疗】

（一）禁食　当临床怀疑本病即应立即胃肠减压，禁食，至腹胀消失。轻症持续5～6天，重症持续10～15天甚至更长。开奶前宜先喂5%糖水1～2次，每次3～5ml，无呕吐时可继续喂1∶1稀释奶，酌情增加奶量，切忌喂高渗奶。

（二）维持营养　保证每日液量及电解质，随时纠正酸中毒。为保证热卡，常需应用静脉营养，补入热量为 50～100kcal/（kg·d）[209.2～418.4kJ/（kg·d）]。

（三）抗生素　肠道感染以大肠杆菌、克雷伯杆菌为多，故抗生素多采用广谱及对革兰阴性菌有较强效果的抗生素，如丁胺卡那霉素、庆大霉素、氨苄青霉素、头孢菌素类等。必要时加用灭滴灵等抗厌氧菌药物。

（四）有肠坏死及气腹表现时应从速进行外科手术治疗。

第十四节　新生儿黄疸

新生儿黄疸（neonatal jaundice）是新生儿期常见的表现，有生理性和病理性之分。生理性黄疸主要由于新生儿期胆红素代谢特点，引起血胆红素水平升高，使皮肤、粘膜、巩膜黄染。多种病因可使黄疸程度加重，甚至发生胆红素脑病造成终生残疾。

【胆红素代谢】

（一）胆红素来源及代谢　胆红素是血红素的代谢产物，主要由衰老的红细胞破坏后释放出的血红蛋白分解而成。含有血红素的肌红蛋白，一些酶类、细胞色素等也会在分解代谢中产生少量胆红素。由此产生的胆红素具有亲脂疏水性，可通过细胞膜，称为未结合胆红素或间接胆红素。其与血浆白蛋白结合后，被运至肝脏，由肝细胞膜上的胆红素受体摄取进入肝细胞，与 Y、Z 蛋白结合成为复合物运至内质网。经葡萄糖醛酸转移酶等一系列酶反应后，生成可溶于水的结合胆红素（直接胆红素），释放至毛细胆管随胆汁排入肠道，经水解形成胆素原（粪胆素原、尿胆素原），大部分随粪便排出。少量被肠粘膜重吸收，入门静脉至肝脏，转变后再经胆道排出，即胆色素的"肠肝循环"。另有极少部分流入体循环，经肾脏从尿中排出。

（二）新生儿胆红素代谢特点

1. 胆红素生成量增多　胎儿在宫内处于低氧环境，促红细胞生成素（EPO）增多，生成较多红细胞。新生儿生后随呼吸建立，血氧浓度提高，过多的红细胞破坏，胆红素来源增加。

2. 肝脏发育不成熟　早产儿尤显突出，Y、Z 蛋白及葡萄糖醛酸转移酶含量极微，活性低，影响胆红素在肝内的摄取、转换过程，另外肝细胞对胆红素的排泄也有暂时性缺陷，易发生肝内胆汁淤积。

3. 肝肠循环负荷重　新生儿出生时肠道内缺乏细菌，影响尿胆原的形成。特别是当胎粪排出延迟时，积蓄于肠内的胆红素增多，肠粘膜对胆红素的重吸收增多，可加重黄疸。

【黄疸的临床分类】

（一）生理性黄疸（physiologic jaundice）　是指单纯由新生儿胆红素代谢的特殊性引起的黄疸，无临床异常表现。其胆红素变化规律如下：

1. 黄疸出现　脐血血清中胆红素水平 17.1～51μmol/L（1～3mg/dl），增长速度低于 85μmol/（L·24h）[5mg/（dl·24h）]。于生后 2～3 天内出现肉眼可见的黄疸。

2. 黄疸高峰　足月儿生后 3～4 天胆红素达 85～102μmol/L（5～6mg/dl），多数不超过 204μmol/L（12mg/dl），但也有部分新生儿超过此值。早产儿胆红素多于 5～6 天达峰值，多数不超过 255μmol/L（15mg/dl）。

3. 黄疸消退　足月儿生后 5～7 天胆红素降至 34μmol/L（2mg/dl）以下，平均消退时间13天，最长至2周末完全正常。早产儿7～10天后黄疸渐降，平均17天消退，最长可持续3～4周。

（二）病理性黄疸（pathologic jaundice） 是由于病理因素所造成的黄疸。主要特点是不符合生理性黄疸的胆红素变化过程，如：①出现早：生后24小时内即出现黄疸；②血清胆红素水平升高，进展快，足月儿血清胆红素水平＞204μmol/L（12mg/dl），早产儿＞255μmol/L（15mg/dl）；③黄疸持续时间过久或黄疸消退后又复现。

1. 溶血性黄疸 以血清未结合胆红素升高为主；结合胆红素轻度升高。见于：①新生儿溶血病（参见本章第十五节）；②红细胞6-磷酸葡萄糖脱氢酶（G-6-PD）缺陷：为性连锁不完全显性遗传病，男多于女，广东、广西、四川、云南、台湾等地多见。感染、药物（磺胺、催产素、解热镇痛药、维生素 K_3 等）常为发病诱因。也有自发溶血的病例。

2. 感染性黄疸 急性感染可使红细胞破坏增多，抑制肝酶活力，并使胆红素排泄障碍而造成未结合胆红素升高，黄疸加重。

3. 梗阻性黄疸 多由于先天性胆道闭锁致胆管排泄胆汁障碍引起。生后1～4周出现黄疸，以结合胆红素升高为主，大便色浅，甚至呈白陶土色。尿胆红素阳性，色深黄，常伴肝脾肿大及发育营养障碍。

4. 母乳性黄疸 分为早发型与晚发型。早发型母乳性黄疸是因为母乳量少，肠蠕动差，致肝肠循环增加所造成。晚发型母乳性黄疸更多见于纯母乳喂养的新生儿。黄疸的发生是由于母乳中含有较多的葡萄糖醛酸苷酶，后者可使肠道内的结合胆红素分解后被肠壁吸收入血所致，表现为黄疸消退延迟，持续6～12周才完全消退，甚至更长。患儿生长发育正常，无任何其他临床症状。如暂停喂母乳3天，胆红素于2～3天后可下降50%，以后再喂母乳，胆红素增高不明显，黄疸可自然消退。

【治疗】

（一）对因治疗 生理性黄疸不治自愈。病理性黄疸应积极去除病因，如母乳性黄疸可暂停母乳，代之以配方奶，针对病原抗感染，梗阻性黄疸应不失时机地进行手术治疗。

（二）对症治疗

1. 光疗 未结合胆红素经光照可发生异构作用，水溶性增强，易于排出体外。波长450～460nm的光线对胆红素的作用最强，常用蓝光，一般患儿接受24～48小时光照即可取得满意疗效。光疗时注意尽量暴露皮肤，保护眼睛及会阴。并补充增加不显性失水。

2. 酶诱导剂 口服苯巴比妥5mg/（kg·d），3～5天，以激活肝酶。

3. 静点白蛋白 每日1g/kg，增加未结合胆红素与白蛋白结合，减少其通过血脑屏障发生脑损害的机会。

第十五节 新生儿溶血病

新生儿溶血病（hemolytic disease of the newborn）是指由于母婴血型不合，母亲血型抗体通过胎盘引起胎儿红细胞破坏的一种同族免疫性溶血性疾病。在我国，以ABO血型系统不合最为常见，约占新生儿溶血病的85%，其次为Rh血型不合，约占15%。ABO血型不合中，母亲为O型者占90.5%，婴儿为B型血者较多，占52.3%，其次为A型（38.2%）。

Rh 血型抗原共 6 种，包括 C、c、D、d、E、e，其中 D 抗原最强，故凡具 D 抗原者为 Rh 阳性。Rh 血型不合性溶血主要发生在母为 Rh 阴性、胎儿为 Rh 阳性时。但母为 Rh 阳性时亦可发生，是由抗 E、抗 C 或 e、c 等引起。我国汉族大多为 Rh 阳性，阴性者仅占 0.34%，故由于 Rh 血型不合引起者较白种人少见。

【发病机理】

当母子血型不合，胎儿血红细胞进入母体，红细胞上的血型抗原即可刺激母体产生抗胎儿红细胞的 IgG 血型抗体，并经胎盘进入胎儿体内引起特异性抗原抗体反应，致使红细胞破坏，发生溶血。

ABO 血型抗原除红细胞外，还存在于组织细胞、体液及自然界某些细菌、寄生虫、植物等。这些"天然"血型物质经各种途径使人体免疫，并产生抗体，因此 ABO 血型不合溶血病在首次妊娠也可发生。另外胎儿体内的"天然"抗原物质也可中和一部分体内抗体，由此也可减轻溶血程度或避免了溶血。

在 Rh 血型不合的首次妊娠中，Rh 抗原进入母体产生的初发免疫较缓慢，产生 IgM 抗体，不能通过胎盘导致胎儿溶血。当母体致敏后，第二次妊娠时胎儿抗原进入母体，发生快速的次发免疫反应，产生 IgG 抗体，能通过胎盘，并与 Rh 抗原亲和力强，一旦与胎儿红细胞结合，即发生溶血。故胎次越多，Rh 血型不合溶血病的病情越重。母亲有输血史者，第一胎也可发病。

【临床表现】

（一）黄疸　多在生后 24 小时内出现黄疸，Rh 溶血病患儿黄疸出现更早，甚至发生于宫内。血清胆红素浓度升高，增长速度快，以未结合胆红素升高为主。

（二）贫血，肝脾肿大　当红细胞破坏较多时可发生贫血，并由于髓外代偿造血，出现肝脾肿大，ABO 溶血时症状可很轻，Rh 溶血时症状较明显，血红蛋白＜140g/L，甚至＜80g/L，此时易并发心力衰竭，并出现气急、呻吟、发绀等症状。

（三）胎儿水肿　发生于严重 Rh 溶血病的胎儿，可为死胎，出生存活者，可见全身水肿，苍白、皮肤瘀斑，胸腹腔积液。心音低钝，心率快，呼吸困难，肝脾大，多在生后不久死亡。

（四）胆红素脑病　过高的未结合胆红素极易透过血脑屏障，发生胆红素脑病。以脑基底神经核受累最明显，海马、丘脑、苍白球、尾状核、小脑、脊髓、脑白质、灰质等都可有胆红素浸润。在足月儿总胆红素浓度＞342μmol/L（20mg/dl）时发生胆红素脑病的机会较大，在早产儿，严重疾病状态，如感染、酸中毒、缺氧等，血脑屏障功能减低，血胆红素即使未达上述界值，仍有发生胆红素脑病的可能。

胆红素脑病首先出现的症状为嗜睡，肌张力低，喂养困难。半天～1 天后，发展为肌张力增高、凝视、眨眼、角弓反张、惊厥、尖叫，部分可呼吸衰竭，出现 DIC、肺出血而死亡。幸存者 1～2 天后痉挛逐渐减弱、消失。约 2 个月左右出现后遗症，如听力障碍、眼球运动障碍、智能落后、手足徐动等。

【诊断】

（一）产前诊断　对曾有不明原因死胎、流产，有过输血史或分娩过重度黄疸儿的孕妇，均应进行相应的产前检查。包括孕妇及丈夫的血型，两者血型不合时应检查孕妇血清抗体，并动态观察血清抗体效价上升情况，达 1∶32 时，做羊水检查，主要是测胆红素水平，了解胎儿溶血发生情况及严重程度，并可通过B超判断胎儿水肿程度。

（二）生后诊断　新生儿出生后短时内出现黄疸，血清胆红素上升，同时伴有外周血红细胞、血红蛋白快速下降，网织红细胞、有核红细胞升高，均提示有溶血可能。新生儿溶血病血清特异性免疫抗体检查包括：

1. 新生儿血型　了解母婴血型是否不合，Rh（D）阴性者应查RhE、e、C、c抗原。

2. 新生儿红细胞是否致敏　做直接抗人球蛋白试验（Coombs test），采用洗涤后的患儿红细胞与抗人球蛋白混合，阳性说明患儿红细胞已被致敏。

3. 新生儿血清中的抗体及类型　做间接抗人球蛋白试验。即将新生儿血清与带有不同抗原的各种标准红细胞反应，阳性说明血清中有血型抗体存在，然后根据不同抗原红细胞出现凝集的情况，推断出抗体类型。

4. 母亲血中有无血型抗体　如检出母血中存在Rh抗体，对新生儿Rh血型不合溶血具有诊断参考意义。母血中ABO抗体存在对新生儿溶血病的临床意义较小，但不含抗A、抗B抗体时，则可除外ABO血型不合溶血病。

【治疗】

（一）当羊水中胆红素水平明显升高，且卵磷脂/鞘磷脂比值＞2，表明胎儿肺已发育成熟，可提前分娩，防止胎儿水肿或死胎。

（二）光疗　参见本章第十四节。由于溶血时黄疸往往较重，胆红素上升较快，故以双面连续光疗为宜。因光疗不能阻止溶血，一旦胆红素达到换血指征时，必须立即换血。

（三）药物

1. 酶诱导剂　苯巴比妥5mg/（kg・d），分2～3次口服。

2. 减少游离未结合胆红素　白蛋白1.0g/kg加10％葡萄糖10～20ml滴注。

3. 减轻免疫反应　地塞米松0.3～0.5 mg/kg，1～2次。丙种球蛋白1g/kg，1次。

（四）换血疗法

1. 适应证

（1）产前已明确诊断，出生时已有贫血（Hb＜120g/L）、水肿、肝脾大、心力衰竭，或已有早期胆红素脑病表现。

（2）血清胆红素＞342μmol/L（20mg/dl），或胆红素上升＞85μmol/（L・d）［5mg/（dl・d）］，且以间接胆红素升高为主。

2. 配血　Rh溶血病选用和母亲Rh血型相同、ABO血型与患儿一致的血。ABO溶血病，母亲为O型，患儿是A或B型时，应选用O型红细胞和AB型血浆混合而成的血。换血量通常为患儿血容量的1～2倍。

3. 换血途径　既往多经脐静脉换血，近年来常通过外周动静脉换血。

4. 注意事项　换血速度不宜过快，注意监测患儿呼吸、心率、血压、血氧饱和度等，并防止继发感染。

第十六节　新生儿破伤风

新生儿破伤风（neonatal tetanus）是因产时脐部处理不当致破伤风杆菌侵入引起的急性全身严重感染。本病在发展中国家及我国边远落后地区仍严重威胁着新生儿的生命。

【病因及发病机理】

（一）病原　破伤风杆菌（clostridium tetani）是革兰阳性、厌氧梭形芽孢杆菌，广泛分布于自然界土壤、尘埃、人畜粪便中。其芽孢抵抗力极强，在无阳光照射的土壤中可存活几十年，经煮沸 60 分钟，或干热 150℃1 小时，或 5%石炭酸 10～12 小时，方可杀灭。故需高压灭菌，或用碘酒或环氧乙烷消毒。

（二）感染方式　旧法接生，用未消毒的剪刀、线绳断脐、结扎脐带，或用污染的敷料包扎脐部，破伤风杆菌即可侵入。

（三）发病机理　由于断脐后其残端坏死，含氧量少，利于破伤风杆菌繁殖，芽孢滋长，产生毒素。

1. 痉挛毒素　毒力强，对神经组织有较强的亲和力，是引起肌肉紧张、痉挛的直接原因。毒素经淋巴液或神经肌肉接合处吸收，通过外周神经或运动神经轴上升至脊髓，甚至脑干，作用于脊髓前角细胞和运动神经终末，引起全身横纹肌持续收缩或阵发性痉挛。活动越频繁的肌肉越先受累，咀嚼肌痉挛使牙关紧闭，面肌痉挛呈苦笑面貌，腹背肌痉挛出现角弓反张。

2. 溶血毒素　可引起组织局部的坏死和心肌损害。

【临床表现】

（一）潜伏期　多为 4～8 天（3～14 天），发病越早症状越重，预后越差。

（二）痉挛期　发病初期患儿不安，哭闹、吃奶时口不能张大，吸吮困难。随后牙关紧闭、眉举额皱、口角上牵，出现苦笑面容。双拳紧握、上肢过屈、下肢伸直，甚至角弓反张。声、光、触摸等轻微刺激即可诱发强直性痉挛发作。呼吸肌、喉肌痉挛时可呼吸困难，青紫窒息。膀胱及直肠括约肌痉挛可导致尿潴留、便秘。此时患儿常继发肺炎等感染。长时间痉挛不能进食，可营养不良，低蛋白血症、水肿。

（三）恢复期　经及时处理度过痉挛期者，痉挛次数渐减少，数周后痊愈。

【诊断】

（一）有消毒不严格接生史。

（二）生后 4～8 天发病，有牙关紧闭，苦笑面容及刺激诱发痉挛等临床表现。早期症状不典型时可用压舌板压舌部，若越压越紧，即应诊断。

【防治】

（一）预防　大力推广新法接生。未经严格消毒而接生的新生儿 24 小时内剪去脐带残端，重新处理，用 3%过氧化氢、1∶4000 高锰酸钾消毒，同时肌注破伤风抗毒素1500～3000IU。

（二）治疗

1. 抗毒素　只能中和尚未与神经组织结合的毒素。现常用马血清抗毒素 1 万～2 万 IU 肌注，先做皮试，病情紧急时可静脉缓注。

2. 镇静止痉　可选用以下药物。

（1）地西泮（安定）：为首选药，有较强的松弛肌肉、抗惊厥作用，起效快。每次0.1～0.3mg/kg，静脉缓注，以后可通过胃管给药，每次 0.3mg/kg，6 小时一次。

（2）氯丙嗪：1～2mg/kg 静点，6～8 小时重复。

（3）苯巴比妥：负荷量 15～20mg/kg，维持量 5mg/（kg・d）。

（4）水合氯醛：10%溶液 0.5ml/kg，灌肠或胃管注入。

3. 护理及其他治疗　严格保持室内安静，温湿度适宜，避免声光等各种刺激，各种护理治疗措施宜相对集中进行。采用鼻饲法，保证入量、热卡。脐部每日用3%过氧化氢等方法处理，预防感染，恰当应用抗生素。

第十七节　新生儿败血症

新生儿败血症（neonatal sepsis）系指新生儿期细菌侵入血循环，并在其中生长繁殖，产生毒素所造成的全身性感染。

【病原学】

近半个多世纪以来，新生儿败血症的病原有很大改变。30～40年代主要病原菌为A组β溶血性链球菌。随着青霉素等药物的应用，50～60年代大肠杆菌取而代之，耐青霉素的金葡菌败血症也时有暴发流行。70年代以来，B族链球菌感染机会增多，至今B族链球菌及大肠杆菌感染仍占新生儿早期败血症的75%左右。此外也可见克雷伯杆菌、肠杆菌、沙门菌、绿脓杆菌、李斯特菌、厌氧菌等感染。

【病因及发病机理】

（一）感染途径

1. 产前及产时感染　母孕期患细菌感染性疾病，细菌可经胎盘血行感染胎儿。当产程延长，胎膜早破，细菌也可经产道上行入羊膜腔，使胎儿患病。接生时若消毒不严格，操作不当，损伤胎儿皮肤粘膜，则细菌可直接侵入。宫内感染以革兰阴性菌，如大肠杆菌、克雷伯杆菌、变形杆菌等为主。生后感染时各种细菌均可见。

2. 生后感染　细菌可经脐、皮肤、粘膜侵入，也可在某些局部感染的基础上（如肺炎）细菌经血行蔓延扩散而致成败血症。

（二）发病条件　新生儿败血症的发生率远高于年长儿及成人，与新生儿自身免疫状态密切相关。

1. 非特异性免疫　新生儿皮肤薄嫩、粘膜通透性高、屏障功能差。脐部尚未愈合，成为细菌侵入的直接门户。另外新生儿中性粒细胞对病原菌的吞噬、杀灭能力均不及成人，血清补体低，且活力低下，C3仅为成人的60%。

2. 特异性免疫　新生儿免疫功能尚不成熟，T细胞反应速度缓慢，产生的各种淋巴因子和干扰素量不足，巨噬细胞和自然杀伤细胞功能差。体液免疫功能同样不完善。母体IgG虽可经胎盘传给胎儿，但IgM却不能通过胎盘，血中IgA及分泌型IgA均低。由于免疫状态暂时缺陷，使细菌容易进入血中。除细菌直接在某些组织器官产生炎症作用外，其毒性产物在血液循环中，可造成感染中毒性休克，尤以革兰阴性杆菌产生的内毒素造成的休克更为常见。近年研究还发现，细菌毒素可导致宿主细胞释放不同的内源性细胞因子，如白细胞介素-1（IL-1）、肿瘤坏死因子（TNF）、血小板活化因子（PAF）等，这些可与组织胺、缓激肽、补体系统及其他白细胞产物相互影响参与炎症反应。

【几种特殊病原的败血症】

（一）B族链球菌败血症　早发型多经产道感染。因B族链球菌毒素可引起富含蛋白的渗出物在肺泡上形成透明膜，故常误诊为肺透明膜病。病情进展迅速，病死率极高。晚发型病原主要来自医护人员。

（二）大肠杆菌败血症　胎膜早破，产程延长，产时感染，生后 3 天内发病者，以大肠杆菌感染多见。临床症状轻重不等。引起新生儿败血症的大肠杆菌约 40％的菌株具有 K_1 抗原（为大肠杆菌的荚膜 K 抗原的一种，包绕于 O 抗原的周围），这种多糖荚膜抗原 K 有抗吞噬、抵抗抗体与补体的作用，毒力极强，易并发化脓性脑膜炎。

（三）金黄色葡萄球菌败血症　主要指凝固酶阳性的金葡菌感染。常因新生儿皮肤脓疱病、甲沟炎、金黄色葡萄球菌肺炎等血行播散而患病，也可通过医护人员接触传播。患儿除一般败血症表现外，可有猩红热样皮疹或皮肤普遍发红，并易继发全身其他化脓性感染。

【诊断】

（一）临床诊断　本病的症状因缺乏特异性，早期诊断有一定困难，根据异常分娩史或患儿有皮肤粘膜等局部感染及非特异性症状，如精神、食欲欠佳、哭声低弱、体温不稳定等，且迅速发展为不吃、不哭、不动、面色不好，神萎嗜睡等。应考虑本病的可能性。

（二）病原检查

1. 细菌培养　最好在应用抗生素前无菌操作下取双份血标本送检，并常做高渗盐水培养，以提高阳性率。也可做眼、外耳道分泌物、胃液等培养或涂片找菌，作为参考。

2. 涂片找细菌　从血白细胞层或脑脊液涂片直接找细菌。

3. 免疫法　常用对流免疫电泳、乳胶凝集、酶联免疫吸附等试验方法，用特异抗体查找细菌抗原。

（三）其他实验室检查

1. 外周血中性杆状粒细胞/中性粒细胞总数（I/T）比值≥0.2，白细胞计数＜5×10^9/L，或出生 3 天后＞20×10^9/L，表明感染严重。

2. C 反应蛋白增高，血沉增快等，均有助于对感染严重程度的判断。

【防治】

（一）根据特殊的感染途径做好孕期保健及产程中特殊情况的处理。医护人员及接触新生儿的人员要注意清洁消毒。及时治疗新生儿感染性疾病，防止蔓延。

（二）抗生素　针对病原选用有杀菌作用的抗生素，如 G^+ 菌可选用青霉素 5 万～10 万 U（kg·d），万古霉素 30mg/（kg·d）。目前 G^- 菌感染时多选用头孢菌素。疗程 2～3 周。

（三）对症治疗　可输少量新鲜血或血浆，或给予免疫球蛋白等以增强免疫力。保证入量，纠正水、电解质及酸碱平衡的紊乱，并及时予以对症治疗。

第十八节　新生儿糖代谢紊乱

新生儿低血糖症

低血糖症（hypoglycemia）指血糖值低于正常同龄婴儿最低值。足月儿最初 3 天内血糖值低于 1.7mmol/L（30mg/dl），3 日后低于 2.2mmol/L（40mg/dl），早产儿生后 3 天内血糖值低于 1.1mmol/L（20mg/dl），3 日后低于 2.2mmol/L，即为低血糖。低血糖的危险性在于影响脑细胞代谢，导致智能发育异常。很多研究显示，血糖尚未达到上述低血糖标准，神经损害有可能已发生，故强调＜2.2mmol/L～2.8mmol/L，即应予以注意与处理。

【病因】

（一）糖原贮备少消耗多　胎儿肝糖原贮备主要发生在胎龄最后4～8周，早产儿、低体重儿糖原贮备常不充足。小于胎龄儿糖原合成酶系统活性低，糖原形成障碍。新生儿患病时，如缺氧、低体温、感染等，均可增加能量消耗，使血糖降低。

（二）高胰岛素血症　最多见于妊娠期糖尿病母亲所生的婴儿。由于孕妇过高的血糖进入胎儿体内，致使胎儿胰岛细胞代偿增生。生后母亲血糖来源中断，但新生儿血中胰岛素水平仍高，因而发生低血糖。

严重溶血病时，红细胞大量破坏，其中的谷胱甘肽游离在血浆中，由于此物质有对抗胰岛素的作用，使胰岛细胞代偿增生，进一步产生高胰岛素血症，造成低血糖。另外，如患胰岛细胞腺瘤、胰岛细胞增殖症，Beckwith综合征等，均伴有高胰岛素血症。

（三）其他内分泌、代谢性疾病　如半乳糖血症，脑垂体、甲状腺、肾上腺等先天性功能不全，也可影响血糖含量。

【临床表现】

新生儿低血糖早期可无症状。如未及时纠正，则表现为多汗、苍白、反应低下。进一步发展，出现阵发性发绀、呼吸暂停、嗜睡、不吃奶、震颤，甚至惊厥。

【诊断】

（一）临床诊断　有易诱发低血糖的病史，并有一定的临床表现，症状体征，应考虑本病。

（二）血糖测定　是早期诊断的主要手段。对有可能发生低血糖的新生儿均应常规监测。小于胎龄儿、糖尿病母所生新生儿，至少应监测48小时。

【防治】

（一）对可能发生低血糖的新生儿自生后1小时开始喂（或鼻饲）10%葡萄糖，每小时一次，共3～4次，及早开奶。

（二）无症状性低血糖先口服5%～10%葡萄糖水，每次2～6ml，30分钟后血糖仍不上升，改静脉点滴10%葡萄糖液，速度6～8mg/（kg·min），1～2小时后根据血糖调节输糖速度，至稳定。有症状的低血糖小儿可即刻静脉推注10%葡萄糖液2～4ml/kg，速度为1ml/min，随后继续静脉滴注10%葡萄糖液，6～10mg/（kg·min），以维持正常血糖水平，稳定后逐渐停止。对顽固性低血糖，可加用肾上腺皮质激素，必要时加用高血糖素0.02～0.1mg/kg肌注，6小时后可重复。

新生儿高血糖症

新生儿高血糖症（hyperglycemia）的标准尚未统一。国内学者多以血糖＞7mmol/L（125mg/dl）作为诊断标准。

【病因】

（一）医源性高血糖　是高血糖症的主要原因。当输液速度过快，葡萄糖浓度偏高，母分娩前短时内用糖或糖皮质激素，以及窒息复苏时用肾上腺素等，均易出现高血糖症。尤其是早产儿、小于胎龄（SGA）儿、胰岛β细胞功能不完善，胰岛素活性差，血糖调节功能不成熟，对输入葡萄糖反应不灵敏，更易发病。

（二）疾病影响 处于窒息、感染、寒冷等条件下的新生儿，由于机体的应激状态可发生高血糖。

（三）新生儿暂时性糖尿病 病因不明，与胰岛β细胞暂时性功能低下有关，生后6周内发病，血糖＞14mmol/L，为暂时性。

（四）新生儿真性糖尿病 偶有报告。

【临床表现】

轻者可无临床表现，重者可发生高渗利尿、脱水、烦渴、多尿、眼闭合不严，伴惊恐状。可合并颅内出血。

【治疗】

医源性高血糖根据病情暂停用或减少葡萄糖入量，并监测血糖。重度高血糖症伴明显脱水、酸中毒表现时，应及时补充电解质溶液，纠正水、电解质紊乱及酸中毒。空腹血糖＞14mmol/L（250mg/dl）、持续尿糖阳性者，可用胰岛素1～3U/（kg·d），并密切监测尿糖、血糖。

第十九节 新生儿钙镁代谢紊乱

新生儿低钙血症

当血钙低于1.75mmol/L（7.0mg/dl）或游离钙低于0.9mmol/L（3.5mg/dl）时称为低钙血症（hypocalcemia）。

【病因】

（一）早期低钙 生后72小时内出现。多由于妊娠后期钙经胎盘输入胎儿的量增加，抑制了甲状旁腺功能。糖尿病母亲转给胎儿的钙量较正常高时，其新生儿发生低钙血症的机会更多。另外，窒息缺氧、严重颅内出血均可成为早期低钙血症的原因。

（二）晚期低钙 指生后72小时至3周末发生的低钙。多为足月儿，主要发生于人工喂养儿，主要原因是饮食中钙磷比例不当，磷含量高，影响了钙的吸收。也可见于维生素D缺乏或先天性甲状旁腺功能低下的新生儿。

【临床表现】

症状轻重差别很大，与血钙高低不完全一致，主要表现是神经肌肉兴奋性增高、手足搐搦、震颤、惊厥，甚至喉痉挛、呼吸暂停等。早产儿常缺乏体征。发作期间一般良好，心电图示QT间期延长，尿苏（Sulkowitch）试验阴性。

【治疗】

兴奋性明显增强或惊厥时，可静脉补充10%葡萄糖酸钙2ml/kg，用5%葡萄糖液稀释1倍后缓慢静注（1ml/min），必要时6～8小时重复，一日总钙量不超过25～40mg/kg。惊厥停止后改口服钙剂，每次0.25g，一日2～3次。并针对病因酌情补充维生素D。

新生儿低镁血症

正常新生儿血镁平均值为 0.82mmol/L（2.0mg/dl），低于 0.62mmol/L（1.5mg/dl）时称低镁血症（hypomagnicemia）。

【病因】

（一）贮备不足　多胎或胎盘功能不良，孕母血镁低等原因可影响胎儿镁的贮存量。

（二）摄入减少　患肝肠疾患时，有碍镁的吸收。

（三）丢失过多　见于长期腹泻患儿。

（四）内分泌代谢紊乱　可因进食磷酸盐过多所致。甲状旁腺功能低下时血磷增高，也影响血镁浓度。

【临床表现】

无特异性，以神经肌肉兴奋性增高的表现为主，临床很难与低钙惊厥区分。常有患儿以“惊厥”就诊，如不检测血镁，常被误诊为低钙惊厥。

【治疗】

有抽搐表现时用 25％硫酸镁 0.2～0.4ml/（kg·d），稀释至 2.5％溶液静脉慢滴。12～24 小时可重复。宜用心电监护，血镁过高时可发生房室传导阻滞。肠吸收不良症所致低镁血症需长期治疗，口服 50％硫酸镁 1ml/（kg·d），稀释后服用。

第二十节　新生儿产伤

新生儿产伤（birth injury）是分娩过程中造成的新生儿不同部位的损伤，严重者可致残。由于产科技术的进步，近年产伤的发生率已明显减少。常见的产伤有以下类型。

一、头颅血肿

头颅血肿（cephalhematoma）多是由于胎位不正、头盆不称，胎头在分娩过程中，受产道骨性组织的挤压，使骨膜下血管破裂，局部血液留滞而形成。血肿多发生在颅骨的顶结节部位，可单侧或双侧同时出现，在生后数小时或数天内逐渐扩大，边界清楚，不越骨缝，表面皮肤光滑，有波动感，血液机化后变硬如骨组织，数周乃至数月后渐吸收或与骨组织融为一体。其危险性在于较大血肿发病早期，因大量血液溢出血管外造成贫血，或红细胞短时内大量破坏，出现高胆红素血症，并诱发胆红素脑病。头颅血肿一般不需治疗，为防止感染，避免局部针刺抽吸，对于并发症应及时予以治疗。应注意鉴别的疾病：①先锋头：又称产瘤，是分娩过程中先露部位较长时间受压，头皮下循环受阻而出现的头皮下水肿。2～3天可自然消失。②帽状腱膜下出血：出血发生在帽状腱膜与骨膜之间，此处组织疏松，出血量大，甚至可发生失血性休克。

二、锁骨骨折

锁骨骨折（fracture of clavicle）的发生常常与小儿的出生体重、分娩方式等因素有关，发生率占产伤的 1.5％左右。许多病例临床症状不明显，仅仅是在摄胸部 X 线片时发现，当骨折部位有错位，或已长出骨痂，仔细触诊可以发现。移动患侧上臂，患儿可出现疼痛的表情，且患侧拥抱反射减弱或消失。当有难产病史，即应考虑到此病，进行细致的体格检查，并通过X线检查确诊。骨折部位无错位时，一般不需治疗，2周左右可自愈，但需注意保护患肢，勿过多牵拉移动。

三、臂丛神经麻痹（brachial plexus palsy）

多由于胎儿体重过大、肩难产、胎位不正、分娩困难等原因，使胎儿娩出时臂丛神经受牵拉损伤而致肌麻痹。臂丛神经是由颈5～8及胸1～2神经构成。当第5、第6颈神经根受损伤，表现为患肢垂于体侧，上臂内旋，肘部弯曲，肩不能外展，患侧肱二头肌腱反射及拥抱反射消失，称上丛型，此型最多见。当第7、第8颈神经根损伤，则腕下垂，可有大小鱼际肌萎缩，称下丛型，临床较少见。如第一胸椎神经根的交感神经纤维受损，可引起Horner征，表现为眼睑下垂，眼裂变小，眼球稍陷，瞳孔缩小。如全臂丛损伤，则肢体松软，近远端均无运动，诊断时除临床体征外，肌电图检查有助于损伤定位。尽早的物理康复治疗对缓解神经纤维水肿，防止肌肉萎缩有积极的作用。护理应该注意将患儿置于肩外展旋位，肘关节屈曲，使麻痹的肌纤维处于松弛状态。如发生神经根撕裂等严重损伤，需手术治疗，行神经束吻合术。

（周丛乐）

第四章　营养性疾病

第一节　营养不良

营养不良（malnutrition）是因缺乏热量和（或）蛋白质所致的一种营养缺乏症，主要见于3岁以下婴幼儿。其临床特征为体重下降、渐进性消瘦或水肿、皮下脂肪减少，常伴有各器官不同程度的功能紊乱及多种营养素缺乏。临床常见三种类型：能量供应不足为主的消瘦型；以蛋白质供应不足为主的水肿型以及介于两者之间的消瘦-水肿型。我国目前重度营养不良已属罕见，但轻、中度营养不良仍较常见。

【病因】

（一）摄入不足　如母乳不足又未添加合适辅食，或偏食、挑食、零食过多等不良饮食习惯均可造成食物中营养素的摄入量不足而发病。

（二）疾病影响　常见者如迁延性腹泻、消化道畸形、多种急慢性全身性疾病等均可致摄入不足、消化吸收障碍或消耗过多而引起营养不良。

（三）先天不足　如低出生体重儿、早产、双胎及多胎，常因先天营养不足，后又因生长速度较快、营养素需要量增加而引起营养不良。

【发病机理】

由于能量摄入不足，大量脂肪用于供热而消耗，早期即出现皮下脂肪减少。随病情加重，各系统器官呈退行性变而出现代谢失常和脏器功能低下。

（一）代谢失常

1. 蛋白质：由于摄入不足或蛋白质丢失过多，使体内蛋白质代谢处于负平衡。血清总蛋白、白蛋白均下降。当血清总蛋白浓度<40g/L、白蛋白<20g/L时，可发生低蛋白性水肿。

2. 碳水化合物：体内糖原贮积减少，易发生低血糖。

3. 脂肪：消耗过多过快，加重肝脏负担可致肝脂肪浸润变性，血清胆固醇下降。

4. 水盐代谢：全身总液量相对增多，细胞外液呈低渗性。发生腹泻时，易致低钾血症、低钠血症和低渗性脱水。

5. 其他：营养不良常伴多种维生素和微量元素缺乏而出现相应的表现。

（二）各脏器功能低下

1. 消化系统：胃肠运动及分泌功能低下，影响消化和吸收，常有食欲不振，易发生腹泻、肠道菌群失调。

2. 神经系统：中枢神经系统处于抑制状态，常有萎靡、呆滞或与烦躁交替出现。

3. 肌肉系统：肌肉萎缩致全身肌肉松弛无力，影响运动功能。

4. 循环系统：心肌细胞萎缩，心肌收缩乏力，心搏出量减少，循环功能低下。

5. 泌尿系统：肾小球滤过率和肾小管功能均低下，肾功能减退。

6. 免疫系统：非特异性和特异性免疫功能均低下，易并发各种感染性疾病。

【临床表现】

（一）主要症状　病初体重增长慢或不增，皮下脂肪减少。最先出现脂肪减少的部位是腹部，随后依次出现躯干、臀部、四肢、面部脂肪减少，并逐渐出现全身症状及代谢改变：体格生长缓慢甚至停顿，病久者身长增长亦受影响。消化功能紊乱与营养不良相互影响，成为恶性循环。当血浆总蛋白低于 40g/L、白蛋白低于 20g/L 时则出现水肿。水肿多起自下肢，渐及外阴、腹壁、上肢及面部，亦可有浆膜腔积液。重度营养不良时皮下脂肪消失殆尽，肌肉萎缩，呈皮包骨样，面如老人，头发枯黄细脆，精神萎靡，体温低，血压偏低，脉弱而缓，心音低钝，免疫功能低下，易患各种感染性疾病。

（二）分度　根据病情轻重，临床将 3 岁以下小儿营养不良分为轻、中、重三度，大于 3 岁者分为轻、重两度。

1. 3 岁以下小儿营养不良分度（见表 4-1，图 4-1，图 4-2）。

表 4-1　3 岁以下小儿营养不良分度

	Ⅰ度（轻）	Ⅱ度（中）	Ⅲ度（重）
体重低于正常均值	10%～25%	25%～40%	>40%
腹部皮褶厚度	0.8～0.4cm	0.4cm 以下	消失
身长	尚正常	低于正常	明显低于正常
消瘦	不明显	明显	皮包骨样
皮肤	尚正常	稍苍白、松弛	明显苍白，干皱，弹性消失
肌肉	基本正常、弹性差	松弛、肌肉萎缩	肌张力低下
精神状态	稍不活泼	较萎靡，不安，易疲乏，多哭闹	呆滞，反应低下，抑制与烦躁交替

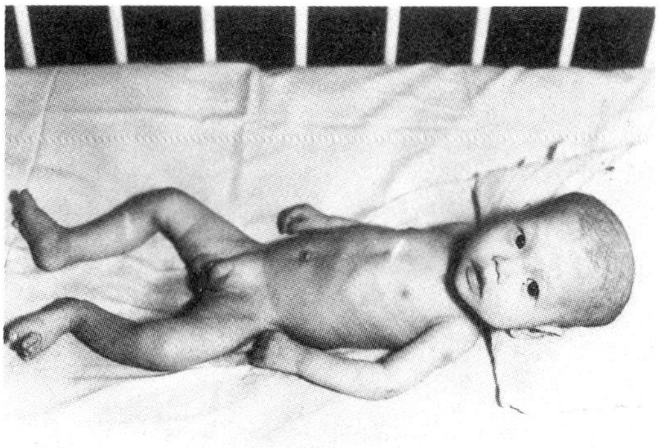

图 4-1　Ⅱ度营养不良

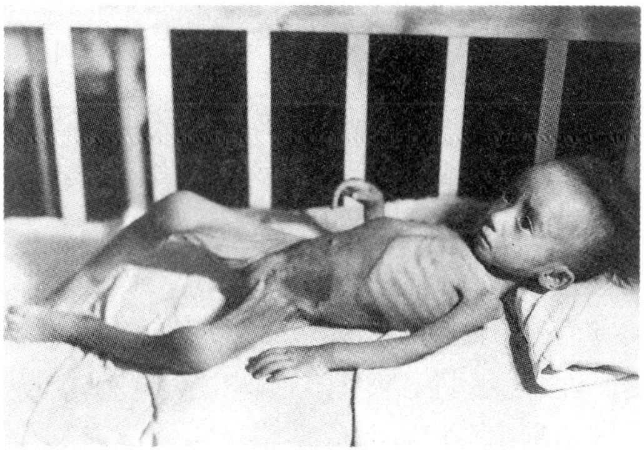

图 4-2　Ⅲ度营养不良

2. 3 岁以上小儿营养不良分度。

（1）轻度：体重低于正常均值 15%～30%。皮肤苍白，弹性差，皮下脂肪减少。肌肉轻度萎缩。精神症状轻，易疲劳。

（2）重度：体重低于正常均值 30%以上。皮肤明显苍白，弹性很差，皮下脂肪明显减少甚至消失。肌肉萎缩明显，肌肉松弛。精神萎靡、烦躁或呆滞。

（三）分型　根据临床特征不同，可将营养不良分为3型。

1. 消瘦型：以缺乏能量为主，消瘦为其特征。皮下脂肪减少，体重下降明显。身高增长不良。肌肉萎缩晚于脂肪消失。

2. 水肿型：以蛋白质缺乏为主，水肿为其特征。皮下脂肪不减少，外观虚胖。下肢或全身可凹性水肿。多数体重下降，少数正常。身高正常，肌萎缩明显。

3. 混合型：兼有以上两型特点。

【并发症】

（一）营养性贫血　常伴有营养性缺铁性贫血、营养性巨幼细胞性贫血或两者兼有。以营养性缺铁性贫血最为常见。贫血与缺乏铁、叶酸、维生素 B_{12}、蛋白质等造血原料有关。

（二）常见微量营养素缺乏　以维生素A缺乏多见。还可伴维生素B、C、D及钙、镁、铜和硒缺乏。严重水肿型营养不良患儿中伴有锌缺乏者约占3/4。

（三）感染　由于免疫功能低下，故易患各种感染，如反复呼吸道感染、鹅口疮、肺炎、结核病、中耳炎、尿路感染等；婴儿腹泻常迁延不愈加重营养不良，形成恶性循环。

（四）自发性低血糖　患儿可突然表现为面色灰白、神志不清、脉搏减慢、呼吸暂停、体温不升但无抽搐，若不及时诊治，可因呼吸麻痹而死亡。

【诊断】

依据临床表现（主要为皮下脂肪减少及体重减轻的程度以及各系统的症状）、结合年龄、喂养史、既往疾病史等可做出诊断及分度。早期病例不易发现，定期生长发育监测对诊断有很大帮助。

【预防】

（一）宣传、普及科学育儿知识。

（二）实行定期生长发育监测，发现生长停滞或落后时及时查明原因，进行矫治。

（三）合理喂养，提倡母乳喂养，母乳不足或无母乳选用牛奶或奶粉。及时添加辅食。喂养方法要得当。

（四）安排好小儿生活制度，培养良好饮食习惯。

（五）及早矫治先天畸形，防治传染病和感染性疾病。

【治疗】

（一）加强护理　环境要清洁，做好护理，防治并发症。

（二）去除病因　积极治疗原发病。感染性疾病引起者必须控制感染；先天畸形应在病情允许的情况下尽早矫治；饮食习惯不良者应尽快矫正。

（三）调整饮食　应根据患儿具体情况安排饮食，选择合适的喂养方法，不可操之过急。热能和蛋白质的供给量一般应大于同年龄、同身高正常儿的供给量。

1. 热能和蛋白质供给

（1）轻度营养不良患儿消化功能一般尚好，应在原有基础上逐渐增加。热能可自120kcal/（kg·d）[500kJ/（kg·d）]开始，蛋白质自3g/（kg·d）、脂肪自1.8g/（kg·d）开始，根据食欲及消化情况逐渐增至热能150kcal/（kg·d）[630kJ/（kg·d）]蛋白质4.5g/（kg·d）、脂肪2.8g/（kg·d）。体重接近正常时恢复至热能110～120kcal/（kg·d）[460～500kJ/（kg·d）]、蛋白质3.5g/（kg·d），进入巩固阶段。

(2) 中度营养不良患儿消化吸收功能已受影响，可自热能 60kcal/ (kg·d) [250kJ/ (kg·d)]、蛋白质 2g/ (kg·d)、脂肪 1g/ (kg·d) 开始，一周左右渐增至热能 120kcal/ (kg·d) [500kJ/ (kg·d)]、蛋白质自 3g/ (kg·d)、脂肪自 1.8g/ (kg·d) 开始，以后按上述轻度营养不良步骤调整。

(3) 重度营养不良者消化吸收功能低下，饮食调整速度要慢。要根据其现有身长推算理想体重，计算热能及营养素需要量。可从热能 40kcal/ (kg·d) [170kJ/ (kg·d)]、蛋白质 1.3g/ (kg·d)、脂肪 0.4g/ (kg·d) 开始，根据食欲及消化吸收情况约经 5～6 个阶段逐渐增至热能 150kcal/ (kg·d) [630kJ/ (kg·d)]、蛋白质 4.5g/ (kg·d)、脂肪 7g/ (kg·d)。体重接近正常时再渐减至热能 110～120kcal/ (kg·d) [460～500kJ/ (kg·d)]、蛋白质 3.5g/ (kg·d)、脂肪 3.5g/ (kg·d)。

2. 喂养方法：应根据小儿年龄、病情、消化吸收情况选用易吸收又含高热能高蛋白质的食物。重症拒绝进食者可鼻饲流质食物。必要时可予静脉营养。

(四) 促进消化与代谢功能　可口服各种消化酶以帮助消化。必要时予苯丙酸诺龙每次 10～25mg 肌注，每周 1～2 次，连用 2～3 周，以促进蛋白质合成。胃纳极差或拒食者可予普通胰岛素每次 2～3U，皮下注射，每日 1～2 次，连用 1～2 周，注射前口服葡萄糖 20～30g 或静注 25%葡萄糖 40～60ml 以防止发生低血糖。

中药参苓白术散、保和丸等亦可选用，针灸、推拿、捏脊等亦有一定疗效。

(五) 治疗并发症　有感染时尽早控制感染。脱水、酸中毒、电解质紊乱者应予纠正。合并维生素缺乏或微量元素缺乏时亦应同时治疗。

【预后】

重症患儿生长发育可广泛受损，造成永久性智力及生理发育迟缓。患病的时间越早，其远期影响、尤其是对知觉和抽象思维能力的影响越大。

第二节　单纯性肥胖症

小儿单纯性肥胖症 (obesity) 是由于长期能量摄入超过消耗，导致体内脂肪积聚过多而造成的疾病。体重超过同年龄、同身高小儿正常标准的 20%即称为肥胖。近年来，小儿肥胖症的发病率在我国呈明显上升趋势，目前约占 5%～8%。肥胖不仅影响儿童的健康，其中 10%～30%发展为成人肥胖症，与心血管疾病、糖尿病、肝脏疾病、胆石症、痛风等众多严重危害人类健康的疾病有关，故应及早防治。

【病因】

95%～97%的单纯性肥胖患儿常难发现其特殊原因。极少数继发于其他病症。单纯性肥胖的病因尚未完全明了，与下列因素有关：

(一) 摄入营养过多　摄入过高热量和脂肪食物超过机体代谢需要，转化成脂肪贮存体内，导致肥胖。

(二) 活动过少　小儿活动过少时，即使未摄入过多的高热量食物也可引起肥胖。

(三) 遗传因素　目前认为肥胖的家族性与多基因遗传有关。肥胖双亲的后代发生肥胖者高达 70%～80%；双亲之一肥胖者，后代肥胖发生率约为 40%～50%；双亲正常的后代发生肥胖者仅 10%～14%。但由于小儿所处环境从出生开始即是父母营造的，父母不良的饮食行为和习惯常会直接导致儿童也形成不良饮食习惯和行为，因此家庭生活方式的不良影响也是重要的致病因素。

（四）胎内因素　小儿出生体重与孕妇营养有关。如孕妇特别是在孕期后3个月进食过多，易致使胎儿过重并导致小儿期肥胖。若肥胖很早发生，就可能是持续性的。

（五）继发于其他疾病的肥胖　伴有肥胖临床表现的内分泌代谢病和遗传综合征约占小儿肥胖症的3%～5%，如Laurence-Moon-Biedl综合征，Prader-Willi综合征和Cushing综合征等。因病长期卧床、脑部疾病、长期使用皮质激素等也可引起继发性肥胖。

【临床表现】

可发生于任何年龄，尤以年长儿和青少年多见。患儿常食欲旺盛，食量大，体重增长过快。体态肥胖，皮下脂肪甚厚，分布均匀，以颈、肩、乳房、胸、背、腹、臀、大腿、上肢明显。腹部和大腿可出现粉红色或紫色条纹。骨龄正常或超过实际年龄。性发育正常，男孩外生殖器常因耻骨处皮脂掩盖而外观较小，实为正常。智力正常。患儿常不爱活动，出汗多，易疲劳。性格常较孤僻。严重者胸廓肥厚，膈肌抬高，呼吸运动受限，肺泡通气不足，引起低氧血症和二氧化碳潴留、继发性红细胞增多、充血性心力衰竭等，称为肥胖肺心综合征或匹克威克综合征（Pickwickian syndrome）。过度超重者可并发关节病、平足等。亦可并发高血压、高脂血症、糖尿病等。

【诊断】

肥胖的诊断尚无统一标准。国内临床常用的标准为：以同年龄、同性别健康小儿体重均值（$\bar{X}$）为准，体重超过$\bar{X}$+2SD即为肥胖，高于2～3SD为轻度肥胖，＞3～4SD为中度肥胖，＞4SD为严重肥胖。或以体重高于同年龄、同身高正常小儿标准的20%为肥胖，＞20%～30%为轻度肥胖，＞30%～50%为中度肥胖，＞50%为重度肥胖。

单纯性肥胖症根据患儿多食少动和肥胖家族史，脂肪分布均匀，智力及性发育正常，无其他异常表现可诊断。但需与继发性肥胖症鉴别。如下丘脑及垂体病变引起的肥胖生殖无能症表现身材矮小，脂肪积聚以腹部为主，性发育迟缓，此外尚有尿崩症等异常；Cushing综合征脂肪呈向心性分布，满月脸，水牛背，四肢相对细瘦，常有多毛、痤疮、高血压、低钾血症、性早熟等；其他继发性肥胖也各有其原发病表现，可资鉴别。

【预防】

孕妇在妊娠后期要适当减少摄入脂肪类食物，防止胎儿体重增加过重；母乳喂养儿发生肥胖者明显低于牛乳喂养者，故应坚持母乳喂养；自婴儿期就应建立良好的饮食习惯，能量摄入要适量，多参加户外活动，以1～2小时为宜；要宣传肥胖儿不是健康儿的观点，使家长摒弃“越胖越健康”的陈旧观念；父母肥胖者更应定期监测小儿体重，以免小儿发生肥胖症。定期到儿童保健门诊接受系统的营养监测和指导。

【治疗】

单纯性肥胖症的治疗原则主要是适当控制饮食和增加活动。

（一）控制饮食　限制饮食既要达到减肥目的，又要保证生长发育需要，不能使体重下降过快。需先了解患儿以往膳食总热能及膳食结构，然后逐步减少总热能。限制饮食主要是降低碳水化合物供给量，以其供热占总热能的40%～55%为宜；限制脂肪供给，其供热占总热能的25%～35%为宜，动物性脂肪不超过脂肪总量的1/3；蛋白质的供给量要保证，以其供热占总热能的20%～30%为限。维生素、矿物质应保证供给。为满足小儿食欲，可以给大量蔬菜。当体重降至标准体重的110%，可停止饮食限制，恢复总能量及各种营养达正常水平，并预防其恢复原来不正常的膳食水平或模式。

（二）增加活动量　应鼓励儿童多参加活动，但要避免剧烈运动激增食欲。肥胖小儿常因动作笨拙和活动后易累而不愿锻炼，可鼓励和选择患儿喜欢和有效易于坚持的运动，如晨间跑步、散步、做操等，每天坚持至少运动30分钟，活动量以运动后轻松愉快、不感到疲劳为原则。

（三）行为矫治　纠正儿童不良饮食习惯应从改变家庭生活方式和个人行为模式做起。如避免晚餐过饱，不吃夜宵，不吃零食，少吃多餐，细嚼慢咽，少吃煎、炸、快餐等高能量食品等。

（四）心理治疗　鼓励儿童坚持控制饮食及加强运动锻炼，增强减肥的信心。鼓励小儿多参加集体活动，改变其孤僻、自卑的心理，帮助其建立健康的生活方式，学会自我管理。

第三节　维生素D缺乏症

维生素D缺乏症（vitamin D deficiency）为婴幼儿常见的营养缺乏性疾病，以钙磷代谢失常和骨样组织钙化不良为特征，严重者可致骨骼畸形，称维生素D缺乏性佝偻病。当甲状旁腺反应迟钝，血清钙降低时，可致神经肌肉兴奋性增高，出现惊厥或肌肉痉挛，称维生素D缺乏性手足搐搦症。

【维生素D的来源和代谢】

人体维生素D的主要来源有二，一是外源性，维生素D_2来自植物性食物，维生素D_3来自动物性食物；二是内源性，是由皮肤中的7-脱氢胆固醇经紫外线照射转变而成维生素D_3，即胆骨化醇（cholecalciferol）。外源性维生素D_3、D_2（即麦角骨化醇）和内源性维生素D_3均无生物活性，须在体内经代谢后才有生物活性。维生素D_3先在肝细胞内经25-羟化酶系统作用转变为25-羟胆骨化醇［25-(OH)D_3］，有微弱抗佝偻病作用，再于肾近曲小管细胞内经1-羟化酶作用转化为1，25-二羟胆骨化醇［1，25-$(OH)_2D_3$］，此为体内主要活性形式，具有很强的抗佝偻病作用。维生素D_2代谢途径与维生素D_3相同。维生素D的代谢除受自身血浓度调节外，尚受血磷、血钙、甲状旁腺素和降钙素调节。维生素D似具有内分泌激素的特点。

【钙磷代谢的调节】

体内钙磷代谢主要受三种体液因子调节，即维生素D、甲状旁腺素和降钙素。

（一）维生素D　其生理作用为：①促进小肠对钙磷的吸收；②促进肾近曲小管对钙磷重吸收；③促进旧骨吸收，使血液、细胞外液钙磷浓度提高，有利于新骨形成。

（二）甲状旁腺素　生理作用为：①促进小肠钙磷吸收；②促进肾近曲小管对钙重吸收，抑制其对磷重吸收；③促进破骨细胞形成，旧骨脱钙，抑制成骨细胞作用及新骨钙化，有利于维持血钙正常浓度。

（三）降钙素　其生理作用为：①抑制小肠对钙磷吸收；②抑制肾近曲小管对钙磷重吸收；③抑制骨盐吸收和骨盐溶解，使血钙降低。

【病因】

（一）日光照射不足　居住于北方寒冷地区的婴幼儿在冬季户外活动少，或因雨雾季节太长、空气污染等使皮肤接触日光中的紫外线减少，致内源性维生素D生成不足。

（二）摄入不足　人乳、牛乳和一般食物中维生素D含量均较少，不能满足需要，且牛乳中钙磷比例不合适，影响钙磷吸收，故牛乳喂养儿较母乳喂养儿更易患佝偻病。

（三）生长发育速度快　婴幼儿时期骨骼生长迅速，钙磷需要量大，易造成维生素D缺乏。早产儿、双胎和低出生体重儿由于先天贮备不足，出生后生长快，更易缺乏。

（四）其他疾病或药物影响　肝胆、肾、胃肠道慢性病可影响维生素D代谢和钙磷吸收、利用；长期服用巴比妥等药物，可影响维生素D代谢，均可致佝偻病。

【预防】

孕妇及乳母应多吃富含维生素D的食物，多晒太阳。小儿满月后即应抱出户外多接触紫外线，婴幼儿应多到户外活动。足月儿自1月后即应补充维生素D400IU/d；早产儿、低出生体重儿自生后2周即可每日补充维生素D800IU，3个月后减至400IU/d。2岁后因户外活动增多，一般不需再补充维生素D。

维生素D缺乏性佝偻病

维生素D缺乏性佝偻病（rickets）是我国儿童保健重点防治的四病之一，多见于婴幼儿。目前重症患者已明显减少，但轻、中度佝偻病仍较多见，尤其是我国北方地区，发病率高于南方。

【发病机理】

骨的发育有软骨成骨和膜性成骨两种形式。现以软骨成骨为例说明骨的发育过程。在长骨骨骺端，从骨骺向骨干可分5层：①软骨细胞生发区：细胞少而分散，分裂少；②软骨细胞增生层：细胞分裂增生活跃，其间为软骨基质；③成熟肥大软骨细胞层：细胞呈立方形，柱状排列，干骺端毛细血管进入，带来钙磷沉积于软骨基质中；④软骨细胞退化层：软骨细胞退行性变、坏死、溶解、形成整齐致密的钙化管，即为X线片所见临时钙化带；⑤成骨区：破骨细胞及成骨细胞侵入软骨细胞溶解后的空隙，软骨基质吸收，成骨细胞及其分泌的基质构成骨样组织，继而钙盐沉积，成为骨质。骨质钙化最主要的条件是骨样组织周围钙磷的正常浓度。当骨骺软骨完全骨化时，骨骺与骨干连在一起，骨骺生长发育完成，骨骼即不再延长。骨干皮质和扁平骨的膜性成骨与此相仿。

维生素D缺乏时肠道钙磷吸收减少，血钙浓度下降，促使甲状旁腺素分泌增多而加速旧骨脱钙，使血钙维持正常或稍低，但尿磷排出增加，使血磷降低，钙磷乘积下降（钙磷乘积即血钙浓度×血磷浓度，正常值>40)，使成骨时钙化受阻，成骨细胞代偿性增生，造成骨样组织堆积而引起佝偻病。

佝偻病时骨骼的病理变化主要有：①骨骺端骨样组织堆积，加上软骨细胞增殖，故向四周膨出；②临时钙化带增厚、不规则；③骨骺软骨带增宽；④骨质疏松变软，易出现骨骼畸形，甚至发生病理性骨折。

【临床表现】

本病以婴幼儿期最为多见。一般先出现神经精神症状，继而出现骨骼改变，伴肌肉松弛，生长迟滞等。临床根据病程可分为4期，根据病情可分为3度。

（一）分期

1. 活动早期（初期）：主要表现神经精神症状，骨骼症状不明显。小儿睡眠不安，夜惊，易激惹，好哭闹，多汗（与季节无关），因汗液刺激和烦躁而经常摇头，致枕部头发脱落而呈枕秃（图 4-3）。X 线片骨骼正常或仅有临时钙化带轻度模糊。生化检查血钙正常或稍低，血磷轻度降低，钙磷乘积稍低（30～40），碱性磷酸酶轻度升高。

2. 活动期（激期）：除神经精神症状更明显外，出现骨骼改变是其特征。生长最快的骨骼受影响最明显，故不同年龄表现亦有不同。

（1）骨骼改变

1）头：①颅骨软化：多见于 3～6 个月婴儿，常发生于枕骨或顶骨中央，以手指按压该处颅骨可稍内陷，放松手指后立即弹回，有如按压乒乓球感。②方颅（图 4-4）：额顶部由于骨膜下骨样组织堆积而隆起，使头颅呈方形，甚至呈马鞍头、十字头或臀状头，多见于 5～9个月以上小儿。③前囟闭合延迟：前囟过大，闭合晚，可迟至 2～3 岁才闭合。④乳牙萌出延迟：可迟至 10 个月以后方出牙。

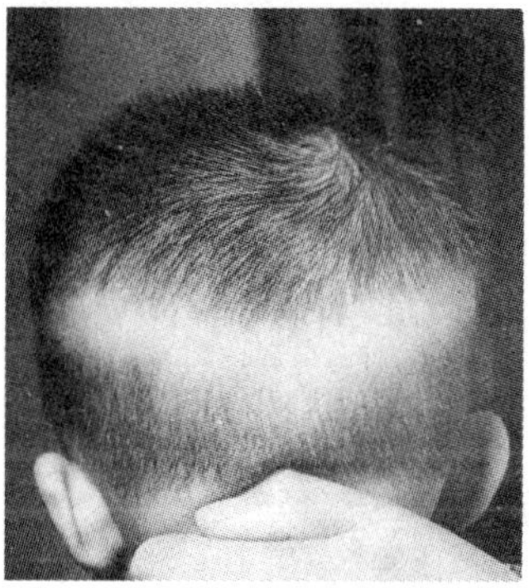

图 4-3 佝偻病、示枕秃

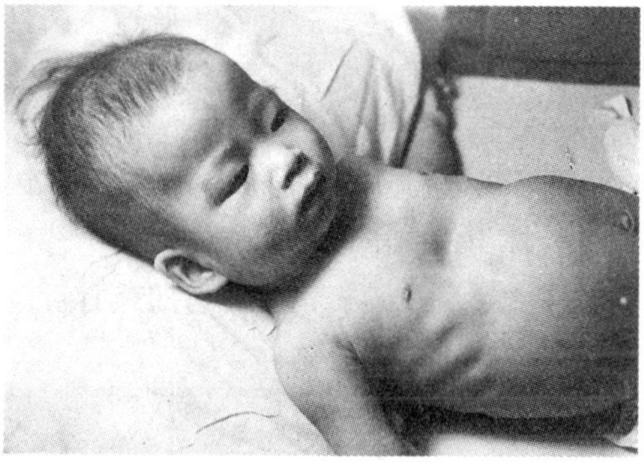

图 4-4 佝偻病、示方颅、肋骨串珠、漏斗胸

2）胸廓（图 4-4）：①肋骨串珠：肋骨骨骺处膨大，局部可扪及或看到钝圆隆起，以 7～10 对肋骨最明显，各对肋骨隆起部排列如串珠样，同时，向胸腔内隆起部分可压迫肺组织而致肺不张。②肋膈沟和肋缘外翻：由于肋骨软化，膈肌长期牵拉使膈肌附着部位内陷，形成横沟，称肋膈沟或郝氏沟（Harrison 沟）。下部肋缘外翻。③鸡胸或漏斗胸：胸骨向前凸出称鸡胸；胸骨下段内陷则形成漏斗胸。这些畸形多发生于 7 个月以上的小儿，常可影响肺功能而易患呼吸道感染。

3）四肢：①手镯、脚镯征：多见于 6 个月以上小儿。腕和踝部骨骺处膨大，形成环状隆起，似手镯和脚镯。②下肢畸形：见于能独立行走后，由于骨质软化，肌肉、韧带松弛，在体重作用下使下肢弯曲，形成“O”形或“X”形腿（图 4-5、图 4-6）。“O”形腿为立正位两踝关节并拢时，两膝关节不能并拢，相距＜3cm 为轻度，3～6cm 为中度，＞6cm 为重度。X 形腿为两膝关节并拢时，踝关节不能并拢，检查方法及分度同“O”形腿。重症者影响步态，轻微外伤易引起骨折。

4）脊柱：经常久坐可致脊柱后凸，偶见侧弯。

5）骨盆：严重者可致骨盆畸形，形成扁平骨盆，成年后女性可致难产。

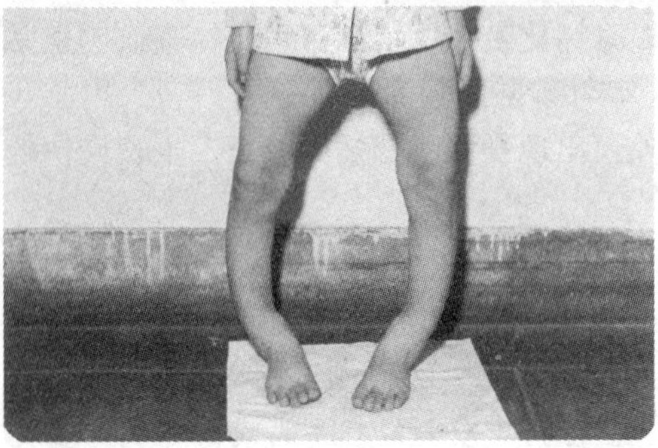

图 4－5　佝偻病，示重度“O”形腿

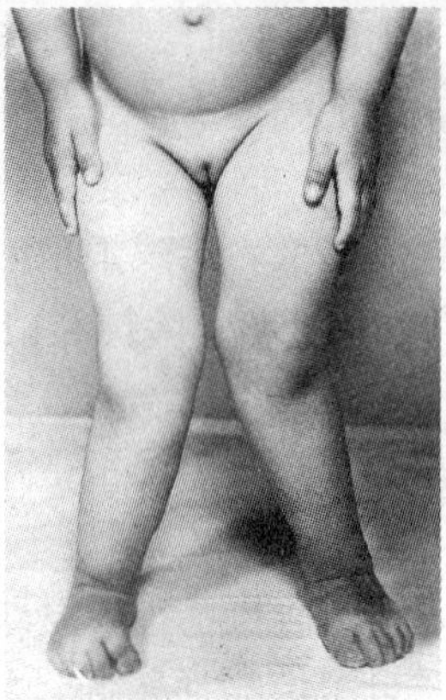

图 4－6　佝偻病，示重度“X”形腿

（2）肌肉松弛：低血磷使肌肉内糖代谢障碍，致肌张力低下，肌肉、韧带松弛，肌力弱，故运动发育常较晚。腹壁及胃肠道肌肉松弛而呈蛙腹。

（3）神经系统发育迟滞：重症佝偻病患儿条件反射形成缓慢，神情呆滞，动作和语言发育落后，治疗后可恢复。

（4）X线改变（图 4－7）：一般摄腕部正位片，可有下列改变：①临时钙化带模糊，呈毛刷样，骨样组织向干骺端四周伸出而呈杯口样改变；②长骨骨骺软骨带增宽，与干骺端距离增大；③骨干骨质疏松，可有弯曲或骨折。

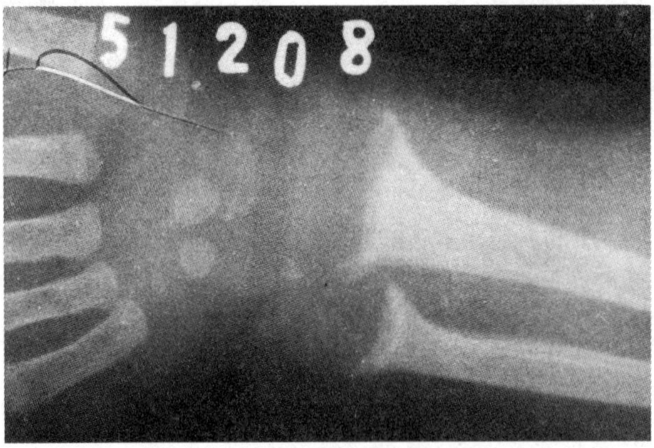

图 4－7　佝偻病，示腕部骨骼 X 线改变

（5）血生化改变：血钙降低，血磷明显降低，钙磷乘积＜30，碱性磷酸酶明显增高。

3. 恢复期：神经精神症状逐渐好转至消失。肌张力恢复。血清钙磷恢复正常。碱性磷酸酶约 1～1.5 个月达正常水平。X线检查骨骼改变于治疗后 2～3 周好转，临时钙化带重新出现，渐恢复正常，骨密度渐恢复。

4. 后遗症期：临床症状消失，血生化检查全部恢复正常，X线片无活动性佝偻病表现，仅重症者遗留不同程度的骨骼畸形。

（二）分度　根据激期骨骼改变程度及血生化、X线检查特点，将佝偻病分为 3 度：

1. 轻度：仅有轻度骨骼改变如颅骨软化、肋骨串珠、方颅、肋膈沟等，或有某些神经精神症状；血钙多正常，血磷稍低，碱性磷酸酶正常或稍高；X线片正常或仅有临时钙化带稍模糊。

2. 中度：有较明显的骨骼改变如肋膈沟、肋骨串珠、鸡胸、手镯、轻或中度下肢畸形、囟门大、闭合迟，肌肉松弛；血钙稍低，血磷低，碱性磷酸酶明显升高；X线检查有活动性佝偻病表现。

3. 重度：有严重骨骼畸形如重度鸡胸、双下肢重度畸形；神经精神发育迟缓，运动障碍；血钙磷均低；X线检查除活动性佝偻病表现外有畸形或骨折。

（三）两种特殊类型的维生素D缺乏性佝偻病

1. 先天性佝偻病：母孕期有维生素D缺乏情况，孕后期可有手足麻木、腓肠肌痉挛等症状。小儿常于冬季出生，新生儿期即有明显佝偻病症状体征，常伴低钙惊厥。血生化、X线片均有佝偻病表现。

2. 晚发性佝偻病：多见于北方地区。发病年龄在4～5岁以上，多见于8～12岁。临床表现以下肢酸痛无力为主要症状，并可有倦怠、多汗、睡眠不安等表现，体征不多，但X线检查有佝偻病表现。

【诊断】

结合维生素D缺乏史、年龄、季节，依据临床症状、体征、血生化及X线检查等进行诊断。诊断时应做出分期和分度，以指导治疗。

【鉴别诊断】

应与其他原因引起的佝偻病和其他相似疾病鉴别。

（一）维生素D依赖性佝偻病　为常染色体隐性遗传、有严重佝偻病症状，伴氨基酸尿，需终身用大剂量维生素D或补充1，25－$(OH)_2D_3$治疗。

（二）低血磷性抗维生素D佝偻病　多为性连锁遗传，也可为常染色体隐性遗传，亦有散发病例。多有家族史而无维生素D缺乏史。多于1岁后发病，血磷低、尿磷高而血钙正常。需应用大剂量维生素D和磷酸盐合剂，一般剂量维生素D无效。

（三）肾性佝偻病和远端肾小管酸中毒　除佝偻病表现外，前者有肾脏疾患引起的慢性肾功能障碍表现，后者则有低钾血症、高氯血症、代谢性酸中毒和碱性尿。

（四）克汀病　有与佝偻病相似之处，但智力发育落后，有特殊面容，血清钙、磷正常，X线检查骨钙化正常，骨龄落后。

（五）软骨营养不良　体态特殊：四肢及手指短，指趾端齐平，腰椎前突，臀部后突。血钙正常。X线检查临时钙化带正常，干骺端膨大。

【治疗】

（一）护理　应多在户外活动，接受日光照射。佝偻病活动期勿使久坐、久立或太早行走，以防发生骨骼畸形。注意预防并发症。

（二）维生素D和钙剂

1. 口服法：活动早期和活动期给予维生素D2000～4000IU（50～100μg）/d口服，持续1个月改为预防量400IU/d维持。

2. 突击疗法：重症或因其他情况不能口服时，可用突击疗法。可肌注维生素D_3 30万IU或维生素D_2 40万IU，一般一次即可，2～3个月后，改为预防量维持。

应用维生素D时一般不需先给钙剂，但3个月以内婴儿或有过手足搐搦症者，肌注前宜先服钙剂2～3天。用维生素D期间应同时给钙剂。

（三）后遗症矫治　经治疗后随体格发育，轻度骨骼畸形可逐渐自行矫正，加强体格锻炼有助于矫正畸形。严重者可于活动期后手术矫治。

维生素D缺乏性手足搐搦症

维生素D缺乏性手足搐搦症（tetany of vitamin D deficiency）是由于维生素D缺乏时甲状旁腺反应迟钝引起血钙降低、神经肌肉兴奋性增高所致，可出现惊厥、手足搐搦、喉痉挛等表现。多发生于婴幼儿期，1岁以内占大多数。

【病因和发病机理】

主要因血中钙离子浓度降低，使神经肌肉兴奋性增高引起。血清中钙的存在有3种形式：一部分与蛋白质结合，一部分为离子钙，还有少量枸橼酸钙。一般当血总钙浓度低于1.75～1.88mmol/L（7～7.5mg/dl）或离子钙低于1.0mmol/L（4mg/dl）时即可发病。

引起血钙降低的原因有：①当维生素D缺乏、血钙下降，而甲状旁腺反应迟钝、代偿性分泌不足时，血钙可明显下降；②春夏季日晒增多或开始维生素D治疗时旧骨脱钙减少，新骨钙化加速，致血钙下降；③当发热、感染、饥饿时组织细胞分解释放磷，使血磷增加，血钙下降；④其他因素如哭闹造成呼吸性碱中毒，或原来血浆蛋白低者经输血或血浆后血浆白蛋白增多，或酸中毒被纠正后，均可使血清离子钙减少。

【临床表现】

主要表现为惊厥、手足搐搦和喉痉挛等，常伴程度不等的佝偻病表现。

（一）症状

1. 惊厥：婴儿主要表现为无热惊厥，可数日一次或每日数次，甚至数十次，每次持续数秒或长达数分钟以上。发作时大多意识丧失，四肢抽动，两眼上吊，面肌颤动，可有发绀、大小便失禁。发作停止后意识恢复，可入睡，醒后活泼如常。轻者可仅有眼球上窜、面肌抽动，而神志清楚。发作频繁、持续时间长或合并感染时可有发热。

2. 手足搐搦：多见于2岁以上小儿，发作时意识清，腕部屈曲，手指伸直，拇指贴近掌心；足部踝关节伸直，跖部略弯，足趾伸直。

3. 喉痉挛：主要见于年幼婴儿，表现为吸气性呼吸困难，严重时可窒息死亡。

（二）体征

1. 面神经征（Chvostek征）：以指尖或叩诊锤叩击颧弓与口角间面颊部，出现眼睑及口角抽动为阳性。新生儿可呈假阳性。

2. 腓反射（Lust征）：用叩诊锤叩击膝外侧腓骨小头上腓神经处，引起足向外侧收缩为阳性。

3. 陶瑟征（Trousseau征）：以血压计袖带包裹上臂，打气使压力维持在收缩压和舒张压之间，5分钟之内该手出现痉挛为阳性。

【诊断】

婴幼儿反复发作的无热惊厥，发作后神志清，无神经系统异常体征者；或有喉痉挛；年龄大者有手足搐搦，均应考虑本病。发病季节、维生素D缺乏史、母孕期四肢麻木或腓肠肌痉挛史等有助于诊断。血总钙低于 1.75～1.88mmol/L（7.0～7.5mg/dl）或离子钙低于 1.0mmol/l（4mg/dl）可确诊。应用钙剂治疗有效，亦有助于诊断。

【鉴别诊断】

（一）低血糖　有饥饿或进食不足史，血糖低于 2.2mmol/L（40mg/dl），口服或静脉注射葡萄糖液后立即恢复。

（二）低镁血症　可与低钙血症同时存在，表现与低钙血症相似，血镁常低于 0.58mmol/L（1.4mg/dl）。手足搐搦症患儿钙剂治疗效果不佳时应想到低镁血症可能。

（三）婴儿痉挛症　有特殊发作表现：突然发作、点头，躯干前屈，双手握拳，四肢屈曲至胸腹前，每次持续数秒至数十秒，伴意识障碍，常反复连串发作。伴智力低下。脑电图有高幅节律紊乱。钙剂治疗无效。

（四）甲状旁腺功能低下　血钙降低，血磷升高，碱性磷酸酶正常。头颅 X 线检查可见基底节钙化。

（五）中枢神经系统感染　有感染中毒症状及神经系统症状、体征及颅内高压表现。脑脊液检查有助鉴别。

（六）急性喉炎和先天性喉喘鸣　喉痉挛需与急性喉炎和先天性喉喘鸣鉴别。急性喉炎表现为声嘶、犬吠样咳嗽、吸气困难，但不呈发作性，有感染表现，钙剂治疗无效。先天性喉喘鸣生后即出现间歇性或持续性吸气性喉喘鸣，无发作性，无低钙表现。

【治疗】

首先控制惊厥和喉痉挛，补充钙剂使血钙上升至正常，然后给予维生素 D，以求根治。

（一）急救处理　迅速控制惊厥和喉痉挛。控制惊厥可予地西泮（安定）0.2～0.5 mg/kg 静脉注射，或苯巴比妥 5～8mg/kg 肌内注射，或 10%水合氯醛 40～60mg/kg 保留灌肠。喉痉挛时应立即将舌拉出口外，人工呼吸或加压给氧，必要时气管插管。

（二）钙剂治疗　可用 10%葡萄糖酸钙每次 1～2ml/kg 加 10%葡萄糖 10～20ml 静脉点滴。重症者可每日 2～3 次。惊厥停止后改口服。轻症者开始即可口服 10%氯化钙每日 5～10ml，用糖水稀释 3～5 倍后分 3 次口服，易于吸收又有酸化血液作用，但久用可致高氯性酸中毒，一般口服 5～7 天后可改服葡萄糖酸钙或乳酸钙。

（三）维生素 D 治疗　可与补钙同时或 3～5 天后给予口服维生素 D，最初剂量为 2000～5000IU/d，一周后增至 5000～10000IU/d。必要时予维生素 D_3 30 万 IU 或维生素 D_2 40 万 IU 肌注一次，疗程与佝偻病相同。

第四节　其他维生素缺乏症

维生素 A 缺乏症

维生素 A 缺乏病（vitamin A deficiency）是指体内维生素 A 缺乏所致的以眼和皮肤粘膜病变为主的全身性疾病，多见于 1～4 岁小儿。轻度维生素 A 缺乏时无典型临床表现而仅表现为免疫功能下降，又称“亚临床状态维生素 A 缺乏”，我国儿童中维生素 A 缺乏病的发生率已明显下降，但在边远农村地区仍有群体流行，亚临床状态缺乏现象还相当普遍。1995

年WHO将中国列为中度亚临床维生素A缺乏国家，提示该病目前仍是威胁我国儿童健康的主要疾病之一。

【维生素A的代谢及生理功能】

维生素A是所有β-紫香酮（β-ionone）衍生物的总称，以视黄醇（retinol，又称为维生素A）为代表，还包括视黄酯（retinyl ester）、视黄醛（retinal）和视黄酸（retinoic acid）；视黄醛作用于视觉；视黄酸作用于细胞增生与分化。存在于动物性食物如乳类、蛋类中以动物内脏中含量最多，在不发达地区由于此类食物供应较少，往往要依靠以植物来源的胡萝卜素作为维生素A的重要供应来源。胡萝卜素存在于绿色或黄红色蔬菜和水果中，其中最具有维生素A生物活性的是β-胡萝卜素，但其在人类肠道中的吸收利用率很低，大约仅为维生素A的1/6，其他胡萝卜素的吸收率更低。无论胡萝卜素还是维生素A，在小肠中被乳化后由肠粘膜吸收，在小肠粘膜细胞中经棕榈酸酯化后，以棕榈酸酯储存于肝脏。肝内维生素A储存量占体内总量的90%～95%。当周围靶组织需要维生素A时，肝内维生素A棕榈酸酯经酯酶水解为视黄醇，与视黄醇结合蛋白（retinal binding protein，RBP）结合，再与前白蛋白（prealbumin，PA）结合，形成维生素A-RBP-PA复合体后释放入血，经血行转运至靶组织。维生素A在体内氧化后转变为视黄酸，视黄酸是维生素A在体内发生多种生物作用的重要活性形式。

维生素A的主要生理功能有：①维持全身上皮细胞的正常结构和功能。②构成视觉细胞内的感光物质。视网膜上对暗光敏感的杆状细胞含有视紫红质，是一种光受体色素，由11-顺式视黄醛与视蛋白结合而成，为暗视觉的必需物质。被光照射后，11-顺式视黄醛转变为全反式视黄醛并与视蛋白分离。此过程产生电能刺激视神经形成视觉。全反式视黄醛经一系列酶的作用下转变为11-顺式视黄醛，再与视蛋白结合再次形成视紫红质为下一次循环使用。在此过程中，除了消耗能量和酶外，还有部分视黄醛变成视黄醇被排泄，所以必须不断地补充维生素A，才能维持视紫红质的合成和整个暗光视觉过程。③促进生长发育和骨骼发育。维生素A参与细胞的RNA、DNA合成，对细胞分化、组织更新有一定影响。促进硫酸软骨素等粘多糖合成和骨的代谢，参与软骨内成骨，缺乏时长骨形成和牙齿发育均受障碍。④促进生殖功能。维生素A对精子生成、胚胎与胎盘发育都是必需的，缺乏时会导致男性睾丸萎缩，精子数量减少、活力下降，也可影响胎盘发育。⑤维持和促进免疫功能。目前已经明确，维生素A是一种免疫调节剂，缺乏时细胞免疫和体液免疫功能均下降，易患呼吸道和消化道感染。⑥改善铁营养状况。维生素A可改善铁的吸收，促进储存铁的运转，增进造血功能；β-胡萝卜素也可促进铁的吸收。

【病因】

（一）摄入不足　长期摄入低维生素A、低胡萝卜素食物。

（二）吸收利用障碍　患脂肪吸收障碍性疾病使维生素A和胡萝卜素吸收受阻；甲状腺功能低下、糖尿病、锌缺乏等疾病致维生素A代谢利用障碍。

（三）消耗过多　各种急、慢性传染病，长期发热，泌尿系统疾病和肿瘤等均可使体内维生素A存储消耗殆尽致相对缺乏。

（四）先天储备不足　维生素A和胡萝卜素都很难通过胎盘进入胎儿体内，因此新生儿维生素A水平明显低于母体，如在出生后不能得到充足的维生素A补充则极易出现维生素A缺乏病。

【临床表现】

（一）眼部症状　最先出现。年长儿先有夜盲，婴儿不易测出。结膜和角膜干燥、失去光泽，泪少，畏光。近角膜两侧结膜边缘可见灰白色斑，为角化上皮形成，称毕脱斑（Bitot's spot）。严重者角膜混浊、软化、溃疡、穿孔，可致失明。

（二）皮肤表现　皮肤干燥、脱屑。毛囊角化，以四肢伸侧为重，可发展至全身。毛发枯黄。

（三）感染　由于上皮变性及免疫机能低下，易发生呼吸道和泌尿道感染。

【实验室检查】

（一）暗适应能力测定　早期即降低。

（二）维生素A水平测定　血浆维生素A水平低于0.68μmol/L（20μg/dl）有助于诊断。

（三）其他　新鲜中段尿上皮细胞计数多于3个/mm^3，高倍镜下见到角化上皮细胞对诊断更有价值。生理盐水棉拭子轻刮结膜涂片，显微镜下可见角化上皮细胞。

【诊断】

根据病史中有维生素A缺乏的原因和临床表现，一般不难诊断。早期诊断有困难者可行上述实验室检查以助诊断。

【预防】

母孕期多食含维生素A和胡萝卜素丰富的食物，预防早产。提倡母乳喂养。及时添加富含维生素A和胡萝卜素的辅食。摄入不足、早产儿、患维生素A吸收利用障碍或消耗性疾病者，应及时补充维生素A，一般用量为3000～5000IU/d，不宜长期大量应用，以免中毒。

【治疗】

无论临床症状严重与否，甚或是无明显症状、处于亚临床状态的维生素A缺乏，都应该尽早进行治疗。多数病理改变经治疗后都可能逆转而恢复。

（一）一般治疗　治疗原发病，去除诱因，调整饮食，治疗继发感染。

（二）维生素A治疗　轻症者口服维生素A5000IU/kg，每日总量2.5～5万IU，分2～3次服，症状好转后逐渐减量。重症或吸收障碍者可予维生素A、D制剂（每支0.5ml含维生素A25000IU，维生素D2500IU）0.5～1ml深部肌注，每日一次，3～5天症状好转后酌情改口服维生素A制剂。一般治疗后眼部病变恢复较快，夜盲数小时即可好转，皮肤改变约需1～2个月方可恢复。

（三）眼部处理　常用硼酸液洗眼，用抗生素眼药水点眼以防感染。角膜溃疡者不宜压挤眼球，以防穿孔。用1%阿托品散瞳，以防虹膜粘连。

维生素B_1缺乏症

维生素B_1又称硫胺素，为水溶性，在谷类、动物内脏、蛋类、酵母中含量丰富。维生素B_1在糖代谢中起重要作用，还可抑制胆碱酯酶活性。维生素B_1缺乏症又称脚气病（beriberi），婴儿多急性起病，年长儿以慢性起病为主。

【病因】

长期食用精白米面、煮饭加碱或去掉米汤，慢性肝肠疾病，长期生食鱼、贝（内有破坏维生素 B_1 的酶）等可致维生素 B_1 缺乏。

【临床表现】

（一）消化道症状　可有腹泻、呕吐、腹胀、肝肿大等。多见于婴儿。

（二）神经系统表现　婴儿表现为神经麻痹和中枢神经系统症状，如声嘶、睑下垂、手不能握物，吸吮无力，腱反射减弱或消失，嗜睡、抽搐、昏迷，重者可死亡。年长儿多以周围神经病变为主，先有对称性感觉异常，而后出现由下向上的进行性弛缓性麻痹。

（三）心血管表现　婴儿常突发心力衰竭，重者可死亡。年长儿可有心悸、气短，仅少数发生心力衰竭。

【实验室检查】

（一）尿硫胺素排出量 $<15\mu g/24h$。

（二）血乳酸、丙酮酸增高。

【诊断】

典型病例根据喂养史和临床表现诊断不难，维生素 B_1 试验治疗有效有助于诊断。应注意与颅内感染、心肌炎、周围神经炎、格林-巴利综合征等鉴别。

【治疗】

轻症口服维生素 B_1 每次 5～10mg，每日 3 次。重症可予每次 10mg 肌注，每日 2 次。暴发型心力衰竭时可予维生素 B_1 50～100mg 静注，3～4 小时一次，心衰控制后改 2～3 次/日。同时治疗心力衰竭。尽量不用高张糖和肾上腺皮质激素。

维生素 B_2 缺乏症

维生素 B_2 又称核黄素，广泛存在于自然界，动物性食品含量高于植物食品。其主要作用是在体内转化后参与黄酶的辅基组成。黄酶是呼吸链的主要成员，故维生素 B_2 广泛参与体内各种生物氧化还原反应，能促进糖、脂肪、蛋白质代谢。

【病因】

摄入不足，慢性胃肠疾病、肝病等致吸收不良，或生长快、感染、创伤等造成需要量增加，均可导致维生素 B_2 缺乏。

【临床表现】

（一）唇舌症状　口角糜烂、裂缝、溃疡。唇呈绯红色，唇部纵裂。舌面鲜红，裂纹，乳头减少或消失。

（二）眼部表现　可有血管增生性结膜炎、角膜炎、虹膜炎，表现畏光、流泪、痒或烧灼感等。

（三）脂溢性皮炎　先有皮脂溢出，多则结痂，多见于鼻唇交界部、鼻翼、耳后、眉尖，可有阴囊皮炎。

【诊断】

结合病史和临床表现特点、维生素治疗效果明显即可诊断。测定 24 小时尿维生素 B_2 排出量 $<50\mu g$ 有意义。

【治疗】

婴儿口服维生素 B_2 2.5mg，每日 2 次；儿童 5mg，每日 3 次。不能口服者给维生素 B_2 5～10mg 肌注，每日一次。同时加用复合维生素 B。角膜病变者可加用维生素 A。舌炎症状明显者加服烟酸。

维生素 C 缺乏症

维生素 C 又称抗坏血酸，新鲜水果、蔬菜中含量丰富。其主要功能是起还原剂作用和参与重要的羟化反应，促进胶原合成，此外尚参与肾上腺皮质激素、免疫抗体的合成。维生素 C 缺乏症又称坏血病（scurvy），多见于 6 个月～2 岁的婴幼儿。

【病因】

单纯谷类喂养等造成摄入不足，早产儿、感染或应激状态下需要量增加，消化功能紊乱致吸收利用障碍等，均可致维生素 C 缺乏。

【发病机理】

维生素 C 缺乏时毛细血管通透性增加可致出血。成骨细胞不能形成正常骨样组织，软骨内骨化受阻，而钙盐沉积未受影响，故临时钙化带增厚，骨干骨质疏松，易有干骺脱位或分离。如有伤口，愈合缓慢。应激能力差，免疫力低下，易受感染。铁、叶酸的吸收、代谢障碍而致贫血。

【临床表现】

起病缓慢，主要表现为：

（一）出血　最初多为四肢皮肤瘀斑，部分有牙龈出血，逐渐加重时可有其他部位出血如鼻出血、血尿、关节腔出血等，甚至颅内出血。

（二）骨骼表现

1. 假性瘫痪：长骨骨膜下出血，干骺端脱位分离引起疼痛，多见于膝关节上下，局部肿胀、压痛而不红。患肢由于疼痛，不能活动而呈固定位，称假性瘫痪。挪动或抱起时疼痛加重而哭闹。

2. 坏血病串珠：肋骨与肋软骨交界处隆起呈串珠样，称坏血病串珠。与佝偻病不同的是当以手自内向外推进时可触及一尖锐突起，而佝偻病串珠为钝圆形。

3. 其他：常有厌食、面色苍白、烦躁、萎靡等表现。部分有低热、反复感染、呕吐、腹泻等。晚期可有贫血。

【实验室检查】

（一）毛细血管脆性试验阳性。

（二）血清维生素 C 含量降低（正常为 5～14mg/dl）。

（三）维生素 C 负荷试验，尿排出量少于 50％。

（四）尿维生素 C 排出量＜24mg/24h。

【X 线检查】

X 线检查可见：①临时钙化带增宽，其下有一透明的骨质疏松带，称坏血病带；②骨干骺分离脱位和半脱位，后者形如裂缝，称坏血病角；③骨骺四周钙化，中心骨质密度低，呈指环样；④骨膜下出血；⑤骨皮质淡薄，骨质疏松。

【诊断和鉴别诊断】

根据病史、临床表现和X线改变诊断不难。注意与局部感染、关节炎、佝偻病、其他出血性疾病鉴别。

【治疗】

一般口服维生素C每日300～500mg，分3～4次。重症或消化功能紊乱者可静脉注射维生素C500～600mg，每日一次，1～3天后改口服。4～5天后逐渐减量至50～100mg/d至完全恢复。一般治疗1～2天症状改善，数日内下肢可活动，骨结构恢复正常需1年。

第五节　微量元素缺乏症

微量元素（trace element）是指含量占体重1/100万以下的元素，按其生理功能一般分为两类：①必需微量元素：具有明显的营养作用和生理功能的如铁、锌、铜、碘、硒、锰、铬等14种元素；②非必需微量元素：即无明显生理功能的微量元素，进一步又分为无毒微量元素如镓、锂、硼等和有毒微量元素如铅、汞、锑等。

微量元素的生理作用大致有5方面：①参与酶的构成；②构成体内重要载体及传递系统；③参与激素和维生素的合成；④调控自由基水平；⑤维持机体正常营养状态和生理功能。

微量元素缺乏症是指各种原因导致体内必需微量元素含量降低所引起的生理功能紊乱综合征。

锌缺乏症

锌是人体重要的必需微量元素之一，参与机体90多种酶的合成，与200多种酶的活性有关。锌缺乏可导致机体多种生理功能紊乱。

【病因】

（一）摄入不足　动物性食物不仅含锌丰富而且易于吸收，植物性食物含锌少，故素食者易缺锌。全胃肠道外营养如未加锌也可致严重缺锌。

（二）吸收不良　各种原因所致的腹泻皆可减少锌的吸收，尤以慢性腹泻如吸收不良综合征，脂肪泻等。谷类食物含植酸和粗纤维，这些均可与锌结合而妨碍其吸收。牛乳含锌量与母乳相似，但牛乳锌吸收利用不及母乳锌，故长期纯牛乳喂养也可致缺锌。

（三）需要量增加　处于生长发育迅速阶段的婴儿，或在组织修复过程中，或营养不良恢复期，皆可致锌需要量增多，因而易发生锌缺乏。

（四）丢失过多　如反复出血、溶血，外伤，大面积烧伤，肝硬化，慢性尿毒症等因低蛋白血症所致高锌尿症，以及应用金属螯合剂（如青霉胺）等均可因锌丢失过多而导致锌缺乏。

（五）遗传缺陷　肠病性肢端皮炎（acrodermatitis enteropathica）是一种少见的常染色体隐性遗传病，因小肠吸收锌的功能缺陷，致体内含锌量减少，表现为肢端皮肤损害，顽固性腹泻，秃发及生长发育障碍，免疫力降低而易患感染。

【临床表现】

（一）生长发育落后　锌通过形成 RNA 和 DNA 聚合酶，直接影响核酸和蛋白质合成；缺锌使垂体生长激素减低引起发育停滞、骨骼发育障碍、生殖器发育不良、第二性征发育不全。

（二）消化功能紊乱　缺锌影响味蕾细胞更新，舌粘膜增生、角化不全，使唾液中磷酸酶减少致味觉减退，导致食欲下降、厌食、异食、腹泻等。

（三）智力发育不良　缺锌可致脑 DNA 和蛋白质合成障碍使大脑功能不全。

（四）免疫功能受损　缺锌使儿童胸腺、脾功能降低或萎缩，使 T 细胞功能降低而易发生感染。

（五）缺锌可使肝和视网膜维生素 A 还原酶活性受限，视网膜结合蛋白减少，出现夜盲症。

（六）缺锌可致创伤组织、溃疡面及手术伤口愈合不良或延缓等。

（七）其他　尚可有贫血、精神差、嗜睡、毛发脱落、肠病性皮炎；重者可有心肌损害、肝硬化。

【实验室检查】

可作下列测定：①血清锌测定：正常为 7.66～22.95μmol/L；②细胞内锌测定：白细胞男 2～9.97μmol/10^{10} 个细胞，女 2.2～7.2μmol/10^{10} 细胞，红细胞 180.5～272.8μmol/10^{10} 个细胞；③餐后血清锌浓度反应试验（PICR）：测空腹血清锌浓度（A_0）作为基础水平，然后给予标准饮食（总热量按全天 20％计算，其中蛋白质为 10％～15％，脂肪为 30％～35％，碳水化合物为 50％～60％）计算，2 小时后复查血清锌（A_2），并按公式 PICR＝（A_0－A_1）÷A_0×100％计算，PICR＞15％提示有锌缺乏；④发锌测定：正常男性发锌 2.5±0.3μmol/g，女 2.6±0.2μmol/g。发锌测定值波动大，且不能反映近期体内锌营养情况，故其结果仅供参考。

【诊断】

依据有缺锌的病史和临床表现，血清锌＜11.47μmol/L，PICR＞15％，锌治疗有显效可诊断。

【治疗】

（一）病因治疗　寻找病因，治疗原发疾病。

（二）饮食疗法：应多食含锌量较高的动物性食物如肝、鱼、瘦肉等，人奶锌易于吸收，牛奶锌不易吸收。

（三）补充锌制剂：口服锌制剂：常用葡萄糖酸锌、硫酸锌、醋酸锌等，每日口服剂量为锌元素 0.5～1mg/kg，相当于葡萄糖酸锌每日 3.5～7mg/kg，硫酸锌 2.3～4.5mg/kg，醋酸锌 1.5～3mg/kg，一般疗程为 1～3 个月。静脉用药：主要用于不能口服或口服吸收不良者。静脉硫酸锌制剂每日用量早产儿为 0.3mg/kg，足月儿～5 岁为 0.1mg/kg，5 岁以上可每日给锌 2.5～4mg，最大量不超过 4mg。

缺碘性疾病

碘缺乏（iodine deficiency）是一种分布极广泛的地方病。据估计全世界约有 8 亿人受缺碘威胁，我国约有 3.2 亿人口生活于缺碘地区。1983 年 Hetze 等首次将地方性甲状腺肿、地方性克汀病以及与缺碘有关的疾病总称为缺碘性疾病（iodine deficiency disorder，IDD)。

【病因】

主要是食物中和饮水中缺碘，即所处环境中碘缺乏导致发病。

【发病机制】

碘缺乏使甲状腺素合成障碍而影响机体生长发育。

【临床表现】

临床表现取决于碘缺乏程度、持续时间和碘缺乏时机体所处的发育阶段。一般胎儿期缺碘可引起早产、死产及先天畸形；新生儿可致甲状腺功能低下；儿童和青春期则可引起地方性甲状腺肿，地方性甲状腺功能减低症，还可引起单纯聋哑。长期轻度缺碘则可出现亚临床型甲状腺功能减低症，表现为：轻度智力低下；婴幼儿坐、站、走、语言等发育迟缓；动作协调性、准确性、灵敏性差；轻度听力和前庭功能障碍，体格发育稍差等。

【辅助检查】

（一）血清总 T_3、T_4 或游离 T_3、T_4 明显降低，而 TSH 增高；

（二）尿碘：人群中尿碘普查结果是判断该地区是否缺碘的一项简单而又有效的方法，若群体尿碘中位数（μg/L）＜20 为重度缺碘区，20～49 为中度缺碘区，50～99 为轻度缺碘区，＞100 为正常。尿碘与尿肌酐比值＜25μg/g 为个体缺碘的有力佐证。

（三）基础代谢率或甲状腺摄 ^{131}I 率的测定，因操作复杂且干扰因素较多，故已少用。

（四）X 线片：骨龄延迟；

（五）脑电图：轻度缺碘可出现阵发性同步 θ 波增多，重者出现脑发育不全波形。

【诊断】

亚临床克汀病（轻度缺碘）诊断标准（1986 年忻州会议）。

（一）必备条件

1. 出生后居住于低碘地方性甲状腺肿病流行区。

2. 有精神神经发育迟滞，主要表现为轻度智力落后（4 岁以下用 DDST 筛选，4 岁以上智商为 50～69）。

（二）辅助条件

1. 神经系统障碍，主要表现有，①轻度听力障碍（电测听高频或低频异常）；②极轻度语言障碍；③精神运动发育障碍。

2. 甲状腺功能障碍：主要表现有：①极轻度的体格发育障碍；②极轻度的骨龄发育落后；③甲状腺功能低下（T_4 降低，TSH 升高)。

有上述必备条件，以及辅助条件中神经系统障碍或甲状腺功能障碍的任何 1 项或 1 项以上；排除其他原因如营养不良、锌缺乏、中耳炎（可能影响听力）以及影响骨龄和体格发育的其他因素后，可做出诊断。

【治疗】

（一）饮食疗法　食用海带、紫菜等海产品以补充碘。

（二）碘剂　主要用于缺碘引起的弥漫型Ⅲ度甲状腺肿大且病程短者：复方碘溶液 1～2 滴/天（约含碘 3.5mg)；碘化钾（钠）盐 10～15mg/d，连服 2 周为 1 疗程，两疗程之间停药 3 个月，反复治疗 1 年。长期大量应用可致甲亢，应注意观察。

（三）甲状腺素制剂　参见甲状腺功能减低症。

【预防】

缺碘性疾病重在预防，在缺碘地区可采用碘化食盐、碘化水等方法，亦可注射碘化油（每毫升含碘 475mg），0～12 个月 0.5ml，1～45 岁 1ml，每注射 1 次可保持 4～5 年不致缺碘。对孕妇每次肌注 2ml，可供妊娠及哺乳期母亲和胎儿、婴儿所需碘量，对防治 IDD 有较好作用。

（冯学斌　杨海河）

第五章　消化系统疾病

第一节　小儿消化系统解剖生理特点

（一）口腔　足月新生儿出生时已具有较好的吸吮、吞咽功能，颊部有坚厚的脂肪垫，咀嚼肌发育良好，有利于吸吮，早产儿较差。新生儿和婴儿的口腔粘膜柔嫩，血管丰富，唾液腺发育较差，唾液分泌少，口腔粘膜干燥，易受损伤、感染。3～4 个月时唾液分泌开始增多，5～6 个月后唾液量明显增多，而婴幼儿口底浅，又不会及时吞咽过多的唾液，常发生生理性流涎。

（二）食管　新生儿及婴儿食管呈漏斗状，粘膜薄嫩，腺体缺乏，弹力组织及肌肉组织发育尚不发达。食管下段贲门括约肌发育不成熟，控制能力差，常发生胃食管反流，婴儿吸奶时常吞咽过多空气，易发生溢奶。

（三）胃　婴儿胃呈水平位，当小儿开始站立行走时，渐变为垂直位。婴儿贲门括约肌张力低，关闭作用差，幽门肌肉发育较良好，但由于自主神经调节不成熟，常发生幽门紧张度升高，引起幽门痉挛，产生呕吐。新生儿胃容量约 30～60ml，1～3 个月约 90～150ml，1 岁约 250～300ml，5 岁时 700～850ml，成人约 2000ml。婴儿胃排空时间因食物种类而异，水为 1～1.5 小时；母乳为 2～3 小时；牛乳为 3～4 小时。

（四）肠　小儿肠管相对比成人长，为身长的 5～7 倍，有利于吸收。消化道血管和淋巴管丰富，通透性高，故吸收率高，此为有利方面。但当消化道发生感染时，肠内细菌或毒素及不完全分解代谢产物容易经肠粘膜进入体内，引起全身感染性疾病和变态反应性疾病，为其不利方面。小儿肠系膜柔软而长，活动度大，容易患肠套叠、肠扭转。

（五）肝　年龄越小，肝脏相对越大。小儿肝较成人相对大。1～3 岁小儿肝下缘在右锁骨中线肋缘下 1～2cm，4～5 岁以后渐进入肋缘内。婴儿肝脏结缔发育较差，肝细胞再生能力强，不易发生肝硬化，但易受各种不利因素的影响，如缺氧、感染、药物中毒等均可使细胞发生肿胀、脂肪浸润、变性、坏死、纤维增生而肿大，影响其正常生理功能。婴儿时期肝内胆汁分泌较少，故对脂肪的消化、吸收功能较差。

（六）肠道细菌　在母体内，肠道是无菌的，生后数小时细菌即侵入肠道，主要分布在结肠和直肠。肠道菌群受食物成分影响，单纯母乳喂养儿以双歧杆菌占绝对优势，人工喂养和混合喂养肠内的大肠杆菌、嗜酸杆菌、双歧杆菌及肠球菌所占的比例几乎相等。正常肠道菌群对侵入肠道的致病菌有一定的拮抗作用。婴幼儿肠道正常菌群脆弱，易受许多外界因素的影响而致菌群失调，引起消化功能紊乱。

（七）健康小儿粪便

1. 胎便：新生儿出生 24 小时内排胎便，粘稠，呈深绿或黑绿色，无臭味。胎粪由脱落的上皮细胞、浓缩的消化液及胎儿时期吞入的羊水、毳毛所组成。若喂乳充分，约 2～3 天后逐渐转变为正常婴儿粪便。

2. 人乳喂养儿粪便：为黄色或金黄色，粘度均匀如膏状，有时微带绿色，呈酸性反应，无臭味，每天排便 2～4 次。一般在增加辅食后次数即减少，1 周岁后 1～2 次/日。

3. 人工喂养儿粪便：牛、羊乳喂养的婴儿，大便色淡黄色或呈灰黄色，质较干，常带奶瓣，呈中性或碱性反应，因牛乳含蛋白质较多，粪便有明显的蛋白质分解产物的臭味，大便 1～2 次/日。易发生便秘。

4. 混合喂养儿粪便：乳类同时加淀粉类食物喂养的婴儿，大便量多，质稍软，臭味较重，一般为暗褐色；吃蔬菜多者，外观与成人大便相似，每日 1～2 次。

第二节　口腔粘膜疾病

一、流涎

流涎（drooling）常见于婴幼儿。小儿 3～4 个月时，唾液分泌开始增多，5～6 个月后增多更明显。出牙时三叉神经受刺激，也使唾液分泌增加。婴儿口腔浅，不会及时吞咽过多的唾液，故发生流涎，此为生理现象。随年龄增长，流涎自然消失。当患口腔炎、面神经麻痹、延髓麻痹、脑炎后遗症等时，因唾液分泌过多或吞咽障碍而致流涎，则为病理现象，需治疗原发病。

二、口炎

口炎（stomatitis）是指口腔粘膜由于各种感染引起的炎症，若病变限于舌、齿龈、口角亦可分别称为舌炎、齿龈炎或口角炎。婴幼儿多见。感染常由病毒、真菌、细菌、螺旋体引起，亦可继发于急性感染、腹泻、营养不良、久病体弱、维生素 B、维生素 C 缺乏等。

【预防】

（一）注意喂养，提高抗病能力。

（二）重视口腔卫生，尤其在急性感染时。

（三）注意奶瓶、奶头、玩具等的消毒。

（四）病毒感染所致的疱疹性口腔炎传染性强，应注意隔离。

三、鹅口疮

鹅口疮（thrush，oral candidiasis）又名雪口病，为白色念珠菌感染，在粘膜表面形成白色斑膜的疾病。多见于新生儿、婴幼儿、营养不良、腹泻、长期用广谱抗生素或激素的患儿。多因哺乳时奶头不洁及污染的乳具感染，新生儿亦可经产道感染。

【临床表现】

口腔粘膜表面出现白色乳凝块样物，见于颊粘膜、舌、齿龈、上腭等处，可延至咽部，不易拭去，周围无炎症反应，强行剥离后局部粘膜潮红、粗糙、可有溢血，不痛、不流涎，一般不影响吃奶，也无全身症状。重症可累及食管、肠道、喉、气管、肺等。取白膜少许置玻片上，加 10%氢氧化钠一滴，在显微镜下可见真菌的菌丝和孢子。

【治疗】

一般不需口服抗菌药物，可用 2%碳酸氢钠溶液于哺乳前后清洁口腔。病变广泛者，用制霉菌素10万单位/次，加水1～2ml涂患处，每日2～3次，可同时服用维生素B_2及C，亦可同时服用肠道微生态制剂，纠正肠道菌群失调，抑制真菌生长。

四、疱疹性口炎

疱疹性口炎（herpetic stomatitis）亦称疱疹性齿龈口炎，为单纯疱疹病毒Ⅰ型感染所致。多见于1～3岁小儿。发病无季节差异。传染性较强，常在集体托幼机构引起小流行。

【临床表现】

起病时可发热，可达38～40℃，1～2天后口腔粘膜出现成簇或单个小疱疹，直径约2～3mm，周围有红晕，破溃后形成溃疡，上面覆盖黄白色膜样渗出物。小溃疡可融合成大溃疡，有时可累及软腭、舌和咽部。口角和唇周皮肤亦常有疱疹。局部疼痛，流涎，拒食，烦躁，颌下淋巴结肿大。体温在3～5天恢复正常。病程约1～2周。局部淋巴结肿大可持续2～3周。

【鉴别诊断】

本病应与疱疹性咽峡炎鉴别，后者由柯萨奇病毒引起，多发生于夏秋季，疱疹主要在咽部和软腭，也可见于舌，但不累及齿龈和颊粘膜，颌下淋巴结不肿大。

【治疗】

保持口腔清洁，多饮水，禁用刺激性或腐蚀性药物如硝酸银、过硼酸钠等。局部可用锡类散，也可喷西瓜霜等。为预防继发感染可涂2.5%～5%金霉素鱼肝油，局部涂疱疹净，有抑制病毒的作用。疼痛重者可在进食前用2%利多卡因涂局部，食物以微温或凉的流质为宜，避免酸性饮料。发热时可用退热剂，有继发感染时可用抗生素。

五、急性细菌性口炎

本病又称急性膜性口炎。由链球菌、金黄色葡萄球菌或肺炎链球菌等引起。多见于婴幼儿，常发生于全身感染抵抗力低下时，因口腔不洁利于细菌繁殖而引起。

【临床表现】

常见于舌、唇内、颊粘膜等处，可延至唇、咽喉部。初起口腔粘膜充血水肿，以后发生界限清楚的糜烂或溃疡，散在或融合成片，上有纤维素性炎性渗出物形成的假膜，呈灰白色，边缘规则，易拭去，遗留溢血创面，不久又被假膜覆盖，涂片染色可见大量细菌。局部疼痛，流涎，拒食，烦躁，局部淋巴结肿大，常伴发热。白细胞总数增高。

【治疗】

控制感染，做好口腔护理。用3%过氧化氢或0.1%～0.3%雷佛奴尔溶液清洗口腔，每日2次。局部涂1%龙胆紫和2.5%～5%金霉素鱼肝油，或用养阴生肌散、锡类散、冰硼散等，可用2%利多卡因涂局部止痛。需用抗生素控制感染。宜进食温凉的流质饮食，补充维生素B_1、维生素B_2、及维生素C，高热时给予物理降温或药物治疗，注意热量及液体的补充。

六、地图舌

地图舌（geographic tongue）是由于舌粘膜上皮（丝状乳头）剥脱所致，深部组织无改变。病因未明，但非维生素缺乏所致。可见于6个月以后的婴幼儿和儿童。

舌上先出现灰白色稍隆起的小病灶，以后中央的丝状乳头剥脱，遗留红色、光滑、干燥的舌面，边缘灰白色，向外扩展，融合成地图状。病变范围和位置可经常变化。病程较久，常达数年，无疼痛、流涎或其他口炎症状，不需治疗。

第三节 婴幼儿腹泻病

婴幼儿腹泻病（diarrhea disease），是一组由多病原、多因素引起的以腹泻为主要临床表现的消化道疾病。近年来本病发病率及病死率已明显降低，但仍是婴幼儿的重要常见病和死亡病因。2岁以下多见，约半数为1岁以内。

【病因】

（一）易感因素

1. 婴幼儿期生长发育快，所需营养物质相对较多，胃肠道负担重，经常处于紧张的工作状态，易发生消化功能紊乱。

2. 消化系统发育不成熟，胃酸和消化酶分泌少，消化酶活性低，对食物质和量的变化耐受力差；胃内酸度低，胃排空较快，对进入胃内的细菌杀灭能力弱。

3. 血清免疫球蛋白（尤以IgM和IgA）和肠道分泌型IgA均较低。

4. 正常肠道菌群对入侵的病原体有拮抗作用，而新生儿正常肠道菌群尚未建立，或因使用抗生素等引起肠道菌群失调，易患肠道感染。

5. 人工喂养：母乳中含有大量体液因子（SIgA、乳铁蛋白）、巨噬细胞和粒细胞、溶菌酶、溶酶体，有很强的抗肠道感染作用。家畜乳中虽有某些上述成分，但在加热过程中被破坏，而且人工喂养的食物和食具极易受污染，故人工喂养儿肠道感染发生率明显高于母乳喂养儿。

（二）感染因素

1. 肠道内感染：肠道内感染可由病毒、细菌、真菌、寄生虫引起，以前两者多见，尤其是病毒。

（1）病毒感染：人类轮状病毒（human rotavirus）是婴幼儿秋冬季腹泻的最常见的病原；诺沃克病毒（Norwalk virus）多侵犯儿童及成人；其他如埃可病毒、柯萨奇病毒、腺病毒、冠状病毒等都可引起肠道内感染。

（2）细菌感染（不包括法定传染病）

1）大肠杆菌：①致病性大肠杆菌：近年来由此菌引起的肠炎已较少见，但仍可在新生儿室流行；②产毒性大肠杆菌：是较常见的引起肠炎的病原；③出血性大肠杆菌：可产生与志贺菌相似的肠毒素而致病；④侵袭性大肠杆菌：可侵入结肠粘膜引起细菌性痢疾样病变和临床症状；⑤粘附-集聚性大肠杆菌：粘附于下段小肠和结肠粘膜而致病。

2）空肠弯曲菌：又名螺旋菌或螺杆菌，是肠炎的重要病原菌，可侵入空肠、回肠、结肠。有些菌株可产生肠毒素。

3）耶尔森菌：为引起肠炎较常见的致病菌。

4）其他细菌和真菌：鼠伤寒杆菌、变形杆菌、绿脓杆菌和克雷伯杆菌等有时可引起腹泻，在新生儿较易发病。长期应用广谱抗生素引起肠道菌群失调，可诱发白色念珠菌、金葡菌、难辨梭状芽孢杆菌、变形杆菌、绿脓杆菌等引起的肠炎。长期用肾上腺皮质激素使机体免疫功能下降，易发生白色念珠菌或其他条件致病菌肠炎。

（3）寄生虫感染：如梨形鞭毛虫、结肠小袋虫等。

2. 肠道外感染：患中耳炎、上呼吸道感染、肺炎、肾盂肾炎、皮肤感染、急性传染病等可出现腹泻。肠道外感染的某些病原体（主要是病毒）也可同时感染肠道引起腹泻。

（三）非感染因素

1. 饮食因素：①喂养不当可引起腹泻，多为人工喂养儿。②过敏性腹泻，如对牛奶或大豆过敏而引起腹泻。③原发性或继发性双糖酶（主要为乳糖酶）缺乏或活性降低，肠道对糖的消化吸收不良而引起腹泻。

2. 气候因素：腹部受凉使肠蠕动增加，天气过热使消化液分泌减少，而由于口渴、吃奶过多，增加消化道负担而致腹泻。

3. 精神因素：精神紧张致胃肠道功能紊乱，也可引起腹泻。

【发病机理】

导致腹泻的机制有：①渗透性腹泻：因肠腔内存在大量不能吸收的具有渗透活性的物质而引起的腹泻；②分泌性腹泻：肠腔内电解质分泌过多而引起的腹泻；③渗出性腹泻：炎症所致的液体大量渗出而引起的腹泻；④动力性腹泻：肠道运动功能异常而引起的腹泻。但临床上不少腹泻并非由某种单一机制引起，而是在多种机制共同作用下发生的。

（一）非感染性腹泻　由于饮食量和质不恰当，食物消化、吸收不良，积滞于小肠上部，致酸度减低，肠道下部细菌上窜并繁殖（即内源性感染），使消化功能更加紊乱。在肠内可产生小分子短链有机酸，使肠腔内渗透压增高，加之食物分解后腐败性毒性产物刺激肠道，使肠蠕动增加，而致腹泻。

（二）感染性腹泻

1. 细菌肠毒素作用：有些肠道致病菌分泌肠毒素，细菌不侵入肠粘膜组织，仅接触肠道表面，一般不造成肠粘膜组织学损伤。肠毒素抑制小肠绒毛上皮细胞吸收 Na^+、Cl^-及水，促进肠腺分泌 Cl^-，使肠液中 Na^+、Cl^-、水分增加，超过结肠的吸收限度而导致腹泻，排大量无脓血的水样便，并可导致脱水、电解质紊乱。

2. 细菌侵袭肠粘膜作用：有些细菌可侵入肠粘膜组织，造成广泛的炎症反应，如充血、水肿、炎症细胞浸润、溃疡、渗出。大便初为水样，后以血便或粘冻状大便为主。大便常规检查与菌痢同。可有高热、腹痛、呕吐、里急后重等症状。

3. 病毒性肠炎：轮状病毒颗粒侵入小肠绒毛的上皮细胞，小肠绒毛肿胀缩短、脱落，绒毛细胞毁坏后其修复功能不全，使水、电解质吸收减少，而导致腹泻。肠腔内的碳水化合物分解吸收障碍，又被肠道内细菌分解，产生有机酸，增加肠内渗透压，使水分进入肠腔而加重腹泻。轮状病毒感染仅有肠绒毛破坏，故粪便镜检阴性或仅有少量白细胞。

【临床表现】

（一）各类腹泻的临床表现

1. 轻型腹泻：多为饮食因素或肠道外感染引起。每天大便多在 10 次以下，呈黄色或黄绿色，稀糊状或蛋花汤样，有酸臭味，可有少量粘液及未消化的奶瓣。大便镜检可见大量脂肪球。无中毒症状，精神尚好，无明显脱水、电解质紊乱。多在数日内痊愈。

2. 重型腹泻：多由肠道内感染所致。有以下 3 组症状：

（1）严重的胃肠道症状：腹泻频繁，每日大便 10 次以上，多者可达数十次。大便水样或蛋花汤样，有粘液，量多，倾泻而出。粪便镜检有少量白细胞。伴有呕吐，甚至吐出咖啡渣样物。

（2）全身中毒症状：发热，食欲低下，烦躁不安，精神萎靡，嗜睡，甚至昏迷、惊厥。

（3）水、电解质、酸碱平衡紊乱症状

1）脱水：由于吐泻丧失体液和摄入量减少所致。由于体液丢失量的不同及水与电解质丢失的比例不同，可造成不同程度、不同性质的脱水（参见第二章第三节）。

2）代谢性酸中毒：重型腹泻都有代谢性酸中毒，脱水越重酸中毒也越重，原因是：①腹泻时，大量碱性物质如 Na^+、K^+随大便丢失；②进食少和肠吸收不良，使脂肪分解增加，产生大量中间代谢产物——酮体；③失水时血液变稠，血流缓慢，组织缺氧引起乳酸堆积和肾血流量不足，排酸保碱功能低下（临床表现参见第二章第三节）。

3）低钾血症：胃肠道分泌液中含钾较多，呕吐和腹泻可致大量失钾；腹泻时进食少，钾的入量不足；肾脏保钾的功能比保留钠差，在缺钾时，尿中仍有一定量的钾排出；由于以上原因，腹泻患儿都有不同程度的缺钾，尤其是久泻和营养不良者。但在脱水、酸中毒未纠正前，体内钾的总量虽然减少，而血钾多数正常。其主要原因是：①血液浓缩；②酸中毒时钾从细胞内向细胞外转移；③尿少使钾排出量减少。随着脱水、酸中毒的纠正，血钾被稀释，输入的葡萄糖合成糖原使钾从细胞外向细胞内转移；同时由于利尿后钾排出增加，腹泻不止时从大便继续失钾，因此血钾继续降低（临床表现见第二章第三节）。

4）低钙和低镁血症：进食少，吸收不良，由大便丢失钙、镁，使体内钙、镁减少，但一般为轻度缺乏。久泻或有活动性佝偻病者血钙低。但在脱水时，由于血液浓缩，体内钙总量虽低，而血钙浓度不低；酸中毒可使钙离子增加，故可不出现低钙症状。脱水和酸中毒被纠正后，血液稀释，离子钙减少，可出现手足搐搦和惊厥。极少数久泻和营养不良者，偶见低镁症状，故当输液后出现震颤、手足搐搦或惊厥，用钙治疗无效时，应想到可能有低镁血症。

3．迁延性和慢性腹泻：病程连续超过 2 周者称迁延性腹泻，超过 2 个月者称慢性腹泻。多与营养不良和急性期未彻底治疗有关，以人工喂养儿多见。凡迁延性腹泻，应注意检查大便中有无真菌孢子和菌丝及梨形鞭毛虫。应仔细查找引起病程迁延和转为慢性的原因。

（二）不同病因所致肠炎的临床特点

1．轮状病毒肠炎：又称秋季腹泻。多发生在秋冬季节。多见于 6 个月至 2 岁小儿，起病急，常伴发热和上呼吸道感染症状，多先有呕吐，每日大便 10 次以上甚至数十次，量多，水样或蛋花汤样，黄色或黄绿色，无腥臭味，常出现水及电解质紊乱。近年报道，轮状病毒感染亦可侵犯多个脏器，偶可产生神经系统症状，如惊厥等；50%左右患儿血清心肌酶谱异常，提示心肌受累。本病为自限性疾病，病程多为 3～8 天。大便镜检偶见少量白细胞。血清抗体一般在感染后 3 周上升。

2．三种类型大肠杆菌肠炎

（1）致病性大肠杆菌肠炎：以 5～8 月份多见。年龄多小于 1 岁，起病较缓，大便每日 5～10 次，黄绿色蛋花汤样，量中等，有霉臭味和较多粘液。镜检有少量白细胞。常有呕吐，多无发热和全身症状。重者可有脱水、酸中毒及电解质紊乱。病程 1～2 周。

（2）产毒性大肠杆菌肠炎：起病较急。重者腹泻频繁，大便量多，呈蛋花汤样或水样，有粘液，镜检偶见白细胞。可发生脱水、电解质紊乱、酸中毒。也有轻症者。一般病程约

5～10 天。

（3）侵袭性大肠杆菌肠炎：起病急，高热，腹泻频繁，大便粘冻状，含脓血。常有恶心、呕吐、腹痛，可伴里急后重。全身中毒症状严重，甚至休克。临床症状与大便常规化验不能与菌痢区别，需做大便细菌培养加以鉴别。

3. 鼠伤寒沙门菌小肠结肠炎：是小儿沙门菌感染中最常见者。全年均有发生，以 6～9 月发病率最高。年龄多为 2 岁以下，小于 1 岁者占 1/2～1/3。很多家禽、家畜、鼠、鸟、冷血动物是自然宿主。蝇、蚤可带菌传播。经口感染。起病较急，主要症状为腹泻，有发热、厌食、呕吐、腹痛等。大便一般每日 6～10 次，重者每日可达 30 次以上。大便初为黄绿色稀水便或粘液便，病程迁延时呈深绿色粘液脓便或脓血便。大便镜检有多量白细胞及红细胞。轻症排出数次不成形大便后即痊愈。腹泻频繁者迅速出现严重中毒症状、明显脱水及酸中毒，甚至发生休克和 DIC。少数重者呈伤寒败血症症状，并出现化脓灶。一般病程约 2～4 周。

4. 金黄色葡萄球菌肠炎：多因长期应用广谱抗生素引起肠道菌群失调，使耐药的金葡菌在肠道大量繁殖，侵袭肠壁而致病。腹泻为主要症状，轻症日泻数次，停药后即逐渐恢复。重症腹泻频繁，大便有腥臭味，水样，黄或暗绿似海水色，粘液较多，有伪膜出现，少数有血便，伴有腹痛和中毒症状，如发热、恶心、呕吐、乏力、谵妄，甚至休克。大便镜检有大量脓细胞和成簇的革兰阳性球菌。大便培养有金葡菌生长，凝固酶阳性。

5. 真菌性肠炎：多见于 2 岁以下，常为白色念珠菌所致。主要症状为腹泻，大便稀黄，有发酵气味，泡沫较多，含粘液，有时可见豆腐渣样细块（菌落），偶见血便。大便镜检可见真菌孢子和假菌丝，真菌培养阳性，常伴鹅口疮。

【实验室检查】

（一）轮状病毒检测

1. 电镜检查：采集急性期（起病 3 天以内）粪便的滤液或离心上清液染色后电镜检查，可查见该病毒。

2. 抗体检查：

（1）补体结合反应：以轮状病毒阳性大便作抗原，作补体结合试验，阳性率较高。

（2）酶联免疫吸附试验（ELISA）：能检出血清中 IgM 抗体。较补体结合法更敏感。

（二）细菌培养　可从粪便中培养出致病菌。

（三）真菌检测

1. 涂片检查：从大便中找真菌，发现念珠菌孢子及假菌丝则对诊断有帮助。

2. 可做培养和病理组织检查。

3. 免疫学检查。

【诊断和鉴别诊断】

根据发病季节、病史（包括喂养史和流行病学资料）、临床表现和大便性状可以作出临床诊断。必须判定有无脱水（程度和性质）、电解质紊乱和酸碱失衡。积极寻找病因。需要和以下疾病鉴别：

（一）生理性腹泻　多见于 6 个月以下婴儿，外观虚胖，常有湿疹。生后不久即腹泻，但除大便次数增多外，无其他症状，食欲好，生长发育正常，到添加辅食后便逐渐转为正常。

（二）细菌性痢疾 常有接触史，发热、腹痛、脓血便、里急后重等症状及大便培养可资鉴别。

（三）坏死性肠炎 中毒症状严重，腹痛、腹胀、频繁呕吐、高热。大便初为稀水粘液状或蛋花汤样，后为血便或“赤豆汤样”便，有腥臭味，隐血强阳性，重症常有休克。腹部X线检查有助于诊断。

【治疗】

治疗原则为：调整饮食，预防和纠正脱水，合理用药，加强护理，防治并发症。

（一）饮食疗法 应强调继续饮食，满足生理需要。轻型腹泻停止喂不易消化的食物和脂肪类食物。吐泻严重者应暂时禁食，一般不禁水。禁食时间一般不超过4～6小时。母乳喂养者继续哺乳，暂停辅食。人工喂养者可先给米汤、稀释牛奶、脱脂奶等。

（二）护理 勤换尿布，冲洗臀部，预防上行性泌尿道感染和红臀。感染性腹泻注意消毒隔离。

（三）控制感染 病毒性肠炎不用抗生素，以饮食疗法和支持疗法为主。非侵袭性细菌所致急性肠炎除对新生儿、婴儿、衰弱儿和重症者使用抗生素外，一般也不用抗生素。侵袭性细菌所致肠炎一般需用抗生素治疗。

水样便腹泻患儿多为病毒及非侵袭性细菌所致，一般不用抗生素，应合理使用液体疗法，选用微生态制剂和粘膜保护剂。如伴有明显中毒症状不能用脱水解释者，尤其是对重症患儿、新生儿、小婴儿和衰弱患儿（免疫功能低下）应选用抗生素治疗。

粘液、脓血便患者多为侵袭性细菌感染，应根据临床特点，针对病原经验性选用抗菌药物，再根据大便细菌培养和药敏试验结果进行调整。针对大肠杆菌、空肠弯曲菌、耶尔森菌、鼠伤寒沙门菌所致感染选用庆大霉素、卡那霉素、氨苄青霉素、红霉素、氯霉素、头孢霉素、诺氟沙星、环丙沙星、呋喃唑酮、复方新诺明等。均可有疗效，但有些药如诺氟沙星、环丙沙星等喹诺酮类抗生素小儿一般禁用，卡那霉素、庆大霉素等氨基糖苷类抗生素又可致使耳聋或肾损害，故小儿，尤其是婴幼儿，在选用这些抗生素时必须十分慎重。金黄色葡萄球菌肠炎、伪膜性肠炎、真菌性肠炎应立即停用原使用的抗生素，根据症状可选用万古霉素、新青霉素、利福平、甲硝唑或抗真菌药物治疗。

（四）液体疗法

1. 口服补液：世界卫生组织推荐的口服补液盐（ORS）可用于腹泻时预防脱水以及纠正轻、中度患儿的脱水。新生儿和频繁呕吐、腹胀、休克、心肾功能不全等患儿不宜口服补液。补液步骤除无扩容阶段外，与静脉补液基本相同。

（1）补充累积损失：轻度脱水约为50ml/kg，中度脱水约为80～100ml/kg，在8～12小时内服完。

（2）维持补液阶段：脱水纠正后将ORS溶液加等量水稀释后使用。口服液量和速度根据大便量适当增减。

2. 静脉补液：中度以上脱水或吐泻严重或腹胀者需静脉补液。

（1）第一天（24小时）补液

1）输液总量：包括补充累积损失量、继续损失量及生理需要量。按脱水程度定累积损失量，按腹泻轻重定继续损失量（参见第二章“液体疗法”），将3项加在一起概括为以下总量，可适用于大多数病例：轻度脱水约90～120ml/kg，中度脱水约120～150mg/kg，重度脱水约 150～180ml/kg。

2）溶液种类：按脱水性质而定。补充累积损失量等渗性脱水用 1/2～2/3 张含钠液，低渗性脱水用 2/3 张含钠液，高渗性脱水用 1/3 张含钠液，补充继续损失量用 1/2～1/3 张含钠液，补充生理需要量用 1/4～1/5 张含钠液。根据临床表现判断脱水性质有困难时，可先按等渗性脱水处理。

3）补液步骤及速度：主要取决于脱水程度和继续损失的量及速度。

扩容阶段：重度脱水有明显周围循环障碍者首先用 2：1 等张含钠液（2 份生理盐水＋1 份 1.4% $NaHCO_3$ 液）20mg/kg（总量不超过 300ml），于 30～60 分钟内静脉注射或快速点滴，以迅速增加血容量，改善循环功能和肾功能。

以补充累积损失量为主的阶段：在扩容后根据脱水性质选用不同溶液（扣除扩容液量）继续静脉补液。中度脱水无明显周围循环障碍者不需扩容，可直接从本阶段开始。本阶段（8～12 小时）滴速宜稍快，一般为每小时 8～10ml/kg。

维持补液阶段：经上述治疗，脱水基本纠正后尚需补充继续损失量和生理需要量。输液速度稍放慢，将余量于 12～16 小时内滴完，一般约每小时 5ml/kg。

各例病情不同，进水量不等，尤其是大便量难以准确估算，故需在补液过程中密切观察治疗后的反应，随时调整液体的成分、量和滴速。

4）纠正酸中毒：轻、中度酸中毒一般无需另行纠正，因在输入的溶液中已有一部分碱性液，而且经过输液后循环和肾功能改善，酸中毒随即纠正。对重度酸中毒可另加碳酸氢钠等碱性液进行纠正（见第二章“液体疗法”）。

5）钾的补充：一般患儿按 3～4mmol/（kg·d）[约相当于氯化钾 200～300mg/（kg·d）]，缺钾症状明显者可增至 4～6mmol/（kg·d）[约相当于氯化钾 300～450mg/（kg·d）]。必须在肾功能恢复较好（有尿）后开始补钾。含钾液体绝对不能静脉推注。若患儿已进食，食量达正常一半时，一般不会缺钾（补钾其他注意事项见第二章“液体疗法”）。

6）钙和镁的补充：一般患儿无需常规服用钙剂。对有营养不良或佝偻病者应早给钙。在输液过程中如出现抽搐，可给 10%葡萄糖酸钙 5～10ml 静脉缓注，必要时重复使用。若抽搐患儿用钙剂无效，应考虑低血镁的可能，可测血清镁，用 25%硫酸镁每次 0.1ml/kg，深部肌内注射，每 6 小时一次，每日 3～4 次，症状缓解后停用。

（2）第二天以后（24 小时后）的补液：经过 24 小时左右的补液后，脱水、酸中毒、电解质紊乱已基本纠正。以后的补液主要是补充生理需要量和继续损失量，防止发生新的累积损失，继续补钾，供给热量。一般生理需要量按 60～80ml/（kg·d），用 1/5 张含钠液补充；继续损失量原则上丢多少补多少，如大便量一般，可在 30ml/（kg·d）以下，用 1/2～1/3 张含钠液补充。生理需要量和继续损失量可加在一起于 12～24 小时内匀速静点。无呕吐者可改为口服补液。

（五）对症治疗

1. 腹泻：对一般腹泻患儿不宜用止泻剂，应着重病因治疗和液体疗法。仅在经过治疗后一般状态好转、中毒症状消失、而腹泻仍频者，可用鞣酸蛋白、次碳酸铋、氢氧化铝等收敛剂。微生态疗法有助于肠道正常菌群的生态平衡，有利于控制腹泻。常用制剂有双歧杆菌、嗜酸乳酸杆菌和粪链球菌制剂。肠粘膜保护剂如蒙脱石粉能吸附病原体和毒素，维持肠细胞的吸收和分泌功能，增强肠道屏障功能，阻止病原微生物的攻击。

2. 腹胀：多为肠道细菌分解糖产气而引起，可肌注新斯的明，肛管排气。晚期腹胀多因缺钾，宜及早补钾预防。若因中毒性肠麻痹所致腹胀除治疗原发病外可用酚妥拉明。

3. 呕吐：多为酸中毒或全身中毒症状，随着病情好转可逐渐恢复。必要时可肌注氯丙嗪。

（六）迁延性和慢性腹泻的治疗　迁延性腹泻常伴有营养不良等症，应仔细寻找引起病程迁延的原因，针对病因治疗。

1. 对于肠道内细菌感染，应根据大便细菌培养和药敏试验选用抗生素，切忌滥用，以免引起肠道菌群失调。

2. 调整饮食不宜过快，母乳喂养儿暂停辅食，人工喂养儿可喂酸乳或脱脂乳，口服助消化剂如胃蛋白酶、胰酶等。应用微生态调节剂和肠粘膜保护剂。或辅以静脉营养，补充各种维生素。

3. 有双糖酶缺乏时，暂停乳类，改喂豆浆或发酵奶加葡萄糖。

4. 中医辨证论治，并可配合中药、推拿、捏脊、针灸等。

第四节　急性坏死性肠炎

急性坏死性肠炎（acute necrotizing enteritis）又名急性出血性坏死性肠炎，是以小肠广泛出血坏死为特征的急性炎症。多见于3～9岁儿童，夏秋季多见，病情危重，病死率高。

【病因】

尚未完全明确，多认为是由于C型产气荚膜梭状芽胞杆菌及其产生的耐热的β毒素（可致组织坏死）引起。该毒素易被肠内的胰蛋白酶分解破坏。胰蛋白酶分泌减少及其活性降低，可能是本病的诱发因素。

【病理】

从食管到结肠均可受累，但多见于空肠和回肠。肠壁增厚，粘膜皱襞肿胀，粘膜表面有散在的凝固性坏死灶，脱落后成浅溃疡，腹腔内可有脓性或血性渗出液。镜下见充血、水肿、出血、坏死、血管壁纤维素样坏死、血栓形成、炎性细胞浸润。多数仅累及粘膜及粘膜下层，严重者可达肌层和浆膜层，甚至发生肠穿孔和腹膜炎。

【临床表现】

（一）腹痛　常以突然腹痛起病，呈持续性钝痛伴阵发性加剧，常在脐周，或晚期波及全腹。

（二）呕吐　常在腹痛后出现。重者呕吐物为胃内容物，可含胆汁。

（三）腹泻和便血　腹痛不久即腹泻，初为黄色或蛋花汤样稀便。当粘膜有坏死出血时，即转为血便，呈暗红色糊状或赤豆汤样血水便，有腥臭味。出血量少者可无肉眼血便，但大便隐血试验呈强阳性。

（四）腹部体征　早期或轻症患儿腹稍胀，可有轻压痛。以后腹胀加重，可有固定压痛点。早期肠鸣音亢进，晚期肠壁肌层坏死、出血，可致肠麻痹，肠鸣音减弱或消失。当肠管坏死累及浆膜或肠穿孔时，出现腹膜炎症状如腹胀、腹肌紧张、压痛、反跳痛等。肠穿孔者肝浊音界消失。休克患儿虽有腹膜炎而腹肌紧张和压痛可不太明显。

（五）脱水　由于大量体液和血渗入肠腔和腹腔，常有脱水、血容量减少、低钠、低钾和代谢性酸中毒。

（六）毒血症　由于肠壁坏死和毒素吸收引起。有发热，精神萎靡、烦躁、嗜睡、面色灰白。可出现休克，并常伴发弥散性血管内凝血（DIC）和败血症。

【实验室检查】

周围血白细胞总数和中性粒细胞增多，核左移，有中毒颗粒。血小板常减少。凝血酶原时间延长。大便镜检有大量红细胞，少量白细胞，隐血试验强阳性。厌氧菌培养多数可分离到产气荚膜杆菌。大便胰蛋白酶活性显著降低。

【X 线检查】

动力性肠梗阻为常见征象，小肠呈局限性扩张充气，肠间隙增宽，粘膜皱襞粗钝。有时可见到由于大段肠管坏死而形成一堆致密阴影。肠穿孔后出现气腹。忌做钡餐或钡剂灌肠检查。

【诊断】

凡小儿突然腹痛、呕吐、腹泻、便血并伴有毒血症表现或早期中毒性休克者，均应考虑本病。结合血、粪便化验及 X 线特征性改变进行诊断。

【鉴别诊断】

腹泻型应与婴儿腹泻病鉴别；中毒性休克者应与中毒型菌痢鉴别；便血型须与肠套叠及过敏性紫癜鉴别；腹膜炎型压痛位于右下腹者需与急性阑尾炎及美克耳憩室炎鉴别；肠梗阻型需与绞窄性肠梗阻鉴别；合并肠蛔虫症或呕吐者需与胆道蛔虫及蛔虫性肠梗阻鉴别。

【治疗】

主要是内科治疗、支持疗法，纠正水、电解质、酸碱平衡紊乱，防治休克，控制感染。

（一）禁食　疑诊本病即应禁食，确诊后继续禁食。必要时胃肠减压。待大便隐血阴性腹胀消失开始进食。从流质渐恢复到正常饮食。

（二）维持水、电解质、酸碱平衡和营养　禁食期间静脉补液，纠正脱水、电解质紊乱（低钠、低钾等）、酸中毒。供给热量，静脉营养。便血多者输血，注意补充维生素 B、维生素 C、维生素 K 等。

（三）抢救中毒性休克　休克是本病的主要死因。多为失血和感染中毒所致的混合型休克。治疗措施主要是补足有效循环血量，改善微循环，应用血管扩张药如异丙基肾上腺素等，但不宜用抗乙酰胆碱药。必要时可早期短程使用肾上腺皮质激素，一般不超过 3～5 天。肠管病变严重而广泛者，可早期手术切除坏死肠段。

（四）抗菌药物　可选用氯霉素、庆大霉素、头孢菌素等。甲硝唑对控制厌氧杆菌效果较好。

（五）胰蛋白酶　每次 0.1mg/kg，每日 3 次，可破坏产气荚膜杆菌的 β 毒素。

（六）抗毒血清　产气荚膜杆菌抗毒血清静注，疗效较好。

（七）手术治疗　出现下列情况时可考虑手术治疗：①完全性肠梗阻；②明显的腹膜炎症状或疑有肠穿孔者；③多次大量便血，保守治疗效果不明显者；④中毒性休克内科疗法效果不佳者；⑤腹部症状迅速恶化。

第五节　消化性溃疡

消化性溃疡（peptic ulcer）是指胃和十二指肠的慢性溃疡。各年龄均可发病，学龄儿童多见，婴幼儿多为继发性溃疡，胃溃疡和十二指肠溃疡发病率相近；年长儿多为原发性十二指肠溃疡，男孩多于女孩。

【病因和发病机理】

原发性消化性溃疡的病因复杂，与诸多因素有关，确切发病机理至今尚未完全阐明，目前认为溃疡的形成是由于对胃和十二指肠粘膜有损害作用的侵袭因子（酸、胃蛋白酶、胆盐、药物、微生物及其他有害物质）与粘膜自身的防御因素（粘膜屏障、粘液重碳酸盐屏障、粘膜血流量、细胞更新、前列腺素、表皮生长因子等）之间失去平衡的结果。

（一）胃酸和胃蛋白酶　胃酸和胃蛋白酶是胃液的主要成分，也是对胃和十二指肠粘膜有侵袭作用的主要因素。十二指肠溃疡患者基础胃酸、壁细胞数量及壁细胞对刺激物质的敏感性均高于正常人，且胃酸分泌的正常反馈抑制亦发生缺陷，故酸度增高是形成溃疡的重要原因。因胃酸分泌随年龄而增加，因此年长儿消化性溃疡发病率较婴幼儿为高。胃蛋白酶不仅能水解食物蛋白质的肽链，也能裂解胃液中的糖蛋白、脂蛋白及结缔组织、破坏粘膜屏障。消化性溃疡患者胃液中蛋白酶及血清胃蛋白酶原水平均高于正常人。

（二）胃和十二指肠粘膜屏障　胃和十二指肠粘膜在正常情况下，被其上皮所分泌的粘液覆盖，粘液与完整的上皮细胞膜及细胞间连接形成一道防线，称粘液-粘膜屏障，能防止食物的机械摩擦，阻抑和中和腔内 H^+ 反渗至粘膜，上皮细胞分泌粘液和 HCO_3^-，可中和弥散来的 H^+。在各种攻击因子的作用下，这一屏障功能受损，即可影响粘膜血循环及上皮细胞的更新，使粘膜缺血、坏死而形成溃疡。

（三）幽门螺杆菌（helicobacter pylori，Hp）感染　小儿十二指肠溃疡幽门螺杆菌检出率约为 52.6%～62.9%，被根除后复发率即下降，说明幽门螺杆菌在溃疡病发病机制中起重要作用。

（四）遗传因素　消化性溃疡属常染色体显性遗传病，20%～60%患儿有家族史，O 型血的人十二指肠溃疡或胃溃疡发病率较其他型的人高，2/3 的十二指肠溃疡患者家族血清胃蛋白酶原升高。

（五）其他　外伤、手术后、精神刺激或创伤；暴饮暴食，过冷、油炸食品；对胃粘膜有刺激性的药物如阿司匹林、非甾体抗炎药、肾上腺皮质激素等。继发性溃疡是由于全身疾病引起的胃、十二指肠粘膜局部损害，见于各种危重疾病所致的应激反应。

【病理】

新生儿和婴儿多为急性溃疡，溃疡为多发性，易穿孔，亦易愈合。年长儿多为慢性，单发。十二指肠溃疡好发于球部，胃溃疡多发生在胃窦、胃体交界的弯侧。溃疡大小不等，胃镜下观察呈圆形或不规则圆形，也有呈椭圆形或线形，底部有灰白苔，周围粘膜充血、水肿。球部因粘膜充血、水肿，或因多次复发后，纤维组织增生和收缩而导致球部变形，有时出现假憩室。胃和十二指肠同时有溃疡存在时称复合溃疡。

【临床表现】

年龄不同，临床表现多样，年龄越小，越不典型。

（一）年长儿　以原发性十二指肠溃疡多见，主要表现为反复发作脐周及上腹部胀痛、烧灼感，饥饿时或夜间多发；严重者可出现呕血、便血、贫血；部分病例可有穿孔，穿孔时疼痛剧烈并放射至背部。也有仅表现为贫血、粪便潜血试验阳性者。

（二）学龄前期　多数为十二指肠溃疡。上腹部疼痛不如年长儿典型，常为不典型的脐周围疼痛，多为间歇性。进食后疼痛加重，呕吐后减轻。消化道出血亦常见。

（三）婴幼儿期　十二指肠溃疡略多于胃溃疡。发病急，首发症状可为消化道出血或穿孔。主要表现为食欲差，进食后呕吐。腹痛较为明显，不很剧烈。多在夜间发作，吐后减轻，腹痛与进食关系不密切。可发生呕血、便血。

（四）新生儿期　应激性溃疡多见，常见原发病有：早产儿窒息缺氧、败血症、低血糖、呼吸窘迫综合征和中枢神经系统疾病等。多数为急性起病，呕血、黑便。生后24～48小时亦可发生原发性溃疡，突然出现消化道出血、穿孔或两者兼有。

【并发症】

主要为出血、穿孔和幽门梗阻。常可伴发缺铁性贫血。重症可出现失血性休克。如溃疡穿孔至腹腔或邻近器官，可出现腹膜炎、胰腺炎等。

【实验室及辅助检查】

（一）粪便隐血试验　素食3天后检查，阳性者提示溃疡有活动性。

（二）胃液分析　用五肽胃泌素法观察基础酸排量和酸的最大分泌量，十二指肠溃疡患儿明显增高。但有的胃溃疡患者胃酸正常或偏低。

（三）幽门螺杆菌检测方法　可通过胃粘膜组织切片染色与培养，尿素酶试验，核素标记尿素呼吸试验检测Hp。或通过血清学检测抗Hp的IgG～IgA抗体，PCR法检测Hp的DNA。

（四）胃肠X线钡餐造影　发现胃和十二指肠壁龛影可确诊；溃疡对侧切迹，十二指肠球部痉挛、畸形对本病有诊断参考价值。

（五）纤维胃镜检查　是当前公认诊断溃疡病准确率最高的方法。内窥镜观察可估计溃疡灶大小、溃疡周围炎症的轻重、溃疡表面有无血管暴露和评估药物治疗的效果，同时又可采取粘膜活检做病理组织学和细菌学检查。

【诊断和鉴别诊断】

诊断主要依靠症状、体征、X线检查及纤维胃镜检查。由于小儿消化性溃疡的症状和体征不如成人典型，常易误诊和漏诊，对有临床症状的患儿应及时进行胃镜检查，尽早明确诊断。有腹痛者应与肠痉挛、蛔虫症、结石等鉴别；有呕血者在新生儿和小婴儿与新生儿出血症、食管裂孔疝、败血症鉴别；年长儿与食管静脉曲张破裂及全身出血性疾病鉴别。便血者与肠套叠、憩室、息肉、过敏性紫癜鉴别。

【治疗】

原则是消除症状，促进溃疡愈合，防止并发症的发生。

（一）一般治疗　饮食定时定量，避免过饥、过饱、过冷，避免过度疲劳及精神紧张。注意饮食，禁忌吃刺激性强的食物。

（二）药物治疗

1. 抗酸和抑酸剂：目的是减低胃、十二指肠液的酸度，缓解疼痛，促进溃疡愈合。

（1）H_2受体拮抗剂：可直接抑制组织胺、阻滞乙酰胆碱和胃泌素分泌，达到抑酸和加速溃疡愈合的目的。常用西咪替丁（cimetidine），10～15mg/（kg·d），分4次于饭前10分钟至30分钟口服；雷尼替丁（ranitidine），3～5mg/（kg·d），每12小时一次，或每晚一次口服；或将上述剂量分2～3次，用5%～10%葡萄糖液稀释后静脉滴注，肾功能不全者剂量减半。疗程均为4～8周。

(2) 质子泵抑制剂：作用于胃粘膜壁细胞，降低壁细胞中的 H^+、K^+－ATP 酶活性，阻抑 H^+ 从细胞浆内转移到胃腔而抑制胃酸分泌。常用奥美拉唑（omeprazole），剂量为 0.7mg/（kg·d），清晨顿服，疗程 2～4 周。

2. 胃粘膜保护剂：①硫糖铝：常用剂量为 10～25mg/（kg·d），分 4 次口服，疗程4～8 周。肾功能不全者禁用。②枸橼酸铋钾：剂量 6～8mg/（kg·d），分 3 次口服，疗程 4～6 周。本药有导致神经系统不可逆损害和急性肾功能衰竭等不良反应，长期大剂量应用时应谨慎，最好有血铋监测。③呋喃唑酮：剂量 5～10mg/（kg·d），分 3 次口服，连用 2 周。④蒙脱石粉：麦滋林－S（marzulene－S）颗粒剂亦具有保护胃粘膜、促进溃疡愈合的作用。

3. 抗幽门螺杆菌治疗：幽门螺杆菌与小儿消化性溃疡的发病密切相关，根除幽门螺杆菌可显著地降低消化性溃疡的复发率和并发症的发生率。临床上常用的药物有：枸橼酸铋钾 6～8mg/（kg·d）；羟氨苄青霉素 50mg/（kg·d）；克拉霉素 15～30mg/（kg·d）；甲硝唑 25～30mg/（kg·d）。由于幽门螺杆菌栖居部位环境的特殊性，不易被根除，目前多主张联合用药（二联或三联）。以铋剂为中心药物的治疗方案为：枸橼酸铋钾 6 周＋羟氨苄青霉素 4 周，或＋甲硝唑 2～4 周，或＋呋喃唑酮 2 周。亦有主张使用短程低剂量二联或三联疗法者，即：奥美拉唑＋羟氨苄青霉素或克拉霉素 2 周，或奥美拉唑＋克拉霉素＋甲硝唑 2 周，根除率可达 95％以上。

（三）外科治疗：外科治疗的指征为：(1) 急性大出血；(2) 急性穿孔；(3) 器质性幽门梗阻。

第六节　肠套叠

肠套叠（intussusception）系指部分肠管及其肠系膜套入邻近肠腔所致的一种绞窄性肠梗阻，是婴幼儿时期最常见的急腹症之一，80％患儿年龄在 2 岁以内，男孩发病率多于女孩，健康肥胖儿多见。

【病因和发病机理】

肠套叠的病因分原始和继发两种，95％病例为原发性，多为婴幼儿，病因尚未完全清楚。婴幼儿回盲部系膜尚未完全固定、活动度大是引起肠套叠的易发因素。约 5％病例为继发性，多为年长儿，有明显的机械因素，如美克尔憩室、肠息肉、肠肿瘤、腹型过敏性紫癜致肠壁血肿等均可牵引肠壁而发生肠套叠。

有些促发因素可导致肠蠕动的节律发生紊乱，从而诱发肠套叠，如饮食改变、腹泻及其病毒感染等均与之有关。

【病理】

肠套叠多为近端肠管套入远端肠腔。套叠的肠管一般有 3 个筒：外层肠管为鞘部；进入鞘部的肠管称为套部；内筒的顶端称为头部。按其套入部位不同分为：①回盲型：此型最常见；②回结型；③回回结型；④小肠型：少见；⑤结肠型：少见；⑥多发型：回结肠套叠和小肠套叠合并存在。肠套叠时，由于鞘部尤其是颈部的痉挛收缩，挤压套入肠管，牵拉和压迫肠系膜，使静脉和淋巴回流受阻，套入部肠管淤血、水肿、肠壁增厚、颜色变紫，并有血性渗液及腺体粘液分泌增加，产生典型的果酱样血便。随着肠系膜绞窄逐渐加重，静脉压及组织压力升高，影响动脉血运，最后套入肠管发生缺血坏死并出现全身中毒症状。严重者可并发肠穿孔和腹膜炎。

【临床表现】

多为平素健康小儿，突然发病。2岁以下婴儿肠套叠多为急性；年长儿肠套叠多为慢性，症状不如婴儿典型。

（一）腹痛　突然发作剧烈的阵发性肠绞痛，哭闹不安，屈腿缩腹，两臂乱动，面色苍白，出汗。持续数分钟后，腹痛缓解，安静或入睡，间歇10～20分钟后又反复发作。阵发性腹痛系由于肠系膜受牵拉和鞘部强烈收缩所致。

（二）呕吐　初为乳汁、乳块和食物残渣，后可含胆汁。晚期可吐粪便样液体，说明有肠管梗阻。

（三）血便　为婴儿肠套叠的特征。约85%病例在发病后6～12小时排出果酱样粘液血便，或作直肠指检时发现血便。

（四）腹部肿块　多数病例在右上腹季肋下可扪及套叠的肿块，呈腊肠样，表面光滑，不太软，稍可移动。右下腹部扪诊常有空虚感。晚期病例发生肠坏死或腹膜炎时，出现腹胀、腹水、腹肌紧张和压痛，不易扪及肿块，有时腹部扪诊和直肠指检双合检查可触及肿块。

（五）全身情况　患儿在早期一般情况尚好，体温正常，无全身中毒症状，随着病程延长，病情加重，并发肠坏死或腹膜炎时，全身情况恶化，常有严重脱水、高热、嗜睡、昏迷及休克等中毒症状，这时阵发性哭闹症状反而不明显。

【诊断】

凡健康婴幼儿突然发生阵发性哭闹（腹痛）、屈腿、呕吐、便血和腹部扪及腊肠样肿块时可确诊。肠套叠早期在未排出血便前应做直肠指检。对可疑病例须与细菌性痢疾，蛔虫性肠梗阻，过敏性紫癜等疾病鉴别。不能确诊者可选用作以下检查确诊。

（一）腹部B超检查　在套叠部位显示同心圆或靶环状肿块图像，纵断扫描可见“套筒征”。

（二）空气灌肠　由肛门注入气体，在X线透视下可见杯口阴影，能清楚地看到套叠头的块影，是目前采用最多的诊断方法，并可同时进行复位治疗。

（三）钡剂灌肠　只用于慢性肠套叠疑难病例。

【治疗】

（一）非手术疗法

空气灌肠：在X线透视下进行。即通过肛门注入气体，以空气压力将肠管复位，其适应证为：肠套叠在48小时内，全身情况良好，腹部不胀，无明显的脱水和电解质紊乱。禁忌证：①肠套叠已超过48小时，全身情况差，如有脱水、精神萎靡、高热、休克等症状者，对3个月以下婴儿应更加注意；②高度腹胀，腹部腹膜刺激征者X线腹部平片可见多数液平面者；③套叠头部已达脾曲，肿物硬而张力大者；④多次复发疑有器质性病变者；⑤小肠型肠套叠。

（二）手术治疗　肠套叠超过48～72小时，或虽时间不长但病情严重疑有肠坏死者，空气灌肠失败或发生肠穿孔者，以及小肠型肠套叠，均需手术治疗。根据患儿全身情况及套叠肠管的病理变化选择进行肠套叠复位、肠切除吻合术或肠造瘘术等。

（贾秀红）

第六章　呼吸系统疾病

第一节　小儿呼吸系统解剖生理特点

小儿易患呼吸系统疾病与小儿时期呼吸系统的解剖、生理特点密切相关。呼吸道以环状软骨为界分为上、下呼吸道。上呼吸道包括鼻、鼻窦、咽、咽鼓管、会厌及喉；下呼吸道包括气管、支气管、毛细支气管、肺泡管及肺泡。

一、解剖特点

（一）上呼吸道

1. 鼻：婴幼儿的鼻腔和鼻咽腔比成人短而狭窄，无鼻毛，粘膜柔嫩，血管丰富，故易受感染，感染时粘膜充血肿胀，鼻腔易堵塞而出现呼吸困难和吸吮困难。

2. 鼻窦：鼻粘膜与鼻窦粘膜相连续，鼻窦开口相对较大，故急性鼻炎时易导致鼻窦炎。婴儿6个月即可患鼻窦炎，以上颌窦和筛窦最易感染。

3. 鼻泪管和咽鼓管：婴幼儿鼻泪管较短，开口部瓣膜发育不全，位于眼的内眦，故鼻腔感染常易侵入结膜引起炎症。咽鼓管较短、宽、直且呈水平位，故鼻咽炎时易导致中耳炎。

4. 咽：咽部较狭窄且垂直。咽扁桃体约在6个月开始发育，腭扁桃体1岁末才逐渐增大，4～10岁发育达高峰，14～15岁逐渐退化，故扁桃体炎常见于年长儿，而婴儿则很少见。

5. 喉：喉部呈漏斗形，喉腔较窄，声门狭小，软骨柔软，声带及粘膜柔嫩，富有血管及淋巴组织，故喉部炎症时，容易出现充血、水肿、声嘶以及吸气性呼吸困难。

（二）下呼吸道

1. 气管、支气管：婴儿气管、支气管较成人狭窄，粘膜柔嫩血管丰富；缺乏弹力组织，支撑作用弱；粘液腺分泌不足，气道较干燥；纤毛运动差，不能有效地清除吸入的微生物，因此不仅易于感染同时容易发生呼吸道阻塞。左侧支气管细长，由气管侧方伸出，右支气管短粗，为气管的直接延伸，是临床上气管异物多发于右侧的原因。

2. 肺：小儿肺组织的弹力纤维发育差，间质发育旺盛，血管丰富，肺泡数量少，造成肺的含气量少而含血量多，故容易发生肺部感染，尤其是间质性肺炎，也易发生局灶性肺气肿或肺不张。因肺门淋巴结与肺脏其他部位的淋巴结相互联系，故肺部各种炎症均可引起肺门淋巴结反应。

（三）胸廓

1. 婴幼儿胸廓短，呈桶状，肋骨呈水平位，呼吸肌发育差，主要靠膈肌呼吸，膈肌位置较高，胸腔小而肺相对较大，呼吸时胸廓活动受限，肺不能充分扩张。一旦发生某些病理情况，如肺部感染时，容易发生通气、换气功能障碍，导致缺氧和二氧化碳潴留而表现为发绀。

2. 小儿纵隔体积相对较大，周围组织松软，富于弹性，当胸腔积液或气胸时易出现纵隔移位。

二、生理特点

（一）呼吸频率与节律　小儿代谢旺盛，需氧量高，但因其解剖特点使呼吸量受到一定的限制，只能提高呼吸频率来满足机体代谢的需要。年龄越小呼吸频率越快，新生儿 40～50 次/分，1 月～1 岁 30～40 次/分，1～3 岁 25～30 次/分，4～7 岁 20～25 次/分，8～14 岁 18～20 次/分。小儿呼吸中枢发育不完善容易出现呼吸节律不齐、深浅交替、间歇性呼吸和呼吸暂停等，尤其是早产儿、新生儿更为明显。

（二）呼吸型　婴幼儿呼吸肌发育不完全，呼吸时胸廓活动范围较小，而膈肌活动明显，呈腹膈式呼吸。随着年龄的增长呼吸肌逐渐发育成熟，小儿开始行走时膈肌和腹腔脏器下移，肋骨由水平位逐渐倾斜，逐渐表现为胸腹式呼吸。

（三）呼吸功能特点

1. 肺活量：系指一次深吸气后的最大呼气量。主要受呼吸肌肌力强弱、肺组织与气道通畅程度和胸廓弹性的影响。小儿约为 50～70ml/kg，安静时年长儿仅用肺活量的 12.5% 来呼吸，婴幼儿则需用 30%。按单位体表面积计算，成人大于小儿 3 倍，说明小儿的呼吸储备能力差。

2. 潮气量：指安静呼吸时每次吸入或呼出的气量。小儿潮气量相对比成人小，年龄越小，潮气量越小。1 岁以内小儿的潮气量平均为 42ml。

3. 每分钟通气量：即潮气量乘以呼吸频率。由于婴幼儿呼吸频率较快，按体表面积计算与成人相近。

4. 气体弥散量：二氧化碳的排出主要靠弥散作用。小儿肺脏小，肺泡毛细血管总面积与肺总容量均比成人小，故气体弥散量也小，但以单位肺容积计算与成人相近。

5. 气道阻力：小儿由于气道管径狭小，故气道阻力大于成人（气道阻力与管腔半径的 4 次方成反比）。在呼吸道梗阻时尤为明显。气道阻力随年龄增长、管腔发育而减小。

（四）动脉血液气体分析　小婴儿肺活量不易检测，可以通过血气分析了解血氧饱和度和血液酸碱平衡状态。

三、呼吸道免疫特点

小儿呼吸道的非特异性和特异性免疫功能均较差，易患呼吸道感染。主要表现：①咳嗽反射及纤毛运动功能差，难以有效地清除气道分泌物及吸入的尘埃、异物颗粒。②婴幼儿的 sIgA、IgA、IgG、IgG_2 亚类含量均低，尤其是 sIgA。③巨噬细胞功能不足，乳铁蛋白、溶菌酶、干扰素及补体等的数量不足、活性低下。

第二节　急性上呼吸道感染

急性上呼吸道感染（acute upper respiratory infection，AURI）简称上感，俗称“感冒”，主要累及鼻、鼻咽和咽部。当某一部位炎症突出时，可分别诊断急性鼻炎、急性咽炎、急性扁桃体炎等，也可统称为急性上呼吸道感染。是小儿时期最常见的疾病。主要表现为鼻、咽、扁桃体和喉部的炎症。

【病因】

病原体以病毒为主，约90%以上是由病毒感染引起。主要有呼吸道合胞病毒、流感病毒、副流感病毒、腺病毒、鼻病毒、柯萨奇病毒、埃可病毒、冠状病毒等。少数由细菌引起，部分为病毒感染基础上继发细菌感染，最常见的为溶血性链球菌，其次为肺炎链球菌、流感嗜血杆菌、葡萄球菌等，在少见的情况下支原体和衣原体也可引起上呼吸道感染。

婴幼儿时期由于上呼吸道的解剖和免疫特点易患本病。佝偻病、营养不良、贫血或锌缺乏症等疾病，以及护理不当、受凉、气候改变和不良的环境因素等易诱发本病，甚至形成反复感染，使病程迁延。

【临床表现】

本病临床表现轻重不一，与年龄、病原体、机体抵抗力不同有关，年长儿症状较轻，婴幼儿则较重。本病一年四季均可发生，多见于冬春季节。

（一）一般类型上感

1. 局部症状：鼻塞、流涕、喷嚏、咽部不适和咽痛、干咳等。

2. 全身症状：发热，食欲减退，头痛，部分患儿可有腹泻，呕吐，周身酸痛，乏力等。个别患儿发病早期出现脐周阵发性疼痛，与发热引起的反射性肠蠕动增强、肠痉挛或肠系膜淋巴结炎有关。

婴幼儿往往表现骤然起病，以全身症状为主，高热，甚至发生高热惊厥。年长儿常于受凉后1～3天出现症状，而以局部症状较突出。

3. 体征：主要有咽部充血，扁桃体肿大，有时颌下淋巴结肿大、触痛等。

病程约5～7天，如体温持续不退或病情加重，应考虑炎症波及其他部位。

（二）两种特殊类型的上感

1. 疱疹性咽峡炎（herpangina）：由柯萨奇A组病毒引起，多发于夏秋季节。表现为急起高热，咽痛、流涎、厌食、拒食、呕吐等；除咽部充血外，特征性的体征是咽腭弓、软腭、悬雍垂及其附近的颊粘膜处有2～4mm大小的多个疱疹，周围有红晕，疱疹破溃后形成小溃疡。病程一周左右。

2. 咽-结合膜热（pharyngo - conjunctival fever）：由腺病毒3、7、11型引起，多发生于春、夏季，可在儿童集体机构中流行。以发热、咽炎、结合膜炎为特征，表现为高热、咽痛、眼部刺痛，有时伴有消化道症状。检查可见咽部充血，颈部、耳后淋巴结肿大。病程1～2周。

【并发症】

以婴幼儿较为多见。波及邻近器官可引起中耳炎、鼻窦炎、咽后壁脓肿、颈淋巴结炎等；向下蔓延可致气管炎、支气管炎、肺炎。年长儿链球菌性上感可以引起急性肾炎，风湿热等。

【实验室检查】

病毒感染时血白细胞降低或正常，病毒分离、免疫荧光、酶联免疫等方法，有助于明确病毒病原体。细菌感染时白细胞增高，中性粒细胞增高，咽拭子培养可发现病原菌。链球菌感染2～3周后血中ASO滴度可增高。

【诊断和鉴别诊断】

根据临床表现诊断上呼吸道感染并无困难。应与下列疾病鉴别。

（一）流行性感冒　由流感病毒或副流感病毒引起。有明显的流行病史，全身症状重，高热，寒战，头痛，全身肌肉关节酸痛等。局部症状较轻甚至不明显。病毒分离有助于确诊。

（二）急性传染病早期　上呼吸道感染常常是许多传染病的前驱表现，如麻疹、百日咳、流行性脑脊髓膜炎、猩红热、脊髓灰质炎等。应结合流行病史、病情表现特点及实验室检查资料综合分析。

（三）急性阑尾炎　上感并腹痛时需与急性阑尾炎鉴别。急性阑尾炎腹痛先于发热，腹痛部位以右下腹为主，呈持续性腹痛，进行性加重，压痛点较局限且固定，可有反跳痛、腹肌紧张等腹膜刺激征。血白细胞及中性粒细胞增高。上感伴有肠系膜淋巴结炎时腹部压痛范围广泛而不固定，可有腹肌紧张，但无腹膜刺激征。

【治疗】

（一）一般治疗　适当休息，多饮水，给予易消化的饮食，注意呼吸道隔离，预防并发症。

（二）对症治疗　①发热：一般发热（体温 38℃左右）时除适当补充水分外，不需特殊处理。高热时以应用口服退热剂为主。如对乙酰氨基酚、布洛芬。亦可用温湿敷等进行物理降温。②高热惊厥：应用镇静止惊处理。③严重鼻塞：可应用 0.5%麻黄素 1～2 滴滴鼻，每日 3～4 次，新生儿及婴儿禁用鼻眼净。

（三）病因治疗　病毒感染可选用：①三氮唑核苷（病毒唑，virazole）具有广谱抗病毒作用，10～15mg/（kg·d），含片口服或针剂静脉滴注，疗程 3～5 天。②双嘧达莫（潘生丁，persantine）对 RNA 病毒及某些 DNA 病毒有效，3～5mg/（kg·d），分 2～3 次口服，疗程 3 天。③局部可用 1%病毒唑滴鼻液，每日 4 次；结合膜炎可用 0.1%阿昔洛韦（acyclovir）滴眼，每 1～2 小时一次。如病情重，并发细菌感染或出现并发症时应用抗生素，如阿莫西林、红霉素等口服，或肌注青霉素等。一般用药 3～5 日。

（四）中医治疗　常用具有清热解毒作用的中成药如银翘散、双黄连口服液、板蓝根冲剂等。

【预防】

主要靠加强体格锻炼，多做户外活动，以增强抵抗力。提倡母乳喂养，及时添加辅食，防治佝偻病及营养不良。注意气候变化，呼吸道疾病高发季节避免去人多拥挤的公共场所。

第三节　急性感染性喉炎

急性感染性喉炎（acute infectious laryngitis）是喉粘膜急性弥漫性炎症。临床上以犬吠样咳嗽、声嘶、喉鸣、吸气性呼吸困难为特征。可发生于任何季节，以冬春季为多。多见于 5 岁以下，尤其是婴幼儿，新生儿罕见。

【病因】

引起上感的病毒、细菌均可引起急性喉炎。常见的病毒为副流感病毒、流感病毒和腺病毒，常见的细菌为金黄色葡萄球菌、链球菌和肺炎链球菌。患麻疹、百日咳、猩红热、流感、白喉等急性传染病时，也容易并发急性喉炎。由于小儿喉腔狭窄，喉软骨柔软，粘膜下淋巴组织丰富，组织疏松，炎症时易水肿、充血，发生喉梗阻。所以，小儿急性喉炎的病情比成人者严重。

【临床表现】

起病急、症状重。患儿可有发热、头痛等上感的全身症状，但多不突出。主要表现有声嘶、咳嗽、喉鸣、吸气性呼吸困难，其特征是犬吠样咳嗽，呈“空、空”的咳声。喉镜检查可见喉粘膜充血，肿胀，尤以声门下区红肿明显，喉腔狭窄，喉粘膜表面可有脓性或粘液性分泌物附着。一般白天症状较轻，夜间入睡后由于喉部肌肉松弛，分泌物阻塞，症状加重，可出现吸气性喉鸣和吸气性呼吸困难、发憋，甚至出现喉梗阻，严重者可窒息死亡。

喉梗阻按吸气性呼吸困难的轻重，临床上分为4度：Ⅰ度：安静时无症状，仅活动后吸气性喉鸣、呼吸困难，肺呼吸音清晰，心率无改变；Ⅱ度：安静时也有吸气性喉鸣和呼吸困难，轻度三凹征。不影响睡眠和进食，肺部听诊可闻及喉传导音或病理性呼吸音，心率增快。无明显缺氧的表现；Ⅲ度：除上述呼吸梗阻症状进一步加重外，患儿因缺氧而出现烦躁不安，口唇、指趾发绀，头面出汗、惊恐面容。听诊呼吸音明显减低，心音低钝，心率快；Ⅳ度：患儿渐显衰竭、昏睡状态，由于呼吸无力，三凹征可不明显，面色苍白或发灰，肺部听诊呼吸音几乎消失，仅有气管传导音，心音低钝，心律不齐，如不及时抢救可因严重缺氧和心力衰竭而死亡。

【诊断和鉴别诊断】

根据急起的犬吠样咳嗽、声嘶、吸气性喉鸣和吸气性呼吸困难、昼轻夜重等可做出诊断。但需和急性喉痉挛、白喉、呼吸道异物等其他原因引起的喉梗阻鉴别。

【治疗】

（一）保持呼吸道通畅　清除口咽部分泌物，防止缺氧，必要时，可用1%麻黄素以及肾上腺皮质激素超声雾化吸入，有利于粘膜水肿消退。

（二）积极控制感染　由于病情进展快，难以判断感染系病毒或细菌引起，因此，宜选用足量抗生素治疗。常用者为青霉素类、头孢菌素类以及大环内酯类。

（三）肾上腺皮质激素　因其非特异性的抗炎、抗过敏作用，能较快减轻喉头水肿，缓解喉梗阻。应与抗生素同时应用。常用泼尼松每天1～2mg/kg，分次口服。严重者可用地塞米松或氢化可的松注射。激素应用时间不宜过长，一般2～3天即可。

（四）对症治疗　缺氧者给予氧气吸入；烦躁不安者可应用镇静剂，异丙嗪有镇静和减轻喉头水肿的作用，而氯丙嗪可使喉头肌肉松弛，加重呼吸困难不宜使用；痰多者可止咳祛痰，严重时直接喉镜吸痰。

（五）气管切开　经上述处理，病情不见缓解，缺氧进一步加重，或Ⅲ度以上的喉梗阻，应及时气管切开，以挽救生命。

第四节　急性支气管炎

急性支气管炎（acute bronchitis）是指发生于支气管粘膜的炎症，常与气管炎同时发生，故又称之为急性气管-支气管炎（acute tracheobronchitis）。常继发于上呼吸道感染，或为小儿急性传染病的一种表现。婴幼儿多见，且症状较重。

【病因】

能引起上呼吸道感染的病原体都可引起支气管炎，包括病毒、细菌、肺炎支原体等，也可为混合感染。免疫功能低下、营养不良、佝偻病、特异性体质等易诱发本病。

【临床表现】

（一）症状　起病可急可缓，大多数先有上感的表现，咳嗽是支气管炎的主要症状。初为干咳，2～3 天后咳嗽逐渐加重，转为湿性咳嗽，有痰声或咳出痰液，约 5～10 天后痰液变得稀薄，咳嗽逐渐减轻；可有发热，以中等度以下发热为多见。一般 2～4 天退热；年长儿可诉头痛、胸痛；婴幼儿症状较重，常有发热、精神不振及伴随咳嗽后的呕吐、腹泻等。如未及时治疗，可发展成为肺炎。

（二）体征　体检双肺呼吸音粗糙，可闻及不固定的散在干啰音和少量粗中湿啰音，随体位变化和咳嗽而发生改变。一般无明显的呼吸困难和发绀。

哮喘性支气管炎（asthmatic bronchitis）是婴幼儿支气管炎的一种特殊类型。其特点为：多见于 3 岁以下，常有湿疹或其他过敏史；②有类似哮喘的症状与体征，如呼气性呼吸困难，肺部叩诊呈鼓音，听诊两肺满布哮鸣音及少量粗湿啰音；③有反复发作倾向，但随年龄增长而发作次数逐渐减少，渐趋痊愈，仅少数患儿于数年后发展为支气管哮喘。

【X 线检查】

正常或肺纹理增强。哮喘性支气管炎的患儿可有肺透光度增加。

【诊断及鉴别诊断】

根据以咳嗽为主的临床症状和肺部不固定的散在干啰音，以及哮喘性支气管炎的临床特点，可以明确诊断。但需与支气管肺炎和咳嗽变异性哮喘等疾病进行鉴别：

1. 支气管肺炎：一般以发热、咳嗽、气促、呼吸困难和肺部固定性中、细湿啰音为特点，胸部 X 线检查有点状或小片状阴影。

2. 咳嗽变异性哮喘（cough variant asthma）：又称过敏性咳嗽。其特点为：咳嗽持续或反复发作超过 1 个月，常于夜间或清晨发作，运动后咳嗽加重，痰少；无感染征象，长期抗生素治疗无效；支气管扩张剂可使咳嗽缓解；有个人或家族过敏史。可作气道反应性测定、变应原检测协助诊断。

【治疗】

（一）一般治疗　同上呼吸道感染。适当休息，经常变换体位，多饮水，给予易消化饮食。保持室内空气新鲜，给予适当的空气湿化，使呼吸道分泌物易于咳出。注意呼吸道隔离，预防并发症。

（二）控制感染　由于病原体多为病毒，一般不用抗生素，但婴幼儿如有发热、白细胞增高，或考虑有细菌感染时，可选用抗生素。如青霉素类、头孢菌素类、大环内酯类等药物。病毒感染者参照上感的治疗选用抗病毒药物。

（三）对症治疗　一般不用镇咳剂或镇静剂，以免抑制咳嗽反射，影响呼吸道分泌物排出。①化痰止咳：可用止咳合剂、复方甘草合剂、复方鲜竹沥等；咳嗽重、痰液粘稠者可用 10%氯化铵口服或超声雾化吸入。②止喘：氨茶碱口服或静脉给药，可雾化吸入喘乐宁等 β_2 受体激动剂，喘息严重者可加用泼尼松，1mg/（kg・d），一般用 3～5 天。

【预防】

同上呼吸道感染的预防。

第五节 肺 炎

肺炎（pneumonia）系指不同病原体或其他因素所致的肺部炎症，主要临床表现为发热、咳嗽、气促、呼吸困难和肺部固定中、细湿啰音。肺炎是儿科常见病，尤多见于婴幼儿，居我国住院小儿死亡原因的第一位，被卫生部列为重点防治的小儿“四病”之一。

【分类】

小儿肺炎目前尚无统一的分类方法，常见分类如下：

（一）病理分类 按解剖部位可分为支气管肺炎（bronchopneumonia）、大叶性肺炎、（lobar or lobular pneumonia）间质性肺炎（interstitial pneumonia）。以支气管肺炎最常见。

（二）病因分类

1. 感染性肺炎 包括病毒性肺炎、细菌性肺炎、支原体肺炎、衣原体肺炎、真菌性肺炎、原虫性肺炎等。

2. 非感染性肺炎 吸入性肺炎、坠积性肺炎、过敏性肺炎等。

（三）病程分类 可分为急性肺炎（acute pneumonia）（病程＜1 个月）、迁延性肺炎（prolonged pneumonia）（病程 1～3 个月）、慢性肺炎（chronic pneumonia）（病程＞3 个月）。

（四）病情分类 轻症肺炎：主要为呼吸道症状，无全身中毒症状。重症肺炎：除呼吸系统外，其他系统亦受累，全身中毒症状明显，甚至发生生命体征危象。

（五）临床表现典型与否分类 典型肺炎：肺炎链球菌、金黄色葡萄球菌、肺炎杆菌、流感嗜血杆菌、大肠杆菌等引起的肺炎。非典型肺炎：肺炎支原体、衣原体、军团菌、病毒性肺炎等。传染性非典型肺炎，认定为新型冠状病毒引起，WHO 将其命名为严重急性呼吸道综合征（SARS）。

（六）感染地点 社区获得性肺炎（community acquired pneumonia）、院内获得性肺炎（hospital acquired pneumonia）。

临床上如病原体明确，则按病因分类，以便指导治疗，否则临床上常用病理分类的方法。本节重点讨论其中最常见的支气管肺炎。

支气管肺炎

支气管肺炎（bronchopneumonia）是小儿时期最常见的肺炎，一年四季均可发病，以冬、春寒冷季节较多，好发于 3 岁以下婴幼儿，是我国小儿死亡的第一位原因。营养不良、佝偻病、先天性心脏病、免疫机能低下及通风不良、空气污染等情况，均易发生本病。

【病因】

常见的病原体是细菌和病毒。主要病毒有呼吸道合胞病毒、腺病毒、副流感病毒等。细菌仍以肺炎链球菌为主。近年来流感嗜血杆菌、肺炎支原体、衣原体引起的肺炎有增加趋势。由于广谱抗生素的广泛应用，导致菌群失调，由耐药菌株如金黄色葡萄球菌、绿脓杆菌以及真菌所致的肺炎亦有增多趋势。部分病人在病毒感染的基础上继发细菌感染，称之为混合感染。发达国家中支气管肺炎病原以病毒为主，发展中国家则以细菌为主。

【病理生理】

病原微生物侵犯气管、支气管及肺泡。由于支气管粘膜发生炎症、水肿及渗出使管腔狭窄，分泌物阻塞气道，使管腔变窄，产生通气障碍；肺泡壁充血水肿增厚，肺泡腔内充满炎性渗出物，引起换气障碍。主要表现为低氧血症，重症可出现高碳酸血症。加之炎症产物和毒素的作用，使机体各器官系统发生一系列的病理生理改变。

（一）呼吸功能障碍　因通气不足而引起低氧血症（PaO_2 ↓），重者伴高碳酸血症（$PaCO_2$ ↑）；因换气障碍而导致动脉血氧分压（PaO_2）和动脉血氧饱和度（SaO_2）降低。PaO_2 和 SaO_2 显著降低时会出现发绀。机体为了代偿而呼吸频率加快，以增加每分钟通气量；呼吸深度同时增加，辅助呼吸肌参与活动，故出现鼻翼扇动和三凹征。严重低氧和二氧化碳潴留可导致呼吸衰竭。

（二）循环系统改变　病原体和毒素侵袭心肌，引起感染性或中毒性心肌炎；缺氧可使肺小动脉反射性收缩，引起肺动脉压增高，加重右心负荷。二者成为诱发心衰的主要原因。重症肺炎患儿还可出现微循环障碍、休克甚至弥散性血管内凝血（DIC）。

（三）中枢神经系统损害　缺氧、二氧化碳潴留以及病原体毒素可引起脑血管扩张，通透性增强，而导致脑水肿，颅内压增高和中毒性脑病；缺氧还可使脑细胞能量代谢障碍，细胞膜离子泵功能失常，加重脑细胞内的钠、水潴留。进一步使脑水肿加重，导致颅内压增高。此外，可发生中毒性脑病，患儿可出现惊厥、意识障碍等神经系统表现。严重的脑水肿可抑制呼吸中枢，而发生中枢性呼吸衰竭。

（四）消化系统功能改变　低氧血症和病原体毒素可使胃肠道功能发生紊乱，出现纳差、呕吐、腹泻等症状，严重者可有中毒性肠麻痹和消化道出血。

（五）酸碱平衡及水、电解质代谢紊乱　严重缺氧时，体内需氧代谢发生障碍，酸性代谢产物增加，加之高热、进食少、脂肪分解等因素，常可引起代谢性酸中毒；同时，由于二氧化碳排出受阻，可产生呼吸性酸中毒。因此，严重肺炎患儿常存在不同程度的混合性酸中毒；一些患儿缺氧使抗利尿激素（ADH）分泌增加，发生稀释性低钠血症；消化道症状比较重、不能进食者可发生缺钠性低钠血症。

【临床表现】

大多起病较急，也有在上呼吸道感染数日后发病者。

（一）轻症肺炎　以呼吸系统表现为主。①发热：热型不定，程度不等。多为不规则发热，亦可为弛张热或稽留热。新生儿、重度营养不良儿可无发热或体温不升。②咳嗽：早期为较频繁的刺激性干咳，极期咳嗽反稍减轻，以后咳嗽有痰。新生儿、早产儿表现为口吐白沫。③气促：多在发热、咳嗽后出现。呼吸加快，每分钟可达 40～80 次，鼻翼扇动，严重者有点头呼吸、三凹征，唇周发绀。④消化道症状：婴幼儿可出现食欲低下、恶心、呕吐、腹痛、腹泻等。⑤肺部体征：早期不明显，以后听诊可闻及固定的中、细湿啰音。以背部两侧下方及脊柱两旁较多，于深吸气末更明显。叩诊多正常，但病灶融合扩大时可出现语颤增强、叩诊浊音、闻及管状呼吸音等肺实变体征。

（二）重症肺炎　除呼吸系统表现外，常出现严重的全身中毒症状以及脏器功能障碍。

1. 循环系统：可有心肌炎和急性心力衰竭。心肌炎时表现为面色苍白、心动过速、心音低钝、心律不齐，心电图示 ST 段下移和 T 波低平、倒置等。心力衰竭的诊断要点是：①心率突然增快，达 160～180 次/分以上，不能用体温增高和呼吸困难解释者；②呼吸困难突然加重，呼吸频率加快，安静时>60次/分，不能用肺炎或其他合并症解释；③肝脏在短期内迅速增大，或达肋下3cm以上；④心音低钝或出现奔马律；⑤突然烦躁不安，面色苍白或发绀，经吸氧及镇静剂治疗不见缓解；⑥尿少或无尿，颜面眼睑或双下肢水肿。以上前4项为诊断急性心力衰竭的主要依据。

重症革兰阴性杆菌肺炎可引起微循环衰竭。

2. 神经系统：患儿可有烦躁不安或萎靡嗜睡。有脑水肿或中毒性脑病时出现惊厥，意识障碍、呼吸不规则等颅内压增高的表现。个别患儿会同时发生脑炎或脑膜炎而出现相应表现。

3. 消化系统：常见食欲减退、呕吐和腹泻。发生中毒性肠麻痹时表现为严重腹胀、肠鸣音消失，因腹胀而致膈肌升高，更加重呼吸困难。重症患儿可有消化道出血，患儿呕吐咖啡样物，大便潜血阳性或排柏油样便。

【并发症】

若延误诊断或病原体致病力强者可引起并发症，以金黄色葡萄球菌肺炎为多见，其次是某些革兰阴性杆菌肺炎。常见并发症有：

1. 脓胸（empyema）：炎症波及胸膜腔，引起化脓感染而积脓。临床表现为体温不降，呼吸困难加重；患侧呼吸受限，语颤减弱，叩诊浊音，听诊呼吸音减弱，其上方有时可听到支气管呼吸音。积脓较多时，患侧肋间隙饱满，纵隔、气管向健侧移位。

2. 脓气胸（pyopneumothorax）：与肺泡和小支气管相通的肺脏边缘脓肿破裂，脓液与气体进入胸腔引起脓气胸。表现为患儿突然病情加重，剧烈咳嗽、烦躁、发绀、呼吸困难，叩诊在胸腔积液上方呈鼓音，下方为浊音，呼吸音明显减弱或消失。若形成张力性气胸，将严重影响呼吸与心脏功能。

3. 肺大泡（pneumatocele）：细支气管管腔因炎症性肿胀狭窄，渗出物粘稠，形成活瓣性阻塞，空气能吸入但不能呼出，导致肺泡扩大、破裂而形成肺大泡。可单发，也可多发；体积小者无症状，体积大者可引起急性呼吸困难。

此外，还可发生肺脓肿、化脓性心包炎、败血症等并发症。

【辅助检查】

（一）外周血检查

1. 血象：细菌性肺炎的白细胞总数及中性粒细胞多增高，甚至可见核左移、胞浆中有中毒颗粒；重症肺炎或病毒性肺炎的白细胞总数大多正常或偏低，有时可见异型淋巴细胞。

2. C反应蛋白（CRP）：细菌感染时血清CRP浓度上升，非细菌感染时则上升不明显。

3. 四唑氮蓝试验（NBT）：细菌性肺炎时中性粒细胞NBT阳性细胞增多（>10%提示细菌感染）。病毒感染时不增加。

（二）病原学检查

1. 细菌培养：采取血液、痰液、气管吸出物、胸腔穿刺液等进行细菌培养，可明确病原菌。

2. 病毒分离：于起病7天内取鼻咽或气管分泌物作病毒分离，阳性率高，但费时较长，不能用做早期诊断。

3. 病原特异性抗原、抗体检测：具有简单、快速的特点，可作出早期的病原学诊断。常用免疫荧光技术、免疫酶标法或放射免疫法等检测特异性抗原；用IgM抗体捕获法及间接免疫荧光法测定血清中IgM特异性抗体，有早期诊断价值。

4. 聚合酶链反应（PCR）：是目前较先进的病原微生物诊断方法，具有特异、敏感、快捷的特点。

5. 其他：如针对肺炎支原体感染可作冷凝集试验、支原体抗原、抗体检测，IgM抗体阳性诊断意义较大。

（三）X线检查　早期肺纹理增多，以后肺中内带出现小斑片状阴影，以双肺下野多见。病变加重时可融合成大片状阴影；病毒性肺炎可呈间质性改变，表现为细网点状阴影；在小婴儿肺炎常见局部代偿性肺气肿；部分患儿可出现肺不张；若存在并发症（如脓胸、脓气胸、肺大泡），可有相应的X线征象。

【诊断和鉴别诊断】

典型的支气管肺炎常有发热、咳嗽、气促、呼吸困难，肺部有较固定的中、细湿啰音，X线有肺炎的改变，据此可明确诊断。确诊后，应进一步判断病情轻重及有无并发症，并根据条件作相应的病原学检查，以便指导治疗。临床上常需与以下疾病相鉴别：

（一）急性支气管炎　以咳嗽为主，症状较轻，肺部呼吸音粗糙或有不固定的干湿啰音。婴幼儿支气管炎有时较重，出现呼吸困难，与肺炎不易区别，应按肺炎处理。

（二）肺结核　婴幼儿活动性肺结核时，其症状及X线表现与支气管肺炎相类似，但肺部啰音不明显，必要时根据结核病接触史、结核菌素试验、血清结核抗体检测，以及X线胸片随访观察加以鉴别。

（三）支气管异物　吸入异物可致支气管部分或完全阻塞，形成肺气肿或肺不张，易发生感染。诊断根据异物吸入史、突然发生呛咳、肺部X线检查，必要时行纤维支气管镜检查以明确诊断。

【治疗】

应采取综合治疗，基本原则是积极控制炎症，改善通气功能，对症治疗，及时防治并发症。

（一）一般治疗　环境中应舒适，以室温18～20℃、湿度60%为宜，室内空气应流通。保持呼吸道通畅，及时清除呼吸道分泌物，经常变换体位，以利于排痰和减少肺淤血。不同病原体肺炎患儿宜分室居住，以防交叉感染。加强营养，饮食宜富含蛋白质和维生素，不能进食者，可给予静脉营养。

（二）抗感染治疗

1. 抗生素治疗：明确为细菌感染或混合感染者应使用抗生素。使用原则：①根据病原菌选用敏感药物；②早期治疗；③选用渗入下呼吸道浓度高的药物；④足量、足疗程；⑤重症宜静脉联合用药。

根据不同病原选择抗生素：①肺炎链球菌：首选青霉素，也可选用羟氨苄青霉素（阿莫西林）；②金黄色葡萄球菌：甲氧西林敏感者首选苯唑西林钠或氯唑西林钠；耐药者选用万古霉素或联用利福平；③流感嗜血杆菌：首选阿莫西林加克拉维酸（或加舒巴坦）；④大肠杆菌和肺炎杆菌：首选头孢曲松或头孢噻肟；⑤绿脓杆菌：首选替卡西林加克拉维酸；⑥肺炎支原体和衣原体：首选大环内酯类抗生素如红霉素、罗红霉素、阿奇霉素等；⑦真菌性肺炎：可选用克霉唑，两性霉素等。其中，头孢菌素类药物因其抗菌谱广、对产酶耐药菌感染的疗效好，而受到WHO及我国卫生部的推荐，目前临床上应用较为广泛。

用药时间：一般应持续至体温正常后5～7天，症状、体征消失后3天停药。金黄色葡萄球菌肺炎在体温正常后应继续用药2～3周，总疗程6周以上。

2. 抗病毒治疗 目前尚无理想的抗病毒药物，以下药物可供选择。

(1) 三氮唑核苷（ribavirin；病毒唑，virazole）：肌注或静点，也可超声雾化吸入。肌注或静滴，10～15mg/（kg·d）。

(2) 干扰素（interferons）：能激活巨噬细胞和自然杀伤细胞，抑制病毒使其不能在细胞内复制。可用α干扰素。宜早期使用，可雾化吸入，可肌注，以前者为佳，疗程3～5天。

（三）肾上腺皮质激素的应用 肾上腺皮质激素可减少炎症渗出，解除支气管痉挛，改善血管通透性，降低颅内压，改善微循环。适应证：①中毒症状明显。②严重的喘憋。③伴有脑水肿、中毒性脑病、感染性休克以及呼吸衰竭等严重情况。④胸膜有渗出。常用地塞米松，0.1～0.3（kg·d），疗程3～5天。

（四）对症治疗

1. 氧疗：病情较重，有缺氧表现，如烦躁、口唇发绀、呼吸困难、喘憋时需立即吸氧。一般采用鼻前庭导管给氧，氧流量为0.5～1L/min，氧浓度＜40％，氧气应湿化。小婴儿或缺氧明显者可用面罩给氧，氧流量为2～4L/min，氧浓度为50％～60％。若出现呼吸衰竭应用人工呼吸机给氧。

2. 保持呼吸道通畅：及时清除鼻痂、鼻腔分泌物。酌情选用祛痰剂，少用止咳剂。必要时可吸痰。注意湿化呼吸道，可行雾化吸入。喘憋严重者可选用支气管扩张剂。保证液体入量有利于痰液排出。

3. 心力衰竭的治疗：除镇静、给氧外，应以增强心肌收缩力、减慢心率、增加心搏出量为目的，减轻体内钠、水潴留和心脏负荷。常用快速洋地黄制剂、利尿剂和血管扩张剂。

4. 降温与镇静：高热病人应用药物或物理方法降温，若伴烦躁不安可给予氯丙嗪、异丙嗪各0.5～1.0mg/kg肌注，或苯巴比妥5mg/kg肌注。

5. 腹胀的治疗：如为低血钾所致，及时补钾。如系中毒性肠麻痹，应禁食，胃肠减压，可用酚妥拉明每次0.3～0.5mg/kg溶于10％葡萄糖20～30ml中缓慢静滴，一般2～4次可缓解。也可用新斯的明，每次0.03～0.04mg/kg，皮下注射。

6. 中毒性脑病的治疗：可静脉注射甘露醇每次0.5～1g/kg，每4～8小时重复一次，一般可用3天。必要时可使用地塞米松，每日2～5mg。亦可配合应用利尿剂、能量合剂等。

7. 心力衰竭的治疗：除镇静吸氧外，应给快速洋地黄制剂。可选用下列药物。

(1) 地高辛：饱和量：＜2岁0.05～0.06mg/kg，＞2岁0.03～0.05mg/kg。首剂给饱和量的1/2，余量分两次，间隔6～8小时一次静脉缓注。如病情较重，需要维持时，在末次用药12小时予口服地高辛维持，维持量按饱和量的1/5～1/4，每日分两次给药。

(2) 西地兰（毛花苷C）：饱和量：＜2岁0.03～0.04mg/kg，＞2岁0.02～0.03mg/kg。用法同地高辛。本药可肌内注射，也可加入10％葡萄糖10～20ml，缓慢静脉注射。

应用洋地黄制剂，应适当补钾，不宜与钙剂同用，必须用钙剂时，两药间隔不应小于4～6小时。

小儿肺炎合并心衰时可应用血管活性药物，减轻心脏负荷。常用酚妥拉明，每次0.3～0.5mg/kg，最大量不超过10mg。加入10％葡萄糖20ml中缓慢静脉滴入，4～6小时给药一次，病情缓解时停用。

8. 并存症和并发症的治疗：并存佝偻病、贫血、营养不良者，应给予相应治疗。并发脓胸、脓气胸者应及时抽脓、抽气。肺大泡一般可随炎症的控制而消失。对年龄小、中毒症状重、反复穿刺抽脓不畅或发生张力性气胸者，应考虑行胸腔闭式引流。

几种不同病原体所致肺炎的特点

（一）呼吸道合胞病毒肺炎（respiratory syncytial virus pneumonia） 由呼吸道合胞病毒（RSV）感染所致，常呈流行性，多见于2岁以内婴幼儿，尤其多见于2～6个月的小儿。是呼吸道合胞病毒对肺的直接侵害，病变特点为广泛的毛细支气管和间质炎症、渗出及粘膜水肿，肺泡亦可受累。临床以喘憋为突出表现，可有发热。轻症可在2～3天后病情逐渐加重，表现为呼吸增快、喘憋、口唇发绀、鼻扇及三凹征。喘憋、呼吸困难严重时可合并心力衰竭或呼吸衰竭。肺部听诊可闻及较多呼气性喘鸣音，肺底部有细湿啰音，有时伴呼吸音减弱。胸部X线表现以肺间质病变为主，可见双肺小点片状、斑片状阴影，部分患儿有不同程度的肺气肿。白细胞总数多正常。

（二）腺病毒肺炎（adenovirus pneumonia） 为腺病毒（ADV）感染所致，3、7两型是引起腺病毒肺炎的主要病原体，11、21型次之。多见于0.5～2岁小儿。以支气管和肺泡间质炎症为主要病理改变。临床特点为急起稽留高热、面色苍白、咳嗽频繁，呈阵发性喘憋、轻重不等的呼吸困难和发绀。肺部啰音出现较晚，多于高热3～7天后才出现，以后肺部病变融合，出现肺实变体征。X线改变较肺部体征出现早，显示大小不等的片状阴影或融合成大病灶，肺纹理增多，肺气肿多见，病灶吸收较慢，需数周或数月。本病易合并心肌炎和多器官功能衰竭。白细胞总数正常或偏低，分类以淋巴细胞为主，常有异型淋巴细胞。

（三）金黄色葡萄球菌肺炎（staphylococcus aureus pneumonia） 本病可为原发，也可继发于败血症或病毒性肺炎之后，婴幼儿及新生儿多见。特点为：①起病急，病情进展快。②全身中毒症状重。不规则高热或弛张热，精神萎靡，面色苍白，严重者可发生感染中毒性休克。③部分患儿出现猩红热样皮疹或麻疹样皮疹。④呼吸道症状明显，咳嗽频繁，呼吸困难。肺部体征出现较早，可闻及中细湿啰音。⑤容易并发脓胸及脓气胸。⑥外周血白细胞总数多数明显增高、中性粒细胞增高伴核左移和中毒颗粒。⑦胸部X线特征为易变性，初可见小片状阴影，病变可在短时间（数小时）内，迅速发展成脓肿、肺大泡、脓胸或脓气胸等。

（四）革兰阴性杆菌肺炎（Gram－negative bacillary pneumonia，GNBP） 目前有增多趋势，病原菌以流感嗜血杆菌和肺炎杆菌为多，伴有免疫缺陷者常发生绿脓杆菌肺炎，新生儿易患大肠杆菌肺炎。此类肺炎的病情较重，治疗困难，预后较差。起病较缓，大多先有数日呼吸道感染症状，病情呈亚急性，但全身中毒症状明显，面色苍白、精神萎靡，有发热、咳嗽、呼吸困难、口唇发绀，甚至休克。肺部有湿啰音或实变体征。外周血白细胞增多。肺部X线表现具有多样性，但基本改变为支气管肺炎征象，或呈一叶或多叶节段性或大叶性炎性阴影，带伴胸腔积液。

（五）肺炎支原体肺炎（mycoplasmal pneumoniae pneumonia） 病原为肺炎支原体（MP），是介于细菌和病毒之间的一种微生物，含有DNA和RNA，无细胞壁结构。本病占小儿肺炎的20%左右。全年均可发病。主要经呼吸道感染，可经血液播散至全身各脏器，并可通过免疫反应损害多系统脏器。以往认为本病主要发生在年长儿，近年婴幼儿感染率已达25%～69%。多数为亚急性起病，主要特点：①发热：体温38～39℃，热型不定，热程1～2周。②咳嗽：较为明显，初起干咳，继之有痰，可持续1～4周。③部分患儿有头痛、胸痛、食欲减退。④肺外表现：少数患儿可有麻疹样或猩红热样皮疹、心肌炎、心包炎、脑炎、多发性神经根炎。也可有肝脏、肾脏损害，造血系统损害的表现。⑤肺部体征：多数患儿无明显体征。⑥X线检查：典型表现是肺部可见不规则的云雾状阴影，多在单侧肺下野。有时呈大片状阴影，病灶可呈游走性。部分患儿表现为肺门阴影增浓。亦有表现为支气管肺炎者。⑦外周血白细胞无特异性改变；大部分患儿血沉增快；酶联免疫吸附试验检测MP特异性IgM，可用于MP感染的早期诊断。MP感染临床症状发作1周左右，血清中IgM抗体可被检出，10～30天达高峰，12周以后消失。

（六）真菌性肺炎（mycotic pneumonia）病原以白色念珠菌最为常见。白色念珠菌可寄生于正常人皮肤、口腔、上呼吸道、肠道及阴道等处。健康小儿带菌率可达5%～30%。长期腹泻、营养不良或慢性病患者，尤其是长期应用广谱抗生素、激素、免疫抑制剂以及免疫功能低下者易患病。其特点为：起病缓慢，发热，咳嗽，呼吸困难。肺部体征多样化，可闻及湿啰音，抗生素治疗无效。病程容易迁延。X线检查可有点状阴影、片状阴影、粟粒状阴影等不同类型。痰真菌培养阳性或痰涂片发现真菌孢子或菌丝有助于诊断。

第六节　支气管哮喘

支气管哮喘（bronchial asthma）是一种以嗜酸性粒细胞、肥大细胞、T细胞等多种炎性细胞参与的气道慢性炎症性疾病，患者气道具有对各种激发因子刺激的高反应性。临床以反复发作性喘息、呼吸困难、胸闷或咳嗽为特点。常在夜间和（或）清晨发作或加剧，多数患者可自行缓解或治疗后缓解。

【病因】

（一）遗传因素

遗传过敏体质（特异反应性体质，Atopy-特应质）对本病的形成关系很大，多数患儿有婴儿湿疹、过敏性鼻炎和（或）食物（药物）过敏史。本病多数属于多基因遗传病，遗传度70%～80%，家族成员中气道的高反应性普遍存在，双亲均有遗传基因者哮喘患病率明显增高。国内报道约20%的哮喘患儿家族中有哮喘患者。

（二）环境因素

1. 感染：最常见的是呼吸道感染。其中主要是病毒感染，如呼吸道合胞病毒、腺病毒、副流感病毒等，此外支原体、衣原体以及细菌感染都可引起。

2. 吸入过敏原：如灰尘、花粉、尘螨、烟雾、霉菌、宠物、蟑螂等。

3. 食入过敏原：主要是摄入异类蛋白质如牛奶、鸡蛋、鱼、虾等。

4. 气候变化：气温突然下降或气压降低，刺激呼吸道，可激发哮喘。

5. 运动：运动性哮喘多见于学龄儿童，运动后突然发病，持续时间较短。病因尚未完全明了。

6. 情绪因素：情绪过于激动，如大笑、大哭引起深吸气，过度吸入冷而干燥的空气可激发哮喘。另外情绪紧张时也可通过神经因素激发哮喘。

7. 药物：如阿司匹林可诱发儿童哮喘。

【发病机制】

70 年代和 80 年代初的“痉挛学说”，认为支气管平滑肌痉挛导致气道狭窄是引起哮喘的唯一原因，因而治疗的宗旨是解除支气管痉挛。80 年代和 90 年代初的“炎症学说”，认为哮喘发作的重要机制是炎性细胞浸润，炎性介质引起粘膜水肿，腺体分泌亢进，气道阻塞。因此，在治疗时除强调解除支气管平滑肌痉挛外，还要针对气道的变应性炎症，应用抗炎药物。这是对发病机制认识的一个重大进展。过敏原进入机体可引发两种类型的哮喘反应：

（一）速发型哮喘反应（immediate asthmatic reaction，IAR）进入机体的抗原与肥大细胞膜上的特异性 IgE 抗体结合，而后激活肥大细胞内的一系列酶促反应，释放多种介质，引起支气管平滑肌痉挛而发病。患儿接触抗原后 10 分钟内产生反应，10～30 分钟达高峰，1～3 小时过敏原被机体清除，自行缓解，往往表现为突发突止。

（二）迟发型哮喘反应（late asthmatic reaction，LAR）过敏原进入机体后引起变应性炎症，嗜酸粒细胞、中性粒细胞、巨噬细胞等浸润，炎性介质释放，一方面使支气管粘膜上皮细胞受损、脱落，神经末梢暴露，另一方面使肺部的微血管通透性增加、粘液分泌增加，阻塞气道，使呼吸道狭窄，导致哮喘发作。患儿在接触抗原后一般 3 小时发病，数小时达高峰。24 小时后过敏原才能被清除。

此外，无论轻病人或是急性发作的病人，其气道反应性均高，都可有炎症存在，而且这种炎症在急性发作期和无症状的缓解期均存在。

【临床表现】

起病可急可缓。婴幼儿常有 1～2 天的上呼吸道感染表现，年长儿起病较急。发作时患儿主要表现为严重的呼气性呼吸困难，严重时端坐呼吸，患儿焦躁不安，大汗淋漓，可出现发绀。肺部检查可有肺气肿的体征：两肺满布哮鸣音（有时不用听诊器即可听到），呼吸音减低。部分患儿可闻及不同程度的湿啰音，且多在发作好转时出现。

根据年龄及临床特点分为婴幼儿哮喘、儿童哮喘和咳嗽变异性哮喘。

哮喘持续发作超过 24 小时，经合理使用拟交感神经药物和茶碱类药物，呼吸困难不能缓解者，称之为哮喘持续状态。但需要指出，小儿的哮喘持续状态不应过分强调时间的限制，而应以临床症状持续严重为主要依据。

【辅助检查】

（一）血常规　白细胞大多正常，若合并细菌感染可增高，嗜酸性粒细胞增高。

（二）血气分析　一般为轻度低氧血症，严重病人伴有二氧化碳潴留。

（三）肺功能检查　呼气峰流速（peak expiratory，PEF）减低，指肺在最大充满状态下，用力呼气时所产生的最大流速；1 秒钟最大呼气量（FEV_1）降低。

（四）过敏原测定　可作为发作诱因的参考。

（五）X 线检查　在发作期间可见肺气肿及肺纹理增重。

【诊断】

支气管哮喘可通过详细询问病史做出诊断。不同类型的哮喘诊断条件如下。

（一）婴幼儿哮喘　①年龄＜3 岁，喘憋发作≥3 次；②发作时双肺闻及以呼气相为主的哮鸣音，呼气相延长；③具有特异性体质，如湿疹、过敏性鼻炎等；④父母有哮喘病等过敏史；⑤除外其他疾病引起的哮喘。

符合 1、2、5 条即可诊断哮喘；如喘息发作 2 次，并具有 2、5 条诊断可疑哮喘或喘息性支气管炎；若同时有 3 和/或 4 条者，给予哮喘诊断性治疗。

（二）儿童哮喘　①年龄≥3 岁，喘息反复发作；②发作时双肺闻及以呼气相为主的哮鸣音，呼气相延长；③支气管舒张剂有明显疗效；④除外其他可致喘息、胸闷和咳嗽的疾病。

疑似病例可选用 1‰肾上腺素皮下注射，0.01ml/kg，最大量不超过每次 0.3ml，或用舒喘灵雾化吸入，15 分钟后观察，若肺部哮鸣音明显减少，或 FEV_1 上升≥15%，即为支气管舒张试验阳性，可诊断支气管哮喘。

（三）咳嗽变异性哮喘（cough variant asthma）　各年龄均可发病。①咳嗽持续或反复发作>1 个月，特点为夜间（或清晨）发作性的咳嗽，痰少，运动后加重，临床无感染征象，或经较长时间的抗生素治疗无效；②支气管扩张剂可使咳嗽发作缓解（基本诊断条件）；③有个人或家族过敏史，过敏原皮试可阳性（辅助诊断条件）；④气道呈高反应性，支气管舒张试验阳性（辅助诊断条件）；⑤除外其他原因引起的慢性咳嗽。

【鉴别诊断】

（一）毛细支气管炎　此病多见于 1 岁以内的婴儿，病原体为呼吸道合胞病毒或副流感病毒，也有呼吸困难和喘鸣，但其呼吸困难发生较慢，对支气管扩张剂反应差。

（二）支气管淋巴结核　可引起顽固性咳嗽和哮喘样发作，但阵发性发作的特点不明显，结核菌素试验阳性，X 线检查有助于诊断。

（三）支气管异物　患儿会出现哮喘样呼吸困难，但患儿有异物吸入或呛咳史，肺部 X 线检查有助于诊断，纤维支气管镜检可确诊。

【治疗】

（一）治疗原则　坚持长期、持续、规范、个体化的治疗原则。

1. 发作期：快速缓解症状、抗炎、平喘；

2. 持续期：长期控制症状、抗炎、降低气道高反应性、避免触发因素、自我保健。

（二）发作期治疗

1. 一般治疗：注意休息，去除可能的诱因及致敏物。保持室内环境清洁，适宜的空气湿度和温度，良好的通风换气和日照。

2. 平喘治疗

（1）肾上腺素能 β_2 受体激动剂：松弛气道平滑肌，扩张支气管，稳定肥大细胞膜，增加气道的粘液纤毛清除力，改善呼吸肌的收缩力。①沙丁胺醇（salbutamol，舒喘灵，喘乐宁）气雾剂：每揿 100μg。每次 1～2 揿，每日 3～4 次。0.5%水溶液：每次 0.01～0.03 ml/kg，最大量 1ml，用 2～3ml 生理盐水稀释后雾化吸入，重症患儿每 4～6 小时一次。片剂：每次 0.1～0.15mg/kg，每天 2～3 次。或<5 岁每次 0.5～1mg，5～14 岁每次 2mg，每日 3 次；②博利康尼（brethine，特布他林，terbutaline）每片 2.5mg，1～2 岁每次1/4～1/3 片，3～5 岁每次 1/3～2/3 片，6～14 岁每次 2/3～1 片，每日 3 次；③其他 β_2 受体激动剂，如美喘清等。

（2）茶碱类：氨茶碱口服每次 4～5mg/kg，每 6～8 小时一次，严重者可静脉给药，应用时间长者，应监测血药浓度。

（3）抗胆碱类药：可抑制支气管平滑肌的M样受体，引起支气管扩张，也能抑制迷走神经反射所致的支气管平滑肌收缩。以M2受体阻滞剂更为有效。可用溴化羟异丙托品（ipratropine bromide，atrovent，爱喘乐），对心血管系统作用弱，用药后峰值出现在30～60分钟，其作用部位以大中气道为主，而β_2受体激动剂主要作用于小气道，故两种药物有协同作用。气雾剂每揿20μg，每次1～2揿，每日3～4次。

3. 肾上腺皮质激素的应用：肾上腺皮质激素可以抑制特应性炎症反应，减低毛细血管通透性，减少渗出及粘膜水肿，降低气道的高反应性，故在哮喘治疗中的地位受到高度重视。除在严重发作或持续状态时可予短期静脉应用地塞米松或氢化可的松外，多主张吸入治疗。常用的吸入制剂有：①丙酸培氯松气雾剂（BDP）：每揿200μg。②丙酸氟替卡松气雾剂（FP）：每揿125μg。以上药物根据病情每日1～3次，每次1～2揿。现认为每日200～400μg是很安全的剂量，重度年长儿可达到600～800μg，病情一旦控制，可逐渐减少剂量，疗程要长。

4. 抗过敏治疗

（1）色甘酸钠（sodium cromoglycate，SOG）：能稳定肥大细胞膜，抑制释放炎性介质，阻止迟发性变态反应，抑制气道高反应性。气雾剂每揿2mg，每次2揿，每日3～4次。

（2）酮替芬（ketotifen）：为碱性抗过敏药，抑制炎性介质释放和拮抗介质，改善β受体功能。对儿童哮喘疗效较成人好，对已发作的哮喘无即刻止喘作用。每片1mg。小儿每次0.25～0.5mg，1～5岁0.5mg，5～7岁0.5～1mg，7岁以上1mg，每天2次。

5. 哮喘持续状态的治疗　哮喘持续状态是支气管哮喘的危症，需要积极抢救治疗，否则会因呼吸衰竭导致死亡。

（1）一般治疗：保证液体入量。因机体脱水时呼吸道分泌物粘稠，阻塞呼吸道使病情加重。一般补1/4～1/5张液即可，补液的量根据病情决定，一般24小时液体需要量为1000～1200ml/m^2。如有代谢性酸中毒，应及时纠正，注意保持电解质平衡。如患儿烦躁不安，可适当应用镇静剂，但应避免使用抑制呼吸的镇静剂（如吗啡、杜冷丁）。如合并细菌感染，应用抗生素。

（2）吸氧：保证组织细胞不发生严重缺氧。

（3）迅速解除支气管平滑肌痉挛：静脉应用氨茶碱，肾上腺皮质激素，超声雾化吸入，舒喘灵。若经上述治疗仍无效，可用异丙肾上腺素静脉滴注，剂量：0.5mg加入10%葡萄糖100ml中（5μg/ml），开始以每分钟0.1μg/kg缓慢静点，在心电图及血气监测下，每15～20分钟增加0.1μg/kg，直到氧分压及通气功能改善，或达6μg/（kg·min），症状减轻后，逐渐减量维持用药24小时。如用药过程中心率达到或超过200次/分或有心律失常应停药。

（4）机械通气：严重病人应用呼吸机辅助呼吸。

（三）缓解期治疗及预防

1. 增强抵抗力，预防呼吸道感染，可减少哮喘发病的机会。

2. 避免接触过敏原。

3. 根据不同情况选用适当的免疫疗法，如转移因子、胸腺肽、脱敏疗法、气管炎菌苗、死卡介苗。

4. 可用丙酸培氯松吸入，每日不超过400μg，长期吸入，疗程达1年以上；酮替芬用量同前所述，疗程3个月；色甘酸钠长期吸入。

总之，哮喘是一种慢性疾病，仅在发作期治疗是不够的，需进行长期的管理，提高对疾病的认识，配合防治、控制哮喘发作、维持长期稳定，提高患者生活质量，这是一个非常复杂的系统工程。

第七节 呼吸衰竭

急性呼吸衰竭（acute respiratory failure，AFR）是小儿时期的急症，由于呼吸中枢和（或）呼吸器官（原发性或继发性）病变，引起通气和（或）换气功能障碍，使肺不能满足气体交换需要，引起动脉血氧下降和二氧化碳潴留称为呼吸衰竭。临床出现一系列病理生理改变及代谢紊乱的综合征。

【分型】

有几种不同的分型方法

（一）根据原发病分型　①中枢性呼吸衰竭；②周围性呼吸衰竭。后者又分为限制性通气障碍、阻塞性通气障碍及换气障碍。

（二）根据呼吸功能分型　①通气功能衰竭；②换气功能衰竭。

（三）根据血气分型　Ⅰ型呼吸衰竭（低氧血症型）；Ⅱ型呼吸衰竭（低氧血症伴高碳酸血症型）。

（四）根据病程分型　①急性呼吸衰竭（acute respiratory failure）；②慢性呼吸衰竭（chronic respiratory failure）。在儿科以急性呼吸衰竭为主。

【病因和病理生理】

临床上导致呼吸衰竭的原因很多，但其发病机制都与肺的通气和/或换气障碍有关。

（一）通气功能障碍　由于呼吸道狭窄或呼吸动作减弱，从而降低了肺的通气功能，使外界进入肺泡的氧气减少，二氧化碳的排出也相应减少。

1. 阻塞性通气障碍：由呼吸道的狭窄或梗阻所致。临床上常见于急性喉炎、喉痉挛、喉头水肿、气管异物、支气管哮喘、毛细支气管炎等。

2. 限制性通气障碍：是由于肺和胸廓的扩张及收缩受阻，从而引起通气量的减少。临床上常见于：①中枢神经系统病变，如脑炎、脑膜炎、颅内出血、颅脑外伤、脑水肿和脑肿瘤等；②神经-肌肉病变，如格林-巴利综合征、脊髓灰质炎、横断性脊髓炎及低血钾等；③胸廓病变，如脓胸、气胸、手术创伤和严重畸形等。

以上两种通气功能障碍均可引起氧的吸入和二氧化碳的排出受阻，导致肺泡内氧分压降低和二氧化碳分压升高，从而使流经肺泡的毛细血管静脉血不能充分氧合，导致 $PaO_2\downarrow$、而 $PaCO_2\uparrow$，形成急性呼吸衰竭。

（二）换气功能障碍　由于肺泡与血液间的气体弥散发生障碍，致通气与血流比例失调，肺部无足量的氧进入肺毛细血管，动脉血氧分压（PaO_2）下降，而二氧化碳排出正常甚至增加。

1. 气体弥散功能障碍：指气体通过肺泡弥散膜（肺泡毛细血管膜）的过程发生障碍。由于二氧化碳弥散力比氧大20倍，故弥散障碍主要表现是缺氧。多见于感染性肺炎、吸入性肺炎和呼吸窘迫综合征等。

2. 通气与血流比例（V/Q）失调：正常 V/Q 平均为 0.8，此比值可保证流经肺内的静脉血得以最大限度地动脉化。若 V/Q<0.8，提示通气不足，常见于肺不张、肺水肿和毛细支气管炎等；若 V/Q>0.8，提示存在死腔样通气，即局部血流灌注不足，常见于呼吸窘迫综合征、休克、微循环障碍等。

无论通气性或换气性呼吸功能障碍，最终均导致机体发生低氧血症和二氧化碳潴留，由此导致重要脏器功能障碍、细胞能量代谢障碍以及电解质紊乱与酸碱失衡等不良后果。

【临床表现】

除原发病表现外，主要是低氧血症和二氧化碳潴留造成的脏器功能紊乱的表现。

（一）呼吸系统表现

1. 呼吸困难：呼吸困难是呼吸衰竭最早出现的症状。中枢性呼吸衰竭主要表现为呼吸节律和频率的改变，呼吸快慢深浅不均，可出现潮式呼吸、毕奥呼吸、双吸气等。周围性呼吸衰竭表现为呼吸困难，主要表现为呼吸费力、频率加快，但呼吸节律规则，常因伴有辅助呼吸肌运动，表现为鼻翼扇动、点头状呼吸、三凹征等。

2. 呼吸抑制：可由神经系统疾患及镇静、安眠药中毒所致。有呼吸中枢抑制、颅神经损害和呼吸肌麻痹等表现。

（二）低氧血症和高碳酸血症的表现

1. 低氧血症：①发绀：是缺氧的典型表现。一般出现于 PaO_2 低于 6.0～6.7kPa（45～50mmHg）、氧饱和度低于 80%时，多于口周、口唇、甲床等处明显。但严重贫血时可无发绀。②中枢神经系统表现：烦躁不安，易激惹，惊厥，以及颅内压增高的表现，严重者神志模糊，嗜睡，昏迷，甚至出现脑疝。③循环系统表现：早期心率增快、血压增高，其后可有心音低钝、心率减慢及心律失常，并可因肺动脉高压导致右心衰竭。④肾功能障碍：尿中可有蛋白、管型、红细胞等，少尿或无尿，血尿素氮、肌酐增高，严重者可有肾功能衰竭。⑤消化系统表现：可有转氨酶增高等肝功能损害表现，亦可有恶心、呕吐等胃肠道症状，甚至消化道出血。

2. 高碳酸血症：早期可有头痛、烦躁、多汗、呼吸和心率增快。进而出现嗜睡、惊厥、昏迷、颅内压增高、血压下降等。因毛细血管扩张可有皮肤潮红、四肢湿、唇红、眼结膜充血及水肿。

【诊断】

主要依据临床表现、原发疾病和血气分析等进行早期诊断。血气分析除能对呼吸衰竭做出诊断外，还能准确地诊断酸碱平衡紊乱。动脉血的血气分析是诊断呼吸衰竭的可靠指标。在海平面、休息状态、呼吸室内空气情况下，$PaO_2 \leqslant 50$mmHg，$PaCO_2 \geqslant 50$mmHg，$SaO_2 \leqslant 0.85$，为呼吸衰竭。按血气分析结果，急性呼吸衰竭可分为以下两型：

Ⅰ型：即低氧血症呼吸衰竭，$PaO_2 \leqslant 50$mmHg，$PaCO_2$ 正常。见于呼吸衰竭早期和轻症。

Ⅱ型：即高碳酸血症呼吸衰竭，$PaO_2 \leqslant 50$mmHg，$PaCO_2 \geqslant 50$mmHg。见于呼吸衰竭晚期和重症。

【治疗】

急性呼吸衰竭的治疗重点在于改善呼吸功能，提高 PaO_2 和降低 $PaCO_2$，及时进行辅助呼吸；维持重要脏器的功能，纠正酸碱平衡失调；积极治疗原发病。

为了便于记忆，抢救治疗小儿急性呼吸衰竭的措施可用英文字母A、B、C、D、E、F来表示。

（一）加强气道管理和通畅（airway，A）

1. 温湿化呼吸道及排痰　可选择下列方法：①将吸入氧气的湿化瓶放入50℃左右的温水，使吸入氧气温湿化。②生理盐水20ml超声雾化吸入，每次15分钟，每日3～4次。③已行气管插管或切开者，生理盐水3～5ml由管腔滴入，24小时滴入液体量约100ml。④定时拍背吸痰。

2. 解除支气管痉挛和水肿：在雾化液中加入支气管扩张剂（如舒喘灵、异丙肾上腺素等）以及地塞米松。

（二）保证呼吸和大脑功能（breathing&brain，B）

1. 氧疗：氧疗的目的是提高血氧分压和氧饱和度，解除严重缺氧对机体的威胁。给氧的原则是以能缓解缺氧，又不抑制颈动脉窦和主动脉体对低氧分压的敏感性为度。一般吸入氧浓度30%～50%，维持PaO_2在8.67～11.33kPa（65～85mmHg）为宜。可根据病情需要提高吸入氧浓度，但是吸入60%的氧气不宜超过24小时，吸入100%氧气不宜超过6小时，以免引起氧中毒。

吸氧的方法有鼻导管、面罩、头罩。鼻导管吸氧时，氧气流量与吸入氧的浓度关系为：吸入氧浓度（%）＝氧流量（L/min）×4＋21。此种方法在小儿最高吸入氧浓度不易超过30%。开放式面罩吸氧时婴幼儿氧流量2～4L/min，新生儿1～2L/min，吸入氧浓度可达45%～60%。头罩吸氧时氧流量7L/min，吸入氧浓度可达50%～60%。

2. 呼吸兴奋剂：对中枢性呼吸衰竭有一定的疗效。下列情况不宜应用呼吸兴奋剂：①呼吸道梗阻或分泌物潴留；②严重广泛肺部疾病或神经肌肉疾病；③中枢神经系统严重缺氧状态；④呼吸肌疲劳。总之，在呼吸衰竭抢救中应用呼吸兴奋剂的价值在降低。常用药物有尼克刹米，山梗菜碱，回苏灵等。

3. 机械通气：机械通气的指征：①经综合治疗后，呼吸衰竭不见缓解反而加重；②急性呼吸衰竭$PaCO_2$＞8.0kPa（60mmHg），pH＜7.3，经治疗无效；③吸入纯氧时PaO_2＜6.65kPa；④呼吸停止或即将停止；⑤新生儿呼吸暂停＞20秒，经内科治疗仍反复发作。禁忌或相对禁忌证：肺大泡、张力性气胸、支气管异物取出之前。

机械通气的途径：气管插管和气管切开，以气管插管为首选。最好经鼻腔插管，持续时间可达一周或以上。所用插管的口径可用下列公式计算：内径（mm）＝年龄/4＋4。早产儿和足月新生儿所用内径分别是2.5～3mm和3～3.5mm。插管后以X线检查纠正插管位置，导管顶端应在第二胸椎水平为宜。

呼吸机参数的调整：呼吸频率新生儿35～40次/分，婴幼儿25～35次/分，年长儿15～25次/分。吸与呼之时比在限制性通气障碍时为1∶1～1∶1.5，气道阻力增高时为1∶2～1∶3。定容型呼吸机潮气量为10～15ml/kg，每分钟通气量＝潮气量×呼吸频率。定压型呼吸机吸气峰压肺部无病变时为10～20cmH_2O，中、重度肺病变时可达25～30cmH_2O或更高。呼气末正压一般肺部病变为3～5cmH_2O。以后根据血气分析结果和患儿反应调节。

常用通气方式：①间歇正压通气（intermittent positive pressure ventilation，IPPV），可增加有效通气量，促进CO_2排出，提高平均气道压，改善氧合，使血氧分压提高。适用于复苏、呼吸肌麻痹等伴CO_2潴留的呼吸衰竭。②呼气末正压通气（positive end expiratory pressure，PEEP），可防止肺泡和小气道萎陷，提高功能残气量，改善肺顺应性。适用于肺透明膜病等。常和 IPPV 等联合应用。③持续气道正压通气（continuous positive airway pressure，CPAP）其功能与 PEEP 相同，仅适用于有自主呼吸的患儿。④间歇指令通气（intermittent mandatory ventilation，IMV）用于停用呼吸机之前的过渡阶段。⑤近年报告机械通气加 NO 吸入治疗呼吸衰竭取得较好疗效。

停用呼吸机指征：①患儿病情改善，呼吸循环系统功能稳定；②能维持自主呼吸 2～3 小时以上无异常；③吸入 50%氧时，PaO_2 大于 6.65kPa（50mmHg）；$PaCO_2$ 小于 6.65kPa（50mmHg）。

4. 降颅压、控制脑水肿。

（三）维持心脏功能和血管功能（cardiac&circulation，C） 并发心力衰竭时应用强心剂，如地高辛、西地兰和血管活性药等，以增强心肌收缩力，减慢心率，减少心肌耗氧量。但是在呼吸衰竭、心肌缺氧时洋地黄易发生中毒，用量宜偏小。当心衰明显时可加用快速利尿剂如呋塞米（速尿）等。

（四）其他药物治疗（drugs，D） 主要是针对病因和对症治疗，如有惊厥抽搐者镇静止惊；颅内压增高者降低颅内压；纠正酸中毒：呼吸衰竭时酸中毒原则上必须通过积极改善通气纠正，在有代谢性酸中毒，且通气功能已改善时可应用碳酸氢钠等碱性药物。

（五）病因治疗（etiology，E） 积极进行病因治疗，如为感染，选用有效的抗生素及抗病毒药物。

（六）液体疗法（fluid，F） 保证热量供给和水电解质平衡，热量一般最低应予基础代谢量 210kJ/（kg·d）[50kcal/（kg·d）]。液量 60～80ml/（kg·d），脑水肿时给 30～60ml/（kg·d）。

（杨小巍）

第七章　循环系统疾病

第一节　小儿循环系统解剖生理特点及检查方法

一、解剖特点

（一）心腔容积　小儿4个心腔的容积于初生时为20～22ml，至1岁时达到2倍，近7岁时增至5倍，即100～120ml。此后其增长速度相当缓慢。青春期后心腔容积的增长又渐迅速，至18～20岁时达240～250ml。

（二）心脏重量　小儿时期心脏重量的增长速度并非相等。新生儿心脏重量为20～25g，占体重的0.8%，1岁时心脏重量为出生时的2倍，5岁时为出生时的4倍，9岁时为出生时的6倍，青春期后增长到出生时的12～14倍，达成人水平。

（三）心脏形态　婴幼儿期心脏的形状为球形、圆锥形或椭圆形。约到6岁以后心脏的形状接近于成人，多为长椭圆形。

（四）心脏位置　小儿心脏的位置随年龄而改变。2岁以内小儿的心脏多呈横位，以后逐渐转为斜位。

（五）血管特点　小儿动脉内径相对比成人大。动脉内径与静脉内径之比在新生儿时期为1∶1，而成人为1∶2。10岁以前肺动脉直径较主动脉宽，到性成熟以后主动脉直径才超过肺动脉。在婴儿期，肺、肾、肠及皮肤的微血管内径较大，有利于这些器官的新陈代谢。

二、生理特点

（一）心率　小儿的心率较快，主要与以下因素有关：①交感神经占优势；②新陈代谢旺盛；③小儿心脏具有收缩较快的能力。心率随年龄增长而逐渐减慢。新生儿心率为120～140次/分，1岁以下110～130次/分，2～3岁100～120次/分，4～7岁80～100次/分，8～14岁70～90次/分。小儿心率易受多种因素影响，如哭闹、运动、进食及发热等。

（二）血压　婴儿期血压较低，随年龄增长而逐渐升高。按年龄推算血压，可采用以下公式：收缩期血压＝（年龄×2）＋80mmHg，此数值的2/3为舒张期血压。高或低于此标准20mmHg（2.67kPa）为高血压或低血压。正常下肢血压较上肢血压高2.67kPa（20mmHg）。

测量血压时患儿必须安静放松，袖带宽度宜为上臂长的2/3。在测量时上臂应与心脏在同一水平。常采用听诊法。对婴儿可采用触诊法。

（三）静脉压　学龄前儿童颈静脉压约为0.4kPa（40mmH_2O），学龄儿童约为0.6kPa（60mmH_2O）。正常儿童背部垫高45°仰卧床上，颈静脉在胸骨柄上窝水平应隐塌不见。如颈静脉饱满并超过此水平，则提示静脉压升高。

三、小儿心、血管检查特点

（一）一般体格检查　除一般观察体格和运动功能发育外，应着重观察特殊面容、皮肤粘膜颜色（苍白或发绀）、水肿、呼吸困难征、杵状指（趾）、颈静脉怒张或搏动增强，并应仔细检查脉搏强弱。

（二）心脏检查

1. 望诊：首先注意心前区有无膨隆，观察心尖搏动强弱和范围。正常情况下，小儿尤其是肥胖者，不易见到心尖搏动；消瘦小儿较易见到心尖搏动。心尖搏动位于第 5 肋间隙，在锁骨中线上或内侧，范围不超过 $2\sim3cm^2$。

2. 触诊：进一步查明心尖搏动位置、强弱及范围，并检查有无震颤，注意震颤的时相、强度、部位和范围。

3. 叩诊：小儿胸壁较薄，叩诊手法宜较轻，方能叩出较真实的心界。叩诊用力过重，则所得心界变小。小儿心界应着重记录心左界，一般以锁骨中线或乳线为标准，记录最大左界，必要时叩出心右界。1 岁以下婴儿心左界可在乳线外 1cm 左右，儿童期心左界在乳线以内。

4. 听诊：听诊器的胸件要小些。听诊宜趁小儿安静时进行。听诊内容包括各瓣膜区第一、第二心音的强弱和异常心音、心率、心律、杂音及心包摩擦音。此外还应注意在胸骨左缘听诊，因为先天性心脏病的杂音多在此区最明显。由于小儿胸壁较薄，故心音较成人响。小婴儿心尖部第一音和第二音的响度几乎相等。除此年龄外，心尖部第一音均比第二音响，而心底部第二音比第一音响。小儿时期肺动脉瓣区第二音（P_2）比主动脉瓣区第二音（A_2）响。某些学龄前及学龄期小儿可于肺动脉瓣区或心尖部听到功能性收缩期杂音，也可闻及窦性心律不齐。

第二节　先天性心脏病总论

先天性心脏病（congenital heart disease）是胚胎期心血管发育异常所致的畸形疾病，在活产婴儿中发病率约为 7‰～8‰，是小儿时期最常见的心脏病。目前随着各种诊疗措施的不断发展与完善，患儿总病死率已大幅度下降。

一、心脏胚胎发育

胚胎第 2～8 周为心脏发育的关键时期。胚胎第 2 周开始形成原始心脏，第 4 周开始有循环作用，第 5 周形成心房间隔，第 8 周形成心室间隔，即成为具有四腔的心脏。同时动脉总干被由其内层长出的主、肺动脉隔分开，形成主动脉及肺动脉。由于主、肺动脉隔呈螺旋形向心室生长，使主动脉向左向后旋转与左心室相连，肺动脉向右向前旋转与右心室相连。在此期间如受到任何物理、化学及生物因素的影响，则易发生心血管发育畸形。

二、胎儿血液循环及生后血液循环改变

血液在胎盘进行营养与气体交换后，含氧较多的动脉血经脐静脉进入胎儿体内，其中一

部分入肝与门静脉汇合再经肝静脉进入下腔静脉；另一部分经静脉导管直接进入下腔静脉，与来自下半身的静脉血混合流入右心房。来自下腔静脉的血液（以动脉血为主）进入右心房后，一部分通过卵圆孔至左心房，再经左心室流入升主动脉，主要供应心脏、脑及上肢；其余的血液流入右心室。从上腔静脉回流的来自上半身的静脉血绝大部分经右心房、右心室与来自下腔静脉的血一起回流到肺动脉。由于胎儿肺脏处于压缩状态，无呼吸功能，所以仅有少量肺动脉血液流入肺脏，经肺静脉回流至左心房，而大量血液从肺动脉经动脉导管与来自升主动脉的血液一起流入降主动脉，供应下半身。同时血液经脐动脉回至胎盘，再次进行营养与气体交换。由此可见供应下半身的血氧含量较心脏、脑及上肢为低（图 7－1）。

出生后血液循环发生以下改变：①脐带结扎，胎儿血液循环停止；②呼吸建立，肺泡扩张，在肺脏开始进行气体交换；③卵圆孔关闭：由于肺的扩张，肺循环压力降低，从右心室流入肺内的血液增多，以致回流到左心房的血液增多，左心房压力增高，当超过右心房压力时，卵圆孔的瓣膜则发生功能上的关闭。生后 5～7 个月形成解剖上的关闭；④动脉导管关闭：由于肺循环压力降低，体循环压力升高，使流经动脉导管内的血流逐渐减少，最后停止。又因血氧含量增高，致使动脉导管收缩，形成功能上的闭合。生后 3～4 个月，大多数形成解剖上的关闭。

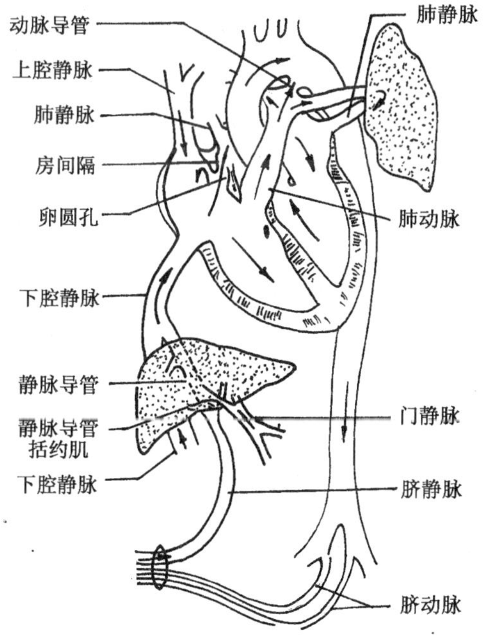

图 7－1　胎儿血液循环示意图

三、先天性心脏病的病因

至今病因尚不明了，但随着遗传学、胚胎学及生物化学等学科的进展，目前对其已有不少认识。其主要原因可分为遗传因素、环境因素以及二者相互作用。遗传因素主要包括染色体易位与畸变（如染色体 21 三体综合征，13～15 三体综合征和 18 三体综合征等）、单一基因突变、多基因病变及先天性代谢紊乱（Ⅱ型糖原累积病和同型半胱氨酸尿症）。环境因素中较重要的为宫内感染，如风疹、流行性感冒、流行性腮腺炎和柯萨奇病毒感染等。此外还包括孕妇患糖尿病、接受过量放射线或服用某些药物（抗癌药、甲糖宁等）等。

四、先天性心脏病的分类

（一）左向右分流型（潜伏发绀型） 常见的有房间隔缺损、室间隔缺损及动脉导管未闭。

（二）右向左分流型（发绀型） 常见的有法洛四联症、大动脉错位。

（三）无分流型（无发绀型） 如肺动脉狭窄、主动脉缩窄和右位心等。

五、先天性心脏病的诊断

主要依据病史、体检及特殊检查做出诊断。

（一）病史 要注意询问其母在孕期前3个月内有否病毒感染史，是否服用过影响胚胎发育的药物或接触过放射性物质。要注意患儿是否有发绀。如伴有发绀，问清何时发现及与哭闹的关系，是一时性的还是持续性的，或反复出现的。患儿反复呼吸道感染，特别是反复罹患肺炎，常提示肺血增多的可能。还应注意患儿生长发育是否落后。此外，3岁以前发病且有心脏器质性杂音、发绀或反复心力衰竭者常提示先天性心脏病。

（二）体检 重视一般体检，注意生长发育是否落后，有无其他畸形或杵状指（趾）。重点为心血管系统检查。

（三）辅助检查 胸部X线检查，包括透视及摄影，可用来观察心脏外形、各腔室大小及血管位置、肺门及肺血情况。心电图检查有参考价值。超声心动图（M型、二维、彩色多普勒超声心动图）可对心脏的结构、功能及血流动力学状态提供非常重要的诊断信息。放射性核素心血管造影、心脏CT、MRI也可从不同角度对心脏的结构与功能进行探测与诊断。必要时做心导管检查及心血管造影以助确诊。

根据上述病史、体检及辅助检查资料，应对患儿进行全面诊断，即包括确诊有无先天性心脏病、分型、病变部位及大小、血流动力学状态（分流量及肺动脉压力）、心功能状态及合并畸形等。

六、先天性心脏病的治疗

（一）内科疗法 根据患儿的具体情况，安排适当的活动量，增强体质。发生心力衰竭时应及时、正确处理，对有些左向右分流量大且反复发生心力衰竭的患儿可予洋地黄维持量口服，以维持其心功能。患儿合并感染性心内膜炎或肺炎时，应予积极控制。发绀型患儿血液粘稠度高，应注意防止腹泻时脱水，从而预防血栓形成。早产儿或早期新生儿因动脉导管未闭导致心力衰竭者，可试用消炎痛，促进动脉导管关闭。

（二）外科疗法及介入性治疗 目前对一般常见的左向右分流型及无分流型先天性心脏病可进行根治手术，效果满意。但如发展至梗阻性肺动脉高压、出现右向左分流时，则不宜手术。对分流量小且无临床症状者，则不一定需要手术治疗。目前对某些复杂的右向左分流型先天性心脏病手术疗效已有所提高。近年来开展了非开胸介入性治疗，如以微型弹簧折伞式补片修补房间隔缺损，以泡沫塑料塞子堵闭动脉导管，以球囊导管扩张治疗肺动脉瓣狭窄、主动脉瓣狭窄及主动脉缩窄等。

第三节 常见先天性心脏病

室间隔缺损

室间隔缺损（ventricular septal defect，VSD）是最常见的先天性心脏病，在我国约占小儿先天性心脏病的一半。属于左向右分流型。中、小型者自然闭合机会较多，可达30%～50%。

【病理与病理生理】

根据缺损部位临床分为4型：①干下型，即缺损位于室上嵴上方，肺动脉瓣或主动脉瓣下；②位于室上嵴下方；③位于三尖瓣后方；④位于室间隔肌部。②、③两型又称为室间隔膜部缺损。

室间隔缺损的血流动力学改变为：①分流经缺损处自左心室到右心室（因左心室压力＞右心室压力）；②左心房、左心室容量负荷过重，导致左心室增大，左心房亦可增大；③肺循环血量增加；④分流量大时，可产生肺动脉高压，晚期可出现梗阻性肺动脉高压，可呈现右心室肥大。当由于肺动脉高压而形成右向左分流时，临床出现持久性发绀，即形成艾森曼格（Eisenmenger）综合征；⑤体循环血量减少（图7－2）。

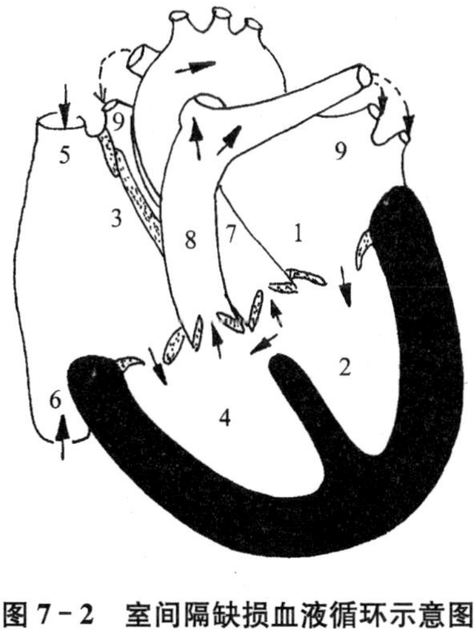

图7－2 室间隔缺损血液循环示意图

1. 左心房 2. 左心室 3. 右心房 4. 右心室 5. 上腔静脉
6. 下腔静脉 7. 主动脉 8. 肺动脉 9. 肺静脉

【临床表现】

临床表现取决于缺损的大小。小型缺损者（缺损＜0.5cm）可无症状；中型缺损者（缺损为0.5～1.0cm）主诉症状少，易乏力，易患呼吸道感染；大型缺损者（缺损＞1.0cm）左向右分流量大，体循环血减少，影响生长发育，消瘦、多汗、面色苍白，体力活动后不耐受。由于肺循环充血，常易患肺炎，并易并发心力衰竭。伴有明显肺动脉高压时左向右分流量减少。当出现右向左分流时患儿呈现发绀。体格检查：心尖搏动弥散，心界扩大，于胸骨左缘3～4肋间可闻及Ⅲ/6～Ⅳ/6级全收缩期响亮而粗糙的反流性杂音，向周围传导。伴有震颤。分流量大时，可于心尖部听到舒张中期充盈性杂音，系由二尖瓣相对狭窄所致。伴肺动脉高压者，肺动脉瓣第二心音亢进。

【辅助检查】

（一）胸部X线检查　小型缺损者心影正常。中、大型缺损者，心外形增大，以左心室增大为主，左心房亦常增大，晚期可出现右心室增大。肺动脉段突出，可有肺门“舞蹈”征，肺血增多。

（二）心电图　小型缺损者正常。中、大型缺损者多为左心室容量负荷过重现象，左心室肥大。随肺动脉压力升高，右心室肥大可渐占优势。

（三）超声心动图　M型超声心动图可见左心室、左心房及右心室内径增大，主动脉内径小。二维超声心动图可显示室间隔回声中断，并可提示缺损的位置及大小。多普勒超声检查，取样容积置于室间隔缺损的右室侧，可探及收缩期湍流。

（四）右心导管检查　右心室血氧含量高于右心房0.9Vol%以上，右心室压力及肺动脉压力升高。有时心导管可通过缺损由右心室进入左心室。

【治疗】

建立合理的生活制度，防治并发症，保护患儿安全达到手术年龄。对于中、大型缺损、分流量较大者，需及时手术治疗。手术为室间隔缺损修补术。对于小型缺损，分流量小者，则不需手术治疗，但应定期随访。手术适宜年龄为4～5岁。近些年来，在国内、外开展了室间隔缺损经导管介入治疗，在严格掌握适应证的情况下，可以应用。

房间隔缺损

房间隔缺损（atrial septal defect，ASD）为左向右分流型先天性心脏病，约占先天性心脏病总数的20%～30%，女性多见。

【病理与病理生理】

分为第一孔未闭型（原发孔）和第二孔未闭型（继发孔），后者多见。

房间隔缺损的血流动力学改变为：①分流经缺损处自左心房到右心房（通常左心房压力>右心房压力），分流量的大小取决于缺损大小及双心室顺应性；②右心房及右心室容量负荷过重，因而右心房及右心室增大；③肺循环血量增加（肺循环充血）；④分流量大时可产生肺动脉高压，晚期可出现梗阻性肺动脉高压。当右心房压力超过左心房时，则可产生右向左分流，出现持久性发绀；⑤体循环血量减少（图7-3）。

【临床表现】

缺损小者多无明显症状，缺损大者由于肺循环充血，易患肺炎，并因体循环血量减少而表现为气急、无力并影响生长发育。体格检查：分流量大者，心前区隆起，心尖搏动弥散，心浊音界扩大。胸骨左缘2～3肋间可闻及Ⅱ/6～Ⅲ/6级收缩期喷射性杂音，多较柔和，常不伴震颤，系由肺动脉瓣相对狭窄所致。肺动脉瓣区第二心音亢进并呈固定分裂。当分流量大时，三尖瓣区可闻及舒张中期充盈性杂音，系由三尖瓣相对狭窄所致。

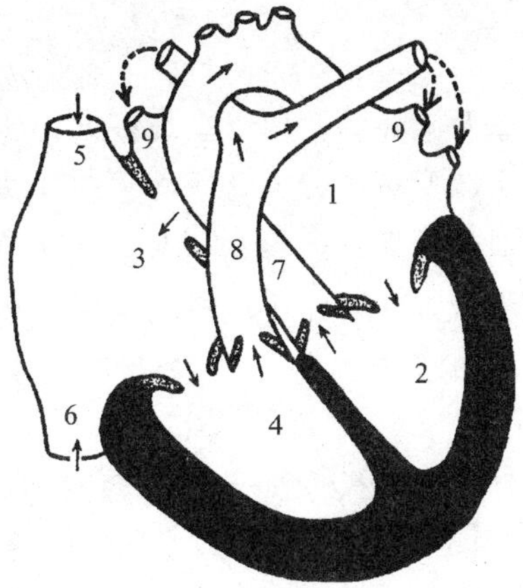

图 7－3　房间隔缺损血液循环示意图

1. 左心房　2. 左心室　3. 右心房　4. 右心室　5. 上腔静脉　6. 下腔静脉　7. 主动脉　8. 肺动脉　9. 肺静脉

【辅助检查】

（一）胸部 X 线检查　心脏外形呈轻～中度扩大，以右心房、右心室增大为主。肺动脉段突出，肺血增多，胸透可见肺门“舞蹈”征。主动脉影缩小。

（二）心电图　心电图呈右心室容量负荷过重表现，即呈不完全性右束支传导阻滞图形，严重者右心室肥厚。

（三）超声心动图　M 型超声心动图显示右心房、右心室内径增大。二维超声心动图可见房间隔回声中断，并可显示缺损的位置及大小。多普勒超声检查，取样容积置于房间隔缺损的右房侧，可探及舒张期湍流。

（四）右心导管检查　右心房血氧含量高于上、下腔静脉平均血氧含量 1.9Vol%以上。心导管可通过缺损由右心房达左心房。

【治疗】

缺损较大影响生长发育者需及时手术治疗。手术为房间隔缺损修补术。一般以 4～5 岁手术为宜。也可以微型弹簧折伞式补片修补缺损。

1976 年，King 和 Miller 首先用双面伞堵装置关闭继发孔房间隔缺损并获得成功，随后 Sideris 纽扣式补片装置及 Rsshkind 双面伞房间隔缺损闭合器应用于临床，目前广泛应用的 Amplazer 伞堵装置，适用于继发孔型房间隔缺损，直径≤30mm，房间隔缺损的外缘距冠状静脉窦、房室瓣环和右上肺静脉≥5mm，年龄≥1 岁。并发症主要有术后残余分流以及机械性溶血。

动脉导管未闭

动脉导管未闭（patent ductus arteriosus，PDA）为左向右分流型先天性心脏病，占先天性心脏病发病总数的 15%～20%，女性多见。小儿出生后，随呼吸开始，肺循环压力降低，动脉导管功能上关闭。出生后 3～6 个月解剖上也完全关闭。若持续开放并出现左向右分流者即为动脉导管未闭。

【病理与病理生理】

一般分为3型：管型、窗型及漏斗型，以管型最多见。

动脉导管未闭的血流动力学改变：①分流自主动脉到肺动脉。分流量取决于导管的粗细及主、肺动脉压差；②肺循环血量增加；③左心房及左心室容量负荷过重；④分流量大者，肺小动脉发生痉挛，可产生动力性肺动脉高压，日久亦可形成梗阻性肺动脉高压，最后可产生右向左分流（图7-4）。

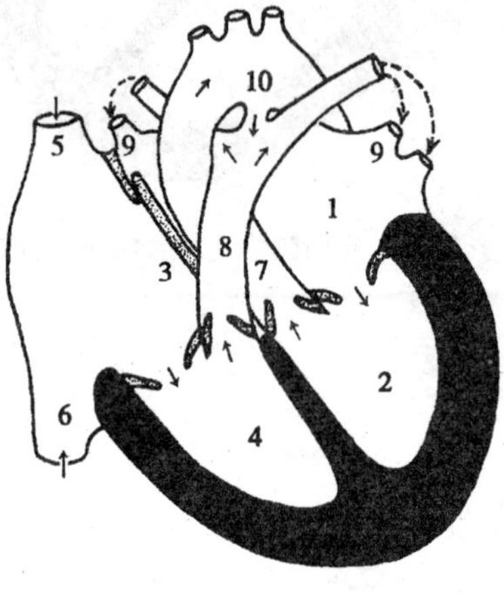

图7-4　动脉导管未闭血液循环示意图

1. 左心房　2. 左心室　3. 右心房　4. 右心室　5. 上腔静脉　6. 下腔静脉
7. 主动脉　8. 肺动脉　9. 肺静脉　10. 动脉导管

【临床表现】

导管口径较细者，分流量小，临床可无症状。导管粗大者，分流量大，表现为乏力、苍白、多汗、气急、发育落后，易合并呼吸道感染等。偶见扩大的肺动脉压迫喉返神经，可导致声音嘶哑，少数合并心力衰竭、感染性心内膜炎或导管内膜炎。体格检查：患儿可有轻度胸廓畸形。胸骨左缘第二肋间可闻及粗糙响亮的连续性机器样杂音，占据整个收缩期与舒张期，于收缩末期最响，向左上及腋下传导。于杂音最响处可触及震颤。婴幼儿期、合并肺动脉高压或心力衰竭时，主动脉与肺动脉舒张期压力差很小，故仅有收缩期杂音。分流量大者于心尖部可闻及舒张中期充盈性杂音。肺动脉瓣区第二心音增强或亢进。脉压多大于5.3kPa（40mmHg），周围血管征阳性，包括水冲脉、毛细血管搏动和股动脉枪击音等。有显著肺动脉高压者可出现下半身发绀。

【辅助检查】

（一）胸部X线检查　导管口径较细、分流量小者可无异常发现。导管粗、分流量大者有左心室、左心房增大。肺血增多。肺动脉高压时肺动脉段突出。主动脉结增宽。

（二）心电图　导管粗、分流量大者可有左心室肥大、左心房肥大。晚期肺动脉高压时右心室肥大。

（三）超声心动图　左心室、左心室内径增宽，主动脉内径增宽。二维超声心动图有时可显示肺动脉与降主动脉间导管的存在。多普勒超声检查，取样容积置于主肺动脉内可探及舒张期湍流。

（四）右心导管检查　肺动脉血氧含量高于右心室0.5Vol%以上。肺动脉及右心室压力可增高。部分患者右心导管可通过未闭的动脉导管自肺动脉进入降主动脉。

【治疗】

一般在学龄前期手术较适宜。有症状者应尽早手术。手术简单安全，为动脉导管结扎或截断缝合法。严重肺动脉高压伴右向左分流者为手术禁忌证。对早产儿动脉导管未闭，于生后第一周内可应用消炎痛，以促使导管平滑肌收缩而关闭导管。近年来应用经导管动脉导管双面伞器堵闭术，可达到治疗的目的。

法洛四联症

法洛四联症（tetralogy of Fallot）为右向左分流型先天性心脏病，占1岁以后存活的右向左分流型先天性心脏病患者总数的70%左右。它由肺动脉狭窄、室间隔缺损、主动脉骑跨及右心室肥厚4个畸形组成，其中以肺动脉狭窄最重要，对患儿病理生理及临床表现有很大影响。

【病理生理】

由于肺动脉狭窄，右心室收缩期负荷过重，导致右心室肥厚，右心室压力增高。轻度肺动脉狭窄时，右心室压力低于左心室，血液仍由左向右分流，在临床上并不出现发绀。肺动脉狭窄严重者，右心室压力超过左心室，这时则有右向左分流，血流大部分进入骑跨的主动脉。因肺动脉狭窄，肺循环进行气体交换的血量减少。以上因素共同导致发绀出现。动脉导管关闭前，肺循环血流量有所增加，发绀不太明显或较轻。以后随着动脉导管逐渐关闭，则发绀逐渐明显（图7-5）。

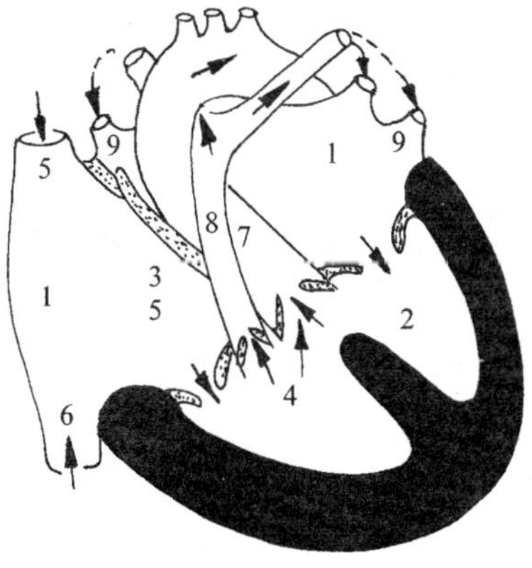

图7-5　法洛四联症示意图

1. 左心房　2. 左心室　3. 右心房　4. 右心室　5. 上腔静脉　6. 下腔静脉　7. 主动脉　8. 肺动脉　9. 肺静脉

【临床表现】

临床症状的严重程度与肺动脉狭窄的严重程度成正比。主要表现为发绀。多数患儿于动脉导管关闭后发绀逐渐明显。有些患儿生后不久即有发绀。轻者安静时可无发绀。发绀常于唇、口腔粘膜、指、趾、耳垂及球结膜等处明显。由于缺氧，患儿常于哭闹或吃奶时即有气促及发绀加重。有些患儿（多为婴幼儿）在某些诱因（如高热、脱水、剧烈哭闹等）下可出现缺氧发作，这是由于右心室流出道漏斗部肌肉一过性痉挛，肺血流量减少，血氧急剧降低所致，临床表现为突然发生的呼吸困难，发绀加重，若持续时间稍长可致神志不清，抽搐，甚至死亡。一些患儿常表现为蹲踞现象，即当患儿行走或活动时常因气急、发绀加重而需自行蹲踞片刻再起立行走。由于蹲踞时下肢屈曲，增加体循环阻力，减少右向左的分流，从而增加肺血流量；此外，下肢屈曲使静脉回心血量减少，减轻心脏负荷，使动脉血氧饱和度提高，缓解缺氧状态。少数患儿由于脑缺氧可有头晕、头痛及胸闷等症状。由于红细胞增多，血液粘稠度高，血流缓慢，可引起脑栓塞。若为细菌性血栓，则易形成脑脓肿。体格检查：体格发育落后，重者智能亦落后。胸骨左缘第2～4肋间可闻及Ⅱ/6～Ⅲ/6级收缩期粗糙的喷射性杂音，部分伴有震颤。肺动脉第二音减弱或消失。发绀持续6个月以上者可见杵状指（趾）（图7-6）。

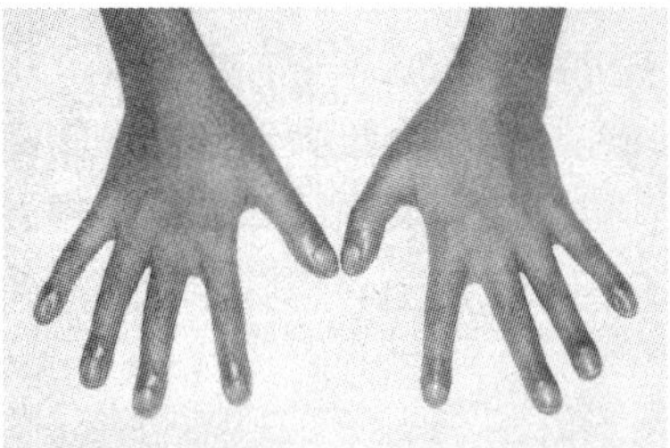

图7-6　法洛四联症（示杵状指）

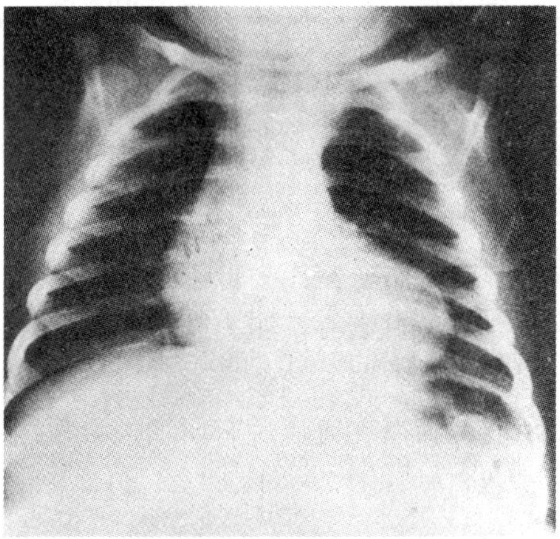

图7-7　法洛四联症（示靴形心影）

【实验室检查】

周围血红细胞增多，血红蛋白及血细胞比容增高。

【其他辅助检查】

（一）胸部X线检查　心脏一般正常大小或轻度增大。典型者心影呈靴形（图7-7），系由右心室肥大使心尖上翘及漏斗部狭窄使心腰凹陷所致。肺野清晰，肺血管影细小稀疏。

（二）心电图　心电轴右偏，右心室肥大，也可右心房肥大。

（三）超声心动图　二维超声心动图可显示主动脉径宽并向右移位。主动脉右跨于室间隔之上。室间隔与主动脉前壁连续性中断，回声消失，右心室肥厚及扩大。多普勒彩色血流显像可见右心室直接将血液注入骑跨的主动脉。

（四）右心导管检查　右心室压力明显升高，肺动脉压力明显降低，心导管从肺动脉向右心室退出时的连续曲线显示明显压力阶差。根据压力曲线的形态判断肺动脉狭窄的类型。部分患儿导管直接进入左心室或主动脉，分别说明室间隔缺损或主动脉骑跨的存在。股动脉血氧饱和度明显降低。

（五）心血管造影　通过右心导管将造影剂注入右心室，作选择性造影，可见造影剂自右心室经室间隔缺损流向左心室，并提早（3 秒钟）于主动脉内发现造影剂。当造影剂通过狭窄的漏斗部时，显影细而浅。

【治疗】

以手术根治为主。在体外循环下，作心内直视手术，切除流出道肥厚部分，修补室间隔缺损，纠正主动脉右跨。手术年龄一般以 2～3 岁以上为宜。如肺血管发育较差不宜做根治术，则以姑息分流手术为主，如在锁骨下动脉与肺动脉之间作一吻合术以增加肺循环血流量。待年长后一般情况改善时再作根治术。

缺氧发作时需紧急处理。发作轻者经吸氧、置患儿于膝胸位即可缓解。重者须静脉推注心得安 0.1mg/kg，或皮下注射吗啡 0.1～0.2mg/kg，并及时纠正酸中毒及吸氧等。此外，对反复发作者，还可口服心得安预防其发作。夏季或腹泻时应注意防治脱水，以免血栓形成。

大动脉错位

大动脉错位（transposition of the great arteries，TGA）是由于胚胎时期大动脉起始部发育异常所致的先天性心血管畸形，其大动脉与心室之间的连接关系颠倒，即主动脉出自右心室，肺动脉出自左心室。大动脉错位又可分为完全性大动脉错位和矫正性大动脉错位两大类。

【病理生理】

主动脉出自右心室，肺动脉出自左心室，如果能维持生命，必须在体肺循环之间建立交通，如动脉导管未闭、卵圆孔未闭、房间隔缺损或室间隔缺损等。在同时合并有其他畸形的情况下，形成左右心间的交通，但分流的血液总偏于堆积一侧，亦即向左分流的血液仍回到左心；如向右分流，则仍回到右心。但当某一侧的压力增加，另一侧的压力下降时，血液的分流方向又发生改变，血流又堆积于另一侧。两侧心脏的工作负荷增加，引起两侧心室的扩张与肥厚（图 7－8）。

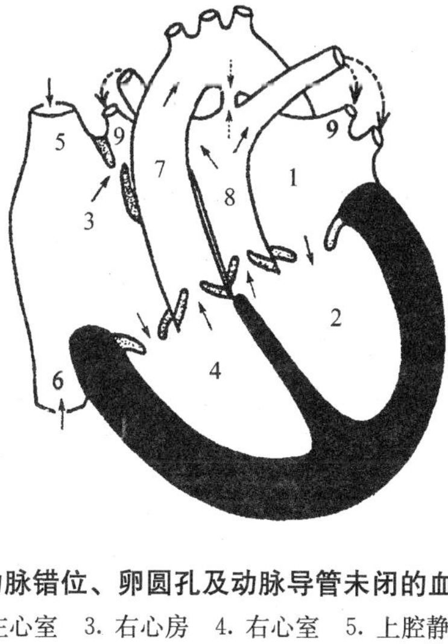

图 7－8　大动脉错位、卵圆孔及动脉导管未闭的血液循环示意图

1. 左心房　2. 左心室　3. 右心房　4. 右心室　5. 上腔静脉　6. 下腔静脉　7. 主动脉　8. 肺动脉　9. 肺静脉

【临床表现】

出生时或生后不久即出现明显发绀。新生儿期可出现呼吸困难、颈静脉怒张及肝脏肿大。心脏听诊往往无杂音或杂音不典型。生后不久心脏迅速增大。

【辅助检查】

（一）胸部X线检查　心脏外形呈椭圆形，向两侧扩大，后前位大血管影很窄，侧位或左前斜位心底部增宽。肺血管影增多。

（二）心电图　电轴右偏，右心室肥大，有时尚有右心房肥大。如室间隔缺损较大和合并肺动脉高压时，可出现左、右心室肥厚。

（三）超声心动图　二尖瓣和三尖瓣位置正常。二尖瓣与后侧大血管（肺动脉）的后缘相连续而室间隔与其前缘相连接。前方大血管（主动脉）位于正中而后侧大动脉（肺动脉）偏于左侧。在同一探区可见到两根大血管。

（四）心导管检查　显示右心高压，导管可由右心室直接进入主动脉，不易进入肺动脉。肺动脉血氧含量超过主动脉。

（五）心血管造影　造影剂经右心室很快充盈前置的主动脉，肺动脉不显影或仅在晚期显影。

【治疗】

初生小儿手术困难，可应用头端带球囊的导管撕拉房间隔，形成一人工的房间隔缺损，以获病情缓解。2～3岁时可施行Mustard手术或主、肺动脉易位术。本病预后严重。合并房间隔缺损或室间隔缺损者预后好些，偶有活至成年者。

肺动脉狭窄

肺动脉狭窄（pulmonary stenosis）属于无分流型先天性心脏病，其发病率约占先天性心脏病的10%～20%。按其狭窄部位不同，将其分为3种类型，即肺动脉瓣狭窄、肺动脉干及分支狭窄以及肺动脉瓣下（漏斗部）狭窄，以前者最多见。

【病理生理】

肺动脉狭窄可使血液从右心室排出受阻，收缩期负荷加重，压力升高，导致右心室肥厚。当右心室失代偿时，右心房压力也相继增高，引发右心衰竭。如果伴有房间隔缺损或卵圆孔未闭，则在心房水平出现右向左分流，患儿出现发绀。

【临床表现】

早期或轻者可无症状。重者可有乏力、心悸及气急。可发生心力衰竭。体格检查：轻者生长发育尚可，心前区隆起，有抬举性心尖搏动。肺动脉瓣区可触及收缩期震颤。胸骨左缘第2～3肋间可闻及全收缩期Ⅲ/6级以上喷射性杂音，粗糙，向颈部传导。肺动脉瓣第二音减低，伴分裂。若右心室扩大，则于三尖瓣听诊区可闻及收缩期吹风样杂音。

【辅助检查】

（一）胸部X线检查　右心室扩大，有时右心房亦扩大。肺野清晰，肺血管影较细。

（二）心电图　轻者正常。中度以上狭窄者，显示不同程度的电轴右偏，右心室肥厚。部分患儿可有右心房肥厚图形。

（三）超声心动图　右心室内径增宽，室壁增厚。多普勒超声检查，取样容积置于肺动脉内可探及收缩期湍流。通过肺动脉瓣口血流速度加快，并可通过测出的血流速度估测跨瓣压差。

（四）右心导管检查　右心室收缩压显著增高，肺动脉收缩压偏低。从肺动脉到右心室连续压力曲线变化可判断狭窄类型。

【治疗】

轻度狭窄者不需治疗。如右心室肥厚逐渐加重，右心室收缩压超过 9.33kPa（70mmHg）或右心室与肺动脉压力阶差大于 5.33kPa（40mmHg），宜及早手术。瓣膜狭窄型用球囊导管肺动脉瓣成形术，使狭窄的瓣膜扩张开，以达到治疗的目的。

第四节　病毒性心肌炎

病毒性心肌炎是由病毒引起的心肌局灶性或弥漫性炎性病变。各年龄小儿均可发病，临床表现轻重不一，心电图改变具有多样性、多变性和易变性的特点，是小儿时期常见的心脏疾病。

【病因】

柯萨奇 B 组病毒 1～5 型为最主要的病原。此外还有柯萨奇 A 组病毒、埃可病毒、脊髓灰质炎病毒、鼻病毒、流感病毒、副流感病毒、腺病毒、呼吸道合胞病毒、流行性腮腺炎病毒、风疹病毒、麻疹病毒、带状疱疹病毒、单纯疱疹病毒、肝炎病毒、淋巴细胞性脉络丛脑膜炎病毒、流行性出血热病毒、EB 病毒及巨细胞包涵体病毒等。

【发病机理】

发病机理尚未完全明了。一般认为病毒感染后，在病毒血症时，病毒可进入心肌并在心肌细胞中复制，引起细胞水肿、溶解、坏死等，导致急性症状。也有人认为病毒感染后所致的机体过敏或自身免疫反应可造成心肌损伤，从而引起慢性阶段的临床表现。此外，发热、受冷、情绪激动、营养不良、劳累、接受糖皮质激素治疗或放射线照射等均可诱发本病。

【病理变化】

心肌可有不同程度的扩大。在显微镜下可见心肌纤维之间及结缔组织中有单核细胞、淋巴细胞及中性粒细胞的浸润。心肌纤维呈不同程度的变性、坏死及溶解。病理变化常以左心室及室间隔最明显。电镜检查可见病毒颗粒。

【临床表现】

典型患儿在发病前有病毒感染史，如呼吸道感染或肠道感染等。本病的临床表现轻重不一，变化较大。一般可有发热、乏力、多汗、面色苍白、周身疼痛、关节痛、肌痛、心悸、胸闷、胸痛，“长出气”等症状，偶有腹痛、恶心、呕吐等。体征常不多，可有心音低钝、心动过速、奔马律，有时可闻及Ⅰ～Ⅲ级收缩期吹风样杂音，偶有心包摩擦音。心律失常较常见，包括过早搏动及传导阻滞等。重症发生充血性心力衰竭时可表现为呼吸困难、肝大、水肿等。发生心源性休克时，可有血压下降、四肢发冷、皮肤发花、脉搏细弱等。

根据病情变化及病程长短可将本病分为：①急性期：新发病，临床症状较明显而多变化，病程多在 6 个月以内；②恢复期：临床症状和心电图改变等逐渐好转，但尚未痊愈。病程多在 6 个月以上；③迁延期：临床症状反复出现，心电图及 X 线改变迁延不愈，病程多在 1 年以上；④慢性期：有进行性心脏增大或反复心力衰竭，病程在 1 年以上。

【实验室检查】

急性期白细胞总数增高，中性粒细胞增高，血沉可增快。心肌肌钙蛋白（cTnT 或 cTnI）升高。血清谷草转氨酶（sGOT）、肌酸磷酸激酶及其同工酶（CK－MB）、乳酸脱氢酶（LDH）及其同工酶等均增高。有些病人可有抗心肌抗体出现。病原学的诊断包括血清学检查（病毒中和试验、补体结合试验、血凝抑制试验、放射免疫测定、酶联免疫吸附试验及免疫酶染色法等）、病毒分离及多聚酶链反应（PCR）技术的应用等。特别是近年来开展的 PCR 检测技术，可以通过对病毒 mRNA 表达水平的观察，灵敏、特异地进行病毒性心肌炎的病原学诊断。

【辅助检查】

（一）心电图检查　大部分病人均有心电图的改变。常见为 ST－T 改变、过早搏动及房室传导阻滞等。此外尚可出现低电压、Q－T 间期延长及心室肥厚等。

（二）X 线检查　心脏正常或轻、中度扩大。重症心力衰竭时心脏扩大明显。心尖搏动减弱，偶有心包积液征象。

【诊断】

一般根据临床表现、实验室检查、心电图检查及 X 线检查等进行综合分析，可做出临床诊断。病原学诊断要求条件较高，在基层医院不便于开展。

病毒性心肌炎的临床诊断标准如下：①有心功能不全、心源性休克或心脑综合征；②心脏扩大；③心电图改变：以 R 波为主的 2 个或 2 个以上主要导联（Ⅰ、Ⅱ、avF、V_5）的 ST－T 改变持续 4 天以上，伴动态变化，窦房传导阻滞、房室传导阻滞，完全性右束支阻滞，成联律、多形、多源、成对或并行性早搏，非房室结及房室折返引起的异位性心动过速，低电压（新生儿除外）及异常 Q 波；④血 CK－MB 升高或 cTnI 阳性。病原学诊断依据的确诊指标为：患儿心内膜、心肌、心包或心包穿刺液检查，发现以下之一者：①分离到病毒；②用病毒核酸探针查到病毒核酸；③特异性病毒抗体阳性。病原学诊断的参考依据包括：①自患儿粪便、咽拭子或血液中分离到病毒，且恢复期血清同型抗体滴度较第一份血清升高或降低 4 倍以上；②病程早期患儿血中特异性 IgM 抗体阳性；③用病毒核酸探针自患儿血中查到病毒核酸。如果患儿具备临床诊断依据 2 项，同时具备病原学确诊指标之一，可确诊为病毒性心肌炎。如果患儿具备临床诊断依据 2 项，同时具备病原学诊断参考依据之一，可临床诊断为病毒性心肌炎。

【鉴别诊断】

在病毒性心肌炎的临床诊断中，须认真排除其他心脏疾病：

（一）风湿性心肌炎　发病年龄较大，常伴有风湿活动的症状，如发热、皮下结节、环形红斑、游走性关节炎等，抗“O”滴度升高，抗风湿治疗有效。

（二）心内膜弹力纤维增生症　多发生于 6 个月以下的小婴儿，心电图的改变以左心室肥厚为主，超声心动图检查可见心内膜增厚且反光增强。

（三）克山病　发病常有地区性，在某些人群（如学龄前儿童）中多发，有季节特点，心脏扩大明显，较心肌炎的患者心脏搏动更弱，可有局限性搏动消失和反常搏动。

（四）β 受体功能亢进症　本病多发生于年长女孩，可表现为胸痛、头晕、憋气等症状，心电图可有 ST－T 改变，心得安试验（＋），多巴酚丁胺试验（＋），心肌酶正常。

【治疗】

目前尚无特效治疗。应根据病情采取综合治疗，疗程一般不少于6个月，重症者可达一年以上。

（一）休息 在急性期应卧床休息，至热退后3～4周。心脏恢复正常大小后再逐渐增加活动。留有心脏增大者，应卧床半年至一年。有心力衰竭者，应严格卧床休息，待心衰控制好转后，再逐渐增加活动。

（二）肾上腺皮质激素 肾上腺皮质激素的应用目前尚有争论。一般认为，仅限于危重病例或其他治疗无效的病例。常用泼尼松1～2mg/（kg·d），每日3～4次口服。连用3～4周。也可用地塞米松、氢化可的松等。动物实验提示，应用肾上腺皮质激素有促使病毒增殖及病变加剧的作用，故对早期一般病例不主张应用。

（三）维生素C 大剂量维生素C可改善心肌代谢、促进心肌恢复，对心肌炎有一定疗效。剂量：100～200mg/（kg·d），以葡萄糖液稀释成10%～25%溶液静脉注射，每日一次，一个月为一疗程。其他促进心肌代谢的药物如三磷酸腺苷10～20mg、肌苷200～400mg或辅酶A50IU每日肌注2次，辅酶Q_{10}也可选用。亦可静脉缓滴极化液。近年来发现1，6-二磷酸果糖具有提供内源性三磷酸腺苷、降低心肌细胞内钙负荷、促进心肌代谢及清除自由基的作用，可应用。

（四）控制心力衰竭 因心肌炎时对洋地黄制剂比较敏感，易出现中毒现象，故临床选用地高辛或西地兰等，剂量宜偏小，一般用有效剂量的1/3～1/2即可。具体用法可参阅“充血性心力衰竭”节。

（五）抢救心源性休克 除静脉滴注肾上腺皮质激素外，可静脉推注大剂量维生素C，加用多巴胺等调节血压药物。静脉输液，恢复有效循环量、改善微循环，但不可过多、过快，以免加重心脏负担。全日入量1000～1200ml/（m^2·d），其中予低分子右旋糖酐10 ml/kg，在1～2小时内输完，有酸中毒者可加5%碳酸氢钠5mg/kg，其余用葡萄糖维持液。

（六）纠正心律失常 参见“心律失常”节。

（七）抗生素 病毒性心肌炎时，细菌感染是其发病的重要条件因子，故一般在开始治疗时应用青霉素肌注1～2周。

（八）对症治疗 烦躁不安时应用镇静剂，以保证休息。胸痛、腹痛、肌痛者，可用止痛药物。有发绀时，应予吸氧。

第五节 心内膜弹力纤维增生症

心内膜弹力纤维增生症（endocardial fibroelastosis）又名心内膜硬化症，多数于1岁以内发病。病因尚不明确，近年研究认为与免疫机制有关，部分病例由病毒性心肌炎发展而来。主要病理改变为心内膜或（和）心内膜下弹力纤维及胶原纤维增生，病变以左心室为主。常因呼吸道感染诱发心力衰竭。

【临床表现】

主要临床表现为充血性心力衰竭。可按症状的轻重缓急分为3型。

（一）暴发型 起病急剧，突然出现急性充血性心力衰竭的表现，如呼吸困难，口唇发绀，面色苍白，烦躁不安，心动过速，心音低钝，可听到奔马律，肺部可闻及啰音，肝脏肿大。少数出现心源性休克，可致猝死。此型多在 6 个月以下的小婴儿发病。

（二）急性型　起病较急，但充血性心力衰竭发展不似暴发型急剧。部分死于急性心力衰竭，多数经积极治疗可获缓解，经正规长期治疗可获痊愈。此型发病年龄同暴发型。

（三）慢性型　起病较缓，症状同急性型。经正规治疗多可获痊愈。此型多于婴幼儿时期发病。

【诊断】

（一）早期发生充血性心力衰竭（常在 1 岁以内，尤其是 6 个月以内），常因呼吸道感染而诱发。

（二）听诊杂音较轻或无，少数病人可出现提示二尖瓣关闭不全的Ⅲ级收缩期杂音。

（三）胸部 X 线检查　示心脏增大，以左心室为主，左心缘搏动多减弱，常有肺静脉淤血征象。

（四）心电图检查　显示左心室肥厚，常伴有左心前区 T 波呈缺血型倒置。极少数病例左心室肥厚不明显，心律失常少见。

（五）超声心动图检查　显示左心室、左心房扩大，左室壁运动减弱，心内膜反光增强。有条件者可进行心内膜心肌活检，以确定病理诊断。

本病需与病毒性心肌炎、扩张型心肌病及糖原累积症（全身型）相鉴别。

【治疗】

主要应用洋地黄控制心力衰竭，用法参见本章第五节，需长期服用，直到症状消失，X 线、心电图恢复正常后 1～2 年方可停药。急性心力衰竭时视病情可并用血管扩张剂及利尿剂。此外，可尝试应用肾上腺皮质激素治疗，一般采用泼尼松每日 1.5mg/kg，应用 8～12 周后逐步减量，用药时间以 1～1.5 年为宜。

第六节　充血性心力衰竭

充血性心力衰竭（congestive heart failure）是由各种病因引起的心脏舒缩功能减退，在休息或正常活动下，心搏出量不能满足周身循环及组织代谢需要，而出现的一种病理生理状态。主要表现为心功能减退、肺静脉淤血及体循环充血三方面征象。是小儿时期常见的危重急症。

【病因】

充血性心力衰竭的病因很多。婴幼儿以肺炎、先天性心脏病、心肌炎及心内膜弹力纤维增生症为心力衰竭的主要病因。儿童时期则以风湿性心脏病和急性肾炎所致的心力衰竭最多见。此外，重度贫血、克山病、甲状腺功能亢进、维生素 B_1 缺乏及电解质紊乱等均可引起心力衰竭。

【临床表现】

年长儿的临床表现与成人相似，但婴幼儿时期其临床表现则不尽相同。主要表现为乏力、气急、食欲减退、多汗，有时有腹痛及咳嗽，并可出现尿少及水肿。体格检查患儿面色苍白或发绀，颈静脉怒张，心脏常扩大，安静时心率增快，心音减低、奔马律。呼吸浅促，重者有端坐呼吸，肺底部可听到湿啰音。肝脏肿大，有压痛，肝颈静脉反流征阳性。

婴幼儿心力衰竭的临床表现有一定特点。主要表现为苍白、气促、喂养困难、烦躁多汗、哭声低弱、心动过速及肝脏肿大。至于颈静脉怒张、水肿及肺部湿性啰音等体征则不常见。

【辅助检查】

（一）胸部X线检查　心影扩大，搏动减弱，肺部淤血。

（二）心电图检查　心动过速，各导联电压减低，ST段压低超过0.5mm。此外，尚可有原发病的心电图表现。

（三）超声心动图检查　心脏扩大，心室收缩时间间期延长，射血分数及短轴缩短率降低。有些病人有心脏舒张功能异常的表现。超声心动图对引起心力衰竭的原发病诊断也有帮助。

（四）血中脑利钠肽升高。

【诊断】

主要依靠临床症状、体征及心功能的测定。其临床诊断依据如下：

（一）安静时心率增快，婴儿＞180次/分，幼儿＞160次/分，不能用发热或缺氧解释者。

（二）呼吸困难，安静时呼吸达60次/分以上，发绀突然加重。

（三）肝脏肿大，超过肋下2～3cm或以上，或在短时间内较前增大1.5cm以上，而不能以横膈下移等原因解释者。

（四）心音明显低钝或出现奔马律。

（五）突然烦躁不安，面色苍白发灰，不能用原发疾病解释者。

（六）尿少及下肢水肿等，已除外营养不良、肾炎、维生素B_1缺乏等原因所致者。前三项为临床诊断的主要指征，并应结合其他各项及辅助检查综合分析。

【治疗】

心力衰竭的治疗除对病因予以可能的积极治疗外，原则上应围绕减轻前、后负荷，加强心肌收缩力及减慢心率等主要环节，以维持、改善心脏泵功能。

（一）一般治疗

1. 休息：能减轻心脏负担。可采取平卧或半卧位。应做好护理，减少情绪波动。必要时可适当给予苯巴比妥等镇静剂。对重度呼吸急促、烦躁不安者，可应用吗啡（0.05mg/kg）皮下或肌内注射。

2. 饮食：应少量多次进食，必要时鼻饲。保证一定热量。年长儿钠盐摄入量每日应控制在0.5～1.0g以下。

3. 限制液体入量：每日总液体入量宜控制在75ml/kg以下，以10%葡萄糖液为主，并可根据生理需要及血液中电解质浓度调整输入液体的电解质量。心力衰竭病儿伴有酸中毒时应给予碱性药物纠正。

4. 吸氧。

（二）洋地黄类药物　洋地黄有增强心肌收缩力，增加心输出量，减慢心率及减慢心脏传导的作用。地高辛为小儿时期最常用的洋地黄制剂，既可口服，又能静脉注射，作用时间及排泄速度均较快，疗效出现在中毒之前，剂量容易调节。

1. 剂量及用法：小儿心力衰竭多急而重，故多采用首先达到洋地黄化量的方法，然后根据病情需要继续用维持量。

2. 洋地黄化法：首次给洋地黄化总量的1/3～1/2静脉注射，余量分2～3次，每隔6～8小时静脉注射一次，多数患儿可于24小时内达到洋地黄化。开始应用毒毛旋花子苷K者，应给予全量。若病情需要可于4～6小时后重复注射一次。如心力衰竭仍未改善，可于末次用药后12小时应用毛花洋地黄苷C等其他强心苷，按洋地黄化量治疗。能口服的患者，开始给予口服地高辛，首次给洋地黄化总量的1/3或1/2，余量分为2次，每隔6～8小时给予。对于轻度慢性心力衰竭者，多采用地高辛维持量法治疗（表7-1）。

表7-1　洋地黄类药物的临床应用

制剂	年龄	给药途径	洋地黄化总量（mg/kg）	药效开始时间	药效最大时间	药效完全消失时间
异羟基洋地黄毒苷（地高辛，digoxin）	新生儿	口服	0.03～0.04	2小时	4～8小时	4～7天
		静脉	0.02～0.03	10分钟	1～2小时	
	2个月～2岁	口服	0.05～0.06			
		静脉	0.04～0.05			
	2～10岁	口服	0.04～0.05			
		静脉	0.03～0.04			
毛花洋地黄苷C（西地兰，lanatoside C）	≤2岁	静脉	0.03～0.04	10～30分钟	1～2小时	2～4天
	＞2岁	静脉	0.02～0.03			
毒毛旋花子苷K（strophanthin K）	≤2岁	静脉	0.006～0.012	3～5分钟	1/2～1小时	1天
	＞2岁	静脉	0.005～0.01			

3. 维持量：洋地黄化后12小时可开始给予维持量，其剂量为1/5～1/4洋地黄化总量，每日分为2次给予。维持量使用时间长短视病情而定。小儿血清地高辛的有效浓度为1～3ng/ml，一般以2ng/ml左右为宜。

4. 洋地黄毒性反应：心力衰竭越重，则治疗量和中毒量越接近，故易发生中毒。在肝肾功能障碍、电解质紊乱如低血钾、高血钙及心肌炎等病理状态下易发生洋地黄中毒。小儿洋地黄中毒最常见的表现为心律失常，如室性早搏、房室传导阻滞、窦房阻滞以及阵发性心动过速等；其次为恶心、呕吐等胃肠道症状；神经系统症状如头晕、嗜睡及色视等较少见。婴儿时期洋地黄中毒临床症状不明显，应在用药过程中密切观察。一旦发现有窦性心动过缓，而又无其他原因能解释时，多是洋地黄过量的先兆。心电图监测及地高辛血浓度测定对早期发现及诊断有重要意义。

洋地黄中毒一旦确诊，应立即停用洋地黄及利尿剂，同时补充钾盐。小剂量钾盐能控制洋地黄引起的多种快速型心律失常，但每日总量不超过3mmol/kg，静脉滴注时用10%葡萄糖稀释为0.3%浓度。肾功能不全及合并房室传导阻滞时忌用静脉钾盐。并发心律失常时的其他治疗方法可参考“心律失常”节。

（三）利尿剂　目前多数利尿剂都是通过在不同部位抑制对Na^+、Cl^-等的重吸收而发挥其利尿作用，同时可降低血容量、回心血量及左心室充盈压，从而发挥减轻前负荷的作用。对急性心力衰竭或肺水肿者可选用快速强效利尿剂，如呋塞米（速尿）（每次1～2mg/kg静脉注射）或利尿酸，其作用快且强，慢性心力衰竭一般用噻嗪类与保钾利尿剂联合使用，并采用间歇疗法维持疗效。用药过程中需防止电解质紊乱。

（四）β肾上腺素受体兴奋剂

1. 多巴胺　心力衰竭伴有血压下降时可应用多巴胺，每分钟 5～10μg/kg 静滴，开始滴注速度宜慢，每分钟为 0.5～1μg/kg，然后结合临床予以调整。

2. 多巴酚丁胺　为多巴胺侧链诱导体，作用于 β_1、β_2 及 α 受体。剂量及用法大体与多巴胺相同。从小剂量开始，每分钟 0.5～2μg/kg，逐渐加量。一般有效用量为每分钟 2～10μg/kg。

（五）血管扩张剂

1. 卡托普利：为血管紧张素转换酶抑制剂。用药后可使心力衰竭患者增加心排血量，降低动脉压及体循环阻力，而心率变化不大。其血流动力学效应与扩张动脉及静脉的血管扩张剂相似。小儿剂量开始可 0.5mg/kg，每日 2～3 次。根据病情可逐渐加至 2mg/kg，每日 2～3 次。

2. 硝普钠：可直接均衡地扩张动脉及静脉平滑肌。剂量为每分钟 0.2μg/kg，以 5%葡萄糖稀释后静脉点滴，以后每隔 5 分钟每分钟增加 0.1～0.2μg/kg，直到获得疗效或血压有所降低。最大剂量不超过每分钟 4～5μg/kg。如血压过低则立即停药，并给予新福林 0.1mg/kg 静脉注射。

3. 苄胺唑啉：剂量为每分钟 0.07～0.1mg/kg，以 5%葡萄糖稀释后静滴。

（六）心肌代谢酶活性剂　常用的有能量合剂（ATP 20mg、辅酶 A50U、细胞色素 C 30mg 加 10%葡萄糖 100～200ml）静脉滴注，也可用大剂量维生素 C 及环腺苷酸和辅酶 Q_{10} 等。

第七节　小儿心律失常

正常心脏冲动起源于窦房结，并按一定频率及顺序依次传导至结间束、房室结、房室束、左右束支及浦肯野纤维而达心室肌，使心脏进行有节律的收缩和舒张活动。当心脏冲动的起源、频率或传导不正常，则出现心律失常（cardiac arrhythmia）。

过早搏动

过早搏动，简称早搏。是由心脏异位兴奋点所发放的冲动所导致，是小儿最常见的心律失常。按异位起搏点的部位可分为房性、交界性及室性早搏，以后者为最多见。

【病因】

多数病因不明。多发生于无器质性心脏病的小儿。疲劳及精神紧张等可作为其诱发因素，但也可发生于病毒性心肌炎、先天性心脏病或风湿性心脏病的患儿。另外某些药物如洋地黄、奎尼丁、锑剂等中毒及缺氧、酸碱平衡及电解质紊乱（低血钾）、心导管检查及心脏手术等均可引起早搏。

【临床表现】

常无任何症状。年长儿可主诉心悸及心前区不适。听诊可发现心搏提前，其后有一较长的间歇，心音强弱不一致。

【心电图检查】

心电图检查有助于明确诊断。

（一）房性早搏的心电图特征为：①P 波提前出现，其形态与窦性 P 波不同，但方向一致；②P－R＞0.10 秒；③早搏后有不完全性代偿间歇；④QRS 形态正常，若继以畸形的 QRS－T 波，常为心室内差异传导所致（图 7－9）。

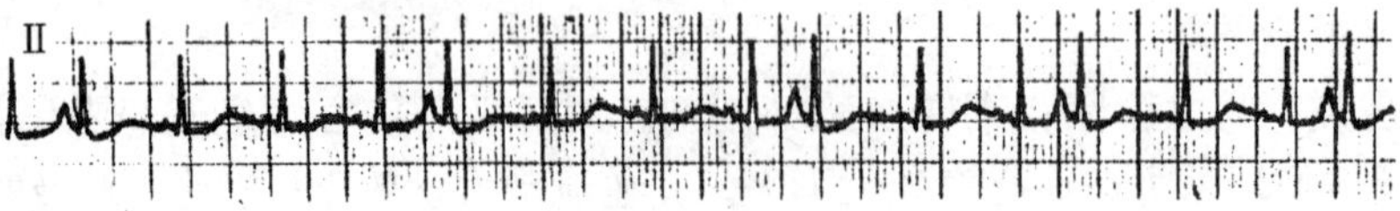

图 7－9　房性早搏

（二）交界性早搏的心电图特征为：①QRS 波提前出现，其形态、时限与正常窦性相同；②早搏所产生的 QRS 波前或后有逆行 P 波，或嵌入 QRS 波之中。若逆行 P 波在 QRS 波之前，则 P－R＜0.10 秒；若在 QRS 波之后，则 R－R＜0.20 秒；③代偿间歇往往不完全（图 7－10）。

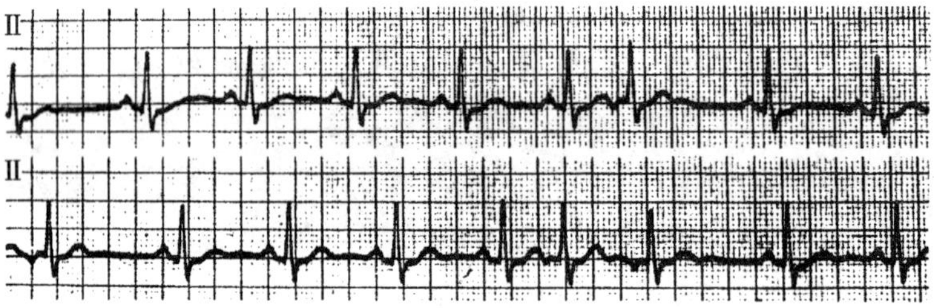

图 7－10　交界性早搏

（三）室性早搏的心电图特征为：①QRS 波提前出现，形态异常，宽大，QRS 波＞0.10 秒，T 波与主波方向相反；②QRS 波前无 P 波；③代偿间歇完全；④有时在同一导联出现形态不一、配对时间不等的室性早搏，称为多源性早搏（图 7－11）。

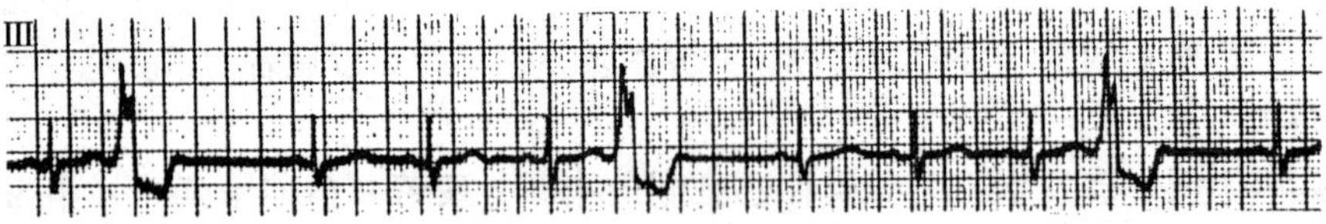

图 7－11　室性早搏

【预后】

取决于原发疾病，而与早搏的种类及其严重程度无关。有些病人早搏可持续多年，不少病人最后终于消失，个别病人可发展为更严重的心律失常。

【治疗】

首先针对病因进行治疗，避免诱发因素。若早搏次数不多，无自觉症状者可不必应用抗心律失常药。若早搏次数在10次/分以上，有自觉症状，或在心电图上呈多源性者，则应予抗心律失常药物进行治疗。对室上性（房性或交界性）早搏可选用普罗帕酮（心律平），其静脉注射剂量为每次1～1.5mg/kg，稀释后静脉缓慢推注，口服剂量为每次5～7mg/kg，每6～8小时一次。也可选用心得安1mg/（kg·d）分2～3次，洋地黄、异搏定或乙胺碘呋酮治疗。室性早搏可选用心律平、心得安、乙胺碘呋酮或苯妥英钠治疗。对洋地黄过量或低钾血症引起者，除应停用洋地黄外，尚应予氯化钾口服或静滴。

阵发性心动过速

系突然发作的异位心动过速，临床分为室上性（房性或交界性）和室性两种，室上性心动过速较多见。

一、室上性阵发性心动过速

室上性阵发性心动过速为儿科急症之一，若不及时治疗易导致心力衰竭和（或）心源性休克。本病可发生于任何年龄，以婴儿时期为多见。

【病因】

多数患儿无器质性心脏疾患。感染、疲劳、精神紧张、过度换气、心脏手术、心导管检查等常为诱发因素。也可发生在先天性心脏病、预激综合征、心肌炎、心内膜弹力纤维增生症等疾病的基础上。其发生机理包括折返、触发激动及自律性增高，而以前者最多见。折返发生在房室结旁路及房室结者最常见。

【临床表现】

小儿常突然烦躁不安，面色青灰或灰白，呼吸增快，脉搏细弱。年长儿还可自诉心悸、心前区不适、头晕等。发作时心率突然增快，婴儿常达200次/分以上，年长儿可达180次/分以上，一次发作可持续数秒钟至数日。本病的临床特征为：突然发作，突然终止，且可反复发作多次，发作时心率较固定而规则。发作超过24小时者，容易发生心力衰竭。

【心电图检查】

P波形态异常，多与前心动周期的T波重叠，无法辨认。如能见到P波，则P－R间期甚短。虽然根据P波和P－R间期长短可以区分房性或交界性，但临床上常有困难。QRS波形态同窦性，R－R间隔绝对匀齐，心室率婴儿200～300次/分，儿童180～200次/分。ST－T波可呈缺血改变（图7－12）。

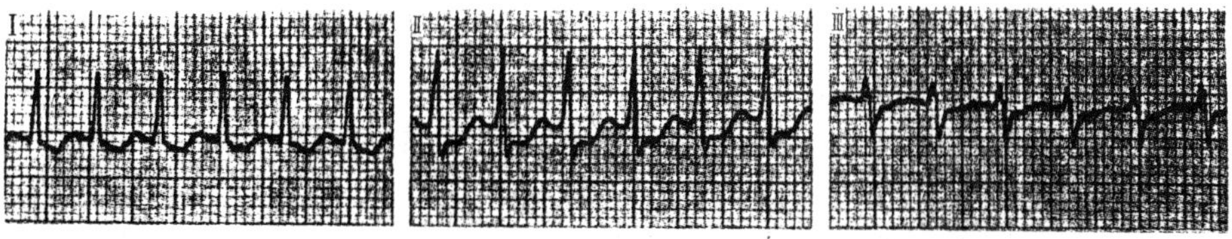

图7－12 室上性阵发性心动过速

【诊断】

根据发作突然起止，以往有反复发作历史，心律绝对规则，心音强度一致，心率往往超出一般窦性范围，再结合上述心电图特征，可做出诊断，但需与窦性心动过速及室性心动过速鉴别。

【治疗】

(一) 压迫眼球或颈动脉窦（不能同时压迫两侧），或以压舌板刺激咽部使之产生恶心、呕吐。通过以上方法，可兴奋迷走神经，使房室结内传导减慢、不应期延长，以期终止发作。

(二) 洋地黄类药物　此类药物能增强迷走神经张力，减慢房室交界处传导，使室上性阵发性心动过速转为窦性心率，并能增强心肌收缩力，控制心力衰竭。可选用地高辛或西地兰，静脉缓慢注射，其剂量参照“充血性心力衰竭”节。

(三) 普罗帕酮（心律平）　每次 1～1.5mg/kg，以 5%葡萄糖溶液稀释后缓慢静脉注射。

(四) β受体阻滞剂　可试用心得安，小儿静脉注射剂量为每次 0.05～0.15mg/kg，以 5%葡萄糖溶液稀释后约 5～10 分钟内缓慢推注。重度房室传导阻滞、支气管哮喘及急性重症心力衰竭者禁用。

(五) 维拉帕米（异搏定）　此药为选择性钙离子拮抗剂，抑制 Ca_2^+ 进入细胞内，疗效显著。副作用为血压下降，并能加重房室传导阻滞。剂量：每次 0.1～0.15mg/kg，静滴或缓注，每分钟不超过 1mg。

(六) 升压药物　通过升高血压，产生加压反射，兴奋迷走神经，对室上性阵发性心动过速伴有血压低者更适宜。常用制剂有甲氧胺（美速克新命）、苯肾上腺素（新福林）等。甲氧胺的剂量为 5～10mg，加 5%葡萄糖溶液 20ml，静脉缓推；同时密切观察血压。若收缩压达到原有水平的一倍或转律，应立即停注。苯肾上腺素的剂量为每次 0.1～0.25mg/kg，肌注。有器质性心脏病及高血压者不宜应用升压药物。

(七) 电学治疗　对个别药物疗效不佳或并发重症心力衰竭或心源性休克者，可考虑用同步直流电转复术。

(八) 射频消融疗法　近年来，对于发作频繁、症状明显、药物治疗无效或不能耐受药物毒副作用的房室折返和房室结折返性心动过速患儿，采用射频消融治疗，疗效近 90%，有良好的应用前景。

【预防】

发作终止后可口服地高辛维持量 1 个月，如有复发，则于发作控制后再服 2～3 个月。也可应用心得安口服。

二、室性心动过速

凡有连续 6 次或 6 次以上的室性早搏发生时，临床上称为室性心动过速，这是一种少见的、严重的心律失常，易发展为心室颤动，可致猝死。应紧急处理。

【病因】

病因不甚清楚。可由心脏手术、心导管检查、重症心肌炎、先天性心脏病、感染、缺氧、电解质紊乱等原因引起。

【临床表现】

发病甚快，在原有心脏病的基础上突然烦躁不安、苍白、呼吸急促。年长儿可主诉心悸、心前区疼痛，严重者可有心源性休克、充血性心力衰竭及阿-斯综合征等。体检发现心率增快，常在150次/分以上，稍有心律不齐，第一心音强弱不等。

【心电图检查】

心室率常在150～250次/分。R－P间期可略有变异，QRS波畸形，时限增宽（>0.10秒），P波与QRS波呈干扰性房室脱节，P波频率较QRS波为慢，有时可见到室性融合波或心室夺获现象（图7－13）。

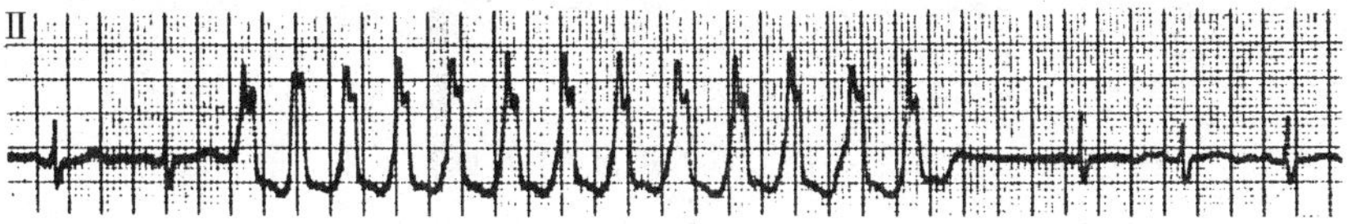

图7－13　室性心动过速

【诊断】

心电图是诊断室性心动过速的重要依据。但需与室上性心动过速伴心室的差异传导鉴别。

【治疗】

除病因治疗外，还包括药物治疗及电学治疗。

（一）药物治疗　可以应用利多卡因0.5～1.0mg/kg静滴或缓慢推注。必要时可每10～30分钟重复，总量不超过5mg/kg。也可选用普罗帕酮（心律平）。普鲁卡因酰胺静脉滴注也有效，剂量为每次1.4mg/kg，以5%葡萄糖稀释成1%溶液，于心电图观察下以每分钟0.5～1mg/kg速度滴入，如出现心率明显改变或QRS波增宽应即停止用药。亦可应用乙胺碘呋酮、苯妥英钠等。

（二）电学治疗　对药物治疗无效伴严重血流动力学改变、心功能不全者，可应用同步直流电转复术。

房室传导阻滞

房室传导阻滞是激动自心房到心室通过房室结区时传导速度减慢或发生阻滞。阻滞可以是部分性的（Ⅰ度或Ⅱ度），也可以为完全性的（Ⅲ度）。

一、Ⅰ度房室传导阻滞

在小儿中较常见。多由风湿热引起，也可发生于心肌炎、先天性心脏病以及正常小儿，也可由洋地黄等药物中毒引起。

【诊断】

1. 临床听诊除第一心音减弱外，并无其他特殊体征，诊断主要通过心电图检查（图7－14）。

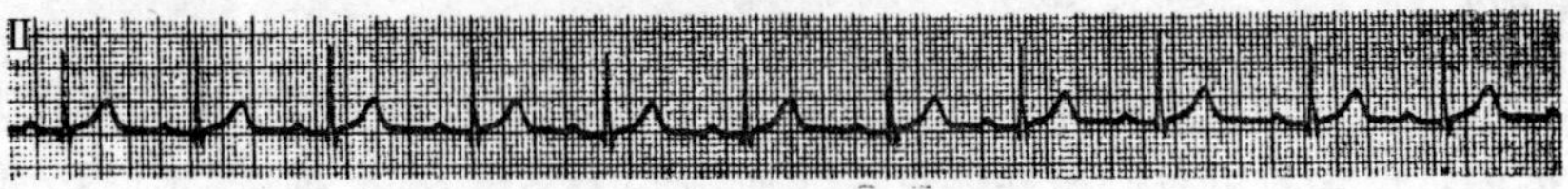

图 7-14　Ⅰ度房室传导阻滞

2. 心电图表现为按年龄及心率校正，P-R 间期超过正常高值（表 7-2）。部分正常小儿静卧后 P-R 间期延长，直立或运动后可使 P-R 间期缩短至正常，此种情况说明 P-R 间期延长与迷走神经的张力过高有关。

【治疗】

Ⅰ度房室传导阻滞应着重病因治疗，其本身不需治疗，预后一般较好，少数可发展为更严重的房室传导阻滞。

表 7-2　各年龄组不同心率的正常 P-R 间期（秒）最高值

年龄（岁）	正常 P-R 间期（秒）的最高值				
	心率 <70 次/分	心率 ~90 次/分	心率 ~110 次/分	心率 ~130 次/分	心率 >130 次/分
<1.5	0.16	0.15	0.145	0.135	0.125
~6	0.17	0.165	0.155	0.145	0.135
~13	0.18	0.17	0.16	0.15	0.14
>13	0.19	0.18	0.17	0.16	0.15

二、Ⅱ度房室传导阻滞

【诊断】

1. 可见于风湿热、心肌炎、严重缺氧、心脏手术后及先天性心脏病等。临床表现取决于基础心脏病变以及由传导阻滞而引起的血流动力学改变。当心室率缓慢时可引起心悸、胸闷，甚至头晕乏力和晕厥等不适。听诊可发现心律不齐、脱漏搏动。

2. 心电图改变可以分为两种类型：①第Ⅰ型（文氏型）（图 7-15）：P-R 间期逐次延长，R-R 间期逐渐缩短，甚至发生心室漏搏。心室漏搏的前后两个 R 波的距离小于最短的 R-R 间期的两倍。②第Ⅱ型（莫氏Ⅱ型）（图 7-16）：此型 P-R 间期恒定，但心室搏动呈规律性地脱漏。此两种类型以第Ⅰ型更为常见，但第Ⅱ型的预后比较严重，容易发展为完全性房室传导阻滞。

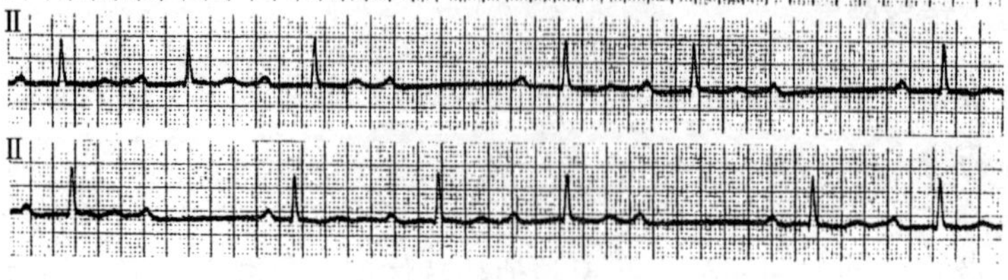

图 7-15　Ⅱ度房室传导阻滞第Ⅰ型（文氏型）

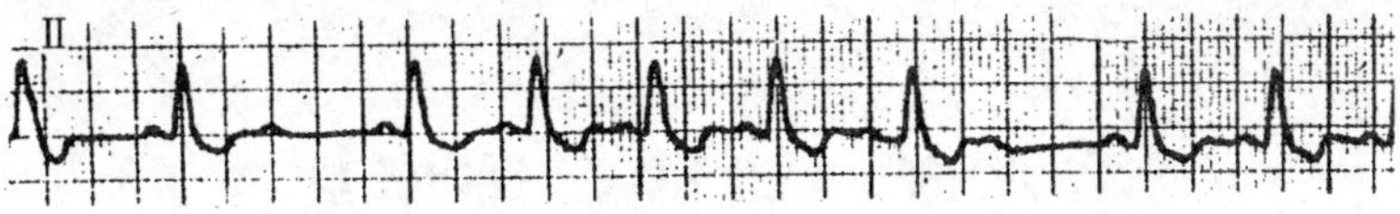

图 7-16　Ⅱ度房室传导阻滞第Ⅱ型（莫氏Ⅱ型）

【治疗】

Ⅱ度房室传导阻滞的治疗应针对原发疾病。当心室率过缓，心脏搏出量减少时可用阿托品、异丙肾上腺素治疗，病情轻者可以口服，情况严重时则以静脉给药为宜，有时甚至需要安装起搏器。

三、Ⅲ度房室传导阻滞

又称完全性房室传导阻滞，小儿较少见。按其病因可分为获得性与先天性两种。前者以心脏手术后引起的最为常见；其次则为不同病因引起的心肌炎，以及新生儿低血钙、酸中毒等。先天性房室传导阻滞中部分患儿的心脏并无形态学改变，部分患儿可由大型室间隔缺损以及心内膜弹力纤维增生症等原因引起。

【诊断】

1. 临床表现不一，因心率很慢，患儿自觉乏力、眩晕、心悸，活动时气短。严重者表现为阿-斯综合征发作，甚至发生猝死。某些小儿则表现为心力衰竭以及对应激状态的耐受力降低。

2. 体格检查：心率缓慢，一般 0～60 次/分，心律规则。第一心音强弱不等，有时可闻及第三心音或第四心音。收缩压可升高，脉压增大，出现周围血管征。

3. X 线检查多数患儿有心脏增大。

4. 心电图是重要的诊断方法。P 波与 QRS 波之间彼此无关，P-P 间隔与 R-R 间隔各有其固定规律，无固定的 P-R 间期。心房率较心室率快（图 7-17）。心室波形有两种形式：①QRS 波的形态、时限正常，表示阻滞在房室束之上，以先天性者居多数；②QRS 波有切迹，时限延长，说明起搏点在心室内或者伴有束支传导阻滞，常为外科手术所引起。

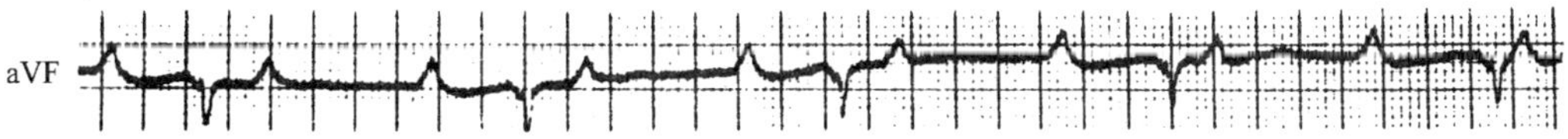

图 7-17　Ⅲ度房室传导阻滞

【治疗】

少数患者从无症状，心室率又不太缓慢，可以不必治疗，但需随访观察。凡有低心排血量症状或阿-斯综合征表现者需进行治疗。由心肌炎或手术暂时性损伤引起者，肾上腺皮质激素可消除传导阻滞周围水肿及炎症反应，恢复传导功能。起搏点位于希氏束近端者，应用阿托品或拟交感胺类（如异丙肾上腺素等）。有心力衰竭者，尤其是应用固定频率起搏器后尚有心力衰竭时，则仍可应用洋地黄类。对药物治疗无效者，可安装人工心脏起搏器。对急性获得性Ⅲ度房室传导阻滞者临时性起搏效果很好，对Ⅲ度房室传导阻滞持续存在，并有阿-斯综合征发作者则需应用埋藏式永久性心脏起搏器。

（杜军保）

第八章　泌尿系统疾病

第一节　小儿泌尿系统解剖生理特点

【解剖特点】

（一）肾脏　与成人比较小儿肾相对大而重。足月儿出生时肾长约 6cm，重 24g，约为体重的 1/125（成人肾长 12cm，重 150g，为体重的 1/220）。婴儿期肾位置较低，上极平第 12 胸椎，下极平第 4 腰椎。由于婴儿肾相对大、位置低、腹壁肌肉薄弱，故 2 岁以下健康小儿腹部触诊可扪及。此外形态上肾于出生时表面呈分叶状，2～4 岁分叶消失。

（二）输尿管　婴幼儿输尿管相对宽而弯曲。管壁弹力纤维和肌肉发育不良，易受压扭曲梗阻而导致尿液潴留。输尿管与膀胱连接部的结构发育常不成熟，易发生膀胱输尿管反流。

（三）膀胱　婴儿期膀胱位置相对高，在充盈后，其顶部常达耻骨联合水平以上，而可于腹部扪及。随年龄增长，渐降入盆腔内。

（四）尿道　初生女婴尿道长仅 1cm（性成熟期达 3～5cm）。口径相对宽大。外口暴露且近肛门，故易受粪便污染而发生上行感染。初生男婴常有包皮过长或包茎。包皮与阴茎头间多未完全游离，而呈生理性粘连。随年龄增长、阴茎的发育，粘连逐渐分离、吸收，包皮自行向上退缩。

【生理特点】

胚胎 9～12 周时已开始形成尿液，并成为羊水来源之一。胎儿排泄代谢废物及维持内环境稳定是依赖胎盘循环进行。出生后胎盘循环中断，肾脏必须承担其全部功能，出生时肾生理功能基本上与成人相同，但开始时仅能满足健康情况下的需求，其储备能力尚不充足，调节机制亦不成熟，一般到 1～1.5 岁时达成人水平。

（一）肾小球滤过率（GFR）　新生儿出生时仅 20ml/（min·1.73m^2），早产儿更低。生后 1 周为成人的 1/4；3～6 个月为其 1/2；6～12 个月达成人的 3/4。故此期内过量的水和溶质不能有效排出。

（二）肾小管的重吸收和排泌

1. 新生儿期葡萄糖、氨基酸、磷的肾阈值均较成人者低，故可出现暂时性糖尿、氨基酸尿。

2. 新生儿排钠能力较差，若钠摄入过多易致潴留而出现水肿。初生 10 日内排钾能力差，故有高血钾倾向。

3. 肾脏对尿液的浓缩稀释功能：尿液浓缩功能差，尿渗透压一般不超过 700mmol/L（成人可达 1400mmol/L），因此为排出溶质所需液量相对较多。在成人欲排出 1mmol/L 溶质，仅需水 0.7ml，而新生儿、婴幼儿则需水 1.4ml。故此期内如有脱水易致氮潴留。此期内虽然肾稀释尿液的功能近于成人（可稀释至 40mmol/L），但因 GFR 低，故入量过多易出现水肿。

4. 调节酸碱平衡：新生儿、婴幼儿碳酸氢钠的肾阈值低（19～21mmol/L），且泌氢及产铵能力低，故血浆碳酸氢钠水平低、缓冲酸的能力有限，而易于发生酸中毒。

5. 肾的内分泌功能：新生儿的肾已具有产生某些内分泌素的功能。因合成肾素较多，使血浆中血管紧张素Ⅱ和醛固酮水平高于成人，生后数周内逐渐降低。因胎儿低氧环境使胎肾合成促红细胞生成素较多，出生后随氧分压增高，而渐减。

【肾功能的临床评估】

肾主要通过排出尿液，实现其生理功能，故临床常通过尿液及其他相关检查了解和评估肾功能。在小儿时期应特别注意以下几点：

（一）有关排尿方面　胎儿 9～12 周已开始有尿液形成，并排入羊膜腔，为羊水来源之一。当胎儿无肾、肾发育不全或泌尿道梗阻时，羊水量少。97%的小儿生后 24 时内已排尿，99%在 48 小时内排尿。生后最初数日因液体摄入少，每日可仅排尿 4～5 次。1 周后，进水量增加、代谢旺盛，而膀胱容量小，故排尿次数增至 20～25 次/日。1 岁时每日排尿 15～16 次。3 岁后可减至 6～7 次。小儿每日尿量个体差异大，正常时新生儿为 1～3ml/（kg·h），婴儿每日 400～500ml，幼儿 500～600ml，学龄儿 800～1400ml。每日尿量婴幼儿<200ml，学龄前儿童<300ml，学龄儿<400ml 为少尿。每日尿量<30～50ml 为无尿。

（二）尿的性质　生后最初数日内，尿液含尿酸盐较多，放置后有红褐色尿酸盐结晶沉淀，尿液呈强酸性；其后接近中性或弱酸性，pH 多为 5～7。新生儿期尿蛋白量相对较高。

（三）有关肾功能检查　即对肾小球滤过功能及肾小管功能的检测，基本同成人；但应注意小儿处于不断生长发育的阶段，故对检测结果临床意义的评估应考虑年龄、身长、体重等因素。例如血尿素氮和血清肌酐（Scr）的测定，二者均经肾排出，当体内蓄积时表示肾清除功能障碍。BUN 正常值新生儿期 1.8～6.4mmol/L（4～18mg/dl），婴儿和儿童 2.5～6.4mmol/L（7～18mg/dl）。肌酐为骨骼肌的代谢产物，并经肾排出。成人 Scr 值较恒定，新生儿出生时与母体水平相近，生后 2～4 周降至 8.8～17.7μmol/L（0.1～0.2mg/dl），其后随年龄增长、肌肉逐渐发育再逐渐达到成人水平。

第二节　肾小球疾病的临床分类

肾小球疾病是指病变起于肾小球和（或）主要病变位于肾小球的肾脏病。可由多种不同病因、病理改变而引起，但均具有以下特点，即肾小球性蛋白尿（以白蛋白为主），肾小球源性血尿，伴管型尿，常出现高血压、水肿，虽然也可伴肾小管损伤，但肾小球滤过功能损伤先于并重于肾小管功能障碍。长期以来被笼统称为“肾炎”。随着人们对此类疾病认识的提高，已逐步认清本病包括病因、发病机制不一、病理改变各异的多种情况，有必要予以分类，以便更好地指导防治。

【肾小球疾病的临床分类】

根据起病情况、病程长短、临床表现（包括尿化验、生化改变、肾功能等）进行分类。

我国成人肾小球疾病的分类是于 1992 年 6 月由中华内科杂志编委会肾病专业组制定的。主要分为急性肾小球肾炎、急进性肾炎、慢性肾小球肾炎、隐匿性肾小球肾炎、肾病综合征（又分为Ⅰ型和Ⅱ型）。我国儿科肾脏病科研协作组于 1979 年制定、1981 年修订的《关于小儿肾小球疾病的临床分类的建议》沿用多年，2000 年 11 月中华医学会儿科分会肾脏学组又进行了一些补充和修订，总的分为三大类：即原发性、继发性和遗传性。

（一）原发性肾小球疾病（primary glomerular diseases）

1. 肾小球肾炎（glomerulonephritis）

（1）急性肾小球肾炎（acute glomerulonephritis，AGN）：急性起病，多有前驱感染，以血尿为主，伴不同程度的蛋白尿，可有水肿、高血压或肾功能不全，病程多在 1 年内。可再分为：①急性链球菌感染后肾小球肾炎（acute poststreptococcal glomerulonephritis，APSGN）：有链球菌感染的血清学证据，起病 6～8 周内有血补体低下；②非链球菌感染后急性肾小球肾炎（non－poststreptococcal acute glomerulonephritis）。

（2）急进性肾小球肾炎（rapidly progressive glomerulonephritis，RPGN）：起病急，有尿改变（血尿、蛋白尿、管型尿）、高血压、水肿，并常有持续性少尿或无尿。进行性肾功能减退，若缺乏积极有效的治疗措施，预后严重。

（3）迁延性肾小球肾炎（persistent glomerulonephritis）：有明确急性肾炎病史，血尿和（或）蛋白尿迁延达 1 年以上，或没有明确急性肾炎病史，但血尿和蛋白尿超过半年，不伴肾功能不全或高血压。

（4）慢性肾小球肾炎（chronic glomerulonephritis）：病程超过 1 年，或隐匿起病，有不同程度的肾功能不全或肾性高血压的肾小球肾炎。

2. 肾病综合征（nephrotic syndrome，NS）：诊断标准：大量蛋白尿（尿蛋白＋＋＋～＋＋＋＋，1 周内至少 3 次，24 小时尿蛋白定量＞50mg/kg；血浆白蛋白低于 30g/L；血浆胆固醇高于 5.7mmol/L；不同程度的水肿。以上 4 项中以大量蛋白尿和低白蛋白血症为诊断的必要条件。

（1）依临床表现分为两型：单纯型 NS 和肾炎型 NS。凡具有以下 4 项之一或多项者属于肾炎型 NS：①2 周内分别 3 次以上离心尿检查 RBC≥10 个/高倍视野，并证实为肾小球源性血尿者。②反复或持续高血压，并除外使用糖皮质激素所致者。学龄儿童≥130/90mmHg（1mmHg＝0.133kPa），学龄前儿童≥120/80mmHg。③肾功能不全，并排除由于血容量不足等所致者。④持续低补体血症。

（2）按糖皮质激素治疗效应分为：①激素敏感型 NS：以泼尼松足量治疗≤8 周尿蛋白转阴者；②激素耐药型 NS：以泼尼松足量治疗 8 周尿蛋白仍阳性者；③激素依赖型 NS：对激素敏感，但减量或停药 1 个月内复发，重复 2 次以上者。

［注］NS 复发与频复发：复发（包括反复）是指尿蛋白由阴转阳＞2 周。频复发是指肾病病程中半年内复发≥2 次；或 1 年内复发≥3 次。

3. 孤立性血尿或蛋白尿：指仅有血尿或蛋白尿，而无其他临床症状、化验改变、肾功能改变者，又分为：

（1）孤立性血尿（isolated hematuria）：指肾小球源性血尿，分持续性（persistent），复发性（recurrent）。

（2）孤立性蛋白尿（isolated proteinuria）：又分为体位性（orthostatic）和非体位性（non－orthostatic）。

（二）继发性肾小球疾病

1. 紫癜性肾炎（purpura nephritis）

2. 狼疮性肾炎（lupus nephritis）

3. 乙肝病毒相关性肾炎（HBV - associated glomerulonephritis）

4. 其它：毒物、药物中毒，或其它全身性疾患所致的肾炎或相关肾炎。

［注］IgA 肾病属于免疫病理诊断，不归属在临床分类。

（三）遗传性肾小球疾病（hereditary glomerular diseases）

1. 先天性肾病综合征（congenital nephrotic syndrome）：指在生后 3 个月内发病，临床表现符合肾病综合征，可除外继发所致者（如 TORCH 或先天性梅毒感染所致等）。

（1）遗传性：芬兰型、法国型（弥漫性系膜硬化，DMS）。

（2）原发性：指生后早期发生的原发性肾病综合征。

2. 遗传性进行性肾炎（hereditary progressive nephritis）：即 Alport 综合征。

3. 家族性复发性血尿（familial recurrent hematuria）。

4. 其它：如甲-膑综合征。

第三节　急性肾小球肾炎

急性肾小球肾炎（acute glomerulonephritis，AGN）简称急性肾炎。指急性起病、表现血尿、水肿、高血压的肾小球疾病；他包括了一组病因、病理改变不尽相同的肾小球疾病，故“急性肾炎”是一临床综合征。在小儿时期绝大多数为急性链球菌感染后肾小球肾炎。本节以其为代表叙述如下：

【病因和发病机制】

急性链球菌感染后肾炎是由 A 族 β 溶血性链球菌中“致肾炎菌株”感染后引起的免疫性肾小球肾炎。继发于呼吸道、咽部感染者常由 2、49、50、55、60 型引起；继发于皮肤感染引起者常由 1、3、4、12、25、49 型引起。上述链球菌本身的某些成分或其代谢物作为抗原，引发机体免疫反应，形成抗原-抗体复合物（循环免疫复合物或原位免疫复合物），继之激活补体而于肾小球处发生免疫损伤引起发病。此外细胞免疫也可能参与发病。

【病理】

光镜下本症呈典型的弥漫性毛细血管内增生性肾炎的改变。肾小球内皮细胞、系膜细胞增生，起病 6 周内可见白细胞浸润。电镜下除上述增生病变外，还可于肾小球基膜的上皮侧有散在圆顶状电子致密沉积物，称为“驼峰”，为本症特征性改变。免疫荧光检查可见沿肾小球毛细血管袢和系膜区有颗粒状 IgG、C_3的沉积。

【临床表现】

本症可见于各年龄，但以 5～10 岁多见。

急性肾炎发病前多有呼吸道或皮肤链球菌前驱感染史，然后经 1～3 周无症状间歇期后发病。间歇期长短视前驱感染灶的部位不同而异，呼吸道感染者 6～12 天，皮肤感染者14～28 天。

（一）典型表现　急性起病，主要表现为血尿、水肿、血压高。血尿几乎见于全部患儿，50％～70％呈肉眼血尿，尿色呈洗肉水样、浓茶色或烟灰水样。持续 1～2 周转变为镜下血尿。70％患儿有非可凹性水肿，通常仅累及眼睑、颜面，偶及全身。1/3～2/3 患儿有中度或轻度血压增高。急性期常伴全身非特异症状，如乏力、头痛、食欲减退。小儿还可诉腹痛、恶心、腰痛，有时伴呕吐、低热。体检除血压增高外，可于咽部、皮肤查见前驱感染灶之残迹。

（二）重症症状　多发生于起病2周内，可表现为3种情况：

1. 严重的循环充血状态　甚至发展至心力衰竭、肺水肿。系因水钠潴留、血容量扩大、高血压而致。表现气急、心率快、心尖部收缩期杂音、肺底啰音，重者出现端坐呼吸、烦躁、奔马律、心脏扩大、肝肿大等。

2. 高血压脑病　指血压急剧增高时伴发的神经系统症状。是在全身性高血压的基础上，颅内血管舒缩调节障碍发生脑水肿所致。表现为剧烈头痛、频繁恶心、呕吐，继之一过性视力障碍、嗜睡、重者惊厥昏迷。

3. 急性肾衰竭　患儿出现少尿（尿量每日＜$250ml/m^2$）、严重氮质血症、电解质紊乱（高钾血症、高磷血症、低钠血症、低钙血症）、代谢性酸中毒等。

上述有严重循环充血、高血压脑病的重症患儿随近年急性肾炎多可获及时有效的诊治而已日益减少，但急性肾衰竭者并未显著减少，且治疗也较困难。

（三）非典型临床表现　部分急性肾炎患儿有大量蛋白尿及严重水肿，血中白蛋白也下降，临床似肾病综合征。其恢复也较典型表现者缓慢，少数进入慢性肾炎过程。

部分患儿临床有水肿、高血压、但尿检改变不明显，而血中补体呈急期下降，6～8周恢复正常，此时称之为“肾外症状性肾炎”。

还有所谓“亚临床”病例，常见于链球菌感染患者的密切接触者，临床常无明显表现，但如进行连续尿液及血补体检查可发现异常，肾脏组织学也有病变。此类患儿本身无症状，预后良好，但对流行病学有一定意义。

【实验室检查】

（一）尿液检查　血尿几乎见于全部患儿，为肾小球源性血尿。尿沉渣有红细胞管型、颗粒管型。疾病早期尿中还可见白细胞。通常伴有轻或中度蛋白尿。

（二）血液检查　有轻度贫血，白细胞计数可正常或增高。血沉多增快。

（三）细菌学和免疫学检查　因前驱链球菌感染多已经过抗菌治疗，故病灶局部细菌培养阳性率不高，但可进行相关抗体检查：抗链球菌溶血素O（ASO）阳性率50%～80%，感染后3～5周滴度最高，半数病儿半年后恢复。

（四）血补体测定　90%以上患儿患病早期血中总补体及C3显著下降，6～8周恢复正常。

（五）肾功能　血化学检测部分患儿有短暂的血尿素氮、血肌酐轻度增高，还可有轻度高钾血症及低钠血症。

【诊断及鉴别诊断】

典型病例诊断不难，根据：①发病前1～3周有链球菌感染病史；②临床表现血尿、水肿、高血压；③尿化验：有肾小球源性血尿（可伴轻至中度蛋白尿）；④血中与链球菌感染相关的抗体（如ASO）增高；⑤血补体C_3急期下降，6～8周恢复正常，即可确诊为急性链球菌感染后肾炎。应与下列情况鉴别：

（一）急性非链球菌感染后肾炎　多种病原体感染后均可引发肾炎，参考其他全身感染表现、ASO及C3的变化多可鉴别。

（二）表现为急性肾炎综合征的其他原发性肾小球疾病　儿科最常见的如IgA肾病（常

于呼吸道感染同时或1～2日内出现血尿，一般不伴水肿、高血压、血补体通常不下降）相鉴别。确切诊断需赖肾活检。

（三）表现为急性肾炎综合征的继发性肾小球疾病 如狼疮肾炎、过敏性紫癜肾炎，依各自全身其他表现，多可鉴别，必要时行肾活检。

【治疗】

本症一般呈良性自限过程。治疗原则是纠正病理生理变化及生化异常、防治急期合并症、保护肾功能，以利恢复。

（一）卧床休息及饮食 急期宜卧床休息至肉眼血尿消失、血压恢复正常、水肿减退。饮食方面水肿高血压者限盐，氮质血症者限蛋白（<0.5g/kg）。有少尿、循环充血者适度限水。

（二）清除感染灶 常选用对链球菌敏感的青霉素，疗程7～10天。

（三）利尿剂的应用 经控制水盐入量仍有水肿、高血压、尿少者给予利尿剂。一般口服氢氯噻嗪，每日1～2mg/kg，分2～3次口服。当肾小球滤过率<25ml/（min·1.73m^2）时，此类药物常不奏效，需用袢利尿剂，如呋塞米，1～2mg/kg口服或注射。

（四）降压 凡经休息、限盐、利尿而血压仍高者需给予降压药。多选用硝苯地平或血管紧张素转换酶抑制剂（ACEI）。偶用利血平，首剂0.07mg/kg（最大不超过每次2mg）口服或肌注，继之0.02～0.03mg/（kg·d）分次口服。

（五）高血压脑病的处理 需用速效、高效降压药，常用血管扩张剂，如二氮嗪（diazoxide）3～5mg/kg静注，1～2分钟起作用，维持有效8小时。另一常用者为硝普钠静脉滴注，小儿以5～20mg加入5%葡萄糖液中，以每分钟1μg/kg速度静滴，依血压控制情况调整滴速。高血压脑病治疗除降压外，还需对症止惊、有脑水肿者脱水、供氧。

（六）严重循环充血状态的处理 应严格限水限钠、积极利尿。伴有血压高、肺水肿者选用硝普钠静点。上述治疗无效或危重者行血液滤过、透析治疗。

（七）急性肾衰竭治疗 原则基本同成年人者。可给予呋塞米，当常规剂量仍不能利尿时，可加至3～5mg/kg重复2～3次如仍无效则不再用，其后的处理特别注意控制出入量（入量要“量出为入”，即如无异常丢失则只补以不显性失水减内生水量），一般为400ml/m^2，并特别注意高钾血症、低钠血症及水潴留，必要时透析治疗。

【预后】

急性链球菌感染后肾炎在小儿预后良好。通常2周内利尿、消肿、血压恢复正常。但镜下血尿消失常需时数月甚至1年。肾功能异常者也多于2周内恢复。急期住院患儿中除发生急性肾衰竭者外已无死亡。长期预后各家报告不一，少数遗留有长期尿检异常，个别有血压高、肾功能受损。故应加强对患儿的定期随访。

【预防】

最主要的是预防和及时治疗呼吸道或皮肤感染。对感染灶给予青霉素治疗是否可防止肾炎的发生虽目前尚无明确结论，但可及时消灭致肾炎菌株的流行扩散。对感染者应于2～3周内检查尿常规以及时发现异常。家庭成员或同班密切接触的同学如咽拭子培养阳性者宜给予青霉素预防性治疗。

第四节 肾病综合征

肾病综合征（nephrotic syndrome）是由于肾小球滤过膜对血浆蛋白通透性增高、大量蛋白自尿中丢失并引起一系列病理生理改变的一个临床症候群。常表现以下四大特点：①大量蛋白尿：尿蛋白定性检查≥＋＋＋，定量为成人每日＞3.5g，儿童每日＞50mg/kg。②低白蛋白血症：＜30g/L。③高脂血症：儿童胆固醇＞5.7mmol/L（即220mg/dl）。④水肿。上述四项中①②两项为诊断本征的必需条件。本征为小儿时期常见的肾小球疾病，且病情常反复或复发，严重影响患儿身心健康。

本征按病因分为原发性、继发性和遗传性三种类型。绝大多数属原发性，继发性多见于过敏性紫癜、系统性红斑狼疮和乙型肝炎病毒相关肾炎等疾患。遗传性患者较少见。本节主要叙述原发性肾病综合征。

【病因及发病机制】

原发性肾病综合征病因尚未阐明。鉴于本征以大量蛋白尿为突出表现，故近年研究多侧重肾小球滤过屏障的改变。从病理生理角度可将滤过屏障分为孔径屏障及电荷屏障两类。儿童最多见的原发肾病综合征多属微小病变引起，后者多系因电荷屏障丧失或减弱，致使带负电的白蛋白从尿中丢失。引起电荷屏障改变的始动原因尚未完全明确，但大多学者均认为可能与T细胞功能紊乱、其分泌的细胞因子紊乱（如IL－2，6，8）或产生血管通透因子（VPF）等影响电荷屏障有关。孔径屏障的改变则系此屏障组成成分的完整性受到损伤（如炎症、免疫蛋白沉积、毛细血管壁断裂等所致）。此类改变见于非微小病变肾病综合征。

【病理】

原发性肾病综合征的主要病理改变在肾小球。常见的有以下几种类型：微小病变、局灶性节段性肾小球硬化（FSGS）、系膜增生性肾炎（MsPGN）、膜性肾病（MN）和膜增生性肾炎（MPGN）。

小儿时期以微小病变最多见，此时于光镜下基本正常，电镜下仅见足突融合，免疫病理检查基本阴性。

【病理生理】

（一）大量蛋白尿　由于肾小球滤过膜对蛋白通透性增高，故大量血浆白蛋白自尿中丢失，此外与微量元素相结合的蛋白（如锌结合蛋白、转铁蛋白、铜蓝蛋白）、与激素结合的蛋白［如结合型甲状腺素、25（OH）D_3结合蛋白等］也可自尿中丢失，并引起相应改变；血中Ig和补体系统的B、D因子自尿中丢失使患儿免疫功能低下；抗凝血酶Ⅲ丢失使患儿处于高凝状态。

（二）低白蛋白血症　主要是因尿中丢失而致。血浆白蛋白的下降将影响机体内环境的稳定（血容量和胶体渗透压改变）。

（三）高脂血症　因低蛋白血症促使肝合成蛋白增加，脂蛋白合成增加导致高脂血症。表现为血总胆固醇、低密度脂蛋白、极低密度脂蛋白增高。高脂血症将影响血小板聚集，持续的高脂血症还可促进动脉粥样硬化、肾小球硬化和肾间质纤维化。

（四）水肿　肾病综合征时多种机制参与水肿形成：①低白蛋白血症时血浆胶体渗透压下降，一方面直接造成液体在间质潴留，另一方面将使血容量减少，后者刺激渗透压和容量感受器，促使抗利尿激素（ADH）、肾素-血管紧张素-醛固酮分泌，导致水、钠潴留。②肾病时肾脏本身对钠的吸收亦增加。

【临床表现】

本症可见于各年龄组，一般学龄前为发病高峰。常以水肿为主诉。多始自颜面，渐及四肢全身。水肿呈可凹性。重者可出现体腔积液，即胸水、腹水、心包积液。由于长期大量蛋白自尿中丢失，患儿有蛋白质营养不良。患儿常有精神萎靡、苍白、倦怠乏力、食欲减退、有时腹泻、腹痛。病程长、反复发作、长期应用皮质激素者可致生长发育落后。血压多数正常，部分有血压增高。

【实验室检查】

大量蛋白尿为主要化验所见，定性多在+++～++++，定量24时尿蛋白＞50mg/kg。尿沉渣可见透明管型及少量颗粒管型，肾炎型者还可见红细胞。

血象检查呈长期慢性病程者血小板常增加。血沉增快。

血浆总蛋白显著下降，白蛋白下降尤为明显，有白蛋白、球蛋白比值倒置。球蛋白中α_2球蛋白增高、纤维蛋白原增高、γ球蛋白降低。

血脂增高，以胆固醇增高显著，在血白蛋白显著下降者，血中甘油三酯明显增高。低密度脂蛋白、极低密度脂蛋白亦增高。

血电解质测定一般正常，有时血钠、血钙值偏低。肾功能一般正常。

【并发症】

由于本症显著的病理生理改变、病情反复、再兼治疗措施影响（如使用皮质激素），在病程中常易发生并发症，使病情进一步复杂和加重，甚至导致死亡。常见并发症如下：

（一）感染　最常见，也是导致本症死亡的主要原因。可累及呼吸道、泌尿道、皮肤，亦可见腹膜炎。除细菌性感染外，患儿对病毒感染也较敏感。一般不主张预防性投用药物，但对已发生者应给予积极彻底治疗。

（二）高凝状态所致血栓、栓塞合并症　肾病时肝合成有关凝血的物质增加（如因子Ⅴ、Ⅷ、纤维蛋白原等），而抗凝血酶Ⅲ自尿中丢失；血浆纤溶酶原活性下降；又兼高脂血症时血粘稠度增加、血小板聚集加强。此外皮质激素的应用也促进高凝；利尿剂又可使血浓缩。这些因素均可导致高凝以及血栓、栓塞形成。肾静脉血栓形成时有腰痛、血尿，累及双侧时还影响肾功能。此外还可有肺、脑栓塞，静脉穿刺部位（如股静脉）因内皮损伤更易有血栓形成。

（三）电解质紊乱　可出现低钠、低钾、低钙血症而引发相应症状。

（四）低血容量甚至休克　多见于起病或复发时，或有吐、泻、使用利尿剂等诱因存在时发生，表现血压偏低、姿势性低血压、口渴、皮肤发花，重则休克。

（五）急性肾功能减退　可由于血容量偏低肾血流灌注欠佳而发生肾前性氮质血症；也可因本症中肾小球滤过系数（K_f）下降伴发的间质性肾炎（如药物引起）、间质水肿等因素引起；还有部分病例是在某些诱因（如感染）后肾脏病理改变加剧（如并发新月体形成）而致。

【诊断及鉴别诊断】

凡临床表现符合前述本症四大特点者即可诊断为肾病综合征。四大特点中大量蛋白尿和低白蛋白血症为诊断的必具条件。再结合病史、体检、实验室检查除外继发者即诊为原发肾病综合征。

对原发肾病综合征临床上常进一步区分为单纯型和肾炎型两类。凡只具备前述四大特点者为单纯型；当还兼有以下4项之一项或多项表现者属肾炎型：①尿中红细胞超过10个/高倍视野，且于2周内3次检测均有红细胞增多。②反复出现血压高，学龄儿＞130/90mmHg，学龄前儿童＞120/80mmHg，并排除皮质激素所致者。③持续氮质血症，血尿素氮＞10.7mmol/L，并排除由于血容量不足所致者。④血总补体（CH_{50}）或血C_3反复降低。

开始应用皮质激素后，应将患儿依其对激素治疗的效应而分为：①激素敏感：指治疗8周内尿蛋白阴转、水肿消退。②激素部分敏感：虽水肿消退，但尿蛋白仍＋～＋＋。③激素耐药：治疗8周，尿蛋白仍＋＋以上。④激素依赖：虽对激素敏感，用药亦可诱导缓解，但减量或停药2周内复发，恢复用药又可缓解。并重复2～3次者。

【治疗】

（一）一般治疗　适度休息，但无高度水肿、低血容量、伴发感染者一般不需卧床休息，卧床者也应经常变换体位以防发生血栓栓塞合并症。水肿者应限盐，严重水肿、高血压给无盐饮食。少尿者限制液体入量。通常应给予正常所需热量及蛋白质，并注意补充多种维生素。防治感染。

（二）利尿　凡水肿重、或伴高血压者给予利尿剂。通常给予氢氯噻嗪（每日1～2mg/kg分次口服）或螺内酯（每日2mg/kg，分次口服）。无效给予呋塞米，每次1～2mg/kg，每6～8小时口服或注射。顽固水肿且无血容量增多者可用低分子右旋糖酐，每次10～15ml/kg，总量100～200ml静脉滴入，还可加入多巴胺，酚妥拉明，继之给以呋塞米，每日一次。对严重低白蛋白血症且上述利尿措施无效者，还可应用无盐白蛋白滴注。利尿剂使用中应注意失钾、血容量变化。

（三）肾上腺皮质激素　初治病例确诊后即开始足量泼尼松治疗，一般1.5～2.0mg/(kg·d)，最大剂量60mg/d，分次口服，尿蛋白阴转后巩固2周，此足量阶段一般不短于4周，最长不超过8周。然后进入巩固维持阶段，给予泼尼松2mg/kg（或原足量两日量的2/3）隔日晨顿服，若尿蛋白持续阴性，则每2～4周减量2.5～5.0mg，一般用药6个月。

复发病例可在诱导缓解后延长隔日顿服之疗程，对激素依赖者使用能维持缓解的最小剂量，用药1～2年。

部分耐药者可于隔日巩固阶段尿蛋白阴转。也可给予甲泼尼龙冲击疗法，即以15～30mg/kg加入10%葡萄糖液静滴（一次成人剂量不超过1000mg），每日或隔日一次，3次为一疗程，可应用1～2疗程。还可加用其它免疫抑制剂。激素应用中应注意其副作用。

（四）免疫抑制剂　原发性肾病综合征患儿应用免疫抑制剂的指征为：①激素耐药；②激素依赖；③激素有严重副作用或有禁忌证，患儿不能耐受。常选用以下几种：

1. 环磷酰胺口服：2mg/（kg·d），总剂量一般不＞200mg/kg。也可冲击治疗，按0.5～0.75g/m^2加入适量盐水或葡萄糖液滴注，每月一次，连用6～8个月，或8～10mg/kg滴注，连用2日，每间隔2周再用。累积总量不超过150mg/kg。应用静脉冲击时注意当日给足够液量，以避免出血性膀胱炎的发生。其它副作用有胃肠道反应（恶心、呕吐）、肝功能损伤、脱发、骨髓抑制。其远期副作用是对性腺损伤，尤其男性可致不育。

2. 环孢素A：剂量3～5mg/（kg·d），分次口服，疗程3～6个月。其副作用有高血压、多毛、牙龈增生、高血钾、低血镁，特别是长期用药可致肾功能损伤（肾小管间质改变）。应注意监测药物血浓度。

3. 雷公藤多苷：每日 1mg/kg，每日总量一般不超过 30mg，分次口服，疗程 3～6 个月。副作用有白细胞减少、胃肠道反应、肝功异常，女性可出现月经紊乱、闭经。

（五）其他药物治疗

1. 左旋咪唑：为一免疫调节剂，常用于激素依赖者，尤当易并发感染时，作为激素的辅助治疗。

2. 血管紧张素转换酶抑制剂或 AⅡ受体拮抗剂：可使尿蛋白有一定程度的减轻，故常作为激素的辅助治疗。应注意其副作用，如高钾血症、白细胞减少、皮疹、发热、间质性肾炎等。

3. 抗凝治疗：有高凝状态者给予肝素抗凝及抗血小板聚集药。

4. 降脂治疗：耐药病例、肾病长期不缓解而呈持续高脂血症者，除饮食控制外，可应用他汀类降脂药。

【预后】

小儿原发性肾病综合征的预后与其病理类型及激素效应密切相关。微小病变者绝大多数对激素敏感，而 FSGS 仅约 20%敏感。激素敏感患儿经初治仅 30%不复发，其余则有 40%复发 1～3 次，30%多次复发。虽有复发，但敏感患儿预后良好。激素耐药者预后差，经长期随访，于 10～15 年 40%～50%可发展至肾功能不全。此外并发症亦影响预后，部分患儿可死于感染或栓塞合并症。

第五节　血尿

血尿（hematuria）是指尿中有超过常量的红细胞。正常尿中可含有一定数量的红细胞。离心尿取沉渣镜检时每高倍视野通常仅 0～2 个红细胞，当＞3 个时考虑为异常，当＞50 个时，肉眼即可见尿色异常，称之肉眼血尿。

血尿是小儿时期常见的临床症状，虽通常提示有泌尿系统病变，但也可见于多种肾外疾病。临床需进行定位（即尿中红细胞来自哪一解剖部位）、定性（如是炎症还是机械损伤）和病因分析，从而做出正确诊断和进行治疗。

【血尿的病因】

现将可发生血尿的疾病或原因列举如下。

（一）泌尿系统疾病

1. 肾实质病损

(1) 肾小球疾患

原发性肾小球疾病：如急性肾炎、迁延性肾炎、慢性肾炎、急进性肾小球肾炎、IgA 肾病、肾炎型肾病综合征等。

继发性肾小球疾病：如狼疮肾炎、过敏性紫癜肾炎、乙型肝炎病毒相关肾炎等。

遗传家族性病：如 Alport 综合征、薄基底膜肾病等。

(2) 肾小管间质病变

感染：肾盂肾炎

代谢紊乱：肾钙化，高钙尿症。

急性肾小管坏死

过敏性间质性肾炎：常因抗生素、解热镇痛药等引起。

(3) 肾血管病变：畸形，动脉、静脉血栓栓塞病变。

(4) 肿瘤：如 Wilms 瘤。

(5) 发育异常：单纯囊肿、多囊性病、髓质海绵肾等。

2. 肾盂：乳头坏死、肾盂积水、外伤。

3. 输尿管：感染、肾结石。

4. 膀胱：感染，结石，肿瘤，创伤，药物（如环磷酰胺）所致出血性膀胱炎。

5. 尿道：感染，创伤。

6. 前列腺：感染，肿瘤。

(二) 全身性疾患

1. 血液病　如血小板减少、血友病、过敏性紫癜等有出凝血异常的出血性疾病。

2. 感染　如感染性心内膜炎，泌尿系结核病。

3. 营养性疾病　维生素 K、维生素 C 缺乏症。

(三) 邻近器官疾病　阑尾炎、盆腔炎、结肠炎等。

(四) 功能性　剧烈运动、肾下垂、胡桃夹现象等。

【临床诊断步骤】

应根据病史、体格检查、尿液分析对血尿病因进行定位、定性分析。在儿科应特别注意与年龄有关的病因特点。

(一) 病史

1. 不同年龄发生血尿的病因不同：新生儿期见于新生儿出血症、严重缺氧窒息、败血症等。婴幼儿期的血尿可因泌尿系畸形、肾胚胎瘤、溶血尿毒综合征等引起。年长儿则主要为各种原发或继发性肾小球肾炎、泌尿系感染、外伤、血液病、家族遗传性肾小球病等引起。

2. 起病情况及伴随症状：发病前有无感染或诱因（如剧烈运动、用药史），是否为肉眼血尿、抑或检查时偶然发现尿异常。当伴水肿、高血压时提示肾实质疾病。伴尿频、尿急、尿痛，多为泌尿系感染。有肾绞痛多为结石，肾区隐痛或叩痛见于各种肾炎。

3. 既往史：有无类似发作，有无过敏性紫癜等全身性疾患。

4. 家族史：有无类似患者。有家族倾向能引发血尿者见于肾小球疾病（如 Alport 综合征、薄基底膜肾病）、非肾小球性血尿如多囊肾、代谢异常。此外还可见于膀胱输尿管反流、泌尿系结石等。

(二) 体格检查　应全面进行体检，特别注意：①血压测量及体格发育情况。②腹部或腰部肿块提示肾肿瘤、梗阻性肾病、多囊肾。③膨胀的膀胱，尤在排尿后仍可触及者提示有尿道梗阻。④脊柱肋缘角处或耻骨上区压痛提示感染。⑤外生殖器检查注意有无创伤、感染、出血。⑥皮肤有无感染、皮疹。⑦是否伴有先天或发育异常，如外耳有无畸形、骨骼、指（趾）甲异常等。

(三) 尿液分析

1. 首先鉴别是否真正血尿。假性者见于：

(1) 非泌尿道出血而混入尿液：如阴道或消化道出血、外阴炎症或损伤。

（2）血红蛋白尿：此时尿液外观似葡萄酒样均匀透明，潜血试验阳性，但离心尿沉渣不能检到红细胞。见于：①多种病因所致溶血性贫血（如蚕豆病、错型输血等）、溶血尿毒综合征；②某些药物、化学药物、食物所致：如蘑菇、扑疟喹啉、奎宁、磺胺、石碳酸、氯仿、萘、蛇毒等；③其他如溺水、体外循环。儿科偶有肌红蛋白尿（潜血试验阳性，尿沉渣查不见红细胞），见于某些肌病、挤压综合征等。

（3）尿液红色，但潜血试验阴性：见于一些代谢病或摄入药物或食物。摄入食物或药物如甜菜、黑莓、氨基比林、布洛芬、呋喃妥因、利福平、偶氮染料、氯喹、甲基多巴、柳氮磺吡啶等均可使尿色改变。

2. 尿液检查：对尿中红细胞来源定位

（1）肉眼观察：暗红来自肾实质或肾盂，鲜红或带血块来自下尿路，滴血来自尿道。

（2）尿三杯试验：在排尿过程中以三个容器分别收集初、中、终段尿液进行检查。初段血尿提示病变在尿道；仅终末血尿提示病变在膀胱颈部和三角区、后尿道、前列腺；全程血尿则来自肾、输尿管、膀胱。

（3）尿蛋白检测：镜下血尿如不伴肾小球滤过膜对蛋白通透性的增加，则尿蛋白多呈阴性；肉眼血尿，如红细胞来自下尿路，其尿蛋白测定一般不超过＋＋，24 小时定量多不足 1g。对伴有＋＋＋尿蛋白的血尿，其红细胞多系肾源性者。

（4）尿沉渣检查：红细胞管型见于肾小球源性血尿。

（5）尿中红细胞形态学检查：肾小球源性血尿，尿中红细胞的大小、形态、血红蛋白含量多有显著改变。此可借助相差显微镜或尿沉渣经染色后以油镜观察。肾小球源性红细胞有严重变形，特别是显现穿孔、环状、芽孢者＞30％，或呈面包圈状＞5％提示为肾小球源性血尿。但应注意过度稀释的尿液、应用袢利尿剂后可出现假阴性。

（四）其他辅助检查：经上述病史、体检、尿液检查多数血尿已可区别为肾小球源性或非肾小球源性两大类。

对肾小球源性血尿常需进行尿蛋白定量、抗链球菌溶血素 O 滴度、血补体检查。必要时还需检查抗核抗体、乙型肝炎相关抗原或抗体。此外应测肾功能（肌酐、尿素氮、内生肌酐清除率）、血生化。有时还需肾穿刺作肾病理检查，始能明确病因，并指导治疗。肾穿刺指征可参考以下情况：①血尿伴蛋白尿、高血压、氮质血症而病因不明。②持续镜下血尿半年以上，且伴肉眼血尿发作。③除血尿外逐渐于病程中出现蛋白尿时。④伴持续低补体血症者。

对非肾小球性血尿患儿常需进一步作尿钙、尿细菌学检查。B 型超声可检出肾大小、形态、解剖结构、畸形、结石、肿物、有无胡桃夹现象、肾血管内有无血栓形成等。疑有结石者可拍摄 X 线腹部平片，必要时行静脉肾盂造影、膀胱逆行造影、数字减影血管造影，有时尚需 CT、核磁等项检查以助诊断。

总之，血尿患儿应综合病史、体检、尿液化验及其他辅助检查作出血尿的定位、定性及病因诊断，以决定治疗方针。少数患儿尚需经长期随访，对陆续出现的一些线索进行分析后才能获得正确诊断。

【主要引起小儿血尿的几种疾患】

由前述病因分析可知多种疾病可引起小儿血尿，其中多数的临床表现、诊断治疗与成人类同，不再赘述；现将几种主要见于小儿，并具某些特点的疾病概述于下：

（一）特发性高尿钙症（idiopathic hypercalciuria） 指血钙正常、尿钙排出增加，而未能发现明确致病原因者，是小儿时期非肾小球源性血尿的主要原因之一。高尿钙症除引起血尿外，还可引起多种泌尿系症状：尿频、尿急、尿痛、脓尿、蛋白尿、遗尿、尿失禁等。尿钙/尿肌酐（mg/mg）可作为筛查方法，当比值＞0.2 时视为阳性。确诊赖 24 时尿钙定量≥4mg/（kg·d），治疗方面：饮食中钠摄入不宜＞2mmol/（kg·d），对生长期小儿钙的摄入量不限，少进食含草酸的果汁、巧克力等，以免尿中草酸钙形成结晶导致结石。药物治疗可用噻嗪类利尿剂。用药期间应注意副作用（如血钾下降、高血糖、高尿酸血症、血脂升高等）。

（二）胡桃夹现象（nutcracker phenomenon） 又称左肾静脉受压综合征（left renal vein entrapment syndrome），指左肾静脉回注下腔静脉途中，行经主动脉和肠系膜上动脉形成的夹角受挤压而引发临床症状。最主要的血流动力学改变是左肾静脉回流受阻引起左肾静脉高压。临床最常见的表现是左侧肾的非肾小球性血尿。可为镜下血尿，也可有肉眼血尿发作，可发生于运动后，多无其他症状，偶有左侧腰部不适、腹痛等。本症是青少年、学龄儿期非肾小球性血尿的原因之一。近年临床多采用无创的超声彩色多普勒检测，可见扩张的左肾静脉处直径为受压最窄处直径的 3 倍或 3 倍以上，临床上需除外可导致非肾小球性血尿的其他病因。无需特殊治疗，但应密切随访。一般随年龄增长而症状改善缓解。

（三）Alport 综合征 是一遗传性肾脏病，临床以血尿、神经性耳聋、慢性进行性肾功能减退为特点，故又称遗传性进行性肾炎（hereditary progressive nephritis）。本症遗传方式有三：85%为 X 连锁显性遗传，其致病基因 COL4A5 位于 Xq22－q23，编码基底膜中Ⅳ型胶原 α5 链。此外还有常染色体隐性、常染色体显性遗传者。

临床最早出现的是肾小球性血尿，通常为持续镜下血尿，随疾病进展出现蛋白尿。除尿改变外半数有听力障碍，多见于 10 岁以后小儿。肾功能改变与性别、遗传型有关。一般 X 连锁显性遗传的男性患者常表现为持续进行性肾功能减退，多于中年进展为慢性肾衰竭。诊断可依据家族史、临床表现，但确诊有赖肾活检在电镜下见到肾小球基底膜呈分层、增厚等典型改变。近年更可检测肾小球基底膜、皮肤基底膜的Ⅳ型胶原 α5 链，不仅可获得诊断，并有利于基因携带者的检出。本症无特异治疗，已发展至终末期肾者需肾替代治疗。

（四）IgA 肾病（IgA nephropathy） 是一免疫病理诊断，指肾小球系膜区有显著、广泛的 IgA 沉着的肾小球疾病。临床常以发作性血尿为主要表现，是小儿时期肾小球性血尿的常见病因之一。典型病例常于起病前 1～2 日有呼吸道或胃肠道感染史，继之发生肉眼血尿，通常 1～3 日后肉眼血尿消失，但可再次发作，发作间期可有镜下血尿或尿检正常。一般不伴水肿或血压高。除此种典型发作外，还可有以下多种表现：①无症状镜下血尿和（或）蛋白尿；②急性肾炎综合征；③肾病综合征；④急进性肾小球肾炎；⑤慢性肾炎。

诊断需肾活检，于系膜区见 IgA 显著沉积为主要改变。

目前尚无特异治疗，但应注意防治感染、清除感染灶。药物治疗视临床表现、病情轻重、病理改变而异。一般对有大量蛋白尿或呈肾病综合征改变者多主张应用皮质激素，并常加用免疫抑制剂（如环磷酰胺）、抗血小板聚集剂、抗凝剂。对急进性肾炎表现者常先应用甲泼尼龙静脉冲击治疗。

第六节　泌尿道感染

泌尿道感染（urinary tract infection，UTI）是小儿时期常见的感染性疾病，指病原体侵及泌尿系统所致的炎症。

小儿时期的 UTI 与成人者比较有以下几点不同：①新生儿、婴幼儿患者泌尿系本身症状不明显，常以全身症状为主要表现，容易漏诊、误诊。②较成人更常伴有泌尿系统解剖或功能异常。如泌尿系畸形、膀胱输尿管反流等。③年幼儿（尤其＜5 岁者）在上尿路感染时可发生肾瘢痕形成，甚至以后可导致高血压，并影响肾功能乃至发生肾功能不全。

【病因及发病机制】

（一）病原体　主要为细菌感染。最常见者为革兰阴性菌，以大肠杆菌为多，除大肠杆菌外其它常见细菌为变形杆菌、克雷伯杆菌及副大肠杆菌等；少数为粪链球菌和金黄色葡萄球菌等。除最多见的细菌感染外，UIT 还可由真菌（如白色念珠菌）、衣原体、疱疹病毒、腺病毒、肠道病毒感染引起。

（二）感染途径

1. 上行感染：最多见，尤其是女孩。致病菌从尿道口侵入，经膀胱、输尿管、肾盂，最终至肾实质。主要致病菌为大肠杆菌、其次为变形杆菌或其他肠道菌。

2. 血行感染：较上行感染少见。多发生于新生儿及小婴儿。可见于败血症、脓疱病、肺炎等病程中，病原菌以金黄色葡萄球菌为多。

3. 淋巴通路：结肠肝曲与右肾间有淋巴相通，当结肠病变时，致病菌可经淋巴扩散至肾。邻近器官或组织病变波及泌尿道，如阑尾炎、腹腔脓肿等。

4. 泌尿道器械检查或留置导尿。

5. 其他：还可能经性传播途径致尿道炎、外阴炎。其病原多系淋病奈瑟菌、衣原体、阴道毛滴虫、疱疹病毒等。

（三）小儿时期易致病的因素　婴儿期使用尿布，尿道口易为粪便污染；女婴尿道短，男婴常有包茎、包皮长，均易致上行感染。新生儿、婴儿产生抗体能力差或 IgA 生成不足，也利于细菌侵入。小儿时期如有能导致泌尿系梗阻的解剖异常（如后尿道瓣膜、包茎、膀胱输尿管反流）或膀胱排空功能异常，则常有尿潴留或残余尿，而尿液是一良好培养基，宜于细菌生长。此外，不及时更换尿布、蛲虫由肛周移行至外阴、便秘等也是引起小儿 UTI 的易感因素。

（四）小儿时期 UTI 易引起肾瘢痕形成　约 10％～15％上尿路感染可引起肾瘢痕形成。一般认为＜5 岁者易于发生；伴发反流者较无反流者有较高的发生率。肾瘢痕形成不仅影响肾的正常生长发育，且其后 10％将发生高血压，少数还将发展为肾功能不全。

【临床表现】

本症可累及各年龄组，一般女孩多于男孩，学龄期男女之比约为 1∶3，但学龄前男女则无明显差别，新生儿期男多于女。临床上 UTI 可依有无症状而分为症状性 UTI 和无症状菌尿；依受累解剖部位而分为下尿路感染（膀胱和尿道受累）或上尿路感染（肾盂和肾盂肾炎）；依病程长短而分为急性（病程 6 个月以内）或慢性（病程＞6 个月者）。

（一）急性 UIT　临床表现因年龄而异。

1. 新生儿期：全身症状为主。发热或体温不升，吃奶差，苍白或发灰，呕吐，腹泻，腹胀，体重不增。多由血行感染而致，半数伴败血症。

2. 婴幼儿期：仍以全身症状为主，表现发热、食欲不振、呕吐、腹泻、腹胀、腹痛等。尿频、尿急、尿痛等泌尿系统症状随年龄增长而表现明显。此外还常有排尿时哭闹、顽固性尿布疹。

3. 学龄儿童：下尿路感染时出现尿频、尿急、尿痛等尿路刺激征，有时还可伴终末血尿、遗尿。上尿路感染时可有全身症状如发热、寒战、全身不适、腰痛、肾区叩痛，同时伴尿路刺激征。

（二）慢性 UTI　病情迁延或反复发作病程超过 6 个月。症状轻重不一，轻者可无明显症状，仅尿检异常；也可间歇发热，苍白，乏力，消瘦，发育迟缓，腰痛，贫血，尿浓缩差而夜尿多，还可有血压高、肾功能不全。局部尿路刺激征可间歇出现。此种多合并反流或先天性尿路结构异常。

（三）上或下尿路感染的鉴别　在年幼儿常较困难。一般上尿路感染时全身症状（如发热）、炎症反应（如血沉增快、C-反应蛋白阳性）明显，常有尿浓缩功能减退、尿酶及尿 β_2 微球蛋白增高。

【实验室及其他辅助检查】

（一）尿常规检查　离心尿沉渣镜检白细胞≥5 个/高倍视野，或可见成堆白细胞、白细胞管型，当有肾实质受累则可出现尿蛋白。

（二）尿亚硝酸盐检测　含硝酸盐还原酶的细菌在尿中增殖时，可将尿中硝酸盐（来自食物或蛋白质代谢）还原为亚硝酸盐，后者可与试带中对氨苯砷酸发生重氮反应而显色。

（三）尿白细胞酯酶的检测　利用干化学试带进行白细胞检测，是利用白细胞特异性酯酶作用于吲哚酚酯产生吲哚，后者与重氮盐发生颜色反应以测知尿中存在白细胞。

（四）尿液细菌学检查　尿培养及菌落计数：通常留取中段尿进行培养，当 $>10^5$ 菌落/ml 时可确诊 UTI，当 $<10^3$/ml 多系污染，但若多次培养为同一菌属也支持存在感染。

新鲜尿滴于玻片上，干燥后作革兰染色，用油镜观察，若检见细菌≥1 个/视野，提示尿中细菌 $\geq 10^5$/ml，也具诊断价值。

（五）其他检查

1. 新生儿、婴儿患者应做血培养。

2. 对 1 岁以下婴儿或反复 UTI 者，疑有尿路结构异常时，应进一步行以下检查：①肾功能检查：B 型超声可了解肾大小、有无结石、积水、瘢痕形成。②X 线检查：包括腹部平片、静脉肾盂造影、排泄性膀胱尿道造影，可了解肾大小、形态，有无尿路梗阻、结石、积水、瘢痕，有无膀胱输尿管反流。

【诊断及鉴别诊断】

（一）根据病史、症状及实验室检查诊断多不困难。凡符合以下两条件者即可确诊：①中段尿培养，菌落计数 $>10^5$/ml；②离心尿沉渣白细胞≥5/高倍视野，或有尿路感染症状。对菌落计数在 10^3/ml～10^5/ml 者复查；或作尿液涂片、染色后镜检。

还应依据临床表现、实验室检查尽可能区别为上或下尿路感染。对反复发作者应特别检查是否存在尿路结构或功能异常、结石、反流等易致 UTI 的原因。

（二）鉴别诊断

1. 急性肾小球肾炎：早期也可出现轻度尿路刺激症状，尿中除红细胞外也可有白细胞，但多伴有水肿、高血压及蛋白尿，且尿培养阴性。

2. 肾结核：起病缓慢、多伴有结核中毒症状。普通方法细菌培养阴性，尿沉渣可检出抗酸菌，PPD皮试阳性，静脉肾盂造影常显示肾盏破坏、边缘不整呈虫蚀状，病情进展时则肾盏消失、变形，严重者形成空洞，肾盏完全不显影，输尿管增粗、扭曲、僵直，失去其正常柔软迂曲的形态。

【治疗】

（一）治疗原则　及时积极有效地控制感染，去除诱因，防止瘢痕形成。具体方案常依年龄、临床表现、有无泌尿系结构异常等而定。

（二）一般治疗　保证足够的液体入量，注意清洁外阴。保持大便通畅。

（三）抗菌药物　应于留取尿液进行细菌学检查后立即进行。婴幼儿难于区分上或下尿路感染，凡有全身症状者均按上尿路感染用药。年长儿如能区分感染部位，则治疗方法不同。

1. 对轻症和下尿路感染常首选复方磺胺甲噁唑（SMZco）口服，剂量一般按每日SMZ 50mg/kg、TMP 10mg/kg计算，分2次服用。疗程7～10天。也可选用呋喃妥英，每日8～10mg/kg，分3～4次口服，连用7～10天。视尿液培养结果及药物敏感试验调整用药。

2. 上尿路感染常需两种抗菌药物合用。一般可选用SMZco或呋喃妥英加抗生素，或用两种抗生素。常先选用氨苄青霉素、头孢氨噻肟钠或头孢曲松钠。新生儿和小婴儿常静脉给药。疗程一般10～14天。一般经有效药物治疗24～48小时症状应有好转，否则提示细菌耐药、剂量不足或伴有解剖异常。此时应参考药敏试验调整用药。

3. 对反复再发者于用药控制急性症状后采用有效抗菌药物中之一种给予小剂量（原治疗量的1/3）治疗，一般每晚睡前服用一次，2～3周后换用另一种有效药物。如此数种有效药物轮换治疗，疗程视病情用至3个月～1年。有尿路结构或功能异常者如膀胱输尿管反流，应同时给予相应治疗。

【预防】

注意个人卫生，保持外阴清洁。男孩包茎、包皮粘连、包皮垢须及时处理。急性泌尿系感染控制后一周作尿培养检查，并加强随访。复发者应进一步检查有无泌尿系畸形并及时处理。

第七节　急性肾衰竭

急性肾衰竭（acute renal failure）指肾功能于短期内（数时或数周）显著减退，代谢产物蓄积体内、机体不能维持内环境稳定，表现为显著的氮质血症、水电解质紊乱、代谢性酸中毒的临床综合征，大多数还表现为少尿，也有部分病例尿量近于正常（非少尿型）。

急性肾衰竭病死率高，是儿科危重症之一。

【病因】

本症可由多种病因引起，临床上常依病因作用部位不同而可分为肾前性、肾性和肾后性三种。

（一）肾前性　由于血容量或有效循环量下降，肾血流灌注减少而致。此类情况如能及时纠正，恢复肾血流灌注，则肾功能可迅速恢复；若灌注不足持续时久则可发展为肾实质损伤。

1. 低血容量：如失血、吐泻等致胃肠道体液丢失、烧伤、肾或肾上腺疾患时的失盐状态或利尿剂或糖尿病自尿中丢失细胞外液。

2. 心搏出量减少、低血压：如心源性休克、心包填塞、心力衰竭、严重心律紊乱、出血等。

（二）肾性　由肾脏本身疾患引起。肾小球、肾小管、肾间质、肾血管的疾患均可致肾功能急性损伤。还可由于肾前性者持久未得缓解发展而来。

1. 多种原发或继发性肾小球肾炎：急性链球菌感染后肾炎、急进性肾炎、狼疮肾炎、过敏性紫癜性肾炎。

2. 急性肾小管坏死（ATN)：是由于持久的肾缺血、和（或）肾毒素而致。例如严重脱水、休克、出血、烧伤、创伤、挤压综合征、各种溶血以及肾毒素，如重金属（汞、铋、磷、砷等)、药物（氨基糖苷类抗生素、磺胺、多粘菌素、非类固醇消炎药、两性霉素 B、造影剂等)、生物毒（蛇毒、鱼胆、毒蕈、蜂毒等)。

3. 急性间质性肾炎：可由于感染（细菌或毒素侵犯）或药物引起（如利福平、氨苄青霉素、非那西汀等)。

4. 肾血管疾病：如肾静脉血栓形成、肾内凝血系统活化造成小血管栓塞、溶血尿毒综合征等。

5. 肿瘤：如白血病、多发骨髓瘤、淋巴瘤时肾实质浸润或尿酸结晶使肾小管梗阻。

6. 发育异常：肾发育异常或未发育、肾囊性病等。

（三）肾后性肾衰竭　双侧尿路梗阻所致，此类占急性肾衰的 5%～15%。常见于新生儿伴先天性尿路畸形者，如男婴后尿道瓣膜、输尿管囊肿，此外还有结石、肿瘤血块梗阻、神经性膀胱等。

【临床表现】

典型的少尿型急性肾衰竭临床上表现为以下三期。

（一）少尿期　在致病因素作用下，于数小时或 1 周内出现少尿。此期持续长短不一。如持续超过 3～4 周，常预后不良。本期内以少尿、氮质血症、水电解质紊乱（水潴留、高血钾、高血磷、低血钙、低血钠）及代谢性酸中毒为突出表现，并出现胃肠、循环及神经系统等症状。

1. 尿改变：表现为少尿（每日尿量＜250ml/m^2）或无尿（每日尿量＜50ml)。尿液常呈等渗，比重恒定于 1.010～1.012。尿中可含蛋白及数量不等的红细胞、白细胞、管型，此与原发病有关。此期尿含钠高，而尿素氮、肌酐的浓度相对低下。

2. 氮质血症：由于肾小球滤过减少，氮质代谢产物潴留体内而血中尿素氮、肌酐增高；如同时伴高分解代谢状态则增高更明显。氮质血症时临床上有多系统症状，神经系统表现有嗜睡、烦躁，重者意识障碍、惊厥；消化系统表现为食欲减退、恶心、呕吐、腹泻；血液系统表现为贫血、出血（皮肤瘀斑、鼻出血、胃肠出血）等。

3. 水潴留：是由于：①肾排出减少；②体内高分解状态、内生水增多；③不恰当地摄入或输注。临床表现为体重增加、水肿、血压增高、循环充血、心力衰竭、肺水肿和脑水肿。严重者可致死。

4. 高钾血症：是急性肾衰竭致死原因之一，急性肾衰竭时发生高钾血症的原因：①肾排出减少；②高分解状态使细胞内钾释出；③钾在体内的再分布：因本症中的酸中毒、低氧血症等促使钾自细胞内向细胞外转移；④未能限制高钾饮食或含钾药物的应用。上述血钾的增高除与肾功能相关外，还与机体分解代谢状态有关。当血钾＞6mmol/L 时可出现烦躁、反应迟钝、肌肉疼痛、软弱无力、腱反射消失和心脏电生理改变。一般当血钾在 5.5～6.0mmol/L 时心电图可见 T 波高耸、Q－T 间期缩短；当达 6.0～7.0mmol/L 时则 P－R 间期和 QRS 波群时间延长，达 7～7.5mmol/L 时可见 P 波平坦，QRS 波群延长和房室结传导减慢；当血钾达 8～9mmol/L 时心房传导停止，P 波消失，QRS 波群和 T 波形成正弦形。

5. 低钠血症：本症中主要为稀释性低钠血症，临床可出现软弱、嗜睡、呕吐、定向障碍，甚而抽搐昏迷。

6. 高磷血症和低钠血症。

7. 高镁血症：正常时摄入镁的 40％由尿中排出，60％由大便排出。急性肾衰竭时只要不大量摄入镁一般不致发生高镁血症。正常血镁维持在 0.75～1.0mmol/L，当＞2.5 mmol/L 时则可有嗜睡、腱反射消失，当＞5.0mmol/L 则呼吸抑制和房室传导阻滞。

8. 代谢性酸中毒：由于体内酸性代谢产物不能由肾排出，且肾小管酸化尿液能力减退，不能重新生成碳酸氢钠，故发生代谢性酸中毒，如同时伴有高分解状态如创伤、感染和休克则酸中毒更严重。

（二）多尿期　少尿期后尿量增多即进入此期。可逐渐或迅速由少尿期转入多尿期，一般经 5～7 天达利尿高峰，此期持续 2 周左右再进入恢复期。此期开始后第 1 周内虽尿量已增，但血尿素氮和血钾仍常未下降，甚至有增加，尿仍呈等渗，以后血生化逐步改善恢复。临床上此期患儿仍处于危重状态，可合并感染或因水、电解质紊乱（如脱水低钾）而死亡。

（三）恢复期　一般病后一个月左右进入此期，此时无临床症状，尿量和血生化指标也恢复正常；但肾脏浓缩功能和肌酐清除率仍差。此期可持续数月或为时更长，个别病例则进入慢性肾功能减退终至慢性肾衰竭。

【诊断及鉴别诊断】

（一）诊断标准　凡具有前述的可致急性肾衰竭的病因，在 12～24h 内未排尿或尿量少时，在排除尿潴留后即应考虑本症，经检测有氮质血症、代谢性酸中毒、水、电解质紊乱，即可诊断。诊断标准如下：

1. 少尿：（每日尿量＜250ml/m^2）或无尿（每日尿量＜50ml）。

2. 氮质血症：血清肌酐（Scr）≥176μmol/L（2mg/dl），血尿素氮（BUN）≥15mmol/L（40mg/dl），或每日 Scr 增加≥44μmol/L（0.5mg/dl）或 BUN 增高≥3.57mmol/L（10mg/dl）。有条件时测肾小球滤过率、内生肌酐清除率，常≤30ml/(1.73m^2・min)。

3. 常有水、电解质紊乱（水潴留、高血钾、低血钠等）及代谢性酸中毒表现。尿量无减少但其他条件符合者为非少尿型急性肾衰竭。

（二）区别肾前性衰竭及肾性衰竭　二者虽均可表现有尿量减少及氮质血症，但其预后及处理原则不同，如肾前性衰竭常需补液以恢复血容量改善肾灌注，而肾性衰竭者因有水过度潴留而常需严格限水，应予区别（表 8－1）。

表 8-1 肾前性、肾性肾衰竭的鉴别

项目	肾前性	肾性
病史	吐泻，入量不足	有致肾缺血、肾毒性史
体检	脱水貌，血压偏低	可水肿，血压正常或偏高
尿常规	正常	尿蛋白阳性，沉渣异常
尿比重	≥1.020	≤1.010
尿渗透压（mOsm/L）	≥500	<350
尿肌酐/血肌酐	>40	<10
尿尿素氮/血尿素氮	>30	<10
尿钠（mmol/L）	<20	>40
FENa（%）	≤1	>2
补液试验	尿量增加	尿量不增
利尿试验	尿量增加	尿量不增

* $\text{FENa}(\%)=\frac{\text{尿钠 (mmol/L)}}{\text{血钠 (mmol/L)}}\div\frac{\text{尿肌酐 (g/L)}}{\text{血肌酐 (g/L)}}\times 100$

补液及利尿试验：除上述化验指标外，还常采用补液利尿试验以资鉴别。

当病儿有脱水、血容量不足、肾灌注低下的可能时，可进行补液试验，即给以生理盐水或2∶1液（2份生理盐水、1份等张碱性液）15～20ml/kg于30～60分钟内静脉滴注，2h内如尿量升至6～10ml/kg视为有效，提示尿少为肾前性肾衰竭所致；否则为无效，提示肾性肾衰竭。在无脱水的病例，补液试验应慎重，以免加重循环负荷，甚至发生肺水肿。此时可做利尿试验，即给予袢利尿剂呋塞米（速尿）1～2mg/kg，如用药后2h尿量达6～10ml/kg视为有效，也提示为肾前性肾衰竭。

（三）尽可能查明导致急性肾衰竭的病因　在儿科应注意发病年龄。例如新生儿期急性肾衰竭中80%与泌尿道先天异常或窒息缺氧有关。婴幼儿患儿多由于吐泻、脱水、败血症、溶血尿毒综合征、药物中毒所致。年长儿多系急性肾炎、急进性肾炎、药物中毒等所致。

为明确病因除询问病史、体检及前述检查外，有时须行X线腹部平片、B超检查，可检出结石、畸形、梗阻、积水等。通常不行静脉肾盂造影检查，一方面造影剂对病肾可能造成进一步损伤，另一方面因肾功能不良而常不显影。

（四）勿忽略非少尿型　由于对本症认识的提高，此类肾衰竭检出较前增多。此类患儿多发生于氨基糖苷类抗生素中毒、创伤、烧伤、外科术后、造影剂后或肾后梗阻的病例。

【治疗】

治疗原则：对肾前性者应及时纠正血容量不足，改善和恢复肾灌注，防止进一步肾损害。对肾后性者则应尽速解除梗阻。对肾性肾衰竭则去除病因，维持水、电解质及酸碱平衡，减轻病肾负担，保护肾功能，防治并发症，争取时间待肾功能恢复。有时需行血液净化治疗。具体治疗视病期、病因而异，现以少尿型为例叙述如下。

（一）少尿期　此期内危及患儿生命的主要原因是水血症、高钾血症、低钠血症。

1. 严格控制液体入量：原则上“量出为入”。每日总入量（包括口服及输液）应为：不显性失水－内生水＋显性失水＋尿量。故每日基本液体量可按400ml/m^2计算或婴儿20ml/（kg·d），幼儿15ml/（kg·d），儿童10ml/（kg·d），此量以葡萄糖液补充，检测入量是否恰当最可靠的方法是每日精确测量体重，以每日体重减少1%左右为宜；此外还可参考血压及血钠水平。

严重的水过度负荷，上法无效时给予透析治疗。

2. 高钾血症：患儿应避免吃富含钾的食物，输注液体及药物中应不含钾。当血钾升至5.5mmol/L时即应采取措施。可给予降血钾树脂（聚苯乙烯磺酸钠）1g/kg，口服或灌肠。当血钾达7.0mmol/L时应紧急处理：①10%葡萄糖酸钙0.5ml/kg，于10min左右缓慢静脉注射，最好在心电图监护下静注。注入后1～5min即起作用，维持效力30～120min；②静脉滴注碳酸氢钠1mmol/kg，此药10min后起作用，但有导致血容量扩张、高血压、手足搐搦的不良反应；③胰岛素葡萄糖滴注，以20%葡萄糖2ml/kg计，每5g糖给胰岛素1U于1h内滴入，滴入30～60min起作用，维持药效数小时。上述治疗无效则给予透析治疗。

3. 低钠血症：多属稀释性低钠血症。故一般仅需限水入量。但血钠过低（<120mmol/L）或出现症状，有发生脑水肿、中枢神经出血危险时则需治疗。可给予3%NaCl，以3%NaCl 12ml可提高血钠10mmol/L计算。一般先给1/4～1/3量，并密切观察临床变化，注意应用此高张NaCl可致血容量扩张、高血压及充血性心力衰竭的危险。

4. 高磷血症及低钙血症：为控制高磷可口服肠道磷结合剂，如氢氧化铝60mg/kg或凝胶剂1g/kg，近年常用碳酸钙。除非有低钙所致手足搐搦，否则一般不补钙剂。

5. 代谢性酸中毒：一般轻或中度酸中毒患儿多能耐受，不用碱剂治疗。但严重酸中毒则应予纠正；或伴高钾血症、或患儿呼吸代偿能力弱时也需纠正。通常静脉用碳酸氢钠时只给部分纠正，将动脉血pH达到7.2、血碳酸氢盐达12～14mmol/L即可。

6. 氮质血症：根本治疗在于肾功能的恢复，但此期内适当的热量补充和防治感染可防止体内分解代谢加剧。故应给予适当营养，一般至少每日供热卡30～50kcal/kg（125～209kJ/kg），供优质蛋白0.5～1.0g/kg，此量视患儿情况及有无透析而调整，必要时应用肠外营养治疗。严重的氮质血症应予透析治疗。

7. 对症治疗：如高血压、抽风需对症处理。

8. 防治感染：加强护理，注意口腔、皮肤、外阴清洁，室内消毒。一旦发生感染应积极控制。在选用抗菌药物时注意有无肾毒性、排泄途径、透析的影响等。

9. 透析治疗：近年国内外均提倡较早地或预防性透析治疗，认为有助于改善预后，尤其是伴有高分解状态或估计其少尿或无尿将持续较久者。

开始透析的指征：可参考以下几点：①少尿或无尿>24～48h；②血BUN>35.7 mmol/L（100mg/dl）、有尿毒症症状体征（如心包炎）者，也有主张可更早开始，即血BUN 21.4～28.6mmol/L（60～80mg/dl）或血肌酐442μmol/L（5mg/dl）即可；③不能控制的高血钾（>6.5mmol/L）；④严重且不易纠正的代谢性酸中毒；⑤水潴留致严重循环充血、高血压、低钠血症、肺水肿；⑥药物或其他毒物中毒导致的急性肾衰竭，特别是该物可透析出体外者，腹透时分子量<6.5×10^4、血透时分子量<4×10^4的物质可透出。

选择腹透或血透，视小儿年龄、设备条件、疾病性质等情况而异。目前多采用腹透，因设备简单、小儿腹膜面积相对大、清除率较好，但是对高分解状态、近期有腹部手术，特别是有引流者，以及有呼吸困难者可行血透。

（二）多尿期　应注意水电解质失衡，如脱水、低钾，如因尿量大丢失水和电解质过多时，应补充丢失1/2～2/3量。此期如抵抗力仍差要注意防治感染。

（三）恢复期　给予充分热量及营养素，并定期随访肾功能。

【预后】

本症的预后与各种因素有关。一般而言，由肾前因素引起者多可恢复，原发病难以控制者则预后差（如急进性肾炎、感染性休克、肿瘤等）。此外，合并症也影响预后（如感染、多系统脏器衰竭、心血管合并症、消化道出血、严重的电解质紊乱等）。显而易见的是，包括及时透析在内的综合治疗对改善预后有利。

（杨霁云）

第九章　造血系统疾病

第一节　小儿造血和血液特点

一、造血特点

（一）胚胎期造血　可分为 3 个阶段：

1. 中胚叶造血期：约自胚胎第 3 周开始，卵黄囊上形成许多血岛。血岛的外缘细胞以后形成血管的内皮细胞，内部细胞形成最原始的造血干细胞。这些细胞只能分化成原始的有核红细胞。从胚胎第 6 周后，中胚叶造血开始减退，至第 10 周时接近停止，代之以肝脏造血。

2. 肝（脾）造血期：约自胚胎第 8 周开始肝脏造血，至第 5 个月时达高峰，以后逐渐减退，至足月出生时肝内仅有少数造血灶，生后 4～5 日即完全停止造血。肝脏主要造红细胞，但仅能合成胎儿血红蛋白（HbF）。在造血功能达高峰时也可造粒细胞及巨核细胞，但尚不能产生血小板。在肝脏开始造血约 4 周后脾脏也参与造血，至胚胎第 5 个月时停止造红细胞、粒细胞，而造淋巴细胞功能则维持终生。

3. 骨髓造血期：在胚胎第 6 周时出现骨髓，但自胚胎第 5 个月才开始有造血功能，以后很快成为造血的主要器官。

此外，胸腺、淋巴结自胚胎第 4 个月开始有造淋巴细胞的功能，直至出生以后。

（二）生后造血　为胚胎期造血的继续。在正常情况下主要是骨髓造血，某些异常情况下可出现骨髓外造血。

1. 骨髓造血：骨髓为生后主要的造血器官，各系统血细胞均可在骨髓生成。在生后前几年内，骨髓均为红髓，全部参与造血。5～7 岁时，长骨十中由脂肪细胞组成的黄髓逐渐增多，而红髓相应减少，至 18 岁左右红髓仅存在于脊椎、胸骨、肋骨、颅骨、锁骨、肩胛骨、骨盆骨及长骨近端。黄髓有潜在的造血功能，当造血需要增加时，黄髓可转变为红髓而恢复造血功能。

2. 骨髓外造血：正常情况下极少有骨髓外造血，仅淋巴结、脾脏参与造淋巴细胞。小儿由于在生后头几年内（尤其是婴儿期）缺少黄髓，造血的代偿潜力很小，当造血需要增加时（如溶血性贫血、大量失血及严重感染时），较易出现骨髓外造血，肝、脾、淋巴结又恢复到胚胎期造血状态，表现为肝、脾、淋巴结肿大，周围血象出现幼稚红细胞或（和）幼稚粒细胞。病因去除后，可恢复正常骨髓造血。

二、血液特点

（一）血象特点

1. 红细胞数及血红蛋白量：由于胎儿期处于相对缺氧状态，红细胞数及血红蛋白量较高，出生时红细胞数为 $5\times10^{12}\sim7\times10^{12}$/L（500 万～700 万/$mm^3$），血红蛋白为 150～230g/L（15～23g/dl）。生后 10 天左右，以上两数值均约减少 20%。以后下降速度减慢。至生后 2～3 个月时红细胞数降至 3×10^{12}/L（300 万/mm^3）左右，血红蛋白降至 110g/L（11g/dl）以下，此即所谓“生理性贫血”。此种贫血在早产儿发生较早，程度也较重。以后随年龄增长，红细胞数及血红蛋白量又逐渐上升，在整个婴幼儿期红细胞维持在 $4\times10^{12}\sim4.5\times10^{12}$/L（400 万～450 万/$mm^3$），血红蛋白在 110g/L（11g/dl）左右。以后缓慢增长，至 12 岁左右达成人水平。

2. 白细胞数及分类：出生时白细胞总数一般为 $15\times10^9\sim20\times10^9$/L（1.5 万～2 万/$mm^3$），生后 12 小时左右平均为 22×10^9/L（2.2 万/mm^3），7～10 天降至平均 $10\times10^9\sim12\times10^9$/L（1 万～1.2 万/$mm^3$）。此数值一直维持在婴儿期，至学龄前期达 8×10^9/L 左右，8 岁以后接近成人水平。白细胞分类：出生时中性粒细胞约占 65%，淋巴细胞约占 30%，生后 4～6 天两者所占比例相等，以后在婴幼儿期均是淋巴细胞占优势，尤其在婴儿期淋巴细胞约占 60%，中性粒细胞约占 35%，至 4～6 岁时两者比例又相等，以后中性粒细胞增多，淋巴细胞减少，逐渐达成人值。嗜酸性、嗜碱性粒细胞及单核细胞各年龄期差别不大。此外，初生儿血象中可出现少数幼稚粒细胞，数天内即消失。

3. 血小板数　出生时可稍低，但各年龄期之间及与成人相比差别不大。

（二）血容量　小儿血容量相对较成人多，新生儿约为 85ml/kg，早产儿平均可达 108ml/kg，2 个月后可达成人水平，即 75～80ml/kg。

第二节　小儿贫血总论

贫血（anemia）是指单位容积血液内红细胞数、血红蛋白量、血细胞比容低于正常。贫血是一种综合征，可由多种原因引起，也可发生于多种疾病，小儿比较常见。

一、分类

（一）形态学分类　主要依据红细胞平均容积（MCV）、红细胞平均血红蛋白量（MCH）及红细胞平均血红蛋白浓度（MCHC）的数值进行分类（表 9－1），此种分类法有助于推断贫血的性质和原因。

表 9－1　贫血的细胞形态学分类

贫血类型	MCV（fl）（正常值：80～94）	MCH（pg）（正常值：28～32）	MCHC（正常值：320～360g/L）*
大细胞性	>94	>32	320～360
正细胞性	80～94	28～32	320～360
单纯小细胞性	<80	<28	320～360
小细胞低色素性	<80	<28	<320

* 旧制以%表示，正常值为 32%～36%

（二）病因分类　根据贫血发生的原因及机理进行分类，对明确诊断和指导治疗有重要意义。

1. 红细胞及血红蛋白生成不足

(1) 缺乏造血物质：如缺铁性贫血、巨幼细胞性贫血。

(2) 骨髓造血功能障碍：如再生障碍性贫血、白血病、肾性贫血等。

2. 红细胞破坏过快——溶血性贫血

(1) 红细胞内在缺陷：如红细胞膜缺陷引起的遗传性球形细胞增多症等，红细胞酶缺陷引起的葡萄糖-6-磷酸脱氢酶（G-6-PD）缺乏症等，以及血红蛋白合成缺陷及结构异常引起的地中海贫血、异常血红蛋白病等。

(2) 红细胞外在因素异常：包括免疫因素引起的新生儿溶血症、自身免疫性溶血性贫血、药物性免疫性溶血性贫血等，感染或理化因素如细菌、病毒、原虫感染，苯、铅、蛇毒、烧伤等引起的贫血以及脾功能亢进等。

3. 失血性贫血

(1) 急性：如外伤性大出血。

(2) 慢性：常见于溃疡病、肠息肉、钩虫病等。

二、诊断步骤及诊断要点

（一）确定有无贫血　根据病史或体检时小儿表现有面色苍白可初步考虑有贫血，但主要需靠外周血血红蛋白及红细胞数值来确定。小儿贫血的诊断标准应参考不同年龄、不同地区的正常值。一般以血红蛋白量作为指标，世界卫生组织（WHO）1972 年建议 6 个月～6 岁<110g/L、6 岁以上<120g/L 作为贫血的诊断标准。1986 年联合国儿童基金会又补充建议 1 个月以上以<90g/L、4 个月以上以<100g/L 作为诊断标准。

（二）判定贫血程度　一般根据血红蛋白及红细胞降低程度分为 4 度（表 9-2）。

表 9-2　贫血程度的判定标准

	轻度	中度	重度	极重度
血红蛋白（g/L）	<120*～90	<90～60	<60～30	<30
红细胞（$\times 10^{12}$/L）	<4～3	<3～2	<2～1	<1

*6 个月～6 岁为 110g

（三）明确贫血的性质和原因　主要根据以下资料分析、判断。

1. 病史

(1) 发病年龄：例如“生理性贫血”发生于生后 2～3 个月。营养性贫血多见于婴幼儿期，再生障碍性贫血多发生于儿童期。

(2) 喂养史：详细了解喂养史有助于诊断营养性贫血。

(3) 发病情况及病情经过：发病急、病程短者多提示急性出血性或急性溶血性贫血；慢性起病、病程较长者多提示营养性贫血、慢性失血性贫血、再生障碍性贫血等。贫血伴有黄疸或血红蛋白尿提示溶血性贫血；伴有出血症状（如紫癜、鼻出血）提示有出、凝血机制障碍的疾病。

(4) 既往史：询问有无寄生虫病（尤其是钩虫病）史，慢性感染、慢性肾炎等病史，药物史，以及“生血药物”（如铁剂）治疗史等，均有助于诊断。

(5) 家族史：家族或近亲中有无同样患者，父母是否近亲婚配以及家系籍贯等，有助于对某些遗传性贫血的诊断，如遗传性球形细胞增多症、葡萄糖-6-磷酸脱氢酶（G-6-PD）缺陷、地中海贫血综合征等。

2. 体格检查

（1）发育、营养状况：例如地中海贫血多有发育障碍、特殊面容，婴儿巨幼细胞性贫血多有体力、智力发育落后或倒退现象。

（2）皮肤、粘膜：苍白程度一般可反映贫血的轻重。长期慢性贫血皮肤常呈苍黄色。伴有皮肤粘膜出血点或瘀斑提示如白血病、再生障碍性贫血等造血系统疾病。

（3）指甲、毛发：缺铁性贫血时指甲薄、脆，重者可呈反甲，巨幼细胞性贫血时头发稀黄，无光泽。

（4）肝、脾、淋巴结肿大：伴有明显骨髓外造血的贫血或肿瘤性疾病常有肝、脾、淋巴结不同程度的肿大。而再生障碍性贫血以上部位很少肿大。

3. 实验室检查

（1）血液检查

1）血象：为必须检查的项目。根据血红蛋白及红细胞降低的程度及二者的比例关系不但可判断有无贫血及贫血的程度，而且可初步推断贫血的类型，例如血红蛋白的降低比红细胞的减少明显，提示小细胞低色素性贫血，反之则符合巨幼细胞性贫血。必要时测定MCV、MCH及MCHC，对病因诊断有一定帮助。血涂片对红细胞形态（包括细胞大小、形态、染色情况、血红蛋白浓度等）的观察亦有重要意义。例如，红细胞多较小、染色浅，中央淡染区扩大，多提示缺铁性贫血；如红细胞呈球形，染色深，提示遗传性球形细胞增多症，等等。网织红细胞增多提示骨髓造血功能活跃，见于溶血性或失血性贫血；减少提示红细胞生成低下，见于再生障碍性贫血。在贫血治疗过程中观察网织红细胞计数有助于早期判断疗效。此外，同时观察白细胞及血小板质和量的改变对贫血的诊断也有帮助。

2）其他血液检查：例如根据需要选做红细胞脆性试验、血清胆红素、游离血红蛋白、结合珠蛋白测定、红细胞酶活力测定、抗人球蛋白试验（Coombs 试验）、红细胞寿命测定等，有助于溶血性贫血的鉴别诊断。血清铁、血清铁蛋白等铁代谢方面的检测是诊断缺铁性贫血的重要指标。

（2）骨髓检查：可直接了解造血功能，对某些贫血的病因诊断具有决定性意义，如白血病、再生障碍性贫血、骨髓增生异常综合征（MDS）等。一般仅做骨髓涂片检查，必要时需做骨髓活检。

三、小儿贫血的治疗原则

（一）一般疗法　加强护理，改善营养，积极防治感染及其他合并症，给予必要的对症治疗。

（二）输血疗法　不论病因如何，只要贫血重或因贫血引起心功能不全，或伴有较重感染时，均应适量输血。应注意每次输血量及速度，贫血愈重每次输血量愈小，心功能欠佳者输血速度宜慢。一般每次10ml/kg，贫血极重或合并肺炎者可每次5～7ml/kg。

（三）病因治疗　为根本疗法。应积极查明病因，针对病因给予相应治疗，如对缺铁性贫血应予铁剂治疗，自身免疫性溶血性贫血应予皮质激素治疗，等等。

第三节 营养性贫血

缺铁性贫血

缺铁性贫血（iron deficiency anemia）是由于体内贮铁不足致使血红蛋白合成减少而引起的一种低色素小细胞性贫血，又称为营养性小细胞性贫血。这是小儿时期最常见的一种贫血，多见于6个月至2岁的婴幼儿。

【病因及发病机理】

（一）铁在体内的代谢 铁是合成血红蛋白的重要原料，也是多种含铁酶（如细胞色素C、单胺氧化酶、琥珀酸脱氢酶等）中的重要物质。人体所需要的铁来源有两个：①衰老的红细胞破坏后所释放的铁，约80%被重新利用，20%贮存备用；②自食物中摄取：肉、鱼、蛋黄、肝、肾、豆类、绿叶菜等含铁较多。食物中的铁以二价铁形式从十二指肠及空肠上部被吸收，进入肠粘膜后被氧化成三价铁，一部分与细胞内的去铁蛋白结合成铁蛋白（ferritin），另一部分通过肠粘膜细胞入血，与血浆中的转铁蛋白结合，随血循环运送到各贮铁组织，并与组织中的去铁蛋白结合成铁蛋白，作为贮存铁备用。通过还原酶的作用，铁自铁蛋白中释出，并经氧化酶作用氧化成为三价铁，再与转铁蛋白结合，转运至骨髓造血，在幼红细胞内与原卟啉结合形成血红素，后者再与珠蛋白结合形成血红蛋白。正常小儿每日铁的排泄量极微，不超过15μg/kg。小儿由于不断生长发育，铁的需要量较多，4个月至3岁每日约需由食物补充元素铁0.8～1.5mg/kg。各年龄小儿每日摄入元素铁总量不宜超过15mg。

（二）导致缺铁的原因

1. 先天贮铁不足：足月新生儿自母体贮存的铁及生后红细胞破坏释放的铁足够生后3～4个月造血之需，如因早产、双胎、胎儿失血（如胎儿向母体输血，或向另一孪生胎儿输血）以及母亲患严重缺铁性贫血均可使胎儿贮铁减少。出生后延迟结扎脐带，可使新生儿贮铁增多（约增加贮铁40mg）。

2. 食物中铁摄入量不足：为导致缺铁的主要原因。人乳、牛乳中含铁量均低（<0.2mg/dl）。长期以乳类喂养、不及时添加含铁较多的辅食者，或较大小儿偏食者，易发生缺铁性贫血。

3. 铁自肠道吸收不良：食物中铁的吸收率受诸多因素影响，动物性食物中铁约10%～25%被吸收，人乳中铁50%、牛乳中铁10%被吸收，植物性食物中铁吸收率仅约1%。维生素C、果糖、氨基酸等有助于铁的吸收。但食物中磷酸、草酸、鞣酸（如喝浓茶）等可减少铁的吸收。此外，长期腹泻、呕吐、胃酸过少等均可影响铁的吸收。

4. 生长发育过快：婴儿期生长快，早产儿速度更快，随体重增长血容量也增加较快，较易出现铁的不足。

5. 铁的丢失过多：如因对牛奶过敏引起小量肠出血（每天可失血约0.7ml），或因肠息肉、膈疝、肛裂、钩虫病等发生慢性小量失血，均可使铁的丢失过多而导致缺铁（每失血1ml损失铁0.5mg）。

6. 铁的利用障碍　如长期或反复感染可影响铁在体内的利用，不利于血红蛋白的合成。

（三）缺铁对各系统的影响

1. 血液：不是体内一有缺铁即很快出现贫血，而是要经过 3 个阶段：①铁减少期（ID）：体内贮铁虽减少，但供红细胞合成血红蛋白的铁尚未减少；②红细胞生成缺铁期（IDE）：此期红细胞生成所需铁已不足，但血红蛋白尚不减少；③缺铁性贫血期（IDA）：此期出现低色素小细胞性贫血。

2. 其他：肌红蛋白合成减少。由于多种含铁酶活力降低，影响生物氧化、组织呼吸、神经介质的分解与合成等，使细胞功能紊乱，引起皮肤粘膜损害、精神神经症状以及细胞免疫功能降低等。

【临床表现】

（一）一般表现　起病缓慢。逐渐出现皮肤粘膜苍白，甲床苍白，疲乏无力，不爱活动，年长儿可诉头晕、耳鸣。易患感染性疾病。

（二）髓外造血表现　常见肝、脾、淋巴结轻度肿大。

（三）其他系统症状　食欲减退，易有呕吐、腹泻、消化功能不良，可有异嗜癖（如喜食泥土、墙皮等）。易发生口腔炎。常有烦躁不安或萎靡不振，精力不集中，智力多低于同龄儿。明显贫血时呼吸、心率加快，甚至引起贫血性心脏病。

【实验室检查】

（一）血象　血红蛋白降低比红细胞减少明显，呈小细胞低色素性贫血，血涂片可见红细胞大小不等，以小细胞为主，中心浅染区扩大。网织红细胞、白细胞、血小板大致正常。

（二）骨髓象　幼红细胞增生活跃，以中、晚幼红细胞增生为主。各期红细胞均较小，胞浆量少，染色偏蓝。其他系列细胞大致正常。

（三）铁代谢检查

1. 血清铁蛋白（SF）：缺铁的 ID 期即降低（$<12\mu g/L$），IDE、IDA 期更明显。

2. 红细胞游离原卟啉（FEP）：IDE 期增高（$>0.9\mu mol/L$ 或 $>50\mu g/dl$）。

3. 血清铁（SI）、总铁结合力（TIBC）：IDA 时 SI 降低（$<9.0\sim10.7\mu mol/L$ 或 $<50\sim60\mu g/dl$），TIBC 增高（$>62.7\mu mol/L$ 或 $>350g/dl$）。

4. 骨髓可染铁：骨髓涂片用普鲁蓝染色镜检，细胞外铁颗粒减少，铁粒幼细胞减少（$<15\%$）。

【诊断】

根据临床表现、血象特点结合喂养史，一般可做出诊断。必要时可做骨髓检查。铁代谢的生化检查有确诊意义。铁剂治疗有效可证实诊断。异常血红蛋白病、地中海贫血、铁粒幼红细胞性贫血等也可表现为低色素小细胞性贫血，应注意鉴别。

【治疗】

（一）一般治疗　加强护理，改善喂养，合理安排饮食，纠正不合理的饮食习惯。避免感染，治疗引起慢性失血的疾病。

（二）铁剂治疗　为特效疗法。口服铁剂宜选用二价铁盐，因其比三价铁易于吸收。常用铁剂有硫酸亚铁（含元素铁 20%）、富马酸铁（含元素铁 33%）、葡萄糖酸亚铁（含元素铁 11%）等。每日口服元素铁 4～6mg/kg，分 3 次于两餐之间口服。同时服用维生素 C 以促进铁的吸收。一般于服药 3～4 天后网织红细胞上升，7～10 天达高峰，其后血红蛋白上升，约3～4周内贫血可望纠正，但仍需继续服药2个月左右，以补充贮存铁。

个别重症病例或由于伴有严重胃肠疾病不能口服或口服无效者可应用铁剂（如右旋糖酐铁、山梨醇枸橼酸铁复合物等）肌内注射。总剂量按2.5mg元素铁/kg可增加血红蛋白1g/kg计算，另加10mg/kg以补足贮铁量。将总量分次深部肌注，首次量宜小，以后每次剂量不超过5mg/kg，每1～3日注射1次，于2～3周内注射完。

（三）输血治疗　重症贫血并发心功能不全或重症感染者可予输血（见本章第二节“小儿贫血治疗原则”）。

【预防】

缺铁性贫血主要预防措施如下：

（一）做好喂养指导，提倡母乳喂养，及时添加富含铁的辅助食品，纠正偏食习惯。

（二）对早产儿、低体重儿可自生后2个月给予铁剂预防，约给元素铁0.8～1.5mg/kg，也可食用铁强化奶粉。

（三）积极防治慢性胃肠病。

营养性巨幼细胞性贫血

营养性巨幼细胞性贫血（nutritional megaloblastic anemia）又称营养性大细胞性贫血，主要是由于缺乏维生素B_{12}或（和）叶酸所致。多见于喂养不当的婴幼儿。

【病因及发病机理】

（一）发病机理　维生素B_{12}和叶酸是DNA合成过程中的重要辅酶物质，缺乏时因DNA合成不足，使细胞核分裂时间延长（S期和G_1期延长），细胞增殖速度减慢，而胞浆中RNA的合成不受影响，红细胞中血红蛋白的合成也正常进行，因而各期红细胞变大，核染色质疏松呈巨幼样变，由于红细胞生成速度减慢，成熟红细胞寿命较短，因而导致贫血。粒细胞、巨核细胞也有类似改变。此外，维生素B_{12}缺乏尚可引起神经系统改变，可能与神经髓鞘中脂蛋白合成不足有关。

（二）维生素B_{12}、叶酸缺乏的原因

1. 饮食中供给不足：动物性食物如肉、蛋、肝、肾中含维生素B_{12}较多；植物性食物如绿叶菜、水果、谷类中含叶酸较多，但加热后被破坏。各种乳类中含维生素B_{12}及叶酸均较少，羊乳中含叶酸更少。婴儿每日需要量维生素B_{12}为0.5～1μg，叶酸为0.1～0.2mg。长期母乳喂养不及时添加辅食容易发生维生素B_{12}缺乏；长期羊乳、奶粉喂养不加辅食易致叶酸缺乏。

2. 吸收障碍：见于慢性腹泻、脂肪下痢、小肠切除等胃肠疾病时。慢性肝病可影响维生素B_{12}、叶酸在体内的贮存。

3. 需要量增加：生长发育过快的婴儿（尤其是早产儿），或患严重感染（如肺炎）时需要量增加，易致缺乏。

【临床表现】

本病约2/3病例见于6～12个月，2岁以上少见。急性感染常为发病诱因。临床表现特点如下。

（一）贫血及一般表现　面色蜡黄，虚胖，易倦，头发稀黄发干，肝脾可轻度肿大，重

症可出现心脏扩大，甚至心功能不全。

（二）消化系统症状　常有厌食、恶心、呕吐、腹泻、舌炎、舌面光滑。

（三）神经系统症状　见于维生素 B_{12} 缺乏所致者。表现为表情呆滞、嗜睡、反应迟钝、少哭不笑、哭时无泪、少汗、智力体力发育落后，常有倒退现象，不能完成原来已会的动作。可出现唇、舌、肢体震颤，腱反射亢进，踝阵挛阳性。

【实验室检查】

（一）血象　红细胞数减少比血红蛋白降低明显。红细胞大小不等，以大者为主，中央淡染区不明显。重症白细胞可减少，粒细胞胞体较大，核分叶过多（核右移），血小板亦可减少，体积变大。

（二）骨髓象　红系细胞增生活跃，以原红及早幼红细胞增多相对明显。各期幼红细胞均有巨幼变，表现如胞体变大，核染色质疏松，副染色质明显，显示细胞核发育落后于胞浆。粒细胞系及巨核细胞系也可有巨幼变表现。

（三）生化检查　血清维生素 B_{12} 及叶酸测定低于正常含量（维生素 B_{12} ＜100ng/L，叶酸＜3μg/L）。

【诊断】

根据贫血表现、血象特点，结合发病年龄、喂养史，一般不难做出诊断。进一步做骨髓检查有助于确诊。少数情况下须注意与脑发育不全（无贫血及上述血象、骨髓象改变，自生后不久即有智力低下）及少见的非营养性巨幼细胞性贫血相鉴别。

【治疗与预防】

（一）加强营养和护理，防治感染。

（二）维生素 B_{12} 及叶酸的应用　维生素 B_{12} 缺乏所致者应用维生素 B_{12} 肌注，每次 50～100μg，每周 2～3 次，连用 2～4 周，或至血象恢复正常为止。应用维生素 B_{12} 2～3 天后可见精神好转，网织红细胞增加，6～7 天达高峰，约 2 周后降至正常。骨髓内巨幼红细胞于用药 6～72 小时内即转为正常幼红细胞，精神神经症状恢复较慢。由于叶酸缺乏所致者给予叶酸口服每次 5mg，每日 3 次，连服数周。治疗后血象、骨髓象反应大致如上所述。维生素 C 能促进叶酸的利用，宜同时口服。须注意单纯由于缺乏维生素 B_{12} 所致者不宜加用叶酸，以免加重精神神经症状。重症贫血于恢复期应加用铁剂，以免发生铁的相对缺乏。

（三）输血的应用原则同缺铁性贫血。

（四）预防措施主要是强调改善乳母营养，婴儿及时添加辅食，避免单纯羊奶喂养，年长儿要注意食物均衡，防止偏食习惯。

营养性混合性贫血

营养性缺铁性贫血与营养性巨幼细胞性贫血同时存在时称为营养性混合性贫血，较常见于婴幼儿期。

【临床表现】

具有两种贫血的混合表现，贫血程度一般较重。

【实验室检查】

（一）血象　血红蛋白及红细胞近于平行降低，红细胞大小不等更明显，大者大于正常，小者小于正常，大红细胞中央浅染区扩大为本病红细胞典型表现。白细胞、血小板常减少。

（二）骨髓象　红细胞系具有两种贫血的表现，例如可见巨幼红细胞而胞浆嗜碱性强，粒细胞、巨核细胞也可见巨幼细胞性贫血时的形态改变。

【治疗】

需同时应用铁剂及维生素 B_{12} 或叶酸治疗。

〔附〕雅克什综合征

雅克什综合征（von Jaksch's syndrome）或称雅克什贫血，主要临床特点为婴幼儿期发病，贫血，巨脾，血象出现幼稚粒、红细胞，故又称假性白血病性贫血。又因病因与营养缺乏及感染有关，故又称为婴儿营养感染性贫血。本病在我国北方农村尚可见到。

【病因及发病机理】

营养缺乏及长期慢性或反复感染为主要致病因素。佝偻病可能是使病情加重的因素。在营养性贫血、感染的基础上，机体出现一种特殊反应而发病。本病的肝脾肿大、特殊血象主要与明显的骨髓外造血反应有关。

【临床表现】

多于 6 个月～2 岁发病。起病缓慢。面色逐渐苍白或蜡黄，发育及营养低下，精神萎靡，因反复感染时有发热，肝脾逐渐增大，尤以脾大明显，甚至可达盆腔，质较硬。

【实验室检查】

（一）血象　贫血多在中度以上，常呈营养性混合性贫血表现（见前），易见嗜多色性及有核红细胞。白细胞增多，可达 $30\times10^9/L$ 以上，分类可见各期幼稚粒细胞（明显核左移），血小板一般正常。

（二）骨髓象　与营养性贫血相似。少数病例可增生低下。

【诊断和鉴别诊断】

根据贫血、脾大、血象及骨髓象等特点，再结合年龄特点，可做出诊断，但需与以下疾病相鉴别。

（一）白血病　急性白血病病情发展快，多有出血倾向，血象中幼稚粒细胞以原幼阶段为主，血小板大多明显减少，骨髓象有典型白血病改变；婴儿型慢性粒细胞白血病血象中，骨髓象粒细胞改变明显，血小板大多减少，胎儿血红蛋白常明显增高，以上特点可资鉴别。

（二）类白血病反应　脾肿大不明显，血象无有核红细胞，粒细胞有感染中毒表现（如胞浆有中毒颗粒、空泡等），多能查出原发感染，感染控制后血象恢复正常。这些可资鉴别。

（三）其他有骨髓外造血的疾病　如婴儿型石骨症、骨髓纤维化等，骨髓 X 线检查、骨髓活检等可助鉴别。

【治疗】

（一）控制感染，清除慢性感染灶，治疗佝偻病，改善营养，加强支持疗法。必要时输血。

（二）根据贫血的性质，选用铁剂、维生素 B_{12} 或叶酸治疗（见“营养性贫血”）。

第四节 溶血性贫血

由于红细胞破坏过多，寿命缩短，骨髓造血功能不足以代偿红细胞的耗损而形成的贫血称为溶血性贫血（hemolytic anemia）。小儿时期发生的溶血性贫血可分为先天性和后天获得性两大类，各有不同病因和病种，本节仅作一总述。

【病因分类】

（一）先天性溶血性贫血（由于红细胞内在缺陷所致）

1. 红细胞膜缺陷

（1）遗传性球形细胞增多症。

（2）遗传性椭圆形细胞增多症。

（3）其他如遗传性口形细胞增多症等。

2. 血红蛋白异常

（1）地中海贫血。

（2）其他血红蛋白病。

3. 红细胞酶的缺陷

（1）红细胞葡萄糖-6-磷酸脱氢酶（G-6-PD）缺陷，包括蚕豆病、药物性溶血性贫血、Ⅰ型遗传性非球形细胞性溶血性贫血等。

（2）丙酮酸激酶（PK）缺乏（Ⅱ型遗传性非球形细胞性溶血性贫血）。

（3）其他红细胞酶缺乏。

（二）获得性溶血性贫血（由于红细胞外在因素所致）

1. 同种免疫性溶血性贫血　如新生儿溶血症、血型不合溶血性贫血等。

2. 自身免疫性溶血性贫血（包括温抗体型、冷抗体型）。

3. 继发于感染（如败血症、疟疾）、化学物理因素、微血管病的非免疫性溶血性贫血。

【诊断】

一般可按以下步骤考虑诊断。

（一）初步确定存在溶血性贫血

1. 临床表现　主要特点是表现为不同程度的贫血和黄疸。急性溶血性贫血起病急，急重者可有发热、寒战、恶心、呕吐，腰背四肢疼痛、头痛、腹痛，急剧发展的面色苍白。贫血重者可发生休克或心力衰竭、肾功能衰竭。慢性溶血性贫血起病缓慢，逐渐出现贫血、黄疸，但可短期内加重，其他全身症状不明显。由于溶血场所的不同（血管内溶血，或是血管外溶血），临床表现有不同特点（表9-3）。

表 9－3　血管内、外溶血的不同表现

	血管内溶血	血管外溶血
病程	急	慢
病因	获得性溶血性贫血 （如 G－6－PD 缺乏）	先天遗传性溶血性贫血 （如遗传性球形细胞增多症）
溶血场所	红细胞在血管内破坏	红细胞在单核巨噬细胞系统中破坏
贫血程度	较重	较轻，发生溶血危象时加重
黄疸	明显	较轻，溶血危象时明显
肝脾肿大	不明显	显著，急性发作时更明显
血红蛋白尿	常见	无

2. 实验室检查

（1）红细胞破坏增加的证据：①正细胞正色素性贫血；②血清未结合胆红素增高，乳酸脱氢酶活性增高，血浆游离血红蛋白增高，结合珠蛋白减少或消失；③尿血红蛋白阳性，尿胆原增加；④红细胞寿命缩短。

（2）红细胞代偿增加的证据：①外周血网织红细胞增高，出现嗜多色性点彩红细胞或有核红细胞；②骨髓红细胞系统增生旺盛。

（二）进一步明确溶血性贫血的病因

1. 先天遗传性溶血性贫血的诊断

（1）病史：可早至生后不久即发病，贫血、黄疸逐渐加重。有血管外溶血表现。多有家族史。

（2）体征：多有明显肝脾肿大，尤其是脾肿大。

（3）血象：血涂片镜检红细胞有形态改变，如球形红细胞增多（见于遗传性球形细胞增多症）、椭圆形红细胞增多（见于遗传性椭圆形细胞增多症）等。

（4）红细胞脆性试验、溶血试验：各病试验结果见表 9－4。

表 9－4　红细胞脆性试验及溶血试验

	脆性试验		溶血试验	
	新鲜标本	孵育后	加葡萄糖	加 ATP
G－6－PD 缺乏	正常	正常	不完全纠正	不完全纠正
PK 缺乏	正常	增高	不纠正	不完全纠正
地中海贫血	降低	降低		
遗传性球形细胞增多症	轻度增高	明显增高	完全纠正	完全纠正
遗传性椭圆形细胞增多症	正常或轻度增高	同左	不完全纠正	不完全纠正

（5）红细胞酶活性测定：目前已能做多种酶的筛选试验，如 G-6-PD、PK、P5'N（嘧啶 5' 核苷激酶）等，可测出某种酶的缺陷。

（6）血红蛋白电泳：有助于诊断地中海贫血及异常血红蛋白病等。

（7）其他检查异常血红蛋白的试验：如异丙醇试验（检测不稳定血红蛋白）、变性珠蛋白小体生成率、血红蛋白结构分析等。

2. 后天获得性溶血性贫血的诊断

（1）病史：发病诱因（如感染、药物史、输血史等）有助于诊断。

（2）实验室检查：Coombs 试验阳性提示免疫性溶血性贫血（如自身免疫性溶血性贫血）。酸溶血试验（Ham 试验）、蔗糖溶血试验有助于阵发性睡眠性血红蛋白尿症的诊断。

【治疗原则】

（一）去除病因　例如 G-6-PD 缺乏症应避免应用氧化性药物、禁食蚕豆等。对自身免疫性溶血性贫血应积极控制感染。

（二）适当应用输血　输血为急性溶血性贫血及慢性溶血性贫血发生再障危象或溶血危象时的重要急救措施。但对自身免疫性溶血性贫血应慎用，应用不当可使溶血加重。

（三）肾上腺皮质激素的应用　适用于温抗体型自身免疫性溶血性贫血。

（四）脾切除　主要用于遗传性球形细胞增多症及其他类型溶血性贫血（如地中海贫血、自身免疫性溶血性贫血）有切脾适应证者，手术年龄一般应大于 4 岁。

第五节　出血性疾病

由于机体的正常止血功能发生异常所致的疾病统称为出血性疾病（hemorrhagic disease），根据发病机理的不同，一般可分为三大类。

（一）血管壁异常性疾病　如过敏性紫癜、维生素 C 缺乏症、遗传性出血性毛细血管扩张症等。

（二）血小板异常性疾病

1. 血小板量的异常：包括原发性血小板减少性紫癜、多种原因引起的继发性血小板减少症、原发性及继发性血小板增多症等。

2. 血小板功能缺陷性疾病：如血小板无力症、血小板病、巨大血小板综合征等。

（三）凝血功能异常性疾病

1. 凝血因子缺陷：包括：①先天遗传性各种凝血因子缺乏，如血友病 A（因子Ⅷ缺乏）、血友病 B（因子Ⅸ缺乏）、因子Ⅺ缺乏症、纤维蛋白原缺乏症等；②后天获得性凝血因子缺乏，如新生儿出血症、维生素 K 缺乏所致凝血因子（因子Ⅱ、Ⅶ、Ⅸ、Ⅹ）缺乏症等。

2. 抗凝血物质增多：如各种凝血因子的抑制物（如抗因子Ⅷ抗体）、类肝素抗凝物、纤维蛋白降解产物（FDP）等。

原发性血小板减少性紫癜

原（特）发性血小板减少性紫癜（idiopathic thrombocytopenic purpura，ITP）是小儿最常见的出血性疾病，临床特点是皮肤、粘膜自发性出血，血小板减少，出血时间延长，血块收缩不良，骨髓巨核细胞成熟障碍等。本病为自限性疾病，大多数患儿可于数月内自行恢复。

【病因及发病机理】

尚未完全明了，目前认为是一种免疫性疾病，与体液免疫及细胞免疫异常均有关。

（一）免疫机理 本病慢性型已较公认为属于自身免疫性疾病，主要由脾脏的B淋巴细胞产生抗自身血小板的抗体（主要为IgG，部分为IgA或IgM，属抗血小板膜糖蛋白抗体），吸附在血小板上而起作用。至于急性型ITP目前认为有两种可能：①血小板受病毒感染的作用而具有抗原性，刺激机体产生抗血小板抗体，作用于自身血小板；②血液中的病毒抗原与抗病毒抗体形成的免疫复合物非特异性地吸附在血小板上而使之受损。一般认为后一机制更为可能，因急性ITP患者血中免疫复合物阳性率较高。

（二）血小板减少的机理 被抗体、补体或免疫复合物附着的血小板在单核巨噬细胞系统中被吞噬，因而血小板寿命明显缩短，数量减少。脾脏是血小板破坏的主要场所，抗体量多时血小板也可在肝脏破坏。也可通过激活补体系统，导致血管内血小板破坏。由于巨核细胞与血小板有共同的抗原性，同样受到抗体的作用而发生成熟障碍，这也是致血小板减少的因素。

（三）发生出血的机理 主要因血小板减少，也有血小板功能障碍及毛细血管脆性增加的因素。

【临床表现】

本病临床上分为急性型及慢性型两型。

（一）急性型 约占小儿ITP病例的80%。发病年龄较小（2～5岁为发病高峰）。男女无差别。50%～80%病例于发病前1～3周有病毒感染史，少数于接种疫苗后发病。起病急，皮肤、粘膜自发性出血，皮肤瘀点、瘀斑、鼻出血、牙龈出血最常见，胃肠道、泌尿道出血较少见，青春期女孩可有月经过多，偶见（约占2%）颅内出血，关节腔出血极罕见。出血重者可有贫血表现。约10%～15%病例可有轻度脾大。病程短，约85%患者于6个月内自然痊愈，约10%转为慢性型。

（二）慢性型 约占20%，年长儿多见，女孩较多。病前多无病毒感染史。起病缓慢，出血症状较轻，病程较长，甚至可发作缓解交替，迁延数年，但最终约有30%～50%自然痊愈。

【实验室检查】

（一）血液检查 血小板减少，急性型常低于20×10^9/L，慢性型一般为（30～80）$\times10^9$/L，出血时间延长，血块收缩不良，出血量多者可有贫血表现。血小板计数极低者凝血时间可延长。

（二）毛细血管脆性试验 常为阳性。

（三）骨髓检查 一般为增生性骨髓象。急性型巨核细胞数正常或稍多，分类示幼稚型比例增加，易见胞体小、胞浆颗粒少、有空泡变性的退行性变的巨核细胞。慢性型巨核细胞数大多明显增多，颗粒型巨核细胞比例增加。两型的产板型巨核细胞均减少。

（四）免疫学检查 血小板相关免疫球蛋白（PA-Ig）测定，约80%～100%PA-IgG阳性，约40%PA-IgM阳性。急慢性之间无明显差别。血清血小板抗体测定阳性率较低，且与PA-IgG阳性率不平行。

（五）其他检查 血小板寿命测定示明显缩短。慢性型血小板功能试验可持续异常。

【诊断及鉴别诊断】

根据出血症状、血小板减少及骨髓巨核细胞改变，一般诊断不难。血小板抗体测定有助于诊断，但亦非特异性检查，其他免疫性血小板减少也可阳性。诊断时需与以下疾病鉴别。

（一）病毒感染急性期所致血小板减少　由于病毒直接破坏血小板、抑制巨核细胞功能引起血小板减少，而非免疫机制引起，特点是血小板减少发生在感染初期，血小板减少与感染严重程度相关。随感染好转而血小板上升，PA-IgG 阴性。

（二）过敏性紫癜　紫癜多见于下肢、臀部，为出血性斑丘疹，呈对称性分布，常伴有荨麻疹，血小板不减少。

（三）重症细菌性感染所致血小板减少　如流行性脑脊髓膜炎、败血症、粟粒型结核及感染并发弥散性血管内凝血（DIC）时也可致血小板减少，可结合原发病诊断。

（四）其他造血系统疾病　如再生障碍性贫血、急性白血病、恶性组织细胞病等均有血小板减少，可根据各病血象、骨髓象特点鉴别。

（五）其他免疫性疾病　如系统性红斑狼疮、溶血尿毒综合征、新生儿免疫性血小板减少症等。

【治疗】

（一）一般疗法　血小板过低时应加强保护，避免外伤，尤其于急性期应注意休息，积极防治感染，忌用阿司匹林等抑制血小板功能的药物。必要时应用止血药，如止血敏等。

（二）肾上腺皮质激素的应用　急性型出血重、血小板明显降低者宜早期应用，常用泼尼松每天 1～2mg/kg，分次口服，连用 2～3 周（第 3 周减量、停药），如已不出血，虽血小板仍低，一般也不再继续用药，如再发生出血症状，可给予小量泼尼松维持至不出血为止。急重病例也可于最初 3～5 日内应用地塞米松（0.5～1mg/kg）或氢化可的松（5～10 mg/kg）静脉给药，然后改为泼尼松口服，慢性型如有出血症状，血小板低于 50×10^9/L，可应用泼尼松 1～2mg/（kg・d），连用 3～4 周，然后逐渐减量（每 1～2 周减量 1/4），并改为隔日 1 次口服，以减少副作用。如治疗 3～4 周无效，宜停用，改其他疗法。如有效，可用小量维持，以不出血为止。

（三）大剂量丙种球蛋白静脉应用　应用于激素无效的急重症患儿，可使血小板较快上升，减少出血危险，但疗效多不能持久。剂量为 0.4g/（kg・d），连用 5 天。

（四）输血或血小板　出血严重致明显贫血者可输新鲜血。急性大出血时为了紧急止血可输浓缩血小板。

（五）免疫抑制药　激素无效的慢性 ITP 可试用。可选用：①长春新碱 0.03mg/（kg・次），缓慢静滴，每周 1 次，连用 4～6 周，后延长间隔时间，逐渐停药；②环磷酰胺 2.5～3mg/（kg・d）或硫唑嘌呤 2.5mg/（kg・d）口服。一般数月后才见效。

（六）脾切除　急性 ITP 仅在危重出血、危及生命、内科疗法无效时才考虑应用。慢性 ITP 如病程 1 年以上，血小板持续低于 50×10^9/L，出血较重，激素和免疫抑制剂无效，年龄在 4 岁以上，可考虑脾切除。有效率可达 65%～85%。

（七）其他疗法　慢性型可试用抗 Rh（D）免疫球蛋白、达那唑等。

迟发性维生素 K 缺乏症

迟（晚）发性维生素 K 缺乏症（delayed vitamin K deficiency）见于婴儿期，尤以生后 1～2 个月多见（80%），是由维生素 K 缺乏引起的出血性疾病，出血部位以颅内、消化道多见。早期诊断、早期以维生素 K 治疗效果良好。

【病因及发病机理】

人体需要的维生素 K 来源有两个：①食物：绿叶菜如菠菜、卷心菜以及猪肝含量较多，而乳类尤其是母乳的含量较低（母乳含 1.5μg/dl，牛乳含 6μg/dl）；②肠道内细菌合成：在小儿为主要来源。正常婴儿当肠道菌群建立后很少发生维生素 K 缺乏，但亦有人认为生后 3 个月内的母乳喂养儿大都缺乏维生素 K。致维生素 K 缺乏的因素有：①饮食中供给不足：单纯母乳喂养者维生素 K 入量较少。②肠道内合成不足：如口服抗生素可杀灭肠道内能合成维生素 K 的细菌，导致维生素 K 合成障碍。③吸收不良：如有肝胆疾病、慢性腹泻、吸收不良综合征时，维生素 K 吸收减少。

维生素 K 的主要功能是维持凝血因子Ⅱ、Ⅶ、Ⅸ、Ⅹ的正常水平。肝细胞微粒体先合成上述凝血因子无活性的前体，经过以维生素 K 为辅助因子的羧化酶的作用形成有活性的凝血因子。当维生素 K 缺乏时，这些维生素 K 依赖凝血因子的活性降低，因而发生出血。

【临床表现】

多突然起病，以颅内出血及消化道出血为主。

（一）颅内出血　见于 60%～80%的病例。可发生蛛网膜下腔出血、硬脑膜下出血、脑实质出血或侧脑室出血。依出血部位不同及出血量的多少而有不同表现：但均有颅内压增高表现，如烦躁不安、呕吐、嗜睡、脑性哭叫、昏迷、惊厥、前囟饱满紧张、颈抵抗、肌张力增强、膝反射亢进等，也可出现病理反射，重者可出现脑疝表现，如瞳孔改变、呼吸不整等。如出血量大，短期内形成脑疝，压迫延髓，可很快出现呼吸心跳骤停。

（二）消化道出血　如吐鲜血或咖啡样物，便鲜血或柏油样便。

（三）皮肤粘膜出血　较少见，且较轻，可有瘀斑、鼻出血、穿刺处出血不止等。

【实验室检查】

（一）血象　可有不同程度的贫血，白细胞数多偏高，血小板计数多正常。

（二）凝血象　凝血时间延长，凝血酶原时间延长，部分凝血活酶时间（PTT）延长。

（三）脑脊液　有颅内出血者脑脊液为血性，单纯硬膜下出血和脑实质出血脑脊液可无出血表现。

（四）维生素 K 测定　必要时应用高效液相层析法可直接测定血中维生素 K 含量。

【诊断】

根据小婴儿期发病，起病急，有出血、颅压高及神经系统症状，结合母乳喂养史、病前服药史、凝血象及脑脊液或硬膜下穿刺液检查，一般诊断不难，颅脑 B 超及 CT、MRI 检查可确诊出血部位及范围。

【治疗】

（一）维生素 K_1 5～10mg 稀释后静脉缓慢注射或滴注。尽量不用肌内注射，因可引起局部出血。维生素 K_3、K_4 有导致溶血的可能，最好不用。必要时维生素 K_1 可反复应用。

（二）输血或血浆　及时输新鲜血或血浆以补充凝血因子，纠正贫血。

（三）对颅内高压症的治疗　早期不必用甘露醇脱水，以免加重颅内出血。对重症及有脑疝形成可能者宜及时应用脱水剂、地塞米松、呋塞米（速尿）积极降颅压。

（四）硬膜下血肿的处理　有明显抽搐等神经系统症状者在改善凝血障碍后可行外科手术清除血肿。

【预防】

（一）新生儿生后常规肌注维生素 K_1 0.5～1mg，连用 3 天。

（二）单纯母奶喂养者约每月肌注维生素 K_1 5mg 1 次。如以往未用过维生素 K，发生腹泻超过 1 周者应肌注维生素 K_1 5mg 1 次。患婴儿肝炎综合征、肝胆疾病或吸收不良综合征的婴儿应每天肌注维生素 K_1 1mg 1 次。

血 友 病

血友病（hemophilia）是一类由于遗传性凝血因子缺陷所致的出血性疾病，其中由因子Ⅷ（AHG）所致者称血友病 A，因子Ⅸ（PTC）缺陷所致者称血友病 B，两者均为伴性隐性遗传。由因子Ⅺ（PTA）缺乏所致者，以往称为血友病 C，现多称为因子Ⅺ（或 PTA）缺乏症，为常染色体显性遗传。三者的发病率之比约为 9∶2∶1，本节重点介绍血友病 A。

【病因及发病机理】

本病的发病主要是由于因子Ⅷ的基因缺陷（包括基因缺失、基因突变、插入异常基因片段及基因重排）。遗传基因位于 X 染色体上，由女性传递，男性发病。女性传递者的因子Ⅷ活性也较低，约为正常人的 50%。男性患者血中因子Ⅷ活性明显降低，其降低程度决定着出血症状的轻重。本病的遗传规律是：①男性患者与正常女性结婚所生女孩均为血友病传递者，男孩均正常；②女性传递者与正常男性结婚所生男孩半数患病，半数正常，女孩半数为传递者，半数正常；③男性患者与女性携带者结婚所生女孩半数为患者，半数为传递者，男孩中半数为患者，半数正常。因后一婚配机会极少，故女性患者极罕见。临床上约 60%病例有家族史，少数无家族史的散发病例可能与基因突变有关。少数有血友病的家系中也可因基因失传而不再有病例发生。

【临床表现】

出血症状多在 2 岁以内出现。少数可自新生儿期发病，可表现为脐带出血。刚会爬滚的婴儿出血多见于头部、臀部，会走、跑后易见四肢、关节出血。关节出血为本病特征性表现，以膝、踝关节出血多见（图 9－1），出血急性期关节红肿、疼痛，功能障碍。如反复出血，引起关节慢性炎症，数月或数年后滑膜、骨质破坏，关节纤维化，肌肉萎缩，功能丧失。皮肤出血以瘀斑、血肿多见。肌肉出血多见于易受磕碰处，且易形成血肿，大者可压迫邻近组织、器官引起相应症状。鼻出血、口腔粘膜或牙龈出血也较常见。也可发生内脏出血，如肾、胃肠道出血。肺、胸腔、颅内出血则较少见。

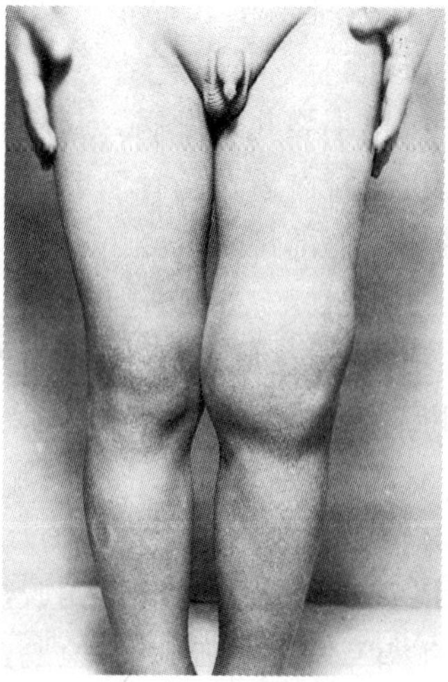

图 9－1　血友病，示膝关节出血

【实验室检查】

如出血量多，可有不同程度的血红蛋白及红细胞降低。血小板数、出血时间、血块收缩、凝血酶原时间均正常，凝血时间延长（仅见于重症病例，因子Ⅷ活性低至 1%～2%者也可正常），血清凝血酶原消耗不良（因子Ⅷ活性低至 3%～5%者仍可正常），凝血活酶生成不良（此试验较敏感），白陶土部分凝血活酶时间（KPTT）延长。

【诊断及鉴别诊断】

根据出血特点（轻微损伤后出血不止，常有关节、肌肉出血），男孩、家族史（舅父、姨表兄弟、同胞兄弟中有同样病例）可初步考虑为血友病，然后通过实验室检查可证实诊断。还需与其他出血性疾病鉴别，如血管性假性血友病。后者为常染色体不完全性显性遗传，男女均可发病，出血少见于关节、肌肉。实验室检查示出血时间延长，阿司匹林耐量试验阳性，血小板粘附性降低，因子Ⅷ活性仅轻度降低，这些可资鉴别。此外，须通过纠正试验与血友病B等鉴别。其原理是：正常血清含有因子Ⅸ和Ⅺ，不含因子Ⅷ，经硫酸钡吸附的正常血浆含因子Ⅷ和Ⅺ，不含因子Ⅸ。如患者的凝血异常能被硫酸钡吸附的血浆纠正，而不被正常血清纠正，则为因子Ⅷ缺乏，如能被正常血清纠正，而不被硫酸钡吸附血浆纠正，即为因子Ⅸ缺乏，如用两者均可纠正，则为因子Ⅺ缺乏。

【治疗】

（一）替代疗法　即补充凝血因子及失血量，以达到止血及纠正贫血的目的。

1. 输血或血浆：出血量多时宜输全血。仅为补充凝血因子宜输血浆。应输采血6小时以内的新鲜血或血浆（血友病B可输3周以内的库存血）。轻度出血可输血浆，每次10ml/kg（可提高因子Ⅷ活性20%），必要时每12小时重复1次（血友病B可每24小时1次，因子Ⅸ半衰期长）。

2. 输注因子Ⅷ浓缩制剂：用于重症患者。有冷沉淀物和冻干浓缩制剂两种，国内常用后者。每袋（瓶）含200U（1U=1ml正常血浆中因子Ⅷ含量），以50～100ml注射用水溶化后静脉滴注。首次剂量要足，以后每12小时重复1次，剂量减半。每千克体重需要补充因子Ⅷ的剂量大约是：轻度出血8～14U，一般手术或严重出血10～25U，大手术或颅内出血35～60U。

（二）局部处理

1. 关节出血及软组织血肿：局部包扎，保持功能位，必要时关节腔穿刺抽出积血，并注入透明质酸酶、蛋白酶。可先用冷敷，待出血停止、肿胀渐消时改用热敷，早日进行功能锻炼，以防关节畸形。软组织出血时可加压包扎。

2. 唇、舌、口腔粘膜出血：有伤口时做缝合术。局部应用明胶海绵浸正常人血浆、组织凝血活酶、凝血酶制剂或云南白药、肾上腺素敷于伤口，也可用纤维蛋白原粉剂撒于局部。必要时加压止血。

（三）药物治疗　可用6-氨基己酸（EACA）、对羧基苄胺（PAMBA）等抗纤溶药物（有血尿时忌用），可防止已形成的血块溶解。急性出血期可用肾上腺皮质激素，以减少出血。脱氨基-d-精氨酸后叶加压素（DDAVP）可使附着在血管壁上的因子Ⅷ释放入血流，雷尼替丁可增加血浆中因子Ⅷ活性，均可试用。

（四）一般处理　加强护理，尽量避免肌内注射和手术。有活动出血时应限制活动。禁用阿司匹林、潘生丁等抑制血小板功能的药物，以免加重出血。应注意心理治疗及防止外伤的教育，使患儿、家长及教师了解本病规律并正确对待，平日注意避免一切发生外伤的机会，如不作剧烈运动，不玩尖锐物品等。

【预防】

近年来应用分子生物学技术已能对本病作基因诊断，并能检出血友病基因携带者，根据遗传规律预测子代可能为本病患儿时可作产前诊断，如基因诊断阳性，并为男胎时，可行选择性人工流产，避免患儿出生。

第六节　急性白血病

白血病（leukemia）是造血组织的恶性肿瘤性疾病，其发病率在小儿恶性肿瘤中占首位，是年长儿死亡的重要原因。本节仅对急性白血病作一简要介绍。

【病因及发病机理】

尚未完全明了。一般认为发病与以下因素有关。

（一）病毒因素　许多研究发现白血病细胞中存在病毒颗粒，20 世纪 80 年代日本、美国发现引起人类 T 细胞白血病的病毒及其抗体，都说明病毒与发病有关。其机理尚不明，可能因病毒激活人体癌基因使其畸变，从而导致白血病的发生。

（二）物理和化学因素　电离辐射和致癌化学物质或因激活隐藏于体内的白血病病毒使癌基因畸变，或因使机体的免疫监视功能降低，导致白细胞发生癌变而发病。

（三）遗传因素　根据有染色体异常者发病率高、同卵孪生儿中一个患病时另一也患病的几率为 20%等事实，以及对癌基因在染色体上的位置等研究，认为发病与遗传因素有关。

（四）免疫因素　免疫系统功能低下，不能将突变的白细胞清除，使其不断增殖，可发展成为白血病。

【分类】

根据白血病细胞的形态及生物学特征对白血病进行分类及分出亚型，有助于治疗及估计预后。以形态学分类为基础，再结合免疫学分型、细胞遗传学分型（简称 MICM 分型）以及近年来提出的分子生物学分型，临床更有参考意义。

（一）急性淋巴细胞性白血病（简称急淋）　在小儿白血病中占多数，又分为以下几种亚型。

1. 形态学分型（FAB 分型）：根据细胞大小、核及胞浆特点等分为 3 个亚型，即 L_1、L_2 及 L_3 型，以 L_1 型多见，预后较好。

2. 免疫学分型：根据细胞表面标志检测结果（现多用单克隆抗体检测）主要分为 T 细胞型、B 细胞型、普通型、前 B 细胞型及无标志型，小儿以普通型较多见，预后较好。

3. 细胞遗传学分型：主要应用细胞培养方法及分子生物学技术检测染色体数目及染色体核型进行分类，染色体数目增多或减少，不同的染色体易位，均与疾病预后相关。

4. 临床分型：根据发病年龄、临床表现、血象白细胞数、对初次化疗的反应等分为标危型和高危型两型，对评估预后有一定意义。

（二）急性非淋巴细胞性白血病（简称急非淋）　在小儿比急淋少见，预后较差。又分为以下 8 个亚型。

1. 微分化髓细胞型（M_0 型）
2. 原粒细胞白血病未分化型（M_1 型）
3. 原粒细胞白血病部分分化型（M_2 型）
4. 颗粒增多的早幼粒细胞白血病（M_3 型）
5. 粒-单核细胞白血病（M_4 型）

6. 单核细胞白血病（M_5 型）

7. 红白血病（M_6 型）

8. 巨核细胞白血病（M_7 型）

（三）特殊类型白血病　包括淋巴瘤白血病、多毛细胞白血病、浆细胞白血病、嗜酸粒细胞白血病等。

【临床表现】

任何年龄均可发病，以 2～5 岁多见。大多起病较急，早期症状以面色苍白、乏力、纳差及鼻出血、牙龈出血较多见。临床表现有以下几方面。

（一）发热　多为不规则发热，主要原因为感染。

（二）贫血　随病情发展症状加重，可达中～重度贫血。

（三）出血　常见皮肤、粘膜出血，如紫癜、鼻出血、牙龈出血、消化道出血、血尿等，偶可颅内出血。

（四）白血病细胞浸润表现

1. 肝、脾、淋巴结肿大，以急淋明显。

2. 骨、关节浸润：表现骨痛、关节痛、胸骨压痛。X 线检查可见病变部骨质疏松、溶解，骺端有密度减低横线等改变。

3. 中枢神经系统浸润：即脑膜白血病（简称脑白），多见于急淋，表现为头痛、嗜睡、呕吐、颈抵抗，也可引起脑神经麻痹。脑脊液压力增高，蛋白增高，白细胞增多，脑脊液离心沉淀作涂片镜检可找到白血病细胞。

4. 睾丸浸润：即睾丸白血病，表现为睾丸肿大、硬韧、触痛，阴囊呈红黑色。

5. 其他器官浸润：如皮肤浸润、心脏浸润、肾脏浸润、胃肠道浸润等。由于粒细胞白血病细胞浸润可形成绿色瘤，多见于眶骨、颅骨。

【实验室检查】

（一）血象　呈正细胞正色素性贫血，血小板减少。白细胞数增高者约占半数，约 1/3 病例减低。白细胞分类以原幼细胞占多数，但在白细胞数正常及减少的病例，幼稚白细胞可甚少或找不见，称为非白血性白血病。

（二）骨髓象　某一系列细胞极度增生，且以原幼阶段为主，其他系列细胞明显减少。少数病例可增生低下。

【诊断及鉴别诊断】

典型病例根据临床表现、血象和骨髓象的改变（骨髓中原幼细胞超过 30%）即可诊断，并可根据细胞形态、膜标志检测作出 FAB 及免疫分型。对于急淋还需判断是否为高危急淋。

不典型病例须注意与再生障碍性贫血、类白血病反应、传染性单核细胞增多症、恶性组织细胞病、骨髓增生异常综合征等相鉴别。

【治疗原则】

近年来主要由于联合化疗的不断改进，本病尤其是急淋的 5 年存活率已达 70%～80%，其中部分病人已经治愈，因此对本病的治疗首先应建立信心，尽一切可能条件，坚持治疗。治疗方法应以联合化疗为主，配合其他综合疗法。

（一）一般治疗　加强护理，给予高蛋白、高热量饮食，注意保护性隔离，防治合并感染。根据贫血、出血情况，适当输血或血小板。

（二）化学疗法（化疗） 目的是杀灭白血病细胞，使病情缓解。常用化疗药物有10余种，应用原则是：①按白血病类型选择化疗方案：急淋多选泼尼松、长春新碱、门冬酰胺酶、甲氨蝶呤、柔红霉素等，急非淋多选用阿糖胞苷、柔红霉素、三尖杉酯碱、6-巯鸟嘌呤、环磷酰胺等，较新药物如VP-16、VM-26等也已用于临床；②联合用药：多以不同作用机制和不同细胞周期特异性的几种药物合用，以增强疗效，防止耐药。难治病例有时需用3～5种药联合的强烈化疗方案；③短程间歇治疗：化疗药均有一定毒性，宜间断给药，一般用药5～7日，间歇7～14日，以使正常细胞恢复。化疗程序如下：

1. 诱导缓解治疗：目的是迅速大量杀灭白血病细胞，恢复造血功能，达到完全缓解。一般须经3～4个疗程。急淋的诱导治疗方案现多主张用VPLD方案，即长春新碱、泼尼松、左旋门冬酰胺酶及柔红霉素4药合用；急非淋多用DA方案（柔红霉素＋阿糖胞苷）、HA方案（高三尖杉酯碱＋阿糖胞苷）或DA＋VP-16方案等。急性早幼粒细胞白血病（M_3型）则用全反式维甲酸诱导治疗。

2. 巩固治疗：目的是继续杀灭达缓解后体内仍存在的大量白血病细胞。一般为继续用原诱导方案1～2疗程或选用其他方案。

3. 中枢神经系统白血病（脑白）防治：因化疗药物不易通过血脑屏障，中枢神经系统中的白血病细胞不能被杀灭，而成为复发的根源，故应采取相应的措施防治脑白。主要方法是：①甲氨蝶呤、阿糖胞苷及地塞米松三联药物鞘注，自诱导治疗期间即开始，每周1次，以后延长间隔时间；②大剂量甲氨蝶呤（$3g/m^2$）加四氢叶酸疗法，每10天1疗程，共3个疗程；③颅脑放疗：共照射18Gy，分15次于3周内完成。

4. 维持治疗：目的是继续杀灭体内残存的白血病细胞，防止复发。一般需2种药物长期口服，并定期间插加强治疗和脑白预防。直至3～4年不复发方停药。

（三）造血干细胞移植 基本原理是应用超大剂量化疗、放疗将患者体内白血病细胞尽量杀灭，然后输入正常人（HLA配合者）骨髓或外周血、或脐血中的造血干细胞，使其在患者骨髓内增殖、分化，以重建造血及免疫功能。此法有可能将白血病根治。目前成功率可达50%～80%。

第七节 传染性单核细胞增多症

传染性单核细胞增多症（infectious mononucleosis，IM）是由于EB病毒（Epstein-Barr virus，EBV）感染所致的一种传染性淋巴组织增生性疾病，临床以发热、咽峡炎、淋巴结和肝脾肿大、外周血中异型淋巴细胞（简称异淋）增多为特征，少数病例可有呼吸、消化、心血管、血液、神经等系统、器官受累。

【病因与流行病学】

EB病毒为DNA病毒，隐性感染者和病人为传染源。本病多呈散发性，全年均可发病，以冬末春初较多，偶有小流行，可发生于任何年龄，以2～5岁小儿多见。人群中EB病毒感染率很高，我国3～5岁小儿感染率高达90%～100%。大多为隐性或亚临床型感染。本病传染途径主要是经口（唾液）或直接接触传染，不易通过玩具、用具引起病毒传播。患病后可获持久性免疫力，极少二次患病。

【发病机理】

病毒进入口腔后在咽部的淋巴细胞内繁殖，引起咽峡炎，继而进入血液产生病毒血症，然后可累及全身多系统器官，如肝、脾、淋巴结、心、肾、消化道、中枢神经系统等。因B淋巴细胞具有EB病毒受体，故首先受累而被激活。激活的B淋巴细胞分泌多种免疫球蛋白，并激活T淋巴细胞发生增殖性反应，致外周血中出现多量异型淋巴细胞，并浸润全身器官及淋巴结，各淋巴组织呈良性增生。激活的T细胞具有细胞毒作用，使B淋巴细胞的反应受到抑制，从而使本病呈自限性。

【临床表现】

1. 潜伏期：大约10天（5～15天），可长于30天。

2. 前驱期：约4～5天，表现为发热、咽痛、头痛等上呼吸道感染症状，也有无前驱症状者。

3. 腺肿期

（1）发热：无一定热型，体温38～40℃，持续4～21天或更久，一般1周左右退热。

（2）淋巴结及脾肿大：淋巴结肿大为本病特征之一，与发热同时出现，以颈淋巴结急性肿大最为多见，轻度压痛，不化脓，在退热后几周内逐渐恢复正常；脾肿大见于半数以上病例，一般呈轻度肿大，但也可肿大入盆腔，质稍硬，可有压痛。

（3）咽峡炎：咽部普遍充血，年长儿半数以上诉咽痛，扁桃体肿大，有时可见灰白色伪膜，腭及咽弓有小出血点及溃疡，齿龈肿胀。

（4）皮疹：约有10%～20%的病例在病后4～10天出现皮疹，多为充血性斑丘疹，也可出现荨麻疹样皮疹（大都在躯干），多在数日内逐渐消失。偶见出血性皮疹。

（5）其他系统症状：在婴幼儿以支气管炎及肺炎为常见，部分病例出现肝肿大及压痛，黄疸，肝功能异常。神经系统可出现急性浆液性脑膜炎、脑膜脑炎、脊神经根炎、面瘫、下肢瘫痪、脑干炎、传染性多发性神经根炎等。病的后期偶可发生免疫性血小板减少性紫癜及自身免疫性溶血性贫血。也可出现血尿、蛋白尿、肾炎、肾病综合征、心肌炎、心包炎、腮腺炎、睾丸炎等。

4. 恢复期：全身症状逐渐消退，淋巴结及脾肿大常需数周至数月才恢复，一般病程2～4周。大部病例预后较好，一般不留后遗症。

【实验室检查】

1. 血象：初期白细胞可减少，待症状明显时多已升高至10×10^9～20×10^9/L，嗜酸性粒细胞、淋巴细胞、单核细胞均可增多。具有诊断意义的为异型淋巴细胞（Downey细胞）达10%以上，甚至可达50%。一般于病程第2～5天出现，7～10天达高峰。此异常细胞分为3型：①Ⅰ型（空泡型）：最常见，胞体稍大于淋巴细胞，圆形。核呈圆形或椭圆形，染色质呈粗块状，胞浆深蓝染，有空泡，无颗粒；②Ⅱ型（不规则型）：胞体明显大于Ⅰ型，外形不规则，如裙边状。胞核圆形或稍不规则，胞浆浅蓝，有少数嗜苯胺蓝颗粒，一般无空泡或有少数空泡；③Ⅲ型（幼稚型）：胞体较大，核大，圆形或椭圆形，染色质细，可有1～2个核仁，胞浆较少，深蓝色，无颗粒，可有小空泡。

2. 血清嗜异凝集试验：1∶56以上为阳性反应，阳性率一般为60%～90%，婴幼儿阳性率较低，起病后4～7天即可呈阳性反应，2～3周时达高峰，以后则逐渐下降变为阴性，或可持续数月。此凝集反应亦可产生在正常人血清及注射过马血清的病人，患白血病、霍奇金病、结核等病人的血清也可呈阳性反应，故需进行吸附试验加以鉴别。吸附试验用豚鼠肾及牛红细胞，结果见表9-5。

表9-5　嗜异凝集反应的吸附试验

血清来源	吸附后的凝集反应	
	豚鼠肾	牛红细胞
传染性单核细胞增多症	阳性	阴性
血清病（马血清注射后）	阴性	阴性
正常人或其他疾病患者	阴性	阳性

3. EB病毒抗体：EB病毒有5种抗原成分，即病毒衣壳抗原（VCA）、膜抗原（MA）、早期抗原（EA）、核心抗原（EBNA）和淋巴细胞确定的膜抗原（Ly Di）。每种抗原均能产生相应的抗体以及补体结合和中和抗体，患病后这些抗体均增高，尤其是IgM阳性率高，出现较早，2～3个月后效价下降，对本病具有诊断意义。抗EBNA和补体结合抗体在数周或数月后方可出现，无早期诊断价值。各种EBV抗体的出现和持续时间见表9-6。

表9-6　各种EBV抗体的出现及持续时间

	出现时间	阳性率（%）	持续时间
VCA抗体			
IgM型	临床症状出现时	100	4～8周
IgG型	临床症状出现时	100	终身
EA抗体			
抗-D	发病后3～4周达高峰	70	3～6个月
抗-R	发病后2周至4个月	低	2个月～3年
EBNA抗体	发病后3～4周	100	终身
补体结合抗体	发病后3～4周	100	终身
中和抗体	发病后3～4周	100	终身

4. 免疫球蛋白测定：本病病程中免疫球蛋白IgM及IgG均增加，尤其是IgM在急性期显著增加，恢复期迅速恢复正常，IgG在病程第4周达高峰，可持续3个月。

5. 用PCR法检测血中EB病毒DNA阳性。

【诊断及鉴别诊断】

临床出现发热、咽峡炎或扁桃体炎、淋巴结肿大和肝脾肿大时应疑及本病。如血象示异型淋巴细胞达10%以上、血清嗜异凝集试验阳性，可做出临床诊断。EB病毒抗体（急性期VCA-IgM抗体，中晚期可加测VCA-IgG抗体）阳性可确诊。

由于本病轻重不等，临床表现各异，实验室检查结果依患儿年龄、病程早晚等变化较大，因此在诊断时应综合、全面考虑，并应注意与以下类似疾病鉴别。

1. 其他病毒性感染：如病毒性呼吸道感染、水痘、风疹、麻疹、流行性腮腺炎、病毒性肝炎、巨细胞病毒感染等血中均可出现一定数量的异型淋巴细胞，但很少超过10%。

2. 传染性单核细胞增多综合征：某些药物（如抗结核药、抗癫痫药、皮质激素、有机砷剂等）、心脏手术后、某些感染性疾病（支原体肺炎、带状疱疹、结核病等）也可出现与传染性单核细胞增多症相似的血象及临床表现，称为传染性单核细胞增多综合征，后者嗜异凝集试验及 EBV 抗体均为阴性。

3. 急性淋巴细胞白血病：Ⅲ型异淋较多时须与急性白血病鉴别。必要时做骨髓穿刺明确诊断。

【治疗】

本病主要为对症治疗。急性期卧床休息，保证营养。抗生素无效。严重病例如有喉部水肿，血小板减少性紫癜、溶血性贫血、心肌炎、心包炎等可用肾上腺皮质激素，疗程约 1～2 周。必要时可试用丙种球蛋白静脉滴注。

（李齐岳）

第十章　神经肌肉系统疾病

第一节　化脓性脑膜炎

化脓性脑膜炎（purulent meningitis）是由化脓菌引起的脑膜炎症，是小儿尤其是婴幼儿常见病。临床特点为急性发热、头痛、呕吐、惊厥、前囟隆起、脑膜刺激征及化脓性脑脊液改变。由脑膜炎双球菌所致者，因其有流行病学特点，故在传染病学中介绍。

【病因】

（一）致病菌　引起本病的细菌种类随患儿年龄不同而异。新生儿以大肠杆菌、变形杆菌、绿脓杆菌、金黄色葡萄球菌为多；婴幼儿以肺炎链球菌、流感嗜血杆菌多见；3 岁以后则主要为肺炎链球菌、脑膜炎双球菌。

（二）机体免疫状态　当小儿机体免疫功能低下时（如营养不良，原发性免疫缺陷病，长期应用肾上腺皮质激素或免疫抑制剂时）易继发本病，此时致病菌以表皮葡萄球菌、绿脓杆菌及变形杆菌为多见。

【发病机理】

致病菌大多经血行播散侵入脑膜。致病菌一般来自上呼吸道，新生儿脐部、婴幼儿皮肤、粘膜、胃肠道，亦是侵入门户。脑部邻近组织的炎症如中耳炎、乳突炎等病变波及脑膜，细菌经颅内损伤、脑脊膜膨出、皮肤窦道等处直接侵入脑膜均可发病。致病菌进入血循环后，主要通过侧脑室脉络丛侵及脑膜，由于脑脊液中补体成分和免疫球蛋白低于血清水平，故细菌进入脑膜后得以迅速繁殖导致发病。

【病理】

在细菌毒素和多种炎症相关细胞因子作用下，软脑膜及蛛网膜普遍受累，脑组织表面特别是脑沟部位的蛛网膜下腔有炎性渗出物，其主要成分是中性粒细胞及少量淋巴细胞、巨噬细胞。化脑常累及邻近脑实质，致神经元变性、水肿及坏死。血管常受累，由于炎性细胞浸润、内皮细胞增生及血管痉挛致血管腔狭窄、闭塞导致脑缺血、缺氧或梗死。加之血管通透性增加，脑脊液分泌增多，而蛛网膜回吸收障碍以及抗利尿激素不适当分泌，导致脑水肿、颅内压增高，甚至出现脑疝。

【临床表现】

各种化脓性脑膜炎的临床表现基本相似。病前可有上呼吸道或胃肠道症状。起病后表现全身感染中毒症状：高热、呕吐、烦躁、精神萎靡、嗜睡等。重者迅速出现惊厥、昏迷，甚至休克。多数病人有颈强直等脑膜刺激征。由于颅内压增高而有头痛、频繁呕吐、前囟饱满、心率减慢、血压升高，严重者可出现瞳孔大小不等、呼吸不规则等脑疝症状，甚至呼吸循环衰竭。在病程中可出现脑实质受损的体征，如不同部位的肢体瘫痪、颅神经麻痹等。

新生儿及幼婴常缺乏典型的症状和体征。主要表现为：体温可高可低或体温不升；颅压增高可表现为呕吐、尖声哭叫、或颅缝开裂；惊厥可仅见面部局灶性或多灶性抽动等，或各种不显性发作；由于颅缝未闭故颅压增高及脑膜刺激征可不明显。几种常见化脓性脑膜炎的临床特点如下：

（一）肺炎链球菌脑膜炎　各年龄均可发病，主要见于婴幼儿，60%～80%于1岁以内发病。常继发于肺炎、中耳炎、鼻窦炎或脑外伤后。冬春季多见。炎症主要分布于大脑顶部表面，故脑膜刺激体征可不明显。起病急，易出现抽风、昏迷。病程迁延易复发，常合并硬脑膜下积液或积脓。脑脊液涂片易找到肺炎链球菌，阳性率80%以上。

（二）流感嗜血杆菌脑膜炎　以3个月～3岁发病率最高。多见于冬季。先有上感症状，以后出现易激惹、嗜睡、尖叫等症状。病变常累及脑膜附近脑实质，合并硬膜下积液者多见，脑脊液涂片易找到病原菌。

（三）金黄色葡萄球菌脑膜炎　新生儿及学龄儿童多见。夏季多见。多继发于皮肤脓疱疹、新生儿脐炎、败血症、中耳炎、蜂窝织炎、脑外伤等。起病急，中毒症状严重。约半数病人出现皮疹，如荨麻疹、猩红热样皮疹、瘀点瘀斑等，易并发迁徙病灶如肺脓肿、肝脓肿、骨髓炎等。脑脊液呈脓性，易查到革兰阳性葡萄球菌，培养阳性率高。

（四）大肠杆菌脑膜炎　主要见于新生儿，临床表现不典型。发热或体温不升，烦躁，精神萎靡，常见呼吸节律不整或发作性呼吸暂停，呕吐、腹泻、拒食、惊厥等，前囟紧张。颈项强直不多见。

【并发症及后遗症】

（一）硬膜下积液　发生率一般为15%～45%，若加上无症状者，发生率高达85%～90%。多见于1岁以下前囟未闭的婴儿。其诊断依据为：①化脓性脑膜炎经治疗体温不退，意识障碍、惊厥或颅压增高等脑症状无好转，甚至进行性加重；②颅骨透照试验阳性或头颅CT检查有积液；③硬膜下穿刺，液体为黄色，量超过2ml，蛋白定量＞0.4g/L，积液涂片和培养可有致病菌。

（二）脑室膜炎　亦是常见并发症，多见于被延误诊治的患儿。当化脓性脑膜炎经常规治疗无效，病情加重，频繁惊厥，呼吸衰竭，脑超声或CT检查显示脑室稍扩大，应考虑本症的可能，并进一步做脑室穿刺，若脑室液白细胞数≥50×10^6/L，糖定量＜1.6mmol/L，蛋白质＞0.4g/L，脑脊液涂片或培养阳性，即可确诊。

（三）脑积水　小婴儿多见，由于炎症渗出物使脑脊液循环受到阻塞所致。如导水管、第Ⅳ脑室侧孔或正中孔等处狭窄，引起交通性脑积水；炎症破坏蛛网膜颗粒，或颅内静脉窦栓塞致脑脊液重吸收障碍，造成交通性脑积水。脑积水后表现为颅内压增高，前囟隆起，头围增大，甚至颅缝裂开、眼呈落日状。头颅CT检查可见脑室扩张。

（四）抗利尿激素异常分泌综合征　因垂体后叶受累致抗利尿激素分泌过多，产生水潴留，加重脑水肿。主要表现为意识障碍加重，重症出现昏迷或惊厥。

（五）各种神经功能障碍　炎症累及耳蜗迷路可并发神经性耳聋。其他如失明、肢体瘫痪、智力低下、继发癫痫等。

【实验室检查】

（一）血象　白细胞总数大多明显增高，可达（20～40）$\times10^9$/L，分类中以中性粒细胞为主，可见中毒颗粒。但在严重感染或不规则治疗者，白细胞总数可减少。

（二）脑脊液　典型化脑所见：压力增高。外观混浊或呈米汤样。白细胞数明显增加，多在1000×10^6/L以上，以中性粒细胞为主，蛋白定量增高，常＞1000mg/L，糖定量降低，多<2.2mmol/L。涂片及培养可找到致病菌。

（三）其他

1. 血培养：如培养阳性有助于病原诊断。新生儿化脑血培养阳性率较高。

2. 皮肤瘀斑涂片找菌：为脑膜炎双球菌脑膜炎病因诊断的重要方法之一。

3. 局部病灶分泌物培养：如咽拭子培养，皮肤脓疱液或新生儿脐炎分泌物培养等，对病原诊断有一定参考价值。

4. 特异性细菌抗原测定：利用免疫学方法检查患儿脑脊液中的细菌抗原，是快速确定致病菌的特异性方法。

【诊断】

本病的诊断除依赖病史、临床表现外，主要根据脑脊液改变。因此，临床现象可疑时应及早做脑脊液化验以明确诊断。经不规则抗生素治疗的病例，临床表现及脑脊液改变可不典型，涂片及培养可找不到细菌，应结合病史、脑脊液特殊检查、头颅超声或CT检查进行综合分析，确立诊断。

新生儿脑膜炎因临床表现不典型，缺乏特异性体征，如发现精神萎靡、嗜睡、烦躁、拒乳、发作性呼吸暂停、惊厥等找不到适当原因者，应做腰椎穿刺检查脑脊液明确诊断。

【鉴别诊断】

（一）病毒性脑炎和膜脑炎　一般中毒症状不明显。脑脊液外观清亮，白细胞数正常或轻度增高，病初中性粒细胞稍增多，2～3天后以淋巴细胞为主，蛋白定量正常或稍高，糖及氯化物正常，细菌学检查阴性。

（二）结核性脑膜炎　除婴儿外，一般起病缓慢，常有结核病接触史，肺部或其他部位有结核病灶，结核菌素试验阳性。脑脊液外观清或呈毛玻璃样，细胞数多在500×10^6/L以下，早期中性粒细胞较多，以后淋巴细胞为主，蛋白定量增高，糖及氯化物减少，普通细菌学检查阴性，结核杆菌检查阳性。

【治疗】

（一）抗生素治疗

1. 抗生素的应用原则：①早期用药、足够剂量、足够疗程、静脉用药。②根据不同致病菌选择对其敏感、且能较高浓度透过血脑屏障的药物。③一般疗程不少于2～3周。

2. 病原菌未明者，常用头孢噻肟或头孢曲松钠。疗效不理想时可联合使用万古霉素。氯霉素可导致骨髓抑制及婴儿灰色综合征等，目前已少用。

3. 病原菌已明者，可参照药敏试验给药（表10－1）。

表10－1　治疗化脓性脑膜炎的抗生素选择

病原菌	推荐的抗生素
流感嗜血杆菌	氨苄青霉素、氯霉素、头孢呋辛钠、头孢曲松钠
肺炎链球菌	青霉素G、头孢噻肟钠
脑膜炎双球菌	青霉素G
革兰阴性菌	头孢噻肟钠、丁胺卡那霉素
金黄色葡萄球菌	乙氧萘青霉素（nafcillin）、氨基糖苷类、头孢噻肟钠、头孢呋辛钠、万古霉素、利福平
新生儿脑膜炎	氨苄青霉素、氨基糖苷类、头孢呋辛钠、丁胺卡那霉素、头孢曲松钠

（二）肾上腺皮质激素治疗　地塞米松可降低血管通透性，减轻炎症反应，降低脑内多种炎症介质如 PGE_2（前列腺素）、TNF（肿瘤坏死因子）、IL－1（白细胞介素）的浓度，降低颅内高压，减轻脑积水和颅神经麻痹等后遗症，用于急性期，剂量 0.5～0.6mg/(kg·d)，分 3～4 次静滴，连用 2～3 天，过长使用并无益处。

（三）支持和对症治疗

1. 供给营养：供给足够的热量和营养，注意水电解质平衡。

2. 控制惊厥：地西泮（安定）每次 0.3～0.5mg/kg（婴儿最大量不超过 5mg，儿童不超过 10mg），缓慢静脉注射。苯巴比妥钠每次 5～10mg/kg 肌注。

3. 处理高热：可用退热剂及物理降温。

4. 降低颅内高压：及时用脱水剂及利尿剂。

（四）治疗并发症

1. 硬膜下积液：积液量多时应穿刺放液，每日或隔日一次，每次每侧不超过 15ml。硬膜下积脓时，可进行局部冲洗，并注入适量有效抗生素。个别迁延不愈者需外科手术引流。

2. 脑室膜炎：作侧脑室引流，减轻脑室内压，同时向脑室内注入敏感抗生素。一般用氨苄青霉素 50mg 或第三代头孢菌素 50mg，地塞米松 1mg，用注射用水 4ml 稀释后直接注入脑室内，每天 1 次，5～7 天为 1 疗程。

【预后】

早期诊断，积极治疗，大多数病例可以痊愈。自使用抗生素以来，本病病死率仍在 5%～15%，约 1/3 幸存者遗留各种神经系统后遗症。在新生儿和幼小婴儿、致病菌为革兰阴性杆菌或金黄色葡萄球菌、诊断和治疗时已发生昏迷者，病死率高。

第二节　病毒性脑炎和脑膜炎

病毒性脑炎（viral encephalitis）和病毒性脑膜炎（viral meningitis）是由多种病毒所致的中枢神经系统感染，大多急性起病，临床表现轻重不一，或以脑膜炎症状为主，或以脑炎症状为主，或二者兼有之。

【病因】

很多病毒可以引起本病，比较常见的为肠道病毒，约占 80%，如埃可病毒、柯萨奇病毒，全年均可发生，以 6～10 个月较多；流行性腮腺炎病毒、腺病毒等多在冬春季发病；单纯疱疹病毒、EB 病毒等无明显季节性。

【病理】

受累的脑实质和脑膜充血，水肿、有单核细胞、浆细胞、淋巴细胞浸润。小血管周围的炎症细胞呈套袖样分布，血管内皮及周围组织神经细胞变性、坏死和髓鞘崩解。神经细胞核内可形成包涵体，如果脱髓鞘程度严重但仍保留神经元及轴索，常提示是感染后或过敏性脑炎。不同病原引起的病变部位不同，如单纯疱疹病毒脑炎常侵犯颞叶皮层，虫媒病毒往往累及全脑。

【发病机理】

病毒侵入中枢神经系统的途径主要通过肠道或呼吸道进入淋巴系统繁殖，然后经血流感染颅外某些脏器时，临床上可有发热等全身症状。如果病毒在定居脏器进一步繁殖即可能入侵脑或脑膜组织出现中枢神经系统症状。单纯疱疹病毒可经嗅神经或三叉神经侵入。

病毒性脑炎引起的神经系统损伤主要由于：病毒对神经组织的直接侵袭，病毒大量增殖，引起神经细胞变性、坏死和胶质细胞增生与炎症细胞浸润；由于神经组织对病毒抗原的强烈反应引起脱髓鞘病变。

【临床表现】

由于病变的部位和受累的程度差别很大，因此临床表现多种多样，且轻重不一。一般来说，病毒性脑炎的临床经过较脑膜炎严重，部分重症脑炎常死于急性期，存活者常留有后遗症。

病毒性脑膜炎：急性起病，20%患儿有前驱呼吸道或消化道感染史。主要症状为发热、头痛、呕吐、颈强直。部分患儿有易激惹、嗜睡、呕吐等症状。惊厥少见，一般无瘫痪、昏迷。无局限性神经系统体征。预后大多良好，病程一般1～2周。

病毒性脑炎：如同时累及脑膜，称脑膜脑炎，除脑膜炎症状外，有脑实质受累症状，如惊厥、昏迷、行为异常、瘫痪等。若病变主要累及额叶皮层运动区，临床出现反复惊厥，可呈全部性或局灶性强直-阵挛或阵挛性发作，少数表现为肌阵挛或强直性发作。若病变累及额叶底部、颞叶边缘系统，患者常表现为精神行为异常，如躁狂、幻觉、失语以及定向力、计算力与记忆力障碍等。病早期即可有颅内高压表现，少数病人随病情进展可迅速出现脑疝、中枢性呼吸衰竭而危及生命。

某些病毒性脑炎可伴发不同的症状，如肠道病毒脑炎可见皮疹、肌痛，单纯疱疹病毒脑炎可见口角疱疹，腮腺炎脑炎可有腮腺肿大等。病毒性脑炎病程大多2～3周。多能完全恢复，但少数留有癫痫、肢体瘫痪、智能发育迟缓等后遗症。

【辅助检查】

（一）血象　白细胞总数正常或偏低。

（二）脑脊液　外观清亮，压力多增高、白细胞数正常或轻度增加，分类计数以淋巴细胞为主，蛋白大多正常或稍增高，糖及氯化物正常。疱疹病毒脑炎脑脊液中可见红细胞。脑脊液鉴别见表10-2。

（三）病毒学检查　取急性期和恢复期双份血清，如恢复期血清特异抗体滴度比急性期高4倍以上有助于诊断。部分病例用PCR技术能检出病毒DNA，可早期快速诊断。

（四）脑电图　以弥漫性或局限性异常慢波背景活动为特征，少数伴棘波、棘-慢综合波。部分患儿脑电图可正常。

（五）影像学检查　头颅CT可发现脑水肿、局灶性低密度区。MRI可发现脑实质T_1低信号、T_2高信号病灶等。

【诊断】

根据病史、临床表现及脑脊液变化，结合脑电图、影像学改变可做出诊断，但进一步确诊需靠病原学检查。

【鉴别诊断】

本病需与以下疾病鉴别：

（一）急性化脓性脑膜炎　其脑脊液白细胞数和中性粒细胞数明显增加，糖定量减低，蛋白定量增高，涂片或培养可查到致病菌。

表 10－2　颅内常见感染性疾病的脑脊液改变

	压力（kPa）	常规分析			生化分析			其他
		外观	Pandy试验	白细胞（10^6/L）	蛋白（g/L）	糖（mmol/L）	氯化物（mmol/L）	
正常儿	0.69～1.96 新生儿： 0.29～0.78	清亮透明	－	0～10 婴儿： 0～20	0.2～0.4 新生儿： 0.2～1.2	2.8～4.5 婴儿： 3.9～5.0	117～127 婴儿： 110～122	
化脓性脑膜炎	不同程度增高	米汤样浑浊	＋～＋＋＋	数百～数千，多核为主	增高或明显增高	明显降低	多数降低	涂片革兰染色和培养可发现致病菌
结核性脑膜炎	不同程度增高	微浑，毛玻璃样	＋～＋＋＋	数十～数百，淋巴为主	增高或明显增高	明显降低	多数降低	薄膜涂片抗酸染色及培养可发现抗酸杆菌
病毒性脑膜炎	不同程度增高	清亮，个别微浑	－～＋	正常～数百，淋巴为主	正常或轻度增高	正常	正常	特异性抗体阳性，病毒培养可能阳性
隐球菌性脑膜炎	高或很高	微浑，毛玻璃样	＋～＋＋＋	数十～数百，淋巴为主	增高或明显增高	明显降低	多数降低	涂片墨汁染色和培养可发现致病菌

（二）结核性脑膜炎　多数起病缓慢，常有结核病接触史或结核病史，结核菌素试验阳性，体内可查到结核病灶。脑脊液细胞数中等增高，蛋白定量增加，糖和氯化物定量均降低，涂片可找到抗酸杆菌。

（三）脑肿瘤及脑脓肿　此两病常有局灶性体征及明显颅内高压症状。头颅影像学检查可协助诊断。

（四）瑞氏综合征　除有发热、昏迷、惊厥外，脑脊液检查正常，血清转氨酶升高，血氨增高，血糖降低。

【预防】

主要是避免接触传染源。在各种病毒感染流行期间，小儿应避免到人群集中场所，以防交叉感染。集体儿童机构如发现病儿应做好消毒隔离工作。

【治疗】

本病缺乏特异性治疗。主要采取对症和支持疗法。

（一）抗病毒治疗　阿昔洛韦（aciclovir），每次 5～10mg/kg，每 8 小时 1 次。或其衍生物丙氧鸟苷（ganciclovir），每次 5mg/kg，每 12 小时 1 次。两种药物均需连用 10～14 天，静脉滴注给药对单纯疱疹病毒效果最好，对其他疱疹病毒也有抑制作用。

（二）对症治疗

1. 止痉：可用地西泮（安定）、苯巴比妥等药物。

2. 退热：高热者可用退热药物或物理降温。

3. 降低颅内压：用 20％甘露醇，每次 1～1.5g/kg 静推，6～8 小时后可重复应用。呋塞米（速尿）每次 0.5～1mg/kg 稀释于 20ml 液体中静脉滴注，每日 2～3 次。重症病例中加用地塞米松，0.25～0.5mg/（kg·d），静脉滴注，连用3天。

（三）支持疗法　加强护理，供给足够热量和营养丰富食物，维持水和电解质平衡。对营养状况不良的患儿给予静脉营养或白蛋白。昏迷者也可鼻饲补充营养。同时使用胞二磷胆碱，以促进脑功能恢复，减轻脑损伤。恢复期对瘫痪者可进行针灸、理疗。

第三节　格林-巴利综合征

格林-巴利综合征（Guillain-Barre syndrome，GBS）又称急性感染性多发性神经根神经炎（acute infectious polyradiculoneuritis）。是多种病因所致的一种急性免疫性周围神经系统的脱髓鞘疾病。该病在我国的发病率为1.6/10万。临床特点是进行性、对称性、弛缓性肢体瘫痪，可伴有感觉障碍，严重者可出现颅神经及呼吸肌麻痹。

【病因及发病机制】

多数认为本病是一种急性免疫性周围神经病，多种因素都能诱发本病。

1. 感染因素：有2/3在发病前6周有感染史。空肠弯曲菌是GBS最主要前驱感染病原体，有42%～76%的GBS患者血清中有该菌特异性抗体滴度增高，或有病前该菌腹泻史。已证实菌体某些脂多糖成分，与周围神经纤维中多种神经节苷脂存在类似的分子结构，因而可发生交叉免疫反应。该菌感染后，血清中同时产生抗神经节苷脂自身抗体，从而导致周围神经免疫性损伤。巨细胞病毒、EB病毒、带状疱疹病毒、AIDS等病毒感染，也与发病有关。

2. 疫苗接种：仅少数GBS的发病与某种疫苗注射有关，主要是狂犬病毒疫苗（发生率1/1000），其它可能有麻疹疫苗、破伤风类毒素和脊髓灰质炎疫苗（发生率百万分之一）。

3. 免疫遗传因素：在经历相同病原体感染的人群中，仅少数人发生GBS，从而推测可能存在具有遗传背景的易感个体。

【病理】

由于前驱感染中病原体种类差异和宿主免疫遗传因素影响，GBS患者周围神经主要表现为髓鞘脱失或轴索变性、或两者皆有。可主要损及周围神经的运动纤维、或同时损伤运动和感觉纤维，从而形成不同特征的临床和病理类型。当前主要分为以下四种类型：

（一）急性炎症性脱髓鞘性多发性神经炎（AIDP）：在T细胞、补体和抗髓鞘抗体作用下，周围神经运动和感觉神经原纤维同时受累，呈现多灶节段性髓鞘脱失，伴显著巨噬细胞和淋巴细胞浸润，轴索相对完整。

（二）急性运动轴索性神经病（AMAN）：结合免疫复合物（补体和特异性抗体）的巨噬细胞侵入运动神经原纤维的髓鞘和轴突间隙，共同对轴膜免疫性攻击，引起运动神经轴突变性。病程初期髓鞘相对完整无损。

（三）急性运动感觉轴索性神经病（AMSAN）：也是轴突变性为主，但同时波及运动和感觉神经原纤维。

（四）Miller-Fisher综合征（MFS）：为GBS特殊亚型，目前尚缺少足够尸解病理资料。临床主要表现为眼部肌肉麻痹和共济失调，无肢体瘫痪。

【临床表现】

各年龄均可发病，以4～9岁最多，多见于夏秋季，农村多于城市。多数病人在病前有前驱感染史。一般为急性或亚急性起病，无明显发热，多数起病症状逐渐加重，1～2周内达高峰。个别病例在病后2～3日即达最严重程度。

运动障碍为主要症状，表现为进行性四肢弛缓性瘫痪。多数病例先由下肢开始，行走无力，易摔倒，2～3天内发展至上肢，后至腰背、躯干，手不能持物，不能坐、翻身与抬头。瘫痪为两侧对称，一般远端重于近端，下肢比上肢重。少数病例呈下行性瘫痪，由上肢向下发展。瘫痪多在1～2周内达高峰。受累部位肌张力低下，腱反射减弱或消失。重症常有呼吸肌麻痹，表现为说话声、哭声变小，咳嗽无力，呼吸困难，肺呼吸音减低。若肋间肌麻痹则以腹式呼吸为主，胸式呼吸减弱或消失；若单纯膈肌麻痹，则腹式呼吸消失，出现不协调的呼吸运动。40%～75%患儿有颅神经受累，以后组（Ⅸ、Ⅹ、Ⅻ）颅神经最为常见。患儿声音低哑、吞咽困难或进食时呛咳，口腔唾液积聚，很易引起吸入性肺炎，并加重呼吸困难，危及生命。

感觉障碍多在疾病早期出现，比运动障碍轻，表现为神经根痛、麻木或感觉异常。明显感觉丧失者少见。

自主神经受累时常见多汗、面色潮红、心律紊乱、血压不稳及一过性尿潴留、尿失禁等。

【实验室检查】

1. 脑脊液：外观清亮，早期可有轻度单核细胞增加，约80%～90%在1～2周后细胞数恢复正常，而蛋白质增高可达正常值的两倍以上，这种情况称为蛋白-细胞分离现象。蛋白增高程度与麻痹程度无关。

2. 其他检查：半数患者外周血白细胞轻度增多，中性粒细胞增高，血沉可增快。

【辅助检查】

神经传导功能测试可做肌电图、诱发电位等电生理检查。以髓鞘脱失为病理改变者，如AIDP患者，主要呈现运动和感觉神经传导速度、远端潜伏期延长和反应电位时程增宽，波幅减低不明显；以轴索变性为主要病变者，如AMAN患者，主要呈现运动神经反应电位波幅显著减低，而AMAN则同时有运动和感觉神经电位波幅减低，传导速度基本正常。

【诊断】

根据前驱感染病史，四肢呈进行性、对称性、弛缓性瘫痪，瘫痪进展不超过4周，无传导束型感觉缺失和持续性尿潴留者，脑脊液有蛋白-细胞分离现象和（或）神经传导功能异常，即可考虑诊断。

【鉴别诊断】

（一）肠道病毒引起的急性弛缓性麻痹　柯萨奇、埃可等肠道病毒可引起急性弛缓性瘫痪。根据其肢体瘫痪不对称，脑脊液中可有白细胞增多，周围神经传导功能正常，以及急性期粪便病毒分离，容易与GBS鉴别。

（二）急性脊髓炎　主要表现是截瘫，病灶平面以下有明显感觉障碍。病初因脊髓休克呈弛缓性瘫痪，脊髓休克解除后出现肌张力增高、腱反射亢进及病理反射阳性。膀胱及直肠括约肌功能障碍较明显。脑脊液细胞数及蛋白定量均增高。

（三）脊髓肿瘤　发病缓慢，有严重的神经根性疼痛，脊髓压迫引起的上运动神经元瘫痪及感觉障碍。脑脊液检查有脊髓腔梗阻现象，脑脊液因蛋白含量增高而呈黄色。脊髓造影可见肿物影像。

【治疗】

（一）护理　精心护理十分重要。勤翻身以防发生褥疮。保持呼吸道通畅，预防肺部感染。吞咽困难者宜早期鼻饲，供给足够的液体及营养。

（二）药物治疗　目前认为在病程 2 周内静脉注射大剂量免疫球蛋白，400mg/（kg·d），连用 5 天，或按 2g/kg 一次负荷剂量静脉滴注，对病情进行性加重，尤其有呼吸肌或后组颅神经麻痹者效果较好，可作为首选。对肾上腺皮质激素的应用尚有争议，多数人认为激素对本病无疗效。

（三）呼吸肌麻痹的治疗　呼吸肌麻痹、循环衰竭，是本病致死的主要原因，故适时进行气管切开及合理使用人工呼吸器是降低本病病死率的必要措施。气管切开的指征：①呼吸肌麻痹发展迅速、程度重，表现呼吸微弱、浅表、鼻扇、三凹征、唇绀等呼吸衰竭征象；②呼吸肌麻痹虽不严重，但有吞咽困难，说话声小，分泌物有可能流入气管者；③呼吸肌麻痹合并肺炎、肺不张。气管切开后要执行消毒隔离，预防交叉感染，要由专人护理，每 2 小时翻身一次，并及时吸痰，拍打胸背，雾化吸入，以利于痰液向外引流。对呼吸肌麻痹者，尤其吸氧后呼吸窘迫不得缓解，血气检测示二氧化碳分压≥6.67kPa、氧分压≤6.67kPa 时应立即行人工辅助呼吸。应用人工呼吸器可保证有效的通气和换气。

【预后】

肌肉瘫痪停止进展后数周内，大多数患儿肌力逐渐复原，完全恢复多在 3～6 个月内。但有 10%～15%患儿遗留不同程度的肌无力。急性期死于呼吸肌麻痹者占 1.7%～5%。

第四节　癫痫

癫痫发作（epileptic seizures 或 seizures）是大脑神经元过度同步放电引起的短暂脑功能障碍。由于异常放电所累及的脑功能区不同，临床可有多种发作表现，包括局灶性或全身性的运动、感觉异常，或是行为认知、自主神经功能障碍。全身性发作和涉及一些较大范围皮层功能障碍的局灶性发作，往往伴有程度不同的意识障碍。

癫痫和癫痫综合征：癫痫是指在无发热或其他诱因情况下，长期反复地出现至少两次或两次以上癫痫发作者。某些癫痫患者，无论其病因是否相同，因具有一组相同症状与体征，在临床上特称癫痫综合征。

癫痫是儿科临床常见神经系统疾患。我国癫痫的年发病率约为 35/10 万人口，累计患病率 3.5‰～4.8‰。然而，其中 60%的患者是在小儿时期已经发病。长期、频繁或严重的癫痫发作会导致进一步脑损伤，甚至出现持久性神经精神障碍。但是只要做到早期诊断与合理治疗，就可以使 80%以上的癫痫患儿发作得到满意控制。

【病因及发病机制】

1. 特发性（idiopathic）癫痫：可能与遗传因素有关。常在某一特殊年龄段起病，具有特征性临床及脑电图表现，有较明确的诊断标准。

2. 症状性（symptomatic）癫痫：指脑部有器质性病变者，如脑发育异常、占位性病变、外伤、中枢神经系统缺氧、感染、中毒等。

3. 隐原性（cryptogenic）癫痫：指疑为症状性癫痫但尚未找到确切病因者。临床上这类病人占相当大的比例。

随着脑的影像学和功能影像学技术的发展，近年对癫痫的病因有了重新认识：①与遗传因素相关者约占癫痫总病例数的20%～30%，家系调查显示，特发性癫痫患者近亲患病率为2%～6%，明显高于一般人群的5‰。绝大多数已确定的癫痫相关基因为编码离子通道蛋白的基因，其突变可能导致神经细胞膜的离子通道功能异常，降低了癫痫发作的阈值而患病。②脑内结构异常：先天或后天性脑损伤可产生异常放电的致痫灶，如各种脑发育畸形、脑变性和脱髓鞘性疾病、宫内感染、产伤或脑外伤后遗症等。③诱发因素：许多体内、外因素可促发癫痫的临床发作，如遗传性癫痫常好发于某一特定年龄阶段，有的癫痫则主要发生在睡眠或初醒时；女性患儿青春期来临时易有癫痫发作的加重等。

【癫痫的发作类型与临床表现】

（一）局灶性（部分性、局限性）发作（表10－3）

表10－3 痫性发作的国际分类

Ⅰ. 局灶性发作	Ⅱ. 全面性发作	Ⅲ. 不能分类的发作
单纯局灶性（不伴意识障碍）	强直-阵挛发作	
运动性发作	强直性发作	
感觉性发作	阵挛性发作	
自主神经性发作	失神发作	
精神症状发作	典型失神	
复杂局灶性（伴有意识障碍）	不典型失神	
单纯局灶性发作继发意识障碍	肌阵挛发作	
发作起始即有意识障碍的局灶性发作	失张力发作	
局灶性发作继发全身性发作	婴儿痉挛	

1. 简单部分发作

（1）运动性发作：多见。发作形式多样，与脑皮质某部分受损有关，如某部分躯体抽动（如某肢体、手、足、手指、足趾等，不伴意识丧失）、旋转发作（头和眼转向一侧，躯体也随之转动）、杰克逊发作（自一侧口角开始依次波及手、臂、肩等）。发作后抽动部位可发生一过性瘫痪，称Todd麻痹，持续数分钟至数小时。

（2）感觉性发作：少见。表现躯体感觉及特殊感觉异常，如针刺感、幻视、幻听、嗅觉、味觉异常等。

（3）自主神经性发作：表现为阵发性呕吐、腹痛、潮红、出汗、尿失禁等。临床罕见，可能与年幼无法表达有关。

2. 复杂局灶性发作：即精神运动性发作。发作前有先兆（如恐惧、各种幻觉），突然活动停止，意识丧失，凝视，不认识父母，暴怒，恐惧，打人，奔跑等，可为原来动作的继续，亦可中断原来的动作而出现新的动作，50%～70%的患儿表现为意识混浊情况下自动症（automatism），如吞咽、咀嚼、解衣扣、摸索行为或自言自语等。少数患者表现为发作性视物过大或过小、听觉异常、冲动行为等。

3. 局灶性发作演变成全面性发作：单纯及复杂部分发作均可泛化为全身性发作。

（二）全面性发作　发作开始即两侧大脑半球均异常放电，发作伴意识丧失。

1. 强直-阵挛发作：又称大发作。最常见，占癫痫的1/2。可为特发性或症状性大发作。6～20岁起病，以青春期多见。一般发作1～5分钟。发作主要分两期：一开始常眼前闪光，一声大叫而跌倒，全身骨骼肌伸肌或屈肌强直性收缩，颈部及躯干自前屈转为角弓反张，伴意识丧失、呼吸暂停与发绀，即强直期。一般持续10～30秒。紧接着全身反复、短促地猛烈屈曲性抽动，肌肉交替性收缩与松弛，即阵挛期。持续30～60秒或更长，常有头痛、嗜睡、疲乏等发作后现象。脑电图有全导癫痫样放电，发作时呈双侧对称性棘波，高幅尖波或慢波改变。

2. 失神发作：有遗传倾向。多在5～9岁起病。发作频繁，发作时患儿突然意识丧失，静止不动，凝视或两眼上斜，语言中断，手握之物不掉地。无抽搐，有时伴有吸吮口唇、微弱的吞咽动作，发作时间短暂，约5～10秒。无智力障碍。意识恢复后继续原来活动，患儿对发作不能回忆。发作时脑电图呈典型弥漫性双侧对称、同步的棘慢综合波，3次/秒。

3. 肌阵挛发作：发作时全身或局部肌肉突然触电样短暂（<0.35秒）一次或多次收缩，引起肢体、面部或躯干快速有力抽动，表现突然点头、前倾或后仰，两臂可快速抬起，重者可跌倒。意识可不丧失，脑电图有全导快速不规则的棘慢波或多棘慢波。

4. 失张力发作：发作时肌张力突然减低，不能维持正常姿势，如突然双臂下垂、手中握物落地或跪下、跌倒等，伴短暂意识丧失。脑电图在发作时为多棘慢波或平坦低幅快活动，发作间期为多棘慢波。

5. 阵挛性发作（clonic seizure）：几乎都发生于婴幼儿，特征是重复阵挛性抽动伴意识丧失，之前无强直期。双侧对称或某一肢体为主的抽动，幅度、频率和分布多变，为婴儿发作的特征，持续1至数分钟。脑电图变化缺乏特异性，可见快活动、慢波及不规则棘-慢波等。

6. 痉挛发作：这种发作最常见于婴儿痉挛，表现为同时出现点头、伸臂（或屈肘）、弯腰、踢腿（或屈腿）或过伸样等动作，其肌肉收缩的整个过程大约1～3秒，肌收缩速度比肌阵挛发作慢，持续时间较长，但比强直性发作短。

7. 强直性发作：发作时肌肉收缩，使肌体固定于强迫扭曲体位，可有屏气及发绀，脑电图表现有低幅快活动或每秒10次以上的快节律。背景波不正常。

8. 癫痫持续状态（status epilepticus）：或称癫痫状态，是指癫痫连续发作之间意识尚未完全恢复又频繁再发，或癫痫发作持续30分钟以上不自行停止。任何类型的癫痫均可出现癫痫状态。

【小儿时期常见的几种癫痫和癫痫综合征】

1. 婴儿痉挛症（infantile spasms，又称West综合征）：3～8个月时起病，发作前常先有两眼仰视或静止不动，多于入睡或初醒阶段发作，为一连串的强直痉挛发作，点头弯腰，屈髋、屈膝等，每次1～2秒，连续几次至几十次。也可发作时头向后仰，两臂伸直，伸膝等。大多智力发育显著迟滞。脑电图呈高峰节律紊乱。半数以上患儿为继发性，疗效差、预后不佳。部分病例转为其他癫痫形式的发作。

2. Lennox-Gastaut综合征：起病多在1～7岁，以3～5岁最多。有多种发作形式，如肌阵挛、强直性、失张力性、不典型失神等，也可大发作。发作频繁，并常因跌倒而受伤，大多智力发育落后，治疗困难，预后不良。脑电图背景波异常，有多灶性1.5～2.5次/秒慢

-棘慢综合波。

3. 伴中央颞区棘波的儿童良性癫痫（benign childhood epilepsy with centrotemporal spikes）是儿童最常见的一种癫痫综合征，占小儿时期癫痫的15%～20%。约30%患者有类似家族史。多数认为属常染色体显性遗传，但外显率低且有年龄依赖性。通常2～14岁间发病，9～10岁为高峰，男略多于女。3/4的发作在入睡后不久及睡醒前。发作大多起始于口面部，呈局灶性发作，如唾液增多、喉头发声、不能主动发声或言语以及面部抽搐等，但很快继发全身性强直-阵挛发作伴意识丧失。体检无异常。发作间期EEG背景正常，在中央区和颞中区可见棘、尖波或棘-慢复合波，一侧、两侧或交替出现，30%的患儿仅在睡眠记录中出现异常。本病智力正常，预后良好，药物易于控制，大多在20岁前停止发作，有≤2%的病例可能继续癫痫发作。

4. 儿童失神癫痫（childhood absence epilepsy）：大多于3～13岁间发病，6～7岁为高峰，近2/3为女孩，有明显遗传倾向。表现为频繁的失神发作，每日数次至上百次。每次发作数秒钟，不超过30秒，因而不跌倒，也无明显体位改变。患儿对发作中情况不能回忆，无头痛、嗜睡等发作后症状，体格检查无异常。EEG为特征性全部性3Hz棘-慢复合波爆发，过度换气常可诱发特征性EEG爆发图形和临床发作。药物易于控制，预后大多良好。

5. 全面性癫痫伴热性惊厥附加症（generalized epilepsies with febrile seizures plus，GEFS+）：近年，国际多数学者建议不再把热性惊厥（febrile seizures，FS）诊断为癫痫，但认定存在一种早期与一般FS有类似临床表现的儿童期常见癫痫综合征GEFS+。然而，与一般FS不同，GEFS+患儿于6岁后继续有频繁的、伴发热或无热的癫痫发作，总发作次数超过一般FS，甚至可达数十次。一般预后良好，智力运动发育正常。

【诊断】

应根据病史、临床表现特点、脑电图检查等综合判断，可靠的癫痫发作病史加脑电图癫痫波的出现，即可确诊。因脑电图检查可有假阴性，必要时做24小时长程脑电图及录像脑电图助诊。其次为查找病因，继发性癫痫应做头部CT及MRI等检查，明确是否有颅内钙化、占位性病变、脑发育异常等。

【鉴别诊断】

（一）晕厥　多由一过性脑缺血缺氧所引起的突然暂时的意识丧失。晕厥前可有眼前发黑、面色苍白、出汗、视物模糊，然后突然跌倒，意识丧失，持续数分钟。脑电图正常。

（二）屏气发作　多在6～12个月起病，5～6岁后消失。常因恐惧、发怒、不如意等引起发作。先剧烈啼哭，后屏气、呼吸暂停、发绀、暂短意识丧失、四肢强直或抽动，持续1～3秒。脑电图正常。

（三）癔病性抽搐　小儿少见，有明显精神因素。可表现为发作性昏厥和四肢抽动，但意识存在，跌倒时不受伤，抽搐动作杂乱，受情绪影响。脑电图正常。暗示疗法有效。

（四）婴幼儿交叉擦腿综合征　发作时婴儿双腿用劲内收，或相互摩擦，神情贯注，目不转睛，有时两上肢同时用劲，伴出汗。但本病发作中神志始终清楚，面红而无苍白青紫，可随时被人为中断，发作期和发作间期EEG正常，可与癫痫区别。

（五）偏头痛　本病是小儿时期反复头痛发作的主要病因。典型偏头痛主要表现为视觉先兆、偏侧性头痛、呕吐、腹痛和嗜睡等。患儿常有偏头痛家族史，易伴恶心、呕吐等胃肠症状。

【治疗】

（一）病因治疗　如患儿颅内有占位性病变，应手术治疗。避免诱因（如睡眠不足、情绪激动、饮食过量、过劳、灯光刺激等）可减少发作。

（二）药物治疗

1. 用药原则：①及早治疗；②根据发作类型和综合征选药，注意用药的个体差异；③一般先用一种药，开始剂量宜小，以后逐渐增加，争取能完全控制发作；④长期规律服药，疗程要长，疗程越长，复发的可能性越小。停药要慢，一般发作停止后，仍应继续服药2～4年，然后经过3～6个月的减药过程，最后停药；⑤不可突然停药，以免发作加频或出现癫痫持续状态；⑥注意药物毒性反应，定期检查血常规、肝肾功能。必要时监测药物血浓度。

2. 抗癫痫药物的选择：见表10-4。常用抗癫痫药物剂量、半衰期、有效期及不良反应等见表10-5。

3. 癫痫持续状态的治疗：总病死率为10%～15%，生存者亦可留有明显后遗症，故应紧急处理，尽快控制其发作。

表10-4　不同癫痫发作类型的药物选择

发作类型	抗癫痫药物	
	常用抗癫痫药物	抗癫痫新药
强直-阵挛性发作（原发和继发）	VPA、CBZ、PB、PHT、CZP	TPM、LTG
肌阵挛、失张力、强直性或不典型失神发作	VPA、CZP、NZP	TPM、LTG
失神发作	ESX、VPA、CZP	LTG
局灶性发作，继发性强直-阵挛发作	CBZ、VPA、PHT、PB、CZP	TPM
婴儿痉挛	ACTH、CZP、VPA、NZP	VGB、TPM、LTG

表10-5　传统抗癫痫药物与抗癫痫新药

	药物	剂量[mg/（kg·d）]	有效血药浓度（μg/ml）	消除半衰期	主要不良反应
传统抗癫痫药物	丙戊酸（VPA）	15～40	50～110	6～16h	食欲和体重增加、肝功损害等
	卡马西平（CBZ）	15～30	4～12	8～20h	头晕、皮疹、白细胞减少、肝功损害等
	苯妥英（PHT）	3～8	10～20	22h	齿龈增生、共济失调、皮疹、白细胞减少
	苯巴比妥（PB）	3～5	20～40	4d	多动、注意力不集中、皮疹
	乙琥胺（ESX）	20	40～120	55h	胃肠道反应、头痛、白细胞减少
	氯硝基安定（CZP）	0.01～0.2	20～80	22～38h	嗜睡、共济失调、流涎、全身松软
	硝基安定（NZP）	0.2～1	—	8～36h	同CZP
	促肾上腺皮质激素（ACTH）	25～40单位（4～6周）	—	—	肾上腺皮质功能亢进

续表

	药物	剂量 [mg/（kg·d）]	有效血药浓度（μg/ml）	消除半衰期	主要不良反应
抗癫痫新药	妥泰（托吡酯）（TPM）	3～10	—	18～23h	嗜睡、思维慢、食欲减退、体重降低、少汗
	拉莫三嗪（LTG）	5～15（VPA合用1～5）	1.5～3.0	20～30h	皮疹、嗜睡、头痛、共济失调、胃肠反应
	氨乙烯酸（VGB）	40～80	—	5～6h	嗜睡、精神压抑、视野缺失

治疗原则：①迅速控制惊厥发作；②保持呼吸道通畅；③保护脑功能，减轻脑水肿，防治并发症；④生命体征监测；⑤病因治疗。止惊药物：首选地西泮（安定），大多在1～2分钟内止惊。每次剂量0.3～0.5mg/kg，一次总量不超过10mg。直接静脉推注，速度不超过1～2mg/min（新生儿0.2mg/min）。必要时1/2～1小时后可重复一次，24小时内可用2～4次。静脉注射困难时同样剂量经直肠注入比肌注见效快，5～10分钟可望止惊。与地西泮同类的有效药物还有劳拉西泮或氯硝西泮。此外，苯妥英钠、苯巴比妥也可选用。

（三）手术治疗

约有20%～25%的患儿对各种抗癫痫药物治疗无效而被称为难治性癫痫，对其中有明确局灶性癫痫发作起源的难治性癫痫，可考虑手术治疗，术后约52%发作完全停止，36%有不同程度改善。

第五节　脑性瘫痪

脑性瘫痪（cerebral palsy）简称脑瘫，是指出生前到出生后1个月内由各种原因引起的脑损伤所致的非进行性综合征。主要表现为中枢性运动功能障碍及姿势异常，严重者可伴有智力低下、癫痫、行为异常、视听觉或语言功能障碍。发达国家患病率在1‰～4‰，我国在2‰左右。

【病因】

病因不一，可由多种因素引起，约1/4的病例找不到病因。足月脑瘫患儿出生前因素占主要地位，而早产脑瘫患儿出生时及新生儿期因素占主要地位。

（一）出生前因素　母孕早期感染、严重营养缺乏、中毒、放射线照射，胎儿期的发育畸形等。

（二）出生时因素　主要是各种原因（如胎盘早剥、脐带绕颈等）引起的脑缺氧，以及早产、颅内出血等。

（三）出生后因素　新生儿期严重感染、胆红素脑病（核黄疸）、惊厥、窒息等。

【分类】

（一）根据运动功能障碍特点可分为下列类型：

1. 痉挛型：最常见，占脑瘫的60%～70%。病变波及锥体束。表现为肌张力增高，肌力差、肢体活动受限。上肢内收，肘腕关节屈曲，手指屈曲呈紧握拳状，拇指内收，双下肢伸直，大腿内收，髋关节内旋，踝关节跖屈，足尖着地，双腿交叉呈剪刀状。腱反射亢进，锥体束征阳性。

2. 手足徐动型：约占脑瘫的20%。主要病变在锥体外系统。表现为难以控制的、无目地的不自主运动或手足徐动，入睡时消失。常有语言困难，多数患儿无惊厥，通常无锥体束征，智力发育障碍不严重。

3. 强直型：很少见。主要为锥体外系症状。全身肌张力显著增高，常伴严重智力低下。

4. 共济失调型：较少见。主要病变在小脑。症状表现为步态不稳、肌张力低下。

5. 震颤型：很少见。表现为四肢震颤。

6. 肌张力低下型：本型多为婴幼儿脑瘫的暂时阶段，以后大多转为痉挛型或手足徐动型。

7. 混合型

（二）按受累的部位不同又可分为以下 7 种：①四肢瘫；②双瘫；③截瘫；④偏瘫；⑤双重性偏瘫；⑥三肢瘫；⑦单瘫。

【临床表现】

脑瘫以出生后非进行性运动发育异常为特征，临床表现由于受损的部位不同而异，但其共有症状为：①运动发育落后，主动运动减少。患儿不能完成同龄正常儿应能完成的动作。②肌张力异常，大多肌张力增高，但也可表现为肌张力低下，因不同的类型有其不同的表现。③姿势异常，其姿势与肌张力异常及原始反射延缓消失有关。④反射异常，一般表现为原始反射延缓消失，保护性反射延缓出现。痉挛性脑瘫可表现腱反射亢进，踝阵挛及Babinski征阳性。脑瘫患儿除运动障碍外，常合并其他功能障碍，常见的有智力低下、癫痫、斜视，其次有眼震、发音障碍、听力障碍、小头畸形、关节脱位等。

【诊断】

一般诊断不难。主要依据病史及体检。1/2～2/3 的患儿 CT、MRI 异常，但正常者不能否认脑瘫的诊断。影像学的检查往往只对查找病因、判断预后有参考价值。

早期诊断很重要。如小儿常有过度哭闹、入睡困难、喂养困难、过度敏感、易激惹、护理困难等表现时应作详细检查，以排除脑瘫的可能。

【预防】

积极做好孕妇及新生儿保健工作，如预防感染、早产、难产；分娩时防止窒息及颅内出血；提高对新生儿疾病的防治工作，如预防和治疗高胆红素血症等。

【鉴别诊断】

（一）脑白质营养不良　为遗传性疾病，起病于1～2岁或更晚。症状呈进行性加重，表现为步态不稳，痉挛性双侧瘫痪，惊厥，语言障碍，视神经萎缩等，最终呈去大脑强直状态。

（二）婴儿型脊髓性肌萎缩　患儿智力正常，腱反射消失，肌张力低下，可资鉴别。

（三）脊髓病变　包括脊髓炎、脊髓压迫症。截瘫呈进行性，双下肢可不对称，可有感觉障碍平面。当出现脑脊液循环障碍时，可见脑脊液蛋白量增加。

【治疗】

目的是促进各系统功能的恢复和正常发育、纠正异常姿势、减轻其伤残程度。

（一）治疗原则　早期发现、早期治疗有助于神经的分化和髓鞘的发育，容易取得疗效。

（二）综合治疗

1. 以功能训练为主：①体能运动训练：针对各种运动障碍和异常姿势进行物理学手段治疗。②技能训练：重点训练上肢和手的精细运动，提高患儿独立生活技能。③语言训练：包括听力、发音、语言和咀嚼吞咽功能的协同矫正。

2. 矫形器的应用：功能训练中，配合使用一些支具或辅助器械，有助于矫正异常姿势，抑制异常反射。

3. 手术治疗：主要用于痉挛型，目的是矫正畸形，恢复或改善肌力与肌张力的平衡。

4. 其他：如高压氧舱、水疗、电疗等，对功能训练有辅助作用。

5. 加强家庭训练：本病的康复是个长期过程，家庭训练占有一定的位置，应加强其父母的信心及功能训练手法学习，在医生指导下共同制定训练计划，合理、适度地进行训练。

【预后】

轻症瘫痪、智力正常或接近正常者，瘫痪的肢体经过锻炼可得到改善，预后较好。瘫痪严重、智力低下者则较难恢复，常因感染、严重营养不良而危及生命。

第六节　假肥大型肌营养不良

假肥大型肌营养不良（Duchenne/Becker muscular dystrophy，DMD/BMD）是一组肌肉变性疾病。临床特点是慢性、进行性、对称性肌肉无力和萎缩。多发生在学龄前和学龄期。

【病因与发病机理】

本病为遗传性疾病，遗传方式为 X 连锁隐性遗传，基因位点定于染色体 Xp21 上。此基因编码的蛋白是一种细胞骨架蛋白，称抗肌萎缩蛋白（dystrophin，Dys）。属于 X 连锁隐性遗传病，一般是男性患病，女性携带突变基因。然而，实际上仅 2/3 患者的病变基因来自母亲，另 1/3 患者是自身抗肌萎缩蛋白基因的突变，此类患儿的母亲不携带该突变基因，与患儿的发病无关。Dys 分布于骨骼肌及心肌细胞膜的质膜面，起细胞支架作用，维持肌纤维完整性及抗牵拉功能。Dys 是肌纤维膜细胞骨架的主要成分，与肌纤维膜糖蛋白紧密结合为抗肌萎缩蛋白结合蛋白（dystrophin - associated protein），这些蛋白与细胞的层粘蛋白（laminin）联结，dystrophin 减少引起肌无力，可能与这些联结失调有关，肌纤维膜不稳定可导致肌纤维坏死。

正常人骨骼肌含有足量结构正常的 Dys，杜兴（Ducheme）型患者由于基因缺失或突变，肌肉中 Dys 缺乏或显著减少，不足正常人的 3%；贝克（Becker）型患者中约 85%表现 Dys 分子量改变，15%为 Dys 含量减少，均导致功能缺损而发病。杜兴肌营养不良（DMD）为 dystrophin 严重缺失，而贝克肌营养不良（BMD）为 dystrophin 局部缺失。

【病理】

肌肉基本病理改变是肌纤维坏死和再生，肌膜核内移，出现肌细胞萎缩与代偿性增大相嵌分布典型表现，随病情进展这种肌细胞大小差异不断增加。肥大肌细胞横纹消失，光镜下呈玻璃样变；坏死肌细胞出现空泡增多、絮样变性、颗粒变性和吞噬现象。肌细胞间质内可见大量脂肪和结缔组织增生。肌肉活检组化检查可见 Dys 缺失或异常。

【临床表现】

一般为男性患病，女性患病罕见。本病分为两种类型。

(一) DMD　为常见的类型，是主要影响男性的 X 性连锁隐性遗传病。Ducheme (1868) 首先描述。发病率约为 1/3500 男婴，无明显地理或种族差异。起病隐袭，通常在 3 岁左右出现上楼、蹲位站立困难，易跌倒。进而腰椎前凸，步态不稳，因盆带肌及肩胛肌无力而走路时左右摇摆如鸭步。由仰卧位站立时必先翻身俯卧，然后用双手支持双足背、膝部等处，顺次攀扶方能直立。此现象称为 Gower 征（图 10－1)，通常在 5～6 岁时出现。肩胛带肌肉也同时受累，举臂无力，并因前锯肌和斜方肌无力，不能固定肩胛内缘，当两臂上举时使肩胛内缘向后突起呈翼状，称翼状肩。腓肠肌、臀肌、三角肌等由于脂肪堆积而呈假性肥大，多数患儿伴心肌损害。膝腱反射早期即可减弱或不能引出，跟腱反射存在。病情进展到晚期累及面部肌及四肢远端肌肉可有关节挛缩、脊柱前弯。一般在 15 岁以前不再能行走，多数于 25～30 岁以前死于呼吸道感染、心力衰竭或消耗性疾病。

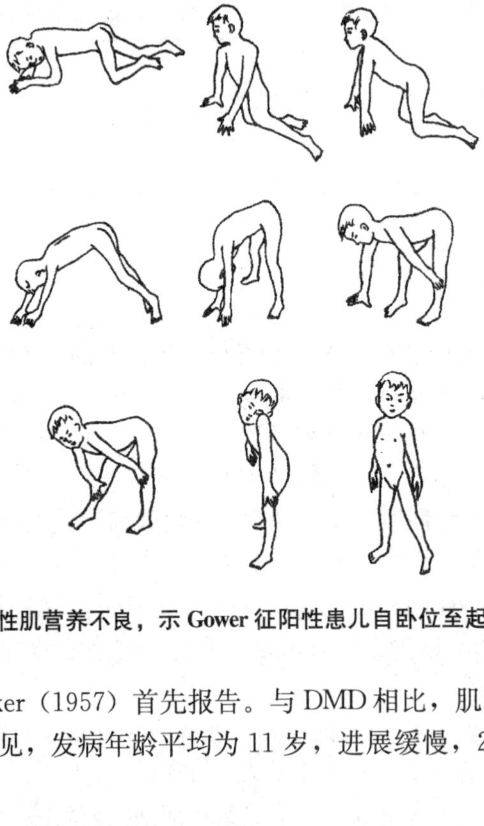

图 10－1　进行性肌营养不良，示 Gower 征阳性患儿自卧位至起立位的动作步骤

(二) BMD　由 Becker (1957) 首先报告。与 DMD 相比，肌肉 Dys 水平正常，但蛋白的性质改变。比 DMD 少见，发病年龄平均为 11 岁，进展缓慢，25～30 岁常不能行走，多于 50～60 岁死亡。

【辅助检查】

(一) 血清酶学检查　血清肌酸磷酸肌酶 (CK)、乳酸脱氢酶、谷草转氨酶、谷丙转氨酶均可增高，以 CK 为最敏感，且为本病的诊断依据。

(二) 遗传学诊断　对活检肌肉组织进行抗肌萎缩蛋白的细胞免疫化学诊断，或采血做 DNA 序列分析可证实抗肌萎缩蛋白基因突变或缺失。

(三) 肌电图检查　可作神经重复刺激检查，为肌源性受损表现。

(四) 肌活检病理检查　可见肌肉变性和坏死改变。

【诊断】

根据本病发病特点有遗传家族史，进行性、对称性近端肌肉无力，假性肌肥大，腱反射消失，以及血清 CK 增高等即可诊断。必要时作肌电图或肌肉活组织检查。

【鉴别诊断】

（一）慢性多发性肌炎　女性较多见，无遗传性，病程发展较快，肌无力情况比萎缩明显。咽、喉及颈肌多受累。肾上腺皮质激素治疗有肯定疗效。

（二）脊髓性肌萎缩　本病是由于 5q11－13 位点上运动神经元存活基因 SMN 缺失而引起脊髓前角细胞变性。临床表现为进行性骨骼肌萎缩和肌无力。婴儿型生后即发病，不存在鉴别诊断问题。但少年型脊髓性肌萎缩常在 2～7 岁间发病，最初仅表现下肢近端肌无力，进展缓慢，需与本病鉴别。根据脊髓性肌萎缩患者血清 CK 不增高，肌电图有大量失神经电位，使两者鉴别并不困难。

（三）其他型肌营养不良　其他各型的进行性肌营养不良各有其特点，可资鉴别。

1. 面肩肱型肌营养不良：为常染色体显性遗传，大多于 10～20 岁发病。早期表现为双上肢上举困难，面部肌肉无力、萎缩（眼闭合无力，鼓腮、吹哨困难）逐渐延及肩胛带肌（翼状肩）、三角肌、肱二头肌、肱三头肌、胸大肌上部。偶见三角肌及腓肠肌假性肥大。肢体远端一般不受累。

2. 肢带型肌营养不良：为常染色体隐性遗传，多于 10～20 岁发病，无明显性别差别。首先骨盆带肌无力、萎缩，腰椎前突，走路鸭步态。下肢远端无力，上楼困难，继而出现肩胛带肌无力萎缩，出现翼状肩，抬臂困难，一般面肌不受累，可有腓肠肌假性肥大，病情进展缓慢。

3. 眼咽型肌营养不良：为常染色体显性遗传，任何年龄均可患病，无性别差异。起病隐袭，开始为上眼睑下垂和眼球运动障碍，继可出现面肌、咀嚼肌无力、萎缩，表现吞咽困难、吐字不清，亦可出现肩胛肌、骨盆带肌无力，病情进展缓慢，并可于不同阶段停止发展。

【治疗】

1. 目前无特效疗法，以对症及支持疗法为主。①应保持积极正确的心理状态。②生活规律，尽量保持自主活动和独立生活能力，从事力所能及的日常活动。③适当的锻炼，但应避免劳累，亦可配合按摩、针灸、理疗等，充分活动关节，增强活动功能，维持肌肉营养，防止肌肉挛缩。④积极预防和治疗呼吸道感染。

2. 药物治疗，尚无肯定效果。泼尼松似有改善肌力、延缓病情发展的功效，开始剂量 1mg/（kg・d），一般用药 10 天后见肌力进步。有效者维持剂量平均 0.75mg/（kg・d），连续用药可维持缓解 2 年以上。要注意长期使用激素的副作用。

3. 基因疗法有一定的应用前景，目前正在进一步研讨中。

第七节　注意缺陷多动障碍

注意缺陷多动障碍（attention－deficit hyperactivity disorder，ADHD）以往称为儿童多动综合征，是儿童期常见的心理行为障碍之一，核心症状包括注意缺陷、多动和冲动三大主征。患病率国内报道为 4.31%～5.83%，国外报告为 3%～6%。其中 70%的患儿症状将持续到青春期，部分患儿可持续到成人。

【病因及发病机理】

本病的病因和发病机理不清，目前认为是多种因素相互作用所致。发病相关因素如下：

1. 本病具有家族聚集现象，患者双亲患病率20%，一级亲属患病率10.9%，二级亲属患病率4.5%。单卵双生子同病率51%～64%，双卵双生子同病率33%。对寄养子的研究发现患者血缘亲属中患病率高于寄养亲属的患病率。

2. 近年来提出了神经递质学说，研究发现，患者血和尿中多巴胺和去甲肾上腺素功能低下，5-HT功能亢进，并认为与本病发病有关。

3. 磁共振成像发现患者额叶发育异常和双侧尾状核头端不对称，考虑与神经解剖和神经生理有关。正电子发射断层成像研究发现患者运动前区及前额叶皮质的灌流量减少，推测其代谢率降低，而这些脑区与中枢对注意和运动的控制有关。

4. 严重的家庭关系不和或家庭破裂，教养方式不当，父母犯罪，家庭经济困难，住房拥挤，童年与父母分离、受虐待，学校的教育方法不当以及社会风气不良等不良因素均可能成为发病诱因。

【临床表现】

症状多种多样，常因年龄、所处环境等不同而异。主要表现有：

（一）活动过多　大多从幼儿期开始，进入小学后表现更显著。手脚不闲，扰乱他人活动，不守纪律，不能控制自己，坐不稳，翻箱倒柜，常与同学闹吵或打架，不合群。

（二）注意力不集中　对无关的刺激给予过多的注意，不分主次。注意力很易受环境影响而分散，对来自各方面的刺激几乎都起反应。注意力难以集中，持续时间短暂。平时容易丢三落四，经常遗失玩具、学习用具或其他随身物品，忘记日常的活动安排。

（三）情绪不稳　任性，克制能力差，对不愉快的刺激常做出超常反应，易冲动，冒失，不顾后果。

（四）学习困难　由于难以听从教导，专心听课困难，上课不注意听讲，下课完成作业不好，常未经认真考虑就回答问题而认知欠完整，坚持性差，学习成绩不佳，越到高年级越明显。

【诊断标准】

（一）症状学标准

1. 注意缺陷症状：符合下述注意缺陷症状中至少6项，持续至少6个月，达到适应不良的程度，并与发育水平不相称。①在学习、工作或其他活动中，常常不注意细节，容易出现粗心所致的错误。②在学习或游戏活动时，常常难以保持注意力。③注意力不集中（说话时常常心不在焉，似听非听）。④往往不能按照指示完成作业、日常家务或工作（不是由于对抗行为或未能理解所致）。⑤经常难以完成有条理、有顺序的任务或其他活动。⑥不喜欢、不愿意从事那些需要精力持久的事情（如作业或家务），常常设法逃避。⑦常常丢失学习、活动所必需的东西（如玩具、课本、铅笔、书或工具等）。⑧很容易受外界刺激而分心。⑨在日常活动中常常丢三落四。

2. 多动、冲动症状：符合下述多动、冲动症状中至少6项，持续至少6个月，达到适应不良的程度，并与发育水平不相称。①常常手脚动作不停，或在座位上扭来扭去。②在教室或其他要求坐好的场合，常常擅自离开座位。③常常在不适当的场合过分地奔来奔去或爬上爬下。④往往不能安静地游戏或参加业余活动。⑤常常一刻不停地活动。⑥常常话多。⑦常常别人问话未完即抢着回答。⑧在活动中常常不能耐心地排队等待轮换上场。⑨常常打断或干扰他人（如别人讲话时插嘴或干扰其他儿童游戏）。

（二）起病与病程　7 岁前出现症状，至少持续 6 个月。

（三）某些症状造成的损害至少在两种场合（例如学校和家里）出现。

（四）严重程度标准　在社交、学业或成年后职业功能上，具有明显的临床损害证据。

【鉴别诊断】

（一）正常小儿发育中的表现　正常幼儿和学龄前期儿童活动较多，常被新鲜事物所吸引，注意力不持久，自制力差，易哭闹，为正常生理现象，应注意区别。

（二）儿童精神分裂症　在精神分裂症早期患者可能表现为不遵守学校纪律、活动过多、上课注意力不集中、学习成绩下降等，容易与注意缺陷与多动障碍相混淆。但精神分裂症会逐渐出现精神分裂症的特征症状，如幻觉、妄想、情感淡漠、孤僻离群、行为怪异等，而注意缺陷与多动障碍不会出现这些症状，据此相鉴别。

（三）多发性抽搐（Tourette 综合征）　有不自主运动性抽搐及发声性抽搐，如端肩、挤眉、眨眼、口角抽动等，为一组一组的肌肉抽动，方式固定，易于区别。

（四）精神发育迟滞　有过多无目的性的活动，判断能力缺陷，完成作业不好，但智力低于正常，学习成绩与其智力水平相吻合。而注意力缺陷多动症儿童智力正常，但其学习成绩却明显低于正常水平。

【治疗】

（一）心理治疗　应向患儿父母亲属交代病情、解除精神压力，协助治疗。应注意：①教育方法应在同情和爱护的基础上对患儿进行正面教育、帮助，不要给以不良精神刺激，歧视、辱骂反而有害。②应多启发鼓励，及时发现、表扬优点、树立自信心、加强自我控制。对打骂伤人等攻击行为要说明危害，严加制止。③要执行规律的生活制度，培养良好的生活习惯。④学习上要加强个别辅导，帮助其克服学习困难。

（二）药物治疗　首选药物为盐酸哌甲酯，但 6 岁以下的儿童禁用。盐酸哌甲酯根据疗效持续时间分为长效和短效两种制剂。短效（盐酸哌甲酯片）：6 至 17 岁的儿童和青少年，从每次 5 mg、每日 1～2 次开始（通常 7：00AM 左右和中午），每周逐渐增加 5～10 mg。每日最大推荐剂量是 60 mg。常用最适量在 0.3～0.7 mg/kg，2～3 次/天（日总剂量范围 0.6～2.1 mg/kg）。长效（盐酸哌甲酯控释片）：从 18mg/d、1 次/天开始，剂量滴定期间每周调整一次剂量，最大推荐剂量 54 mg/d。盐酸哌甲酯可能出现的不良反应有头痛、腹痛、影响食欲、失眠、眩晕。

（侯文敏）

第十一章　急性传染病

第一节　麻　疹

麻疹（measles，rubeola）是由麻疹病毒引起的急性呼吸道传染病。临床以发热、上呼吸道炎、结膜炎、麻疹粘膜斑及全身斑丘疹，疹退后有糠麸样脱屑及棕色色素沉着为特征。1965年我国自制麻疹减毒活疫苗的广泛应用，使麻疹发病率和死亡率显著降低。但近年来麻疹发病又有所增加，其流行病学和临床表现有了新的特点，8个月之前的婴儿发病和大年龄麻疹患者的出现是近年来麻疹流行的新变化，对麻疹疫苗的接种提出了新的挑战。

【病原学】

麻疹病毒属副粘液病毒，只有一个血清型，在体外生活力较弱，在直射阳光下或流通空气中20分钟可失去活力，一般消毒剂可使其死亡，但对干燥及寒冷则有较强耐受力。

【流行病学】

麻疹患者是唯一的传染源。病毒存在于患者前驱期及出疹期的眼结膜、咽、气管分泌物、血和尿中。在出疹期前后5天内通过飞沫直接传播。人群普遍易感，凡未患过麻疹，又未接种过麻疹疫苗或接种未成功者一旦接触麻疹病人，90%以上发病。发病年龄以6个月～5岁最多见，6个月以内婴儿因从母体获得抗体，具有保护能力，故很少发病。本病全年可见，以冬末春初多见。患病后可获得持久的免疫力，很少再次发病。

【发病机理】

当易感者吸入带病毒的飞沫后，麻疹病毒经上呼吸道和眼结膜侵入人体，在上呼吸道粘膜上皮细胞内及邻近淋巴组织增殖，同时有少量病毒侵入血液到达全身淋巴组织、肝、脾、肺、脑及骨髓等组织器官，为第一次病毒血症；此为潜伏期阶段，无临床征象。以后病毒在这些部位大量繁殖，破坏受侵袭的细胞，大量进入血液，为第二次病毒血症，引起发热和周身不适。病毒或由病毒形成的免疫复合物侵及皮肤真皮的毛细血管而致皮疹，又因表皮细胞发生退行性变而形成脱屑。由于皮疹处毛细血管发生炎性阻塞，血红蛋白渗出，使皮疹消退后留有棕褐色色素沉着。颊粘膜下层的微小分泌腺发炎，其病变内有浆液性渗出及内皮细胞增殖而形成麻疹粘膜斑。在此期，患儿全身各组织如呼吸道上皮细胞、鼻咽分泌物、尿及血均可找到病毒，这时传染性最强。侵入呼吸道的病毒破坏粘膜内层，纤毛上皮受损，粘膜水肿，细小支气管腔内渗出增加和淋巴组织增生，引起呼吸道阻塞易致支气管肺炎。由于此时免疫反应受到抑制，故部分病人易继发细菌感染，或使原有结核病恶化。另外，可能是由于机体免疫系统受干扰而使过敏性哮喘、肾病综合征及白血病患者可暂时缓解。

【临床表现】

（一）典型麻疹　典型麻疹可分以下4期（图11-1）：

1. 潜伏期：约6～18天，一般为10～12天，接受过被动免疫的病人可延长至21～28天。

2. 前驱期：从发热开始到出疹，历时 3～4 日。发热的热型不定，可见高热惊厥。同时出现上呼吸道炎症和眼结膜炎症，表现流涕、咳嗽、咽充血，眼睑缘发红、结合膜充血、流泪畏光、眼睑水肿等。发热 2～3 天后，在口腔颊粘膜上可见散在细小沙粒状灰白色小点，周围有红晕，为本病特征性粘膜斑，称麻疹粘膜斑（Koplik's spot）。除颊粘膜外，病变可蔓延至唇内侧，常在 1～2 天内迅速增多，有时融合扩大成片，似鹅口疮，于出疹后 1～2 天迅速消失。此斑是早期诊断的重要依据。

3. 出疹期：在发热第 3～4 天开始出疹，皮疹先见于耳后发际及颈部，数小时内波及额面部，然后自上而下在 2～3 日内顺次蔓延到躯干、四肢、手掌和足底。皮疹为淡红色斑丘疹，直径约 1～3mm，大小不等，略高出皮面，压之退色。皮疹逐渐由稀疏到密集，甚至融合成片状，但疹与疹之间有正常皮肤。出疹时体温升高可达 40℃，全身和呼吸道症状加重，肺部可闻湿啰音。全身浅表淋巴结和肝脾可轻度肿大。X 线检查可见肺纹理增多。

4. 恢复期：出疹 3～5 天后，皮疹由淡红转为暗红，依出疹先后顺序消退。疹退时体温渐降，全身症状随之减轻。皮疹退处有糠麸样脱屑，并留有棕褐色色素沉着。麻疹无并发症者病程为 10～14 天。

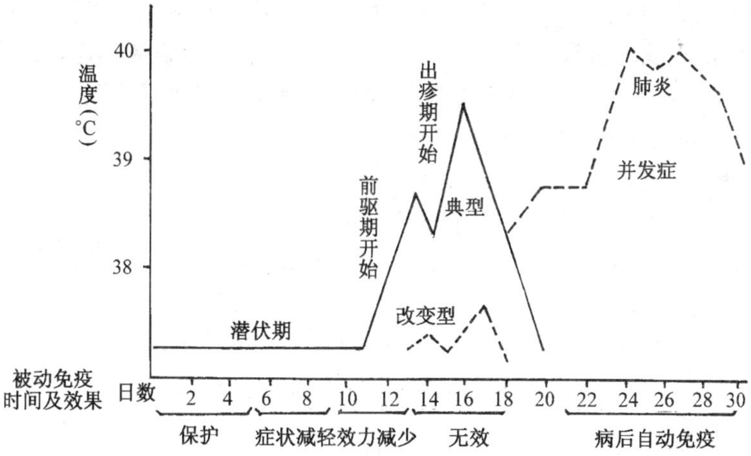

图 11-1 麻疹的病程及免疫效果

（二）非典型麻疹

1. 轻型麻疹：患儿多为接种过麻疹疫苗或近期内接受过被动免疫者，或 6 个月左右的小婴儿。发热低，上呼吸道症状轻，粘膜斑不明显，皮疹稀疏，病程约一周，无并发症。易误诊为其他出疹性疾病。

2. 重型麻疹：多见于体质较差、免疫力低下或有继发感染者，发热达 40℃以上，中毒症状严重，常伴惊厥昏迷。皮疹密集常融合成片，或疹出不透，皮疹稀少暗红，或出而骤退。如皮疹呈出血性则可见瘀斑，常有鼻出血、咯血、呕血、尿血、血小板减少等。此为出血性麻疹，也称黑麻疹，是重型麻疹的一种。重型麻疹常有并发症，可并发肺炎、喉炎、中耳炎、心肌炎或脑炎。如出现循环衰竭、DIC 或中枢神经系统症状则预后不良，病死率高。

3. 无疹性麻疹：见于注射过麻疹减毒活疫苗者或近期内接受过被动免疫的患者，整个病程无皮疹，有的仅有粘膜斑。此型易漏诊，只有依赖前驱症状及血清中麻疹病毒抗体滴度增高确诊。

【并发症】

（一）肺炎　肺炎是麻疹最常见的并发症，也是引起麻疹死亡的常见原因。多见于2岁以下营养不良和佝偻病的小儿，常见于出疹期。麻疹肺炎分原发和继发两种。

1. 原发性肺炎：麻疹病毒自身可致间质性肺炎，还可引起巨细胞性肺炎，病情重，病程长。

2. 继发性肺炎：常继发细菌感染如金黄色葡萄球菌肺炎、流感杆菌肺炎、肺炎链球菌肺炎或继发其他病毒感染如腺病毒肺炎等。如治疗不及时易并发脓胸、脓气胸、心肌炎及心力衰竭等。

（二）喉炎　多为轻度喉炎。重者声音嘶哑、失音、犬吠样咳嗽，重者发生喉阻塞致发绀、烦躁、吸气性呼吸困难，如不及时行气管切开术，可因窒息而死亡。

（三）脑炎　以2岁以内小儿较多见。多发生于出疹期和恢复期。脑炎的发生与麻疹轻重无关。表现为高热、惊厥、昏迷，重者呼吸不规则，有脑膜刺激征，脑脊液压力增高，淋巴细胞和蛋白轻度增高，糖和氯化物正常。病死率约为20%，幸存者常有后遗症。

（四）营养不良及维生素A缺乏症　麻疹期间因高热、胃肠功能紊乱、护理不当可造成营养不良和维生素A缺乏所致的眼症，如角膜混浊、软化，且发展迅速，最后导致失明。

（五）结核病恶化　由于患麻疹时抵抗力降低，免疫反应暂时受到抑制，原有结核病可恶化和播散，引起血行播散性结核或结核性脑膜炎。

【实验室检查】

（一）血常规　白细胞减少，淋巴细胞相对增高。

（二）多核巨细胞检查　在前驱期取鼻、咽、眼分泌物涂片，用瑞氏染色，直接镜检可见多核巨细胞，有助于早期诊断。

（三）病毒分离　发热期取病人的血、尿或鼻咽分泌物作组织培养，可检出麻疹病毒。

（四）抗体测定　用ELISA法或免疫荧光技术检测急性期患者血清中的特异性IgM和IgG抗体，有助于早期诊断。

【诊断】

典型病例诊断不难，依据流行病学史和临床表现即可确诊，必要时辅以特异性检查。在前驱期应该注意患儿的年龄、发病季节，麻疹流行情况、有无接触史及预防接种情况。临床要点包括前驱期的上呼吸道炎和麻疹粘膜斑，出疹期的皮疹形态，出疹顺序，出疹与发热的关系，疹间有正常皮肤，皮疹退后有糠麸样脱屑和棕褐色色素沉着等，均有助于诊断。

【鉴别诊断】

小儿时期可见到多种出疹性疾病，应根据流行病学、临床症状、发热与皮疹的关系、皮疹特征等，结合必要的实验室检查进行鉴别。常见小儿出疹性疾病鉴别要点见表11-1。

【预防】

（一）控制传染源　对麻疹患者应早发现、早隔离、早治疗、及时报告疫情。一般病例应隔离至出疹后5天，有合并症者延长至出疹后10天。接触麻疹的易感者应检疫观察3周。曾进行被动免疫注射者，应延长至4周。

表 11-1　小儿出疹性疾病的鉴别

病名	好发年龄	发热与出疹关系	皮疹的特点	全身症状及其他特征
麻疹	7个月～5岁	发热3～4天后出疹，出疹期热度更高	皮疹自耳后发际→额面→躯干→四肢→手心→足心，3日出齐。呈红色斑丘疹，可融合成片，疹与疹之间有正常皮肤，退疹后留有棕色色素沉着和糠麸样脱皮	发热第2～3天后颊粘膜有麻疹粘膜斑，重度呼吸道卡他症状，结膜炎
风疹	1～5岁	发热短暂，发热半天至1天出疹	先见于面部→颈部→躯干四肢，24小时遍及全身，斑丘疹，稀而小，疹与疹之间有正常皮肤，2～3日内疹退，无色素沉着及脱屑	全身症状轻，耳后、颈后及枕部淋巴结肿大，外周血中出现异型淋巴细胞
幼儿急疹	6个月～18个月	高热3～5天后热退疹出	红色斑丘疹散布于颈部、躯干，24小时出齐，次日消退	高热时一般情况好，可因高热而惊厥，耳后、枕、颈淋巴结可肿大
猩红热	3～7岁	高热1～2天出疹，出疹时高热	皮疹首先见于颈、胸、腹部，1日内遍及全身。典型皮疹在皮肤充血潮红的基础上，散布均匀细小、高出皮面的鸡皮样小丘疹，持续3～5天后退疹，1周后全身脱皮	高热，中毒症状重，咽峡炎，杨莓舌，环口苍白圈。血白细胞增高，中性粒细胞增多。咽拭子培养有β溶血性链球菌A族生长
肠道病毒感染	学龄前儿童较多	发热2～3天后出疹	皮疹见于面部、躯干及四肢，形态多样的斑疹或斑丘疹，可为疱疹	发热，肌痛，咽痛，疱疹性咽炎，腹泻，可并发无菌性脑膜炎
药疹		可有发热、服药史	出疹与用药密切相关，皮疹多样性，可为斑丘疹、猩红热样疹、荨麻疹、疱疹，分布不一	有原发病症状，有过敏史

（二）切断传播途径　做好隔离，患儿不出门，易感儿不串门。病人衣物日晒消毒，麻疹病室要敞开门窗通风。

（三）增强免疫力，保护易感人群。

1. 主动免疫：对8个月以上小儿，凡未患过麻疹者都应接种麻疹减毒活疫苗，可有效地预防麻疹，控制流行，其免疫期4～6年，5～6岁可复种。

2. 被动免疫：易感儿在接触麻疹后5天内应进行被动免疫，有保护作用。常用人丙种球蛋白0.25ml/kg，或胎盘球蛋白5～10ml，均为肌注。若接触后6～9天注射以上制剂，仅能减轻症状。被动免疫力可维持3～8周。

【治疗】

需采用综合措施，增强体质、减轻症状，防止和治疗并发症。

（一）一般治疗　良好的护理有助于病情尽快恢复和减少并发症。居室内空气新鲜流通，但应避免穿堂风。保持适宜的温度和湿度。患儿要注意清洁口鼻、眼分泌物。给予足够的水及富于营养易消化的食物，并及时补充维生素A和维生素C等。

（二）对症治疗　前驱期和出疹期体温较高者一般不予降温，以免影响出疹。对高热者给予小剂量退热药，咳嗽剧烈时应给祛痰止咳剂，烦躁时可适当给予镇静剂。

（三）并发症治疗

1. 麻疹肺炎：并发细菌性肺炎时应根据致病菌的种类选用抗生素。重症肺炎或病原菌不明的病例可联合应用两种抗生素。应于体温正常后5天，肺部啰音基本消失后停药。

2. 麻疹喉炎　应选用对致病菌敏感的两种抗生素联合应用，同时采用雾化吸入方法，可加用地塞米松、α糜蛋白酶等药物，使呼吸道粘稠分泌物稀释，同时减轻喉头水肿。严重喉梗阻者，应及时作气管切开，以免窒息死亡。

3. 麻疹脑炎　主要是对症、支持治疗。原则同病毒性脑炎。

4. 结核病恶化　应尽早明确诊断，积极抗结核治疗。

（四）中医治疗　中医认为麻疹属阴毒，主要犯肺、脾二经。根据麻疹的不同阶段，不同表现，进行辨证施治。前驱期以辛凉通表为主，方药宜用宣毒发表汤加减。发疹期以清热解毒为主、辅以透表，方药宜用清解透表汤加减。恢复期宜养阴益气，方药为沙参麦冬汤加减。

第二节　风　疹

风疹（german measles，rubella）是由风疹病毒引起的急性呼吸道传染病。以全身症状轻微，皮肤淡红色斑丘疹，伴耳后、枕部及颈后淋巴结肿痛为特征。孕妇在孕早期感染风疹后，病毒可通过胎盘传给胎儿而致各种先天缺陷，称为先天性风疹综合征。

【病原学】

病原为风疹病毒，为RNA病毒，现知只有一种血清型，该病毒在外界环境中抵抗力较弱，在37℃和室温中很快灭活，但在－60℃可相对稳定几个月。紫外线、强酸和加热可使其灭活。

【流行病学】

人类是风疹病毒的唯一自然宿主，风疹患者是主要传染源，病毒存在于病人鼻咽分泌物、血、粪和尿中，主要通过空气飞沫传播，也可通过胎盘传染给胎儿。人群普遍易感，感染后产生的免疫力比较巩固。本病多在冬春季发病，以10岁以下儿童多见。在出疹前7日至出疹后5日传染性最强。先天性风疹患儿在生后数月内仍有病毒排出，具有传染性。

【发病机理】

风疹病毒侵入咽部后，先在局部粘膜和淋巴结内繁殖，后侵入血流引起病毒血症。病毒直接侵害真皮层毛细血管，引起皮疹；病毒血症导致呼吸道轻度炎症及淋巴结肿大。母亲妊娠期患风疹，特别是妊娠早期，可将病毒经胎盘传给胎儿，抑制胚胎发育，引起胎儿多脏器损害而致畸形。

【临床表现】

（一）后天性风疹　典型表现如下：

1. 潜伏期：一般为14～21天。

2. 前驱期：较短，一般为半日至2日。症状轻，可被忽略。有低热或中度发热，轻度卡他症状，耳后、颈后和枕部淋巴结肿大，有轻度压痛。

3. 出疹期：在淋巴结肿大后24小时出现皮疹，首先见于面部，24小时内波及颈部、躯干、四肢，手掌、足底多无皮疹。大部为散在斑丘疹，部分患儿有猩红热样疹。出疹时可伴低热，皮疹持续至第3日退净，疹退后无脱皮及色素沉着。在前驱期末和出疹早期，软腭可见红色点状粘膜疹，无特异性。发疹期淋巴结肿大达高峰，随病情缓解，淋巴结肿逐渐消退。肝、脾可轻度肿大。

（二）先天性风疹综合征（congenital rubella syndrome，CRS）

风疹病毒通过抑制细胞有丝分裂、细胞溶解、胎盘绒毛炎等引起胎儿损伤。

先天性风疹表现多样，轻者出生至婴幼儿可无症状，4～5岁后方出现症状。重者可致流产或死胎。约1/3出现先天畸形，或于生后表现为肝炎综合征、间质性肺炎、风疹性全脑炎等。婴儿的咽部、血、尿和脑脊液可分离出风疹病毒，生后6个月可停止排病毒。

【实验室检查】

（一）血常规　白细胞正常或稍减低，淋巴细胞相对增高，可出现异型淋巴细胞。

（二）病毒分离　患儿咽部分泌物及血清中可分离出病毒。孕妇原发感染风疹病毒，可采取羊水、胎盘绒毛或胎儿活检组织进行病毒分离和鉴定。

（三）血清学检查　可用免疫酶荧光法（ELISA）、血凝抑制试验（HI）、单扩溶血试验（SRH）等方法检测血清中的特异性IgM抗体（表明急性感染）和IgG抗体（表明已有免疫力）。

【诊断与鉴别诊断】

根据流行病史，耳后、颈后和枕部淋巴结肿痛，出疹迅速，退疹快，全身症状轻微等特点，诊断并不难。必要时可作病原学和血清学检查以资鉴别。

先天性风疹综合征的诊断标准：①典型先天性缺陷如白内障、青光眼、心脏病、听力丧失、色素性视网膜炎等；②实验室分离到病毒或检出风疹IgM抗体等。如未见畸形而仅有实验室证据，称之为先天性风疹感染。

风疹与幼儿急疹、麻疹、猩红热等出疹性疾病的鉴别见表11-1。

【治疗】

本病无特效药物，主要是对症和支持治疗。在发热时宜卧床休息，给予富含营养又易消化的食物。先天性风疹患儿可长期带病毒影响其生长发育，应尽早给予特殊教育与治疗，以提高其生活质量。

【预防】

（一）隔离病人　应隔离至出疹后5天。

（二）被动免疫　妊娠3个月内孕妇，如接触风疹患者后，不愿或不能流产者，则应于接触后5天内肌注特异性高效价免疫球蛋白20～30ml。

（三）主动免疫　目前我国已有风疹疫苗，主要用于15个月至青春发育期间的女性，未孕妇女证实抗体阴性而且能在接种后3个月内不怀孕者亦可使用。注射疫苗后，98%易感者可获得终身免疫。

第三节　幼儿急疹

幼儿急疹（exanthema subitum）又称婴儿玫瑰疹（roseola infantum），是人类疱疹病毒6型（HHV-6）引起的婴幼儿急性发热出疹性疾病。临床特点是突起高热、持续3～5天，热退疹出，预后良好。

【病原学】

病原为人类疱疹病毒6型。目前研究已证实，HHV-6分A、B两个亚型，幼儿急疹大部分是由 HHV-6B 亚型感染引起。

【流行病学】

无症状的成人患者是本病的传染源，经呼吸道飞沫传播。胎儿可通过胎盘从母体得到抗体。幼儿急疹多见于 6～18 个月小儿，3 岁以上少见，病后可获得巩固的免疫力，二次发病者极少。本病一年四季均可发病，以春、秋季多见。

【临床表现】

潜伏期为 7～14 天，一般 10 天左右。起病急骤，表现突然高热，体温高达 39～40℃，呈稽留热或弛张热，持续 3～5 天而骤降，在体温下降的同时或下降后，皮疹迅速出现。发热期间，尽管体温很高，但患儿精神食欲尚好，可有咳嗽、流涕、恶心、呕吐及腹泻等症状。咽峡部充血，悬雍垂根部两侧可出现溃疡。偶有高热惊厥者，为时短暂。皮疹为不规则的玫瑰色小斑疹或斑丘疹，直径 2～3mm，主要分布于躯干、颈部、上肢，膝以下和面部极少，24 小时内皮疹出满，疹间有正常皮肤，偶见皮疹周围有晕圈。几小时后皮疹开始消退，一般在 2～3 天内消失，无脱屑及色素沉着。发病期间患儿常有耳后、枕部淋巴结肿大。

【实验室检查】

（一）血常规　在发病第 1～2 天，白细胞计数可增高，以后白细胞计数下降，中性粒细胞明显减少，而淋巴细胞可达 70%～90%。

（二）抗 HHV-6IgM 抗体阳性，或 HHV-6IgG 抗体 4 倍增高，可证实有 HHV-6 急性感染。

（三）病毒学检测　大多数患儿外周血单核细胞中可以分离出 HHV-6。用 PCR 法可检测出 HHV-6DNA。

【诊断与鉴别诊断】

本病主要根据患儿的年龄、突发高热而一般情况良好及热退疹出等特点来诊断。幼儿急疹在发热、皮疹发出前诊断有一定困难，国外有学者认为，悬雍垂根部两侧溃疡对早期诊断有意义。幼儿急疹与麻疹、风疹、药疹的鉴别点详见表 11-1。

【治疗】

治疗原则以对症处理为主。应加强护理，多饮水，给予易消化饮食。根据病情进行对症处理，高热时可酌情给予解热镇静剂，或物理降温，以防高热惊厥；惊厥者应立即应用苯巴比妥或地西泮（安定）等止惊；还可口服清热解毒中成药。

第四节　水　痘

水痘（chicken pox，varicella）是由水痘-带状疱疹病毒引起的急性呼吸道传染病，传染性极强，多见于小儿。临床特征为全身皮肤粘膜分批出疹，斑丘疹、疱疹和结痂同时存在，皮疹呈向心性分布。

【病原学】

病原体为水痘-带状疱疹病毒，即人类疱疹病毒 3 型，属 DNA 病毒。病毒在体外的生活能力很弱，不耐热，不耐酸，不能在痂皮中存活，易被乙醚灭活。

【流行病学】

水痘患者是主要传染源。病毒存在于早期病人口咽分泌物、血液中以及水痘和带状疱疹的疱疹浆液中。通过直接接触、飞沫、空气传播。出疹前1～2天至疱疹结痂，具有很强的传染性，水痘结痂后病毒消失。人群对水痘普遍易感，发病以10岁以下小儿多见，集体机构内易造成流行。本病以冬春季多见、病后可获得持久免疫力。

【发病机理】

病毒经口鼻侵入机体后，首先在上呼吸道粘膜增殖，然后进入血液产生病毒血症，引起发热及皮肤和粘膜损害而发病。最初皮肤真皮层毛细血管内皮肿胀，血管扩张充血，随后形成单房性水疱疹。其主要病理改变仅限于皮肤表层棘细胞。无继发细菌感染的疱疹结痂脱落后无瘢痕。口腔粘膜也可有类似病变。病毒侵入血中呈间歇性，临床表现分批出现皮疹。严重病例，全身多数脏器受累，可并发间质性肺炎、脑炎、肾炎及肝炎等。水痘脑炎时，表现为血管周围的神经脱髓鞘改变。

【临床表现】

（一）典型水痘　典型水痘可分以下几期。

1. 潜伏期：10～24天，一般为14～17天。

2. 前驱期：仅1天左右，可有低热、头痛、全身不适及食欲不振等前驱症状。也可见猩红热样或麻疹样前驱疹，但很快消失。幼儿常无前驱期。

3. 出疹期：一般为3～5天。皮疹常在起病当日或次日出现。初为成批的细小红色斑疹或斑丘疹，在数小时内迅速演变成椭圆形、大小不等、水滴状、清亮水疱疹，周围有红晕，有痒感，24小时内变混浊，易溃破，1～3天后变干、结痂。出疹的顺序是躯干→头皮→面部→四肢。皮疹特点：①呈向心性分布（躯干多，四肢、头面部较少）；②分批出现，在同一部位可见不同时期的皮疹（斑疹、丘疹、疱疹及结痂）；③粘膜皮疹可出现在口腔、眼结膜、生殖器等处，易破溃形成溃疡。出疹期还可伴发热和浅表淋巴结肿大。

（二）重症水痘　多发生在恶性病或免疫功能受损病儿，出疹1周后高热不退；皮疹常呈离心性分布，四肢多，偶为出血性或融合成大疱。在第1周末可发生暴发紫癜，有的可致败血症。

（三）先天性水痘　孕母在妊娠早期感染水痘，可使胎儿患先天性水痘综合征，可致多发性先天畸形，如肢体萎缩、皮肤瘢痕、头小畸形、眼异常、大脑皮质萎缩，生长发育落后等。

【并发症】

1. 皮肤继发感染：最常见有脓疱疮、蜂窝组织炎等。

2. 神经系统：①水痘脑炎：发生率在1‰以下，多发生于出疹后3～8天，主要表现为发热、头痛、呕吐、神志改变等。②Reye综合征在水痘后发生者占10%。③周围神经炎。

3. 其他：血小板减少、肺炎、心肌炎、肾炎、肝炎等。

【实验室检查】

（一）血常规　白细胞数正常，淋巴细胞可增高。

（二）病毒分离　起病3天内，取新鲜疱疹浆液接种于人胚羊膜组织培养，分离阳性率较高。自咽部分泌物和血液亦可分离，但阳性率低。

（三）血清学检验　补体结合试验较常用，发疹后1～4天即可出现，2～6周达高峰，若恢复期抗体滴度较早期增长4倍以上，则有诊断意义。

（四）荧光抗体技术　用荧光素标记特异抗体，检测咽部分泌物或疱疹浆液中抗原，可快速诊断。

【诊断】

根据流行病学资料，水痘接触史，水痘皮疹的特点，可做出诊断。个别疑难病例，可借助实验室检查。

【鉴别诊断】

（一）脓疱疮　皮肤损害为化脓性疱疹，疱浆液可培养出细菌。

（二）手足口病　为柯萨奇A病毒引起，多见于4岁以下小儿。疱疹比水痘小，不结痂，多见于手、足和臀部，口腔粘膜可出现疱疹和溃疡。

（三）丘疹样荨麻疹　呈红色丘疹，形态多样，中心可见粟粒大小的丘状水疱，不易破，不结痂。

【预防】

隔离病人应到全部皮疹干燥结痂为止。对密切接触者应检疫3周，易感儿应避免接触水痘患者。还可接种水痘减毒活疫苗，具有保护作用。

【治疗】

本病主要是对症治疗。患儿应卧床休息，加强护理，保持皮肤和手指清洁，避免搔抓，以免抓破疱疹继发细菌感染。对严重病例或内脏播散型水痘可试用无环鸟苷，静脉滴注，每8小时1次，每次5mg/kg，于1小时内滴完。口服每次20mg/kg，每日4次，共5天。也可应用干扰素或更昔洛韦等。维生素B_{12}每次100μg肌注，每日1次，连用5天，有一定效果。

皮肤瘙痒可用抗组胺药物或涂以炉甘石洗剂，已破溃者可涂2%龙胆紫。有继发细菌感染时可加用抗生素。

长期使用肾上腺皮质激素的患儿，一旦接触或发生水痘，应在短期内将激素减至维持量，待水痘全部痊愈后再恢复至原剂量，同时肌肉注射丙种球蛋白以减轻病情。

第五节　流行性腮腺炎

流行性腮腺炎（mumps，epidemic parotitis）是由腮腺炎病毒引起的急性呼吸道传染病。以腮腺肿大伴疼痛为主要临床特征，可同时累及其他唾液腺、性腺（睾丸、卵巢）、胰腺、中枢神经系统等。本病多见于儿童，大多经过良好。

【病原学】

腮腺炎病毒属副粘液病毒，为RNA病毒，仅一个血清型。室温下可存活3～4个月，加热至55～60℃20分钟即灭活，紫外线照射下很快灭活，2%来苏儿、75%酒精在数分钟内可将其杀灭。病程早期，从患儿的唾液、血液、尿及脑脊液中可分离出病毒。

【流行病学】

患者和隐性感染者为传染源，主要经飞沫呼吸道传播，一般在腮腺肿大前7日和肿大后9日内有高度传染性。人群对腮腺炎病毒普遍易感，儿童集体机构中易造成流行，但以5～15岁小儿多见，冬春季多发。

孕妇的抗体可以通过胎盘，使婴儿在生后6～8个月不患腮腺炎。感染本病后可获得终身免疫。

【发病机理】

病毒经口、鼻侵入机体后，在上呼吸道上皮细胞内大量繁殖，并进入血流形成第一次病毒血症。病毒经血流到达腮腺和其他器官，并在其中增殖，然后再次进入血流，形成第二次病毒血症。并侵犯第一次未受波及的器官使之发生病变。腮腺炎的病理特征是非化脓性炎症，腺体及其周围结缔组织充血、水肿、点状出血、腺细胞肿胀，灶性坏死，浆液性渗出及淋巴细胞浸润等。由于腺管上皮细胞肿胀，坏死脱落，与炎性渗出物一道阻塞管腔，致使腺体分泌物潴留，唾液淀粉酶排出受阻，而经淋巴管进入血流，使病人血和尿淀粉酶增高，可作为早期诊断的参考。其他器官如脑膜、睾丸、胰腺等亦可发生类似的病理改变。

【临床表现】

潜伏期为2～3周。前驱期症状一般较轻，表现为体温中度增高、头痛、肌痛等。多数患者无前驱症状。腮腺肿大常是疾病的首发体征，常一侧先肿，2～3天后对侧亦肿大，有时仅单侧肿大。腮腺肿大的特点是以耳垂为中心向周围弥漫肿大，边界不清，至使下颌后沟消失，表面皮肤不红，可有灼热感，局部有触痛，张口及吃酸硬食物时疼痛加重。腮腺肿痛3～5日达到高峰，一周左右消退。腮腺肿大的同时可伴有颌下腺肿大，甚至或仅有颌下腺、舌下腺肿而无腮腺肿大。可有同侧咽及软腭肿胀，扁桃体向中线移位，颊粘膜处腮腺管口红肿，有助于早期诊断。少数因淋巴管受压上胸部可出现软组织肿胀。体温常在腮腺肿胀开始消退时逐渐降至正常，全身症状亦随之好转。由于唾液腺分泌减少，可出现口干。

【并发症】

（一）脑膜脑炎　系腮腺炎病毒侵犯中枢神经系统所致。为无菌性脑膜炎的常见病因之一。多为学龄儿童，以男性为多，通常发生在腮腺肿大后3～10天，也可与腮腺肿大同时发生。主要表现为发热、头痛、呕吐、嗜睡或谵语。颈有抵抗，重者抽搐昏迷，甚至呼吸衰竭。脑膜刺激征阳性。脑脊液改变与其他病毒性脑炎相似，不易鉴别，早期脑脊液中可分离出腮腺炎病毒。腮腺肿后10天左右发病者为感染后脑炎伴有脱髓鞘病变，腮腺炎与脑炎同时发生者，神经元为原发感染。

本病一般预后良好，多于1～2周内恢复。重症脑炎可留有后遗症甚至死亡。有报道腮腺炎感染后可引起大脑导水管阻塞和脑积水。

（二）睾丸炎　多见于12岁以上青少年，常在腮腺肿后一周左右发病，大多侵犯一侧，仅2%病例双侧受累。早期表现为发热，寒战、头痛、恶心、下腹痛，患侧睾丸有明显肿痛、触痛，临近皮肤及阴囊发红、水肿明显，持续1～2周痊愈，约30%～40%受累睾丸发生萎缩，但很少引起不育症。常伴有附睾炎，后者也可单独出现。

（三）卵巢炎　约7%青春期后女性患者可并发卵巢炎，有发热、呕吐、下腹疼痛及压痛，但不影响日后生育功能。

（四）胰腺炎　急性胰腺炎小儿少见，大多在腮腺肿大后3～7天内发病。轻型或亚临床型胰腺炎较常见，如不伴腮腺肿大可误诊为胃肠炎，以中上腹部的剧痛为主要症状，伴有发热、恶心、呕吐等，查体上腹部有压痛。血清淀粉酶活性增高有助于诊断，但此酶在未合并胰腺炎的腮腺炎病例亦可增高，故应同时测定血清脂肪酶以资鉴别。

（五）其他　腮腺炎病毒还可侵犯心肌、肾脏、肝脏、乳腺、甲状腺、泪腺及关节等部位，引起相应症状。

【实验室检查】

（一）血常规　白细胞计数正常或轻度增高，淋巴细胞相对增多。有脑膜炎或睾丸炎者，白细胞增高，中性粒细胞增多。

（二）血尿淀粉酶　70%患者在起病早期有血清及尿淀粉酶轻、中度增高，两周左右恢复正常；当胰腺被波及时，淀粉酶显著增高。

（三）免疫学检查　取病初和恢复期双份血清，作补体结合试验或血凝抑制试验，效价有 4 倍以上增高，或一次效价在 1∶64 以上者有诊断价值。

（四）病毒分离　从早期病人的唾液、血液、脑脊液和尿中，可分离出流行性腮腺炎病毒。

【诊断】

本病诊断根据以下 3 点：①流行病学史与密切接触史；②腮腺肿大的特点及腮腺管口红肿；③血尿淀粉酶测定阳性。典型病例诊断并不难，疑难病例可作病毒分离或血清学检查。

【鉴别诊断】

（一）化脓性腮腺炎　腮腺剧烈疼痛及触痛，局部皮肤红肿、热、痛较重，腮腺管口有脓液流出，白细胞总数和中性粒细胞数增高。

（二）急性淋巴结炎　耳前、颈前、下颌角淋巴结炎，肿物只限于颈部或耳前区，肿胀不以耳垂为中心，边界清楚，质地较坚硬，压痛明显，表浅者活动良好，可发现与淋巴结相关的组织器官有炎症。腮腺口无红肿。

（三）其他病毒引起的腮腺炎　A 型流感病毒、副流感病毒、柯萨奇病毒、单纯疱疹病毒、巨细胞包涵体病毒等，也可引起腮腺炎，需要借助血清学检查才能确诊。

【预防】

（一）隔离　病人应隔离至腮腺肿胀完全消退。流行期间对幼儿园和小学应经常检查，发现病人及早隔离，有接触史的易感儿应检疫 3 周。

（二）主动免疫　生后 14 个月常规给予减毒腮腺炎活疫苗接种，可皮内或皮下注射，也可用喷鼻或气雾吸入法，还可接种麻疹、风疹、腮腺炎三联疫苗。接种后 99%可产生抗体，一次免疫至少可保护 8 年。少数在接种后 7～10 天发生腮腺炎，个别有报道使用三联疫苗后，可出现接种后脑膜脑炎。

（三）被动免疫　可给予腮腺炎高价免疫球蛋白，效果较好。

【治疗】

主要是对症治疗和支持疗法。

（一）一般治疗及护理　隔离患者，卧床休息，直至腮腺肿胀和其他症状完全消退。注意口腔清洁，可给清淡易消化的流质或半流质饮食，避免酸性食物，补充水分和营养。

（二）抗病毒治疗　对重症或有神经系统、心肌受累者，可试用病毒唑或干扰素，病毒唑（三氮唑核苷），剂量为 10～15mg/（kg·d），分 2 次肌注或静点，疗程 3～5 天。干扰素每次 100 万～200 万 U 肌注，每日或隔日 1 次，连用 7 次。

（三）对症治疗　高热者用物理降温或退热剂。发生脑膜炎者应按脑膜炎处理。并发睾丸炎者可用丁字带将阴囊托起，局部冷敷可减轻疼痛。发生急性胰腺炎时，需禁食、输液、止痛及使用抗生素和激素等。

（四）中医中药治疗　中医称本病为“痄腮”，治则为清热解毒、消毒散结为主，方剂用银翘散加减或普济消毒饮。局部可用紫金锭、青黛散或金黄散醋调外敷，也可用鲜仙人掌捣碎外敷。

第六节　脊髓灰质炎

脊髓灰质炎（poliomyelitis）又称小儿麻痹症，是由脊髓灰质炎病毒引起的小儿急性传染病。病变主要在脊髓灰质前角部分。临床表现为发热、咽痛、肢体疼痛，部分病例出现肢体弛缓性瘫痪。近年来普遍采用口服疫苗预防后，发病率已显著下降。世界卫生组织提出2000年全球消灭脊髓灰质炎，美洲、欧洲和包括我国在内的西太平洋地区已成为无脊髓灰质炎地区。目前本病主要存在于东南亚和非洲的少数几个国家。

【病原学】

脊髓灰质炎病毒属于小核糖核酸病毒科的肠道病毒。根据抗原不同，脊髓灰质炎病毒可分为Ⅰ、Ⅱ、Ⅲ型，Ⅰ型易引起瘫痪，各型间无交叉免疫。此病毒在人体外生活力很强，在水及粪便中可生存几个月，在低温下（－70℃）可存活8年。但不耐热，加热至56℃以上可使其灭活，煮沸迅速死亡。紫外线照射1小时左右可杀灭。各种氧化剂如过氧化氢、10%高锰酸钾溶液、2%碘酒、甲醛及升汞等均可使其灭活。感染早期可自鼻咽分泌物、粪便中分离出病毒，血液和脑脊液中分离出病毒，则有诊断意义。本病毒在人肠道内能和柯萨奇病毒、埃可病毒互相干扰。

【流行病学】

本病广泛分布于全世界，热带地区终年可见，温带地区，以夏秋季为多。在卫生状况较好和广泛预防接种的国家和地区，已控制了流行，或基本消灭。

（一）传染源　患者和隐性感染者为传染源，在潜伏期后期和病后一周内传染性最强。

（二）传播途径　本病主要经粪-口途径传播。易感儿与患者或隐性感染者密切生活接触、不良卫生习惯，均可使之播散。

（三）易感性　人群对本病毒普遍易感，5岁以下小儿发病率最高。感染后可产生对同型病毒的持久免疫力，再次患病可由不同型病毒引起。6个月以下小儿有来自母体抗体，故很少发病。但与口服减毒活疫苗有关的疫苗衍生病毒及疫苗相关病毒所致的脊髓灰质炎，已在无脊髓灰质炎国家散发，故世界卫生组织要求已经消灭脊髓灰质炎的国家还应持续免疫接种5～6年。

【发病机理】

病毒经口咽部进入人体内，因其耐酸故可在胃液中生存，并在肠粘膜上皮细胞和局部淋巴组织中增殖，同时向外排出病毒，此时如机体免疫反应强，体内产生足量抗体，病毒可被消除，称为隐性感染；否则病毒经淋巴进入血循环，形成第一次病毒血症，进而扩散至全身淋巴组织中增殖，出现发热等前驱症状。如病情不再进展，病毒未侵犯神经系统，病儿仅表现呼吸道或肠道症状，机体免疫系统又能清除病毒，即为顿挫型；若病毒在全身淋巴组织及其他单核巨噬细胞中继续增殖，再次进入血循环，形成第二次病毒血症，此时病毒可突破血脑屏障侵犯中枢神经系统，约1%患者有典型临床表现，其中轻者有神经系统症状而无瘫痪，重者发生瘫痪，称瘫痪型。引起瘫痪的高危因素包括过度疲劳、剧烈运动、肌内注射、扁桃体摘除术和遗传因素等。

病变主要在脊髓前角，以腰段和颈段的运动神经元受损较多。少数严重病例可波及延脑、脑桥、中脑。病灶处可见脊髓前角运动神经元变性、坏死，可见嗜神经细胞现象，有中性粒细胞和淋巴细胞浸润和小胶质细胞增生。但并不是所有受累神经元都坏死，损伤是可逆的，起病 3～4 周后，水肿、炎症消退，神经细胞功能可逐渐恢复，其他正常神经细胞可代偿一部分已坏死的神经元功能，故瘫痪肢体的功能可有不同程度的恢复。神经细胞已坏死者，不能恢复，长期瘫痪后，可见肌肉萎缩，骨骼变形。

【临床表现】

本病潜伏期一般为 5～14 天。临床上可表现多种类型：①隐性感染；②顿挫型；③无瘫痪型；④瘫痪型。

（一）前驱期　主要表现为发热、头痛、乏力、多汗、烦躁不安和全身感觉过敏；或有呕吐、腹泻等消化道症状；或有咽痛、咳嗽等呼吸道症状，持续 1～4 天。若病情不发展，即为顿挫型。

（二）瘫痪前期　前驱期症状消失后，经 1～6 天无症状期，体温再次上升而进入此期，称双峰热型。部分病人前驱期短暂，体温不退，迅速转为本期。患儿呈兴奋状态，皮肤潮红多汗，可有头痛、咽痛、四肢肌痛，感觉过敏，喜安静卧床，不愿让人抚抱。颈背强直、弯曲时疼痛为本期重要特征。体检表现为三角架征阳性，即令患儿坐起时，须屈膝，双手支撑于身后，以支持躯干；吻膝征阳性，即患儿坐起后不能自动弯颈，使下颌抵膝；可有轻度脑膜刺激征，腱反射早期正常或稍亢进。脑脊液有轻度改变，同其他病毒性脑膜炎，热退后迅速恢复正常。本病发热可持续 3～6 天，若病情不再进展，不出现弛缓性瘫痪，即为无瘫痪型。如病情继续发展，则进入瘫痪期。

（三）瘫痪期（瘫痪型）　于瘫痪前期的第 3～4 天，或在双峰热的第 1～2 天后，出现腹壁反射消失，随后膝腱反射减弱或消失。瘫痪随发热而加重，在 5～10 天内达高峰，轻症仅持续 1～2 天，重者可持续半个月。体温下降后瘫痪不再进展。依受损部位不同，而表现为以下各型：

1. 脊髓型：最为常见，为脊髓前角运动神经细胞受损所致，表现为下运动神经元性（弛缓性）瘫痪。呈分布不规则，不对称，轻重不一的弛缓性瘫痪，无感觉障碍。瘫痪可累积任何肌群，最常见为下肢，其次为上肢。但也可出现单一肌群受累或四肢均瘫者。近端大肌群较远端小肌群瘫痪出现的早且重。表现肌张力减低，腱反射消失。如累及颈背肌和躯干肌，则不能竖头、坐起和翻身；累及肋间肌和膈肌，则胸廓运动受限，胸式或腹式呼吸运动减弱，表现呼吸浅速，咳嗽无力，严重时可致呼吸衰竭；如累及腹肌，则腹壁反射消失；少数病例肠肌麻痹可见腹胀便秘，有膀胱肌受累可出现尿潴留。

2. 脑干型（延髓型）：又称球麻痹型。包括中脑、脑桥及延髓等部位的病变。系颅神经的运动神经核和延髓的呼吸、循环中枢被侵犯所致。此型占瘫痪型的 5%～10%。呼吸中枢受损时出现呼吸不规则、呼吸暂停及叹息样呼吸等；血管运动中枢受损表现血压、脉搏改变，可出现微循环障碍；颅神经受损时则出现相应的神经麻痹症状和体征：如第Ⅶ对颅神经损害则表现为同侧面瘫；第Ⅸ、Ⅹ、Ⅻ对颅神经运动核损害，则出现舌、咽、喉部肌肉瘫痪，表现吞咽困难，喝水呛咳，声音嘶哑，发声不清，软腭下垂，悬雍垂偏向健侧，伸舌时舌尖偏向瘫痪侧，咽反射消失等；第Ⅺ对颅神经损害，表现肩下垂，颈无力，头偏向健侧；第Ⅲ、Ⅳ、Ⅵ对颅神经损害，表现眼球运动障碍、眼睑下垂等。

3. 脑炎型：此型少见，急起高热，嗜睡、惊厥或昏迷。呈上运动神经元性（痉挛性）瘫痪。

4. 混合型：脊髓型与脑干型混合，或脊髓型与脑炎型混合，两型表现同时出现。

（四）恢复期　体温正常，一般症状消失，瘫痪不再进展即进入恢复期。肢体功能从远端（手指、足趾）开始恢复，渐及近端大肌群。头1～2个月恢复较快，6个月以后渐慢。轻症1～2个月恢复，一般病例8个月内恢复，严重者需8～18个月或更长时间。瘫痪可部分或完全恢复。

（五）后遗症期　受累的神经细胞坏死后，相应的肌群功能丧失，长久则出现肌萎缩而松弛，骨关节失去肌肉牵拉终成畸形，如足下垂、足马蹄内翻或外翻，肢体变细缩短，脊柱侧弯或前凸等。

【并发症】

急性期可有心肌损害，表现心动过速、心律不齐以及心电图异常。外周型或中枢型呼吸麻痹可继发吸入性肺炎、肺不张和呼吸衰竭。尿潴留可继发尿路感染，长期卧床可致褥疮。

【实验室检查】

（一）血常规　白细胞总数和分类大多正常。急性期约有1/3～1/2病儿血沉增快。

（二）脑脊液检查　瘫痪前期开始出现异常，外观透明或微浊，压力增高，细胞数50×10^6～300×10^6/L，或稍高，早期以中性粒细胞为主，后期以淋巴细胞为主，糖和氯化物正常。蛋白早期可正常或稍高，瘫痪第2周常增高，此时细胞数已正常，出现蛋白细胞分离现象。

（三）病毒分离　通过组织培养可从鼻咽分泌物、粪便中分离出病毒，但无助于诊断。如从血和脑脊液中分离出病毒，则有诊断意义。

（四）血清学检验　可采用补体结合试验和中和试验检测血中特异性抗体，前者抗体在体内保持2～3个月后消失，阳性表示近期患过本病；后者抗体持续时间长，阳性表示以前曾患过本病。一般在起病时和恢复期各取血1次，如抗体升高4倍以上，有诊断价值。PCR和ELISA法敏感性高、特异性强、需时短。

【诊断】

对顿挫型和无瘫痪型，仅凭临床表现难以诊断，必须借助于病毒分离和血清学才能确诊。在夏秋季，特别是在脊髓灰质炎流行地区，凡未曾接受过脊髓灰质炎糖丸免疫的小儿，出现发热、全身不适、上呼吸道及消化系统症状、多汗、嗜睡、感觉过敏及肌肉疼痛，随之出现弛缓性非对称性瘫痪，而感觉存在，一般可诊断。

【鉴别诊断】

（一）急性感染性多发性神经根炎　本病多见于年长儿。首先表现肢体远端麻木感，刺痛感，迅速出现对称性上行性肢体软弱无力以至弛缓性瘫痪。伴有不同程度感觉障碍，锥体束征常见。严重者可发生呼吸肌麻痹和颅神经障碍。脑脊液可有蛋白细胞分离现象。

（二）病毒性脑膜脑炎　可因肠道柯萨奇病毒、埃可病毒和淋巴细胞脉络丛脑膜炎病毒感染所致。大多呈轻度瘫痪，短期内完全恢复。发病时常见皮疹、肌痛、心肌炎。已服过脊髓灰质炎疫苗者，应考虑本病。

（三）假性瘫痪　因骨髓炎、关节滑膜炎、坏血病、骨折及肌内注射刺激性药物引起的疼痛，使患儿肢体不敢活动，称假性瘫痪。需详细询问病史，仔细检查，必要时借助X线或肌电图检查，多能明确诊断。

（四）家族性周期性瘫痪　瘫痪突然出现，呈对称性，发展迅速，低血钾，补钾后症状很快消失。

【预防】

正确服用脊髓灰质炎减毒活疫苗糖丸和普遍开展卫生宣教工作是预防本病的主要措施及关键。

（一）控制传染源　早发现早隔离，自发病日起应隔离 40 天，并及时报告疫情。对密切接触的易感者，应严密检疫 20 天。

（二）切断传播途径　病人的排泄物和呼吸道分泌物，以及被其污染的物品，必须彻底消毒。对隐性感染者无瘫痪者，应抓好饮食管理、水源消毒和粪便管理，注意个人卫生以杜绝传染源。

（三）保护易感儿　本病流行期间，小儿不去公共场所，勿作不必要的预防接种、扁桃体切除及拔牙等手术。

1. 被动免疫　对未服过脊髓灰质炎减毒活疫苗糖丸的 5 岁以下小儿，有密切接触史者，可立即肌注 10%丙种球蛋白，每次 0.2～0.3ml/kg，或胎盘球蛋白每次 0.5ml/kg，必要时次日重复注射 1 次，有一定免疫作用，其有效时间为 3～4 周。

2. 主动免疫　口服脊髓灰质炎减毒活疫苗，对象为 2 个月以上小儿。疫苗应含服或凉开水送服，切勿用热开水化服。服糖丸后 2 小时内不能喝过热开水或饮料，也不给喂奶，以免影响效果。服用时间以冬春季为宜。极少数小儿用后可发生疫苗相关性瘫痪型脊髓灰质炎。

【治疗】

（一）急性期治疗

1. 前驱期及瘫痪前期的治疗：应卧床休息至热退后 1 周，以后避免体力活动至少 2 周。减少肌内注射或不急需的手术，以免诱使瘫痪发生。加强护理，卧床时使用踏板使脚和小腿有一正确角度，以利于功能恢复。

对症治疗主要是使用退热、镇静剂缓解全身肌肉痉挛不适和疼痛，症状严重者可用泼尼松 2～5 日；局部湿热敷，每 2～4 小时 1 次，每次 15～30 分钟；热水浴也有良效，特别是对年幼儿童，与镇痛药合用有协同作用。

2. 瘫痪期治疗

（1）瘫痪肢体：注意保护，避免外伤受压，或经常变换患肢姿势以减轻疲劳感，置关节于舒适的功能位置，以防止足下垂及足外翻等畸形。

（2）营养供给：应给予营养丰富的饮食和大量水分，如因环境温度过高或热敷引起多汗，则应补充钠盐。

（3）药物治疗：①加兰他敏：有抗胆碱酯酶、促进神经肌肉传导，增强肌张力的作用，每日或隔日 1 次，每次 0.05～0.1mg/kg，肌注，疗程 20～40 天，一般在急性期后使用。②地巴唑：有舒张血管，兴奋脊髓，促进神经传导功能的作用。剂量为每次 0.1～0.2mg/kg，最大为 5mg，每日 1 次口服，疗程 10 天。③维生素 B 族可长期应用。

（4）呼吸肌麻痹处理　①保持呼吸道通畅：采用头低位（床脚抬高成 20°～25°）以免唾液、呕吐物吸入，最初几天应用全静脉营养。②监测呼吸、脉搏、血压，发现问题及时处理。③声带麻痹、呼吸肌瘫痪者，需行气管切开术。通气受阻者，则需机械辅助呼吸。

（二）恢复期的治疗　治疗目的是促进瘫痪恢复，减少后遗症的发生。当体温降至正常，瘫痪停止进展后，即可开始主动运动和被动锻炼，进行积极的功能恢复治疗，如按摩、针灸、穴位结扎及其他理疗措施。

（三）后遗症期治疗　主要是矫正畸形，改善功能，最大限度地减少致残程度。对肢体畸形、功能障碍者，可在两年后行外科矫形术。

第七节　猩　红　热

猩红热（scarlet fever）是由 A 族乙型（β）溶血性链球菌引起的急性呼吸道传染病。临床特征为发热、咽峡炎、莓样舌、全身弥漫性鲜红色皮疹，疹退后有皮肤脱屑。少数患儿在病后 2～3 周可发生风湿热或急性肾小球肾炎。

【病原学】

根据产生溶血与否，链球菌分为甲（α）型半溶血性、乙（β）型完全溶血性、丙（γ）型不溶血性三种。A 族乙（β）型溶血性链球菌是本病的病原菌。乙型链球菌又分为 18 个族，A 族是猩红热的主要病原体。该型细菌在繁殖过程中可产生多种与致病有关的毒素和酶，主要有红疹毒素、溶血素、透明质酸酶与链激酶。乙型溶血性链球菌在体外生活能力较强，在痰液、脓液及排泄物中可生存数周，但加热及一般消毒剂均可将其灭活。

【流行病学】

本病全年均可发病，但以冬、春季多见。目前已无大流行，多为散发，且轻型病例增多，重症者少见，病死率已明显下降。

（一）传染源　患者和带菌者为主要传染源。由乙型溶血性链球菌引起的扁桃体炎、咽峡炎、中耳炎、丹毒等也可成为传染源。发病前 24 小时至疾病高峰期传染性最强。

（二）传播途径　主要经呼吸道飞沫传播，少数可经破损皮肤、粘膜侵入，引起“外科型”猩红热。偶见细菌污染玩具、食物、生活用具等经口传播。

（三）易感人群　人群对猩红热有普遍易感性，儿童尤其是 3～7 岁儿童为易感人群。感染后可获得抗菌免疫和抗毒免疫，抗毒免疫力主要为红疹毒素的特异性抗体。由于红疹毒素有型的特异性，各型间无交叉免疫，故可见到再次罹患本病者。婴儿通过胎盘从母体获得的被动免疫可持续到 1 岁末。

【发病机理】

A 族乙型溶血性链球菌感染后可引起感染性、中毒性、变态反应性三种病理改变，这是本病的发病原理和临床表现的基础。

（一）感染性病变　病原菌侵入局部，引起炎性反应，如咽峡炎、扁桃体炎。细菌产生的透明质酸酶，可溶解纤维蛋白和组织，形成扁桃体周围炎、蜂窝组织炎，或经淋巴管蔓延，引起淋巴结炎。细菌侵入血液，可致败血症。

（二）中毒性病变　细菌产生的毒素被吸收入血循环，可引起毒血症。红疹毒素可使皮肤和粘膜血管弥漫性充血、水肿，上皮细胞增生，单核及淋巴细胞浸润，以毛囊周围明显，形成典型的猩红热皮疹。重者形成出血性皮疹。恢复期表皮坏死，角化层脱落，形成特征性脱皮。

（三）变态反应性病变　少数患者于病后2～3周，可在心、肾、关节滑膜等胶原组织中出现变态反应性病变。

【临床表现】

潜伏期1～7天，平均3天，外科型为1～2天。其临床表现轻重差别较大，可分几种类型。

（一）普通型　典型病例可分为3期。

1. 前驱期：急性起病，常有高热、头痛、咽痛、恶心、及全身不适。体温38～40℃；咽部及扁桃体充血水肿明显，扁桃体腺窝处可有点状或片状白色脓性渗出物，易剥离。软腭处可见针尖大小出血点或红疹。病初舌面覆盖白苔，舌乳头红肿突出，称"草莓舌"。3～4天后舌苔脱落，舌面光滑，露出充血舌面及肿胀乳头，称"杨莓舌"。颈淋巴结及颌下淋巴结常肿大并有触痛。

2. 出疹期：皮疹多在发热12～24小时出现。最先见于耳后、颈部、上胸部，于24小时内布满全身，最后达到四肢。典型皮疹是在全身皮肤弥漫性充血潮红的基础上，散布着均匀、密集、细小约1mm大小的猩红色皮疹，皮肤毛囊突出于皮肤表面呈鸡皮样，触之似砂纸感，疹间无正常皮肤，压之褪色，有瘙痒感。面部皮肤潮红而口唇周围皮肤发白，形成口周苍白圈。皮疹在皮肤皱折处如腋窝、肘窝、腹股沟处密集并伴有出血点，形成明显的紫红色线条疹，称帕氏线（Pastia line）。皮疹持续时间依病情轻重而异，轻者2～3天，重者可达1周。出疹时体温增高，中毒症状加重，皮疹遍及全身后，体温逐渐下降。

3. 恢复期：体温降至正常，一般情况好转。皮疹按出疹时的先后顺序于3～4天内消退。疹退后1周开始脱皮，脱皮程度与出皮疹程度一致，轻者呈糠屑样，重者则大片脱皮，脱皮可历时1～4周，无色素沉着。

（二）轻型　低热，全身症状轻微，咽部轻度充血，皮疹稀疏而色淡，历时短暂，无脱皮或仅有少量片状脱皮，整个病程约2～3天，常被漏诊。近年来此型增多。

（三）重型　又称中毒型，除上述症状明显外，全身中毒症状严重，体温可达40℃以上，常有不同程度嗜睡、烦躁、意识障碍，甚至可迅速出现休克。炎症可向周围扩散，而引起颈深部蜂窝组织炎及淋巴结炎。皮疹可呈片状或出血性瘀斑。常并发化脓性脑膜炎、肺炎、败血症、中毒性心肌炎、中毒性肝炎等。此型病死率高，近年来已少见，可能与菌株的自然变异或早期应用抗菌药物有关。

（四）外科型　个别情况下链球菌可从皮肤或粘膜伤口处侵入，故无咽炎及草莓舌，而有局部急性化脓性病灶，皮疹首先出现在伤口附近的皮肤，然后蔓延至全身。

【并发症】

治疗愈早，并发症愈少。化脓性损害主要见于年幼体弱儿。变态反应性疾病见于较大儿童。

（一）化脓性感染　早期并发症以化脓性感染为主。可见有颈部淋巴结炎、咽后壁脓肿、鼻窦炎、中耳炎、支气管肺炎等。偶有败血症、骨髓炎、脑膜炎等。

（二）中毒性病变　多见于发病早期，可见有中毒性心肌炎、中毒性脑病等。

（三）变态反应性疾病　多于病后2～3周出现，如急性肾小球肾炎、风湿热、过敏性紫癜等。

【实验室检查】

（一）血常规　白细胞常在（10～20）$\times 10^9$/L以上，中性粒细胞可达75%以上。

（二）细菌培养　治疗前，取鼻咽拭子或伤口脓液培养，可分离出致病菌。

【诊断】

典型病例根据急性发热、咽峡炎、莓样舌和典型皮疹，不难诊断。遇疑难病例，需结合细菌培养进行诊断。

【鉴别诊断】

（一）金黄色葡萄球菌感染　某些金黄色葡萄球菌菌株的内毒素分子结构有部分与红疹毒素相同，也可引起猩红热样皮疹。但皮疹消退快，且无脱皮现象，并常伴有迁延性病灶，病原学检查为金黄色葡萄球菌。

（二）其他出疹性传染病　参见表11-1。

（三）川崎病　发热时间长，虽有莓样舌和猩红热样皮疹，但同时伴有眼球结膜充血，口唇干裂，颈部淋巴结肿大，手足广泛硬性肿胀等。可有冠状动脉扩张等病变。病原学检查阴性，抗菌药物治疗无效。

【预防】

（一）隔离传染源　猩红热病人，同时患有急性咽炎、扁桃体炎的病人都是传染源，均需隔离至咽拭子培养阴性。

（二）切断传播途径　流行期间，禁止小儿去公共场所，接触病人要戴口罩，对病人污染物、渗出物及时消毒处理。对密切接触的易感者，应检疫7～12日，还应采用药物预防，如应用青霉素或复方新诺明3～5日。

（三）保护易感者　对密切接触病人的易感者，可肌注青霉素或口服复方新诺明3～4日。

【治疗】

（一）一般治疗及护理　应卧床休息，呼吸道隔离，供给充足的水分及营养。注意口腔及皮肤护理。

（二）抗生素治疗　首选青霉素，用3万～5万U/（kg·d）分2次肌注，重者可用10万～20万U/（kg·d）静脉滴注，疗程7～10天，重症病例可用两种抗生素联合应用；对青霉素过敏者可用红霉素等。早期应用抗生素，可缩短病程，减少并发症。

（三）并发症治疗　对化脓性并发症，可加大青霉素用量，已形成化脓病灶时应切开引流。并发休克者，应采取抗休克治疗。

第八节　中毒型细菌性痢疾

中毒型细菌性痢疾（bacillary dysentery，toxic type）是急性细菌性痢疾的暴发型，临床特征为突然高热、抽搐、昏迷，迅速出现循环和（或）呼吸衰竭。本病多见于2～7岁小儿，病死率高，必须积极抢救。近年来本病有减少趋势。

【病原学】

细菌性痢疾的病原为志贺菌属革兰阴性杆菌，简称痢疾杆菌。中毒型细菌性痢疾的病原与普通型痢疾的病原相同。痢疾杆菌分为4个血清群：A群，痢疾志贺菌（12个血清型）；

B群，福氏志贺菌（6个血清型）；C群，鲍氏志贺菌（18个血清型）；D群，宋氏志贺菌（1个血清型）。我国以福氏志贺菌多见。本菌属在潮湿环境中存活力强，在食品、用具上可存活1～2周，日晒30分钟，或加热60℃10分钟和100℃即刻杀死。一般消毒剂如新洁尔灭、漂白粉、来苏等均可使其灭活。

【流行病学】

病人和带菌者为传染源，经粪-口途径传播。人群普遍易感，病后免疫力短暂而不稳定，各菌之间无交叉免疫，故可多次反复感染。

【发病机理】

本病多见于平素营养状况较好，体格健壮的2～7岁小儿，可能与这组儿童的个体敏感性、免疫反应和应激机能有关。除上述因素外更主要是与细菌毒素有关。

痢疾杆菌进入肠道后，在上皮细胞内大量增殖，并侵入粘膜固有层，引起粘膜层细胞变性坏死。细菌裂解后释放大量内毒素进入血液，引起内毒素血症。此时，机体产生强烈的应激反应。内毒素一方面激发体内产生致热原，引起高热，另一方面使儿茶酚胺等多种血管活性物质增加，致全身小血管痉挛而引起微循环障碍。同时，损伤血管壁引起DIC及血栓形成，加重血循环障碍，引起休克型痢疾。脑微循环障碍使脑细胞缺血缺氧，促使脑水肿和脑疝形成，引起脑型中毒型痢疾，表现惊厥、昏迷和呼吸衰竭。

细菌性痢疾的病变，大多见于结肠，以乙状结肠和直肠最多见。

【临床表现】

潜伏期1～2天，短者数小时。以严重毒血症状、休克和（或）中毒性脑病为主要临床表现，而肠道症状较轻，甚至开始无腹痛及腹泻症状，发病24小时内出现腹泻及痢疾样大便。起病有两种类型：一类初为普通型菌痢，先有发热与脓血便，2～3天内转为中毒型；另一类骤起高热，在脓血便之前就表现严重中毒症状，呈暴发型。本病可分为以下3型。

（一）脑型　因脑缺氧、水肿而发生反复惊厥、昏迷和呼吸衰竭。早期表现精神萎靡或烦躁不安、嗜睡、呕吐、头痛等。随病情进展，出现高热，体温可达40.5℃以上。惊厥频繁发作，出现呼吸节律不齐、呼吸暂停、叹息样呼吸及下颌呼吸等。瞳孔忽大忽小，或两侧不等大，对光反射迟钝或消失。意识由烦躁、谵妄而进入昏迷。

（二）休克型　以末梢循环衰竭为主，早期可见面色苍白，口周发绀，肢端发凉，血压偏低，心率稍快。随病情进展，出现面色苍灰，口唇、指趾甲发绀，肢体湿冷，皮肤发花，血压下降，脉细速，心音低钝，尿少或无尿，可伴心、肺、肾及血液等多系统功能紊乱。

（三）混合型　同时具有以上两型表现，病情最为严重。

【实验室检查】

（一）血常规　白细胞总数增高，分类示中性粒细胞增多，并有核左移。

（二）便常规　病初可为正常大便，以后出现脓血、粘液便，镜检可见大量白细胞、脓细胞、红细胞和吞噬细胞。

（三）便培养　在病初1～2天采取粪便培养，阳性率较高，应采取粪便中有脓血的部分送检。反复多次培养可提高阳性率。

（四）荧光抗体技术　用荧光标记的抗体，检测大便涂片中的抗原（细菌），以助早期诊断。

【诊断】

在夏秋季，遇到2～7岁小儿，突然高热，伴有反复惊厥、脑病和（或）休克表现，并有不洁食物进入史，均应考虑中毒型细菌性痢疾。可用冷盐水灌肠或肛拭子取粪便送检，如发现有多数脓细胞和红细胞基本可确诊。

【鉴别诊断】

（一）高热惊厥　多见于6个月～3岁小儿，常在上呼吸道感染体温突然升高时出现惊厥，抽搐时间短，止惊后一般情况良好，无感染中毒症状，一次病程中仅发生1～2次惊厥。粪便检验正常。

（二）流行性乙型脑炎　本病有明显的季节性，南方在6～8月，北方在7～9月份发生。其高热、惊厥、昏迷与中毒型痢疾相似，但体温多在1～2天内逐渐上升，伴剧烈头痛、呕吐，抽搐多在发病1～2天后出现，可有脑膜刺激征，脑脊液检查多有改变，而大便检验正常。

（三）肠炎、结肠炎　由其他细菌如致病性大肠杆菌、鼠伤寒沙门菌、葡萄球菌等感染所致肠炎亦多见于婴幼儿阶段，夏秋季发病率高，都是以发热、呕吐、腹泻等症状为主，大便亦可为脓血便，中毒症状严重时亦会发生休克。除依据其临床特征鉴别外，主要依据致病菌培养结果阳性来确诊。

（四）急性出血性坏死性肠炎　本病也可发生在夏秋季，临床也表现为急性高热、腹痛、腹泻、便血和中毒性休克，但本病腹痛症状突出，排赤豆汤样便，大便镜检有大量红细胞，少量白细胞。

【治疗】

必须积极迅速进行抢救。针对不同阶段的主要病情变化采取相应措施。

（一）止惊　可选用以下药物：惊厥不止可静脉缓慢注射地西泮（安定），每次0.2～0.3mg/kg，最大量不超过10mg，速度1mg/min，抽止药停；10%水合氯醛每次40～50mg/kg，口服或用等量盐水稀释后灌肠；苯巴比妥钠每次10mg/kg，肌内注射。

（二）降温　立即用冷盐水灌肠，既可降温又可获取大便送检。随后可用冷敷、酒精擦浴，或用冰袋、冰帽置于头、颈部、腋窝及腹股沟等大血管处降温。对超高热伴反复惊厥者，可用冬眠或亚冬眠疗法。对有高热而四肢发凉的患儿可用温湿敷疗法降温。

人工冬眠可降低机体对外界刺激的反应，使中枢神经系统处于保护性抑制状态，提高组织对缺氧的耐受性。治疗原则是早用、短疗程和快速降温。方法是用氯丙嗪和异丙嗪各1mg/kg，肌内注射或加入10%葡萄糖液10～20ml静注，待病人安静后同时用冰袋降温，使体温在2小时内降至34～36℃。以后根据患儿体温、睡眠和呼吸情况调整用药次数和剂量。一般每4～6小时静脉或肌注1次，共用3～4次，冬眠时间维持12～24小时。作此项治疗时，应注意观察体温、脉搏、血压、呼吸等情况，避免搬动。近年来在应用冬眠疗法时大多不主张冬眠过深，以免导致呼吸道分泌物增多，引起痰液阻塞、抑制呼吸。

（三）抗休克治疗　治疗原则为调整微血管舒缩功能紊乱，改善微循环，补充血容量，纠正酸中毒，以及给予强心药等措施。详见第十九章“感染性休克”。

（四）脑病的治疗　原则是积极降温止惊，脱水降低颅内压，改善脑循环，吸氧，保持呼吸道通畅，必要时应用呼吸兴奋剂和机械通气。

（五）病原治疗　最好选用两种抗生素联合应用。常用药物如下：

1. 丁胺卡那霉素：每日 4～8mg/kg，静脉滴注或分 2 次肌注。但应注意肾毒性和耳毒性。

2. 奈替米星：每日 3～6mg/kg，分 2 次肌内注射或静脉点滴。

3. 氨苄青霉素：每日 100～200mg/kg，静脉滴注。

4. 头孢噻肟钠：每日 50～100mg/kg，分 2～4 次肌注或静脉点滴。重者可用 200mg/(kg·d)。

5. 头孢曲松钠（头孢三嗪）：每日 20～80mg/kg，分 1～2 次肌注或静脉点滴，最大量每日 4g。

药物一经选定，连用 72 小时，若症状不见好转，再换其他药物，最好根据细菌药敏试验选用药物。待大便培养 3 次阴性后方可停药。

【预防】

（一）管好水源，不饮生水，不吃不清洁或霉烂变质的食物。

（二）早期发现，早治疗，早隔离，控制流行。

（三）儿童集体机构的炊事员、保管员要定期检查粪便，必要时作细菌培养。

（四）做好消毒隔离工作，食具要煮沸消毒 15 分钟，病人的粪便要用 1%漂白粉澄清液浸泡或沸水浸泡消毒。尿布或衬裤也要煮过或用刚开的水浸泡后再洗。

（王久萍）

第十二章　结核病

第一节　总　论

结核病（tuberculosis）是由结核杆菌引起的慢性感染性疾病，全身各个脏器均可受累，但以肺结核病多见。近年来由于艾滋病与结核病在感染与发病上相互影响以及耐药结核菌株的产生，许多国家结核病发病率均有所回升。为了预防、控制结核病的传染与流行，1995年WHO提出“WHO结核病控制战略”即“控制传染源”和“直接督导治疗＋短程化疗(DOTS)”。

【病因】

结核菌属于分枝杆菌属，具抗酸性，为需氧菌，革兰染色阳性，抗酸染色呈红色，有4型：人型、牛型、鸟型、鼠型。对人类致病的主要为人型和牛型，我国小儿结核病主要由人型结核菌引起。呼吸道为主要传染途径。

本病与遗传因素有一定关系。经研究发现组织相容性抗原（HLA）与结核病密切相关，特别是有HLA-BW 35抗原者发生结核病的危险性比一般小儿高7倍。

【发病机理】

结核菌引起人体的发病不仅取决于细菌的数量、菌群、毒力，更重要的是与机体免疫功能，尤其是细胞免疫的功能减弱有关。结核菌是一种细胞内寄生菌，侵入人体4～8周产生细胞免疫，同时出现高敏反应。通过细胞免疫使T细胞致敏，若再次接触结核菌或其代谢产物后，可释放一系列细胞因子，这些细胞因子可使巨噬细胞汇集于病灶并激活巨噬细胞。激活了的巨噬细胞具有细胞免疫能力，能产生足够的水解酶和杀菌素，吞噬和杀灭大部分结核杆菌。当细菌量少而组织敏感性高时即产生淋巴细胞、巨噬细胞、成纤维细胞组成的肉芽肿；当细菌量和组织敏感性都高时，则导致组织坏死不完全而产生干酪样物质；当细菌量多而组织敏感性低时，不能使感染很好地局限，导致播散和局部组织破坏。

感染结核杆菌后机体可获得免疫力，90％可终生不发病；5％因免疫力低下而发病，是为原发性肺结核。另5％仅于日后机体免疫力降低时才发病，称为继发性肺结核，是成人肺结核的主要类型。初染结核杆菌除潜匿于胸部淋巴结外，亦可随感染初期菌血症转到其他脏器，并长期潜伏，成为肺外结核发病的来源。

【分型】

一般将肺结核分为以下5型。

Ⅰ型：原发型肺结核，包括原发综合征及胸内淋巴结结核。

Ⅱ型：血行播散型肺结核。包括急性粟粒型肺结核及亚急性、慢性血行播散型肺结核。

Ⅲ型：浸润型肺结核和继发性肺结核，多见于成人。

Ⅳ型：慢性纤维空洞型肺结核，是继发性肺结核的慢性类型。

Ⅴ型：结核性胸膜炎。

儿童时期以Ⅰ型为主，Ⅱ型可见，青少年时期多见Ⅲ型和Ⅴ型。

【诊断】

力求早期诊断，包括发现病灶、决定其性质、范围和是否排菌，从而确定其活动性，以作为预防和治疗的根据。

（一）病史

1. 中毒症状：有无长期低热、轻咳、盗汗、乏力、食欲减退、消瘦等。

2. 结核病接触史：应特别注意家庭病史，肯定的开放性结核病接触史对诊断有重要意义。

3. 接种史：应仔细检查患儿双上臂有无卡介苗接种后瘢痕。

4. 有无急性传染病史：特别是麻疹、百日咳等可使机体免疫功能暂时降低，致使体内隐伏的结核病灶活动、恶化，或成为感染结核病的诱因。

5. 有无结核过敏表现　如结节性红斑、疱疹性结膜炎等。

（二）结核菌素试验　为判断结核感染早期特异性诊断方法。小儿受结核菌感染4～8周后，结核菌素试验呈阳性反应，属于迟发型变态反应，表现为在注射部位形成硬结。

1. 试验方法：皮内注射0.1ml（含5单位结核菌素）纯蛋白衍生物（PPD）于左前臂掌侧面中、下1/3交界处，使之形成6～10mm的皮丘，48～72h间观察结果，测定局部硬结的直径，取纵、横两者的平均直径来判断其反应强度（表12-1）。

表12-1　结核菌素试验反应强度的判断

反应	符号	反应性质及强度
阴性	－	无红肿硬结或平均直径＜5mm
弱阳性	＋	红肿硬结，平均直径5～9mm
阳性	＋＋	红肿硬结，平均直径10～19mm
强阳性	＋＋＋	红肿硬结，平均直径≥20mm
极强阳性	＋＋＋＋	同上，局部伴水疱、溃疡、坏死或淋巴结炎

若患儿结核变态反应强烈如患疱疹性结膜炎，结节性红斑或一过性多发性结核过敏性关节炎等，宜用1个结核菌素单位的PPD试验，以防局部的过度反应及可能的病灶反应。

2. 临床意义

（1）阳性反应：①接种卡介苗后；②年长儿无明显临床症状仅呈一般阳性反应者表示曾感染过结核；③婴幼儿尤其是未接种过卡介苗者阳性反应多表示体内有新的结核病灶，年龄愈小，活动性结核的可能性愈大；④强阳性反应表示体内有活动性结核病；⑤由阴性反应转为阳性反应或反应强度由原来＜10mm增至＞10mm，且增幅＞6mm，表示新近有感染。

由于广泛推行卡介苗接种，结核菌素试验的诊断价值受到一定限制。接种卡介苗后与自然感染阳性反应有一定区别（表12-2）。此外，非结核分枝杆菌感染也可致PPD皮试阳性。

表 12-2　接种卡介苗后与自然感染阳性反应的主要区别

	接种卡介苗后	自然感染
硬结直径	多在 5～9mm	多在 10～15mm
硬结颜色	浅红	深红
硬结质地	较软、边缘不整	较硬、边缘清楚
阳性反应持续时间	较短，2～3 天即消失	较长，可达 7～10 天以上
阳性反应变化	较明显的逐年减弱倾向，一般于 3～5 年内逐渐消失	短时间内反应无减弱倾向，可持续若干年甚至终身

（2）阴性反应：①未感染过结核；②结核迟发性变态反应前期（初次感染后 4～8 周内）；③假阴性反应，由于机体免疫功能低下或受抑制所致，如部分危重结核病；急性传染病如麻疹、水痘、风疹、百日咳等；体质极度衰弱者如重度营养不良，重度脱水，重度水肿等，应用糖皮质激素或其他免疫抑制剂治疗时；原发或继发免疫缺陷病；④技术误差或结核菌素失效。

（三）实验室检查

1. 结核杆菌检查：从痰、胃液（婴幼儿可抽取空腹胃液）、脑脊液、浆膜腔液中找到结核杆菌是重要的确诊手段。采用厚涂片法或荧光染色法检查结核菌的阳性率较高。BACTEC 系统为一标准化培养系统，其主要原理为测定分枝杆菌的代谢产物，只需培养 2 周左右可获得阳性结果。用于鉴别结核菌群及非典型分枝杆菌。

结核杆菌 L 型是结核杆菌在形态、结构、染色等方面的一种变异型，抗酸染色不易被发现，常规方法难于培养，故建立 L 型菌培养分离技术对结核病的诊断有重要实用价值。

2. 免疫学诊断及分子生物学诊断

（1）酶联免疫吸附试验（ELISA）：用于检测结核病人血清、浆膜腔液、脑脊液等的抗结核杆菌抗体，可作为结核病辅助诊断指标之一。

（2）酶联免疫电泳技术（ELIEP）：是将 ELISA 与电泳结合起来的一项免疫技术，是对各种结核性疾病较为可靠的血清学诊断方法。

（3）聚合酶链反应（PCR）：选择性扩增对结核杆菌复合物有特异性的 MP　B64 蛋白质的编码基因片段，以快速诊断结核病。

（4）DNA 探针：用基因探针技术和分枝杆菌 DNA 放大和杂交技术，能快速检测结核杆菌。

（5）线条 DNA 探针杂交试验：将不同寡聚核苷酸探针固定在硝酸纤维膜上，与 PCR 扩增产物杂交反应，以诊断多耐药结核病（MDR-TB）。

3. 血沉：多增快，结合临床表现及 X 线检查可协助判断结核病的活动性。

（四）结核病影像学诊断

1. X 线检查：胸部 X 线检查是筛查小儿结核病不可缺少的重要手段，除正前位胸片外，同时应拍侧位片。可检出结核病灶的范围、性质、类型、活动或进展情况。

2. 其他：胸部 CT 检查有利于发现隐蔽区病灶。必要时还可做磁共振影像（MRI）检查。

（五）其他辅助检查

1. 纤维支气管镜检查　有助于支气管内膜结核及支气管淋巴结结核的诊断。

2. 周围淋巴结穿刺液涂片检查　可发现特异性结核改变，如结核结节或干酪性坏死。

3. 肺穿刺活检或胸腔镜取肺活检　病理和病原学检查对特殊疑难病例的确诊有帮助。

【治疗】

（一）一般治疗　注意营养，选用富含蛋白质和维生素的食物。有明显结核中毒症状及高度衰弱者应卧床休息。居住环境应阳光充足，空气流通。避免传染麻疹、百日咳等疾病。

（二）抗结核药物　治疗目的是：①杀灭病灶中的结核菌；②防止血行播散。治疗原则为：①早期治疗；②适宜剂量；③联合用药；④规律用药；⑤坚持全程；⑥分段治疗。

1. 目前常用的抗结核药物

（1）杀菌药物

1）全杀菌药：如异烟肼（INH）和利福平（RFP），对细胞内外处于生长繁殖期的细菌和干酪灶内代谢缓慢的细菌均有杀灭作用，且在酸性和碱性环境中均能发挥作用。

2）半杀菌药：如链霉素（SM）和吡嗪酰胺（PZA）。SM能杀灭在碱性环境中生长、分裂、繁殖活跃的细胞外的结核菌；PZA能杀灭在酸性环境中的细胞内结核菌和干酪灶内代谢缓慢的结核菌。

（2）抑菌药物：常用者有乙胺丁醇（EMB）和乙硫异烟胺（ETH）。

2. 针对耐药菌株的几种新型抗结核药

（1）老药的复合剂型：如rifamate（内含INH 150mg和RFP 300mg）；Rifater（内含INH，RFP和PZA）等。

（2）老药的衍生物：如rifapentine是一种长效利福霉素的衍生物，对利福霉素以外的耐药结核分枝杆菌有较强的杀菌作用。

（3）新的化学制剂：如力排肺疾（dipasic），是一种独立合成的新抗结核药，是耐受性较好的INH类制品，可延迟INH的抗药性。

3. 抗结核药的使用见表12-3。

表12-3　小儿抗结核药物

药物	剂量（kg/d）	给药途径	主要副作用
异烟肼（INH或H）	10mg（≤300mg/d）	口服（可肌注，静点）	肝毒性，末梢神经炎，过敏，皮疹和发热
利福平（RFP或R）	10mg（≤450mg/d）	口服	肝毒性，恶心、呕吐和流感样症状
链霉素（SM或S）	20～30mg（≤0.75g/d）	肌注	第Ⅷ颅神经损害，肾毒性，过敏，皮疹和发热
吡嗪酰胺（PZA或Z）	20～30mg（≤0.75g/d）	口服	肝毒性，高尿酸血症，关节痛，过敏和发热
乙胺丁醇（EMB或E）	15～25mg	口服	皮疹，视神经炎
乙硫异烟胺（ETH）丙硫异烟胺	10～15mg	口服	胃肠道反应，肝毒性，末梢神经炎，过敏，皮疹和发热
卡那霉素	15～20mg	肌注	肾毒性，第Ⅷ颅神经损害
对氨柳酸	150～200mg	口服	胃肠道反应，肝毒性，过敏，皮疹和发热

4. 化疗方案

（1）标准疗法：一般用于无明显自觉症状的原发型肺结核。每日服用 INH、RFP 和（或）EMB，疗程 9～12 个月。

（2）两阶段疗法：用于活动性原发型肺结核病、急性粟粒型结核病和结核性脑膜炎。

1）强化治疗阶段：联用 3～4 种杀菌药，目的在于迅速杀死敏感菌及生长繁殖活跃及代谢低下的细菌，防止或减少耐药菌株的产生。此阶段为化疗的关键；在长程化疗时，此阶段一般需 3～4 个月；短程化疗时一般为 2 个月。

2）巩固治疗阶段：联用 2 种抗结核药物，目的在于杀灭持续存在的细菌以巩固疗效，防止复发；在长程疗法时，此阶段可长达 12～18 个月，短程疗法时，一般为 4 个月。

（3）短程疗法：为结核病现代疗法的重大进展，直接监督下服药与短程化疗是 WHO 治愈结核病人的重要策略，其治疗方案有：① 2HRZ/4HR、② 2SHRZ/4HR、③ 2EHRZ/4HR，其中字数为月数，若无 PZA 则将疗程延长到 9 个月。短程方案的作用机制是快速杀灭机体内处于不同繁殖速度的细胞内、外结核菌，使痰菌尽早转阴，病变吸收消散快，远期复发少。

（三）肾上腺皮质激素的应用　肾上腺皮质激素有抗炎、抗过敏、减少渗出、减少粘连和减轻中毒症状的作用。对严重的结核病如结核性脑膜炎、多发性浆膜炎和严重中毒症状的粟粒型结核病，在使用足量有效抗结核药物的同时，早期加用肾上腺皮质激素可取得较好效果。

【预防】

（一）控制传染源　痰涂片结核菌阳性病人是结核病的主要传染源，对此类患者早期发现，及早合理治疗是预防小儿结核病的根本措施。

（二）普及卡介苗接种　卡介苗接种是预防小儿结核病的有效措施。目前我国计划免疫要求在新生儿期接种卡介苗，并在 7 岁、12 岁时各复种一次。有下列情况时禁止接种卡介苗：①先天性胸腺发育不全或严重联合免疫缺陷者；②急性传染病恢复期；③注射局部有湿疹或患全身皮肤病；④结核菌素试验阳性。

（三）预防性化疗　适应证：①密切接触家庭内开放性肺结核者；②小于 3 岁婴幼儿未接种卡介苗而结核菌素试验阳性；③结核菌素试验新近由阴性转为阳性；④结核菌素试验阳性伴结核中毒症状者；⑤结核菌素试验阳性，新患麻疹或百日咳小儿；⑥结核菌素试验阳性小儿需较长期使用肾上腺皮质激素或其他免疫抑制剂者。方法：INH 每日 10mg/kg（最大量≤300mg/d），疗程 6～9 个月。或 INH 每日 10mg/kg（≤300mg/d）联合 RFP 每日 10mg/kg（最大量≤300mg/d），疗程 3 个月。

第二节　原发型肺结核

原发型肺结核（primary pulmonary tuberculosis）是结核菌初次侵入肺部后发生的原发感染，是小儿肺结核的常见类型。包括原发综合征和支气管淋巴结结核。

【病理】

肺部原发病灶多位于胸膜下、肺上叶底部和下叶的上部，右侧较左侧多见。基本病变为渗出，增殖，坏死。渗出性病变以炎症细胞、单核细胞和纤维蛋白为主要成分；增殖性病变以结核结节和结核性肉芽肿为主；坏死性病变为干酪样病变。结核性炎症的主要特征为上皮样细胞结节和 Langerhans 细胞浸润。

典型的原发综合征由肺部原发病灶、支气管淋巴结炎及两者之间的淋巴管炎组成，呈现双极病变。由于小儿机体处于高度过敏状态，使病灶周围炎症甚广泛，原发病灶范围扩大到一个肺段甚至一叶。小儿年龄愈小，此种大片性病变愈明显。引流淋巴结肿大多为单侧，但亦有对侧淋巴结受累者。

原发型肺结核的病理转归如下：

（一）吸收好转　病变完全吸收、钙化或硬结（隐伏或痊愈）。此种转归最常见，出现钙化表示病变至少已有 6～12 个月。

（二）进展　①原发病灶扩大，产生空洞；②支气管淋巴结周围炎形成淋巴结支气管瘘，导致支气管内膜结核或干酪性肺炎；③支气管淋巴结肿大，造成肺不张或阻塞性肺气肿；④结核性胸膜炎。

（三）恶化　血行播散，导致急性粟粒型肺结核或全身粟粒型结核病。

【临床表现】

症状轻重不一，轻者可无症状。一般起病缓慢，可有低热、纳差、疲乏、盗汗等结核中毒症状。婴幼儿及重症患儿可急性起病，高热可达 39～40℃，但一般情况尚好，与发热不相称，持续 1～2 周后转为低热，并伴结核中毒症状，干咳和轻度呼吸困难最为常见。部分病例有高度过敏状态，可出现疱疹性结膜炎、皮肤结节性红斑或多发性一过性关节炎。当胸内淋巴结高度肿大时，可产生一系列压迫症状，压迫气管分叉处可出现类似百日咳样的痉挛性咳嗽，压迫支气管或使其部分阻塞时可引起喘鸣，压迫喉返神经可致声音嘶哑。压迫静脉可致胸部一侧或双侧静脉怒张。

肺部体征多不明显，与肺内病变不一致；如原发病灶较大，则叩诊可呈浊音，听诊呼吸音减低或可听到少许湿音。婴儿可有肝脏肿大。

【辅助检查】

（一）X 线检查　为重要诊断方法，对确定结核病灶的性质、部位、范围具有重要作用。最好同时做正侧位胸片检查，侧位片有助于发现肿大的淋巴结或靠近肺门部位的原发病灶。

1. 原发综合征：肺内原发灶大小不一。局部炎性淋巴结相对较大而肺部的初染灶相对较小是原发性肺结核的特征。婴幼儿病灶范围较广，可占据一肺段甚至一肺叶；年长儿病灶周围炎症较轻，阴影范围不大，多呈小圆形或小片状影。部分病例可见局部胸膜病变。典型哑铃状双极影者少见。

2. 支气管淋巴结结核：是小儿原发型肺结核 X 线胸片最为常见者。分三种类型：①炎症型：淋巴结周围肺组织的渗出性炎性浸润，呈现从肺门向外扩展的密度增高阴影，边缘模糊，此为肺门部肿大淋巴结阴影；②结节型：表现为肺门区域圆形或卵圆形致密阴影，边缘清楚，突向肺野；③微小型：是近年来逐渐被重视的一型，其特点是肺纹理紊乱，肺门形态异常，肺门周围呈小结节状及小点片状模糊阴影。

（二）纤维支气管镜检查　可检查蔓延至支气管内的结核病变，镜下可见：①肿大淋巴结压迫支气管致管腔狭窄，或与支气管壁粘连固定，以致活动受限；②粘膜充血、水肿、炎性浸润、溃疡或肉芽肿；③在淋巴结穿孔前期，可见突入支气管腔的肿块；④淋巴结穿孔形成淋巴结支气管瘘，穿孔口呈火山样突起，色泽红而有干酪样物质排出。

（三）实验室检查　见本章总论部分。

【诊断】

早期诊断很重要，必须结合病史，尤其是卡介苗接种史、结核病接触史及麻疹、百日咳等传染病史，结合临床表现、结核菌素试验、辅助检查等客观资料进行综合分析。

判断小儿结核病具有活动性的参考指标为：①结核菌素试验强阳性；②<3 岁尤其是<1 岁的婴儿未接种卡介苗而结核菌素试验阳性者；③有发热及其他结核中毒症状者；④排出物中找到结核菌；⑤胸部 X 线检查示活动性原发型肺结核改变者；⑥血沉加快而无其他原因解释者；⑦纤维支气管镜检查有明显支气管结核病变者。

【鉴别诊断】

本病在 X 线检查前，应与上呼吸道感染、支气管炎、百日咳、风湿热、伤寒等相鉴别；在 X 线检查后应与各种肺炎、支气管扩张相鉴别；胸内淋巴结肿大明显时，应与纵隔良性及恶性肿瘤相鉴别。X 线表现为肺不张-肺实变或肺段性结核病者需与异物吸入鉴别。

【治疗】

治疗原则和一般治疗见总论。抗结核药物的应用如下：

（一）呈明显症状的原发型肺结核选用标准疗法，每日服用 INH、RFP 和（或）EMB，疗程 9～12 个月。

（二）活动性原发型肺结核，宜选用直接督导下短程化疗（DOTS）：常用方案为 2HRZ/4HR。

［附］结核感染

结核感染指由结核杆菌感染所致的结核菌素试验阳性和（或）血清 PPD－IgM 抗体或 IgG 抗体阳性，但全身找不到结核病灶的一种原发型结核病。临床症状可有可无。有发热、盗汗、疲乏、食欲不振及消瘦等结核中毒症状者也可称为结核中毒症。可用异烟肼 10mg/(kg·d)，每日 1 次顿服（日总量不超过 300mg），疗程 6～12 个月。

第三节　急性粟粒型肺结核

急性粟粒型肺结核（acute miliary tuberculosis of the lungs）亦称急性血行播散性肺结核，是结核杆菌经血行播散而引起的肺结核，常是原发综合征发展的后果。年龄小，患麻疹、百日咳或营养不良时，机体免疫力低下，特别是 HIV 感染，易诱发本病。

【病理】

主要是由于淋巴结或原发病灶干酪样坏死发生溃破侵入血管，大量结核菌随血循环播散到全身各主要脏器，如肺、脑膜、脑、肝、脾、肾、心、肾上腺、肠、腹膜、肠系膜淋巴结等，引起全身性粟粒结核。结核菌在以上脏器中的间质组织中形成细小结节。在肺脏中的结核结节多分布于肺上部，此恰与支气管肺炎的病灶分布部位相反。病灶严重程度与结核菌的数量、播散次数、速度快慢及机体免疫力有关。

【临床表现】

起病多急骤，婴幼儿多突发高热，呈稽留热或弛张热，部分病例体温可不太高，呈规则或不规则发热，常持续数周或数月，多伴有寒战，盗汗，食欲不振，咳嗽，面色苍白，气促和发绀等。肺部可听到细湿啰音而被误诊为肺炎。约50%以上的病儿在起病时就出现脑膜炎征象。部分患儿伴有肝脾大，以及浅表淋巴结大等，临床上易与伤寒、败血症等混淆，少数婴幼儿主要表现为一般中毒症状如发热、食欲不振、消瘦和倦意等而被误诊为营养不良。

体格检查往往缺少明显体征。少数患儿晚期肺部可闻细湿啰音。约半数患儿有肝脾及淋巴结肿大。约1/3的病儿眼底检查可发现脉络膜结核结节，分布于视网膜中心动脉分支周围，少数患儿可见皮肤粟粒疹。

【辅助检查】

肺部X线片，早期因粟粒阴影细小而不易查出。至少在起病2～3周后才能见到典型改变：密布于两侧肺野，大小一致、分布均匀的粟粒状阴影。肺部CT扫描可见肺影显示大小（1～3mm）、密度（中度）、分布（全肺）一致阴影。婴幼儿由于病灶周围反应明显，易于融合，致点状阴影边缘模糊大小不一而呈雪花状。

【诊断】

诊断主要根据结核接触史、临床表现及结核菌素试验，可疑者应进行细菌学检查、血清抗结核菌抗体检测与胸部X线摄片。胸部X线摄片常对诊断起决定性作用。

【鉴别诊断】

在X线典型变化出现前应与流感、肺炎、伤寒、败血症等鉴别；在X线片出现粟粒样阴影后，应与支气管肺炎、嗜酸细胞性肺炎、真菌性肺炎、朗格罕细胞组织细胞增生症、特发性肺含铁血黄素沉着症及恶性组织细胞病等鉴别。

【治疗】

一般支持疗法见“原发型肺结核”节。

1. 抗结核药物：目前主张两阶段疗法（见本章总论部分）。

2. 糖皮质激素：有严重中毒症状及呼吸困难者，在应用足量有效抗结核药物的同时，可加用泼尼松1～2mg/（kg·d）（<30mg/d），4周后逐渐减量，约经3～4周减完停药。

第四节　结核性脑膜炎

结核性脑膜炎（tuberculous meningitis）简称结脑，是小儿结核病中最严重的一型。易在初染结核3～6个月发生，多见于婴幼儿。早期诊断和合理治疗是改善本病预后的关键。

【发病机理】

结脑多为全身粟粒型结核病的一部分，通过血行播散所致，也可由于脑实质或脑膜的结核病灶破溃，结核菌进入蛛网膜下腔及脑脊液中所造成。偶尔也可由于脊椎、颅骨、中耳及乳突的结核灶直接侵犯脑膜所致。

【病理】

软脑膜弥漫充血，水肿，炎性渗出，并形成许多结核结节；蛛网膜下腔大量炎性渗出物积聚于脑底诸池。浆液纤维蛋白渗出物包围挤压颅神经，常引起Ⅶ、Ⅲ、Ⅳ、Ⅵ、Ⅱ对颅神经障碍的症状。脑部血管可有栓塞性动脉内膜炎，严重者导致脑组织死亡，引起偏瘫。炎症可延至脑实质，少数病例脑实质内有结核球。室管膜及脉络丛受累，出现脑室管膜炎。脑底部渗出物机化，粘连，堵塞使脑脊液循环受阻，而致脑积水。

【临床表现】

典型结脑起病多较缓慢。根据临床表现，病程大致可分为 3 期。

（一）早期（前驱期）　约 1～2 周，主要症状为小儿性格改变，如少言、懒动、易倦、烦躁、易怒等。可有发热、纳差、盗汗、消瘦、呕吐、便秘（婴儿可为腹泻）等。年长儿可自诉头痛，多轻微或非持续性，婴儿则表现为蹙眉皱额，或凝视、嗜睡，或发育迟滞等。

（二）中期（脑膜刺激期）　约 1～2 周，因颅内压增高致剧烈头痛、喷射性呕吐、嗜睡或烦躁不安、惊厥等。体检可见明显脑膜刺激征：颈强直，Kernig 征、Brudzinski 征阳性。幼婴则表现为前囟膨隆、颅缝裂开。此期可出现颅神经障碍，最常见者为面神经瘫痪，其次为动眼神经和展神经瘫痪。部分患儿出现脑炎体征，如定向障碍、运动障碍或语言障碍。眼底检查可见视乳头水肿、视神经炎或脉络膜粟粒状结核结节。

（三）晚期（昏迷期）　约 1～3 周。以上症状逐渐加重，频繁发作阵挛性或强直性惊厥；意识蒙胧，继而半昏迷、昏迷。患儿极度消瘦，呈舟状腹，常出现水、电解质代谢紊乱，最终因颅内压急剧增高导致脑疝致使呼吸及心血管运动中枢麻痹而死亡（图 12－1）。

不典型结脑约占 6%，表现为：①婴幼儿起病急，进展快，有时仅以惊厥为主诉；②早期出现脑实质损害者，可表现为舞蹈病或精神障碍；③早期出现脑血管损害者可表现为肢体瘫痪；④合并脑结核球者可类似颅内肿瘤表现；⑤当颅外结核病变极端严重时，可掩盖脑膜炎症状而不易识别；⑥在抗结核治疗过程中，发生脑膜炎者表现为顿挫型。

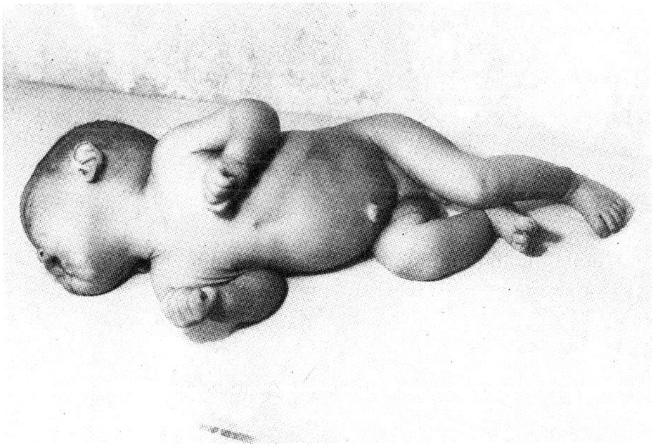

图 12－1　结核性脑膜炎晚期（示角弓反张）

【辅助检查】

（一）实验室检查

1. 血液检查：早期白细胞总数增高，中性粒细胞增加，血沉增快。

2. 脑脊液检查：对本病的诊断极为重要。脑脊液压力增高，外观无色透明或呈毛玻璃样，蛛网膜下腔阻塞时，可呈黄色，静置 12～24 小时后，可有蜘蛛网状薄膜形成，取之涂片作抗酸染色，可查到结核杆菌。白细胞计数多为（50～500）$\times 10^{6}$/L，分类以淋巴细胞为主，但急性进展期，脑膜新病灶或结核球破溃时，白细胞数可$>1000\times 10^{6}$/L，其中 1/3 病例分类以中性粒细胞为主；糖和氯化物均降低为结脑的典型改变。蛋白量增高，一般多为 1.0～3.0g/L，椎管阻塞时，可高达 40～50g/L。

3. 其他检查

(1) 结核菌抗原检测：以 ELISA 双抗体法检测脑脊液结核菌抗原最敏感，是快速诊断结脑的辅助方法。

(2) 抗结核抗体的测定：以 ELISA 法检测结脑患儿脑脊液 PPD-IgG 抗体和 PPD-IgM 抗体，其水平高于血清中的水平。PPD-IgM 抗体于病后 2～4 天即开始出现，2 周达高峰，至 8 周时基本降至正常，为早期诊断依据之一；PPD-IgG 抗体则于病后 2 周起逐渐上升，至 6 周达高峰，约在 12 周时降至正常。

(3) 腺苷脱氨酶（ADA）活性测定：ADA 在结脑发病 1 个月内，明显增高，治疗 3 个月后明显降低。

(4) 脑脊液聚合酶链反应（PCR）：应用 PCR 技术在结脑患儿脑脊液中扩增出结核菌所特有的 DNA 片段，能使脑脊液中极微量结核菌体 DNA 被准确地检测出来。

(5) 结核菌素试验：阳性对诊断有帮助，但高达 50%的患儿可呈阴性反应。

(6) 脑脊液结核菌培养：是诊断结脑可靠的依据。

（二）X 线检查　胸片证明有血行播散性结核病，对确诊结脑很有意义。

（三）脑 CT 或磁共振（MRI）扫描　在疾病早期可正常，随着病情进展可出现基底节阴影增强，脑池密度增高、模糊、钙化，脑室扩大，出现脑水肿或早期局灶性梗塞征。

【鉴别诊断】

（一）化脓性脑膜炎（以下简称化脑）　婴儿急性起病者，易误诊为化脑；而治疗不彻底的化脑脑脊液细胞数不甚高时，又易误诊为结脑，应予鉴别。重要鉴别点是脑脊液检查：化脑脑脊液外观混浊，细胞数多$>1000\times10^{6}/L$，分类以中性粒细胞为主，涂片或培养可找到致病菌，鉴别一般不难，但治疗不彻底的化脑脑脊液改变不典型，单凭脑脊液检查有时难与结脑鉴别，应结合病史、临床表现及其他检查综合分析。

（二）病毒性脑膜炎　起病急，早期脑膜刺激征较明显；脑脊液无色透明，白细胞数多$<200\times10^{6}/L$，分类以淋巴细胞为主，蛋白轻度增高，一般不超过 1g/L，糖及氯化物一般正常。静置后无膜形成。脑脊液分离出病毒则可确诊。

（三）隐球菌脑膜炎　起病更缓慢，病程更长，多有长期使用广谱抗生素和（或）免疫抑制剂史。病初多无明显发热。颅高压症状显著，头痛剧烈，与脑膜炎其他表现不平行。常有视力障碍及视乳头水肿，其他颅神经多不受侵犯。脑脊液呈蛋白细胞分离现象，糖显著降低，脑脊液涂片墨汁染色可找到厚荚膜圆形发亮的菌体，结核菌素试验阴性。

（四）脑肿瘤　婴幼儿较常见的髓母细胞瘤可经蛛网膜下腔播散转移，易发生颅神经功能障碍、脑膜刺激征及脑脊液改变。但脑肿瘤一般无发热史，少见抽搐、昏迷，颅高压症状与脑膜刺激征不相平行，脑脊液改变较轻微，结核菌素试验阴性，脑部 CT 扫描或磁共振（MRI）有助于诊断。

【治疗】

主要抓住两个重点环节，一是抗结核治疗，二是降低颅内高压。

（一）一般治疗　应卧床休息，精心护理，预防坠积性肺炎和褥疮，注意眼睛、口腔及皮肤的清洁。加强营养，对昏迷者应用鼻饲或全静脉营养，以保证足够热量。

（二）抗结核治疗　联合应用容易透过血脑屏障的抗结核杀菌药物，分阶段治疗。

1. 强化治疗阶段：疗程 3～4 个月。联合使用 INH、RFP、PZA 及 SM，其中 INH 为

15～25mg/（kg·d），其他各药剂量与用法见本章总论。在开始治疗的1～2周内，将INH全日量的一半加入10%葡萄糖液中静脉滴注，余量口服，待病情好转改为全日量口服。

2. 巩固治疗阶段：继用INH+RFP（或EMB）。RFP（或EMB）9～12个月。抗结核总疗程不少于12个月，或待脑脊液恢复正常后，继续治疗6个月。于病程早期开始治疗者可采用9个月短程治疗方案（3HRES/6HR）。

（三）降低颅高压　由于室管膜炎症的刺激，脑脊液分泌增多，压力增高；加之脑底大量炎性渗出物及肉芽充填后，使脑脊液循环通路受阻而产生各种类型脑积水。最早于10天即可出现，故应及时控制颅内压，措施如下：

1. 脱水剂：常用20%甘露醇，每次0.5～1.0g/kg，20～30分钟内静脉注入，4～6小时一次，脑疝时可加大剂量至每次2g/kg。2～3日后逐渐减量，7～10日停用。其作用机制为使脑脊液渗入静脉而降低颅内压。

2. 利尿剂：常用呋塞米（速尿），每次2mg/kg，加入生理盐水50ml内静滴，每日2～3次，可在停甘露醇前1～2天应用。慢性脑积水者可用乙酰唑胺，能抑制碳酸酐酶而减少脑脊液的产生，20～30mg/（kg·d）（<0.75g/d），分2～3次口服，根据颅内压情况，可持续或间歇应用，一般疗程6～12周。

3. 侧脑室穿刺引流：适用于急性脑积水用其他降压措施无效或疑有脑疝形成的患儿。有室管膜炎时可于侧脑室内注药。

4. 腰穿减压和鞘内注射：适应证：①颅内压较高，应用激素或甘露醇，效果不明显，但不急需做侧脑室引流或无需做侧脑室引流条件者；②脑膜炎症状控制不好，以致颅内压难于控制者；③脑脊液蛋白量>3.0g/L以上者。方法：根据颅内压情况适当放出一定量脑脊液以减轻颅内压；>3岁每次注入INH20～50mg，地塞米松2mg，<3岁剂量减半；开始为每日1次，1周后，酌情减为隔日1次、1周2次、1周1次。2～4周为一疗程。

5. 分流手术：梗阻性脑积水时，经侧脑室引流等难以奏效，而脑脊液检查已恢复正常，可考虑作侧脑室小脑延髓池分流术。

（四）糖皮质激素　为有效的抗结脑辅助疗法。常用泼尼松1～2mg/（kg·d）（<45mg/d），1个月后逐渐减量，疗程8～12周。

（五）对症治疗

1. 供氧：对频繁惊厥或发作呼吸困难者，应给予间歇吸氧。

2. 止痉：在尽快降颅压的同时控制惊厥发作。

3. 水电解质平衡紊乱的处理

（1）稀释性低钠血症（水中毒）：结脑时炎性渗出物刺激丘脑下部，使垂体分泌抗利尿激素增加，致使肾小管远端对水的重吸收增加，造成稀释性低钠血症。治疗宜用3%氯化钠静滴（每次6～12ml/kg，可提高血钠5～10mmol/L）纠正低钠血症，并依病情限制入水量。

（2）脑性失盐综合征：可因间脑或中脑受损，调节醛固酮的中枢失灵，使肾上腺皮质分泌醛固酮减少；或因促尿钠排泄激素过多，大量钠离子由肾排出，同时带出大量水分，造成脑性失盐综合征。大量钠离子和水分由尿排出而发生低钠血症。应检测血钠、尿钠，以便及时发现，可用2∶1等张含钠液补充部分失去的体液后，再酌情补3%氯化钠液，症状严重者可先用3%氯化钠液计算量的1/3～1/2静滴，以提高血钠浓度。

（3）低钾血症：由于呕吐、胃酸丢失；肾远曲小管 H^+ 与 Na^+ 交换受抑制，促使 Na^+ 与 K^+ 交换，加重 K^+ 的丢失；在降颅压过程中使用高渗液及利尿剂，均可致低钾血症，应及时纠正。

（六）随访观察　复发病例全部发生在停药后 4 年内，绝大多数在 2～3 年内。停药后随访观察至少 3～5 年，凡临床症状消失，脑脊液正常，疗程结束后 2 年无复发者，方可认为治愈。

【预后】

与下列因素有关：①治疗早晚：治疗愈晚病死率愈高，早期病例无死亡，中期病死率为 3.3％，晚期病死率高达 24.9％；②年龄：年龄愈小，脑膜炎症发展愈快，愈严重，病死率愈高；③病期和病型：早期、浆液型预后好，晚期、脑膜脑炎型预后差；④结核杆菌耐药性：原发耐药菌株已成为影响结脑预后的重要因素；⑤治疗方法：剂量不足或方法不当时可使病程迁延，易出现并发症。

（敬小青）

第十三章　寄生虫病

第一节　蛔虫病

蛔虫病（ascariasis）是小儿时期常见的肠道寄生虫病，成虫寄生于人体小肠，幼虫能在人体内移行引起内脏移行症或眼幼虫移行症。

【病因与流行病学】

蛔虫是寄生在人体内最大的线虫，形似蚯蚓，雌雄异体。活虫略带粉红色或微黄。雌虫子宫中含虫卵2000多万个，每天产卵约20万。成虫寿命1～2年。自人体排出的受精卵在适宜环境条件下5～10天发育成熟即具感染性，经口入人体后，大部分被胃酸杀死，少数进入小肠。虫卵中的胚蚴破壳而出，侵入小肠粘膜和粘膜下层进入微血管，经门静脉系统进入肝，再经右心到肺，或经淋巴管沿胸导管、奇静脉入右心而达肺脏，然后穿破肺至毛细血管入肺泡，沿小支气管、气管移行到咽喉，再被吞下，到小肠内发育成成虫。在移行过程中幼虫也可随血流到达其他器官，一般不发育为成虫，但可造成器官损害。自感染性虫卵进入人体到成虫产卵历时2月余。

蛔虫病患者是主要的传染源，感染性虫卵污染食物或手经口吞入是主要的传染途径。虫卵亦可随飞扬的尘土被吸入咽下。

【发病机理】

成虫自宿主的小肠食糜吸取营养，并分泌消化酶消化、溶解肠粘膜。蛔虫毒素引起的症状可能与变应原吸收引起IgE介导的过敏反应有关。蛔虫对肠壁的机械性、化学性刺激损伤肠壁，临床可出现腹痛、腹泻，甚至机械性、痉挛性肠梗阻，以及肠扭转、肠套叠。蛔虫尚可钻入阑尾、耳咽管、气管，甚至引起窒息。蛔虫蚴移行至肺，可致局部出血、水肿、嗜酸性粒细胞浸润、上皮细胞脱落、浆液渗出。蛔蚴移行过程中可在胸膜、脑、脑膜等处，导致异位损害并引起全身变态反应。

【临床表现】

（一）蚴虫移行期症状

1. 虫体的异性蛋白引起过敏症状：全身荨麻疹、皮肤瘙痒、颜面水肿、急性结膜炎等。

2. 蛔虫性嗜酸细胞肺炎（Loeffler综合征）：为幼虫穿破肺毛细血管进入肺泡所引起的炎症反应。可有咳嗽、畏寒、发热，肺部体征并不明显，但X线检查可见肺部有片状或絮状阴影，呈游走性，消散快。

3. 少数患儿幼虫可移行至脑、肝、脾、肾、甲状腺和眼，引起相应的临床表现，如癫痫、肝大、腹痛等。

（二）成虫引起的症状

食欲不振或多食易饥，上腹部或脐周痛，反复发作，喜按揉，不剧烈；部分病人烦躁易惊或精神萎靡、磨牙；可有异食癖、恶心、呕吐、轻度腹泻、便秘等。感染严重者可造成营养不良，影响生长发育。

（三）并发症

1. 胆道蛔虫症：最常见。蛔虫有游走钻孔的习性，当其寄生的环境发生改变时，可刺激虫体活动增强，钻入开口在肠壁的各种管道，如钻入胆道可引起胆道蛔虫症，患儿突然出现右上腹剧烈绞痛，痛时屈体弯腰，哭叫打滚、面色苍白，常伴有恶心、呕吐，可吐出胆汁或蛔虫；腹部检查无明显阳性体征，或仅有右侧腹压痛。腹痛重、体征少是该病的特点。部分患儿可发生胆道感染，出现发热、黄疸、外周血白细胞数增高。

2. 蛔虫性肠梗阻：可因蛔虫团导致肠梗阻，或蛔虫毒素刺激肠壁引起痉挛所致。多为不完全性肠梗阻。起病急骤、脐周或右下腹阵发性剧痛、呕吐、腹胀、肠鸣音亢进、可见肠型和蠕动波、可扪及条索状包块。腹部X线检查可见肠充气和液平面。

3. 肠穿孔及腹膜炎：由于肠壁血循环障碍，缺血、坏死而穿孔，发生腹膜炎。表现为剧烈腹痛、明显的腹膜刺激症状，此时X线检查膈下有游离气体。

【治疗】

（一）驱虫治疗

1. 甲苯咪唑：是治疗蛔虫病的首选药物，可抑制虫体对葡萄糖的摄入，进而导致ATP生成减少。＞2岁驱蛔剂量为每次100mg，每日2次，连服3天。

2. 阿苯达唑：本药阻断虫体对多种营养和葡萄糖的吸收，并阻抑其ATP的产生，使寄生虫无法存活。＞2岁小儿0.2g顿服，＜2岁者禁用。

3. 枸橼酸哌嗪：阻断虫体神经肌肉接头冲动传递，使虫体肌肉麻痹而排出体外，麻痹前不兴奋虫体，适用于有并发症的患儿。剂量为150mg/kg（最大量＜3.0g）睡前一次顿服，连服2日。肝肾功能不良及癫痫患儿禁用。

4. 左旋咪唑：可选择性抑制虫体肌肉中琥珀酸脱氢酶，抑制无氧代谢，减少能量产生，使虫体肌肉麻痹随粪便排出。每日剂量2～3mg/kg，顿服。

（二）并发症治疗

1. 胆道蛔虫症：治疗原则为解痉止痛、驱虫、控制感染及纠正脱水、酸中毒及电解质紊乱。驱虫最好选用使虫体肌肉麻痹驱虫药。并发感染时需选用在胆汁中浓度高的药物。必要时可手术治疗。

2. 蛔虫性肠梗阻：多数患儿可用内科疗法解除梗阻。不完全性肠梗阻可采用禁食、胃肠减压、输液、解痉、止痛等处理，腹痛缓解后驱虫治疗。完全性肠梗阻时及时手术治疗。

3. 蛔虫性肠穿孔、腹膜炎、阑尾炎：及时手术治疗。

第二节　蛲虫病

蛲虫病（enterobiasis）以儿童多见，集体儿童机构易引起流行。临床表现为肛门周围瘙痒而致睡眠不安、消瘦、食欲低下等。

【病因流行病学】

蛲虫为乳白色线虫，雌雄异体。成虫寄生在人体的阑尾、盲肠、结肠和回肠下段。在人体内存活2～4周，一般不超过2个月；交配后雄虫很快死亡，雌虫向肠腔下段移行，当人熟睡时，爬出肛门，在肛周、会阴部皮肤皱褶处排卵。若患儿再经口吞入即形成自身感染，不需中间宿主。蛲虫患者是唯一传染源。感染方式通过肛门-手-口直接传染和人群之间接触传染。

【临床表现】

蛲虫感染可引起局部和全身症状，最常见的是肛周及会阴部搔痒、夜间尤甚，影响睡眠。偶有因蛲虫钻入阑尾、女孩尿道阴道，造成局部炎症反应。全身症状有食欲不振、腹痛、腹泻、恶心、呕吐，还可见烦躁不安、夜惊等。

【诊断】

凡遇小儿肛周及会阴瘙痒，应首先考虑本病；女孩尿急、尿频而尿常规无异常者也应疑为本病。于夜间观察患儿肛周皮肤皱褶处有无白色小线虫，可粘取虫卵检查。找到成虫或虫卵可确诊。

【治疗】

蛲虫的寿命一般为20～30天，如能避免重复感染，即使不治疗也能自行痊愈。单纯药物治疗而不结合预防则甚难彻底治愈。

（一）内服药

1. 噻嘧啶：可抑制虫体胆碱酯酶，阻断虫体神经肌肉接头冲动传递，使虫体麻痹而被排出体外。口服很少吸收，毒性极低。剂量为11mg/kg（最大量1g），一次口服，2周后重复一次。

2. 甲苯咪唑：剂量和用法与驱蛔虫治疗相同，2周后重复一次。

（二）外用药

每晚睡前清洗会阴和肛周，局部涂擦蛲虫软膏或用噻嘧啶栓剂塞肛，连用3～5日。

第三节　钩虫病

钩虫病（ancylostomiasis）是由十二指肠钩口线虫和美洲板口线虫寄生于人体小肠所致。以贫血、营养不良、胃肠功能紊乱为主要临床表现。严重贫血可致心功能不全。长期反复感染可影响小儿生长发育和智力。

【病因和流行病学】

钩虫成虫细长，长约1cm，活虫为淡红色，半透明，死后灰白色。雌雄异体。多寄生于空肠上部，以其口囊咬吸在肠粘膜上，摄取血液、组织液及肠粘膜。虫卵随粪便排出体外后，在温暖、潮湿的土壤中孵育成蚴虫；在1～12周中，经过二次脱皮发育成具有感染性的丝状蚴。丝状蚴主要经过皮肤破损处、毛囊或汗腺口主动钻入人体，在皮下皮肤中移行进入小静脉或淋巴管，经右心至肺后穿出毛细血管进入肺泡，然后向上移行至咽部，被吞咽入胃，到小肠发育成成虫。

钩虫病患者为主要的传染源。传播途径以皮肤接触为主，也可因进食污染蔬菜或应用污染的食具而经口传入。钩虫感染遍及全球，其感染率农村高于城市，发病率南方高于北方。小儿年龄越大，感染率越高。

【临床表现】

（一）钩蚴引起的症状

1. 钩蚴性皮炎：感染期钩虫侵入皮肤后，患儿在数分钟内即出现局部烧灼感。随后出现红肿，局部瘙痒性小红疹，匐行丘疹或小疱疹；局部可能导致继发感染。

2. 呼吸道症状：幼虫移行至肺，穿破微血管，可致肺出血及炎症。轻者咳嗽，痰中带血，畏寒，发热。重者干咳、哮喘。X线可见短暂性肺浸润性病变。

（二）成虫引起的症状

1. 贫血：为小细胞低色素性贫血。主要是由于长期慢性失血所致的缺铁性贫血，表现为皮肤粘膜苍白、乏力、眩晕，影响小儿体格和智力发育。严重者可发生贫血性心脏病。

2. 消化道症状：初期表现为贪食、多食易饥，但体重下降。后期食欲下降，胃肠功能紊乱，腹胀不适，异食癖，营养不良等，严重者可出现便血。

【诊断】

在流行地区，对有贫血、胃肠功能紊乱、异食癖、营养不良、生长发育缓慢的小儿应考虑钩虫病的可能。粪便中检出钩虫卵或孵化出钩蚴是确诊的依据；粪便饱和盐水漂浮法较直接镜检的阳性率明显增高。当有咳嗽时，痰中找到钩蚴也可确诊。

【治疗】

（一）一般治疗　以纠正贫血为主，补充铁剂，给予富含维生素和蛋白质的食物。严重贫血或已出现贫血性心脏病合并心力衰竭时宜少量多次输血，加强利尿，慎用强心药物。

（二）驱虫治疗　对婴幼儿或严重贫血患儿应先纠正贫血而后驱虫，选择高效低毒的药物联合应用，多次治疗可提高疗效。

1. 苯咪唑类药物：具有杀死成虫和虫卵的作用。常用剂型有：①甲苯达唑：不分年龄，每次100mg，每日2次，连服3～4日；如需重复，可于3周后进行。②阿苯达唑：儿童200mg，一次顿服，10天后可重复一次；<2岁小儿不用。

2. 噻嘧啶：常用剂量11mg/kg，睡前顿服，连用3天。

（三）钩蚴性皮炎的治疗　可将手足皮肤发痒的部位浸入50℃以上热水中，持续30分钟左右，即可达到杀死蚴虫、止痒的目的。亦可局部涂噻苯唑药膏，或2%～4%碘液。

第四节　绦虫病

绦虫病（taeniasis）是由绦虫成虫寄生于肠道所致。我国所见主要为牛带绦虫（Taenia saginata）和猪带绦虫（Taenia solium）。成人感染率高，小儿较少见。某些少数民族地区发病率较高，可能与生食肉类有关。

【病因与流行病学】

成虫为乳白色，扁长如带，长约2～4米，雌雄同体。由许多节片拼成，前细后宽，分头节、颈节、体节3部分。头节为其吸附器，上有4个吸盘或小钩。颈部具有生发功能，节片由此向后连续产出；体节分为未成熟节、成熟节及孕节。成虫寄生于小肠上部。虫卵及妊娠节片随粪便排出体外，当虫卵被猪、牛等中间宿主吞食后，卵内的六钩蚴虫在其小肠内逸出，钻进肠壁血管或淋巴管随血循环或淋巴循环到达全身，在肌肉组织中发育成为囊尾蚴。人食入生或半生含有囊尾蚴的肉即在人小肠中发育为成虫而致病。

人可为其终宿主而患肠猪绦虫病，亦可因吞食虫卵或孕节在人体内发育成囊尾蚴成为其中间宿主而患囊虫病。囊尾蚴不能在人体内继续发育为成虫。但寄生在人体内的危害性比绦虫病更大。牛绦虫病是人食入生的或半生的含囊虫的牛肉所致。

【临床表现】

（一）成虫引起的症状　潜伏期2～3个月，常以粪便中发现白色节片为主诉。腹痛较常见，常位于上腹部或脐周隐痛，进食后缓解为其特点，可有恶心、呕吐、腹泻等，多虫感染时可致肠梗阻。

（二）囊尾蚴寄生的症状　人是猪肉绦虫的终宿主又是其中间宿主，故能自身感染而致囊虫病。以皮下组织囊虫病最常见，脑囊虫病最危险，癫痫发作、颅内压增高、精神症状是3个主要症状，以癫痫发作最常见。脑脊液多正常。根据颅内寄生部位又可分为皮质型、脑室型、蛛网膜下腔型或颅底型。也可寄生于椎管、压迫脊髓产生截瘫症状。此外，也偶可见眼囊虫病。

【诊断】

有生食或进食半生的牛、猪肉史、粪便中发现绦虫节片或检出虫卵即可确诊。囊虫病的诊断依据：①有猪绦虫病史，或粪便中发现有绦虫卵或妊娠节片。②皮下结节病理检查见囊尾蚴。③免疫试验：囊尾蚴抗原皮内试验、补体结合试验阳性，用囊尾蚴液纯化抗原与患者脑脊液进行酶联免疫吸附试验阳性。④患病时间较长者，囊虫已死亡而有钙化者（一般显示需5年以上），可拍X线头颅片或脑室造影。

【治疗】

1. 氯硝柳胺：口服不吸收，在肠中保持高浓度，副作用轻微。剂量：＜2岁每日0.5g，2～6岁每日1g，＞6岁每日2g，均分2次空腹服，2次之间间隔1小时，服时应将药片嚼碎后吞下，服后2小时服泻药。

2. 吡喹酮：治疗绦虫病和囊虫病均有效。驱绦虫的剂量为10～15mg/kg，顿服。治疗脑囊虫病的剂量为每日20mg/kg，分3次服，9日为一疗程，疗程间隔3～4个月。

3. 槟榔与南瓜子：两者合用可使绦虫麻痹而达驱虫目的。驱猪绦虫用35%槟榔煎剂60～120ml清晨顿服；驱牛绦虫，先服炒熟去皮南瓜子30～60g，2小时后，服上述剂量的槟榔煎剂，一般于服药后3小时有完整的虫体排出。

4. 鹤草酚：对牛、猪绦虫有直接杀死作用。剂量为25mg/（kg·d），清晨空腹顿服，1.5小时后用硫酸镁导泻。

用药后注意：①排便时应坐在盛有水温与体温相同的生理盐水中排便，以免虫体遇冷收缩而不能全部排出。②留集24小时粪便寻找头节。③治疗3个月无虫卵和节片排出为治愈。

【预防】

加强卫生宣传，改变不良饮食习惯。加强肉品检验，不吃未煮熟的猪、牛肉；应区分生、熟食品的砧板；彻底治疗绦虫病患者。

（敬小青）

第十四章　风湿性疾病

风湿性疾病（rheumatic diseases）是泛指影响骨、软骨、关节及其周围软组织、肌肉、滑囊、肌腱和筋膜等的原因不明的自身免疫性疾病。过去称为结缔组织病和胶原性疾病。发生在儿童时期的风湿性疾病包括：风湿热、幼年特发性关节炎、过敏性紫癜、皮肤粘膜淋巴结综合征、系统性红斑狼疮、硬皮病、皮肌炎、多发性大动脉炎、多发性结节性动脉周围炎、干燥综合征、结节性脂膜炎等。本章重点阐述其中较常见的前 4 种疾病。

第一节　风湿热

风湿热（rheumatic fever）是一种与 A 组乙型溶血性链球菌感染有关的自身免疫性疾病。主要累及全身疏松和致密结缔组织，但以心脏、关节、皮肤和血管为多见，基本病变是一种增生性炎症，以形成 Aschoff 小体为特征。在临床上以心脏炎、关节炎、皮下结节、环形红斑和舞蹈病为主要表现，常反复发作。多见于 5～15 岁的儿童，无性别差异，以冬春季多见，潮湿、寒冷地区发病率高，居住条件拥挤、社会经济情况差者发病较多。

【病因】

目前认为是 A 组乙型溶血性链球菌咽峡炎后的晚期并发症。皮肤和其他部位该菌感染不会发生风湿热。新近有人发现本病与 HLA－DR 某些亚型有关联，提示可能与遗传有关，一些人群具有明显的易感性。

【发病机理】

目前认为风湿热的发病机理为 A 组乙型溶血性链球菌感染后出现的免疫反应。

1. 链球菌的某些组织成分与人体组织有交叉抗原性，如细菌壁上的 M 蛋白质与心肌的肌凝蛋白、细菌壁上的多糖体与心瓣膜和结缔组织中的糖蛋白、链球菌内层胞浆膜与心肌纤维膜等均有交叉抗原性。细胞膜的脂蛋白与心肌肌膜和丘脑下核、尾状核之间有共同抗原。

2. 当 A 组乙型溶血性链球菌感染时，上述细菌成分在人体内所产生的抗体，交叉作用于自身组织的相关抗原，如心肌、心瓣膜和结缔组织，形成免疫复合物，引起自身免疫性炎症反应。

【病理】

病理过程分为渗出、增生和硬化三期：

（一）急性渗出期　早期出现，主要是基质水肿，淋巴细胞和浆细胞浸润；纤维素和浆液性渗出。本期持续约一个月。

（二）增生期　以形成风湿性小体，即 Aschoff 小体为特征。主要存在于心肌和心内膜，还可分布于皮下组织和腱鞘，形成皮下小结。本期持续约 3～4 个月。

（三）硬化期　出现 Aschoff 小体的纤维化。使瓣膜增厚变形，二尖瓣最常受累，其次为主动脉瓣。此期持续约 2～3 个月。

上述各期改变也可以同时存在，或由于受累器官不同而出现以某种病变为主的表现。

【临床表现】

多数病人在发病前1～4周有上呼吸道感染、扁桃体炎、猩红热等病史。临床表现差异较大，轻者可无明显症状，重者有严重的心力衰竭。典型病例有以下表现。

（一）一般症状　发热，可持续数周，开始高热，体温在38～40℃，1～2周后转为低热，热型不定，常伴有精神不振、乏力、多汗、面色苍白、鼻出血、纳差及部位不定、反复发作的腹痛。

（二）心脏炎　包括心肌炎、心内膜炎、心包炎以及全心炎，以前二者多见。症状轻者可无明显表现，仅有心率增快或轻度心电图改变，重者出现胸闷、心悸、气促、心前区痛、呼吸困难等，甚至充血性心力衰竭。

1. 心肌炎：除胸闷、心悸、气促、心前区疼痛、乏力、多汗等症状外，尚有下述心脏体征：

（1）心界扩大，其程度与炎症的严重程度成正比。

（2）心率增快，与体温升高不成比例，且入睡后亦不减慢。

（3）心律不齐，心尖部第一心音减弱，重者出现奔马律。

（4）二尖瓣区可闻吹风样收缩期杂音或舒张期杂音，此乃因心肌炎所致左室扩大，形成二尖瓣相对闭锁不全或狭窄所致。

（5）主动脉关闭不全时，胸骨左缘第三肋间可闻及舒张期叹气样杂音。

X线检查可见心脏扩大，心脏搏动减弱。心电图出现各种不同的心律紊乱以及Q-T间期延长和S-T段下移，T波低平、双向或倒置等。

2. 心内膜炎：多与心肌炎并存。最多见单纯二尖瓣受累，其次是主动脉瓣。二尖瓣关闭不全与狭窄、主动脉瓣关闭不全常见。心尖部听到2～3/6级吹风样全收缩期杂音，提示二尖瓣关闭不全，二尖瓣狭窄时，可闻及舒张期杂音。病程早期在心尖部听到杂音时，应以心肌炎所致解释。一般导致二尖瓣器质性闭锁不全或狭窄分别需半年或2年时间，但是主动脉瓣区听到舒张期杂音，则表示该瓣膜已发生器质性闭锁不全。

3. 心包炎：重症患儿可出现心包炎，多与心肌炎、心内膜炎并存。以渗出性病变为主。患儿有心前区疼痛、呼吸困难或端坐呼吸。早期纤维素渗出为主时，在心底部可听到心包摩擦音，当浆液渗出增多时，可出现心浊音界扩大，心音遥远，肝脾肿大，颈静脉怒张，奇脉等心包填塞表现。X线检查可见心脏搏动减弱或消失，心影向两侧扩大，似烧瓶状，卧位时心腰部增宽。心电图早期可见S-T段抬高，随后出现低电压，S-T段下降，T波低平、双向或倒置。超声心动图于左室后壁与心包间出现液性暗区。

（三）关节炎　约占急性风湿热的50%～60%，以渗出性病变为主。常为多发性，游走性，以损害膝、踝、肘等大关节为多见，累及小关节者少见。轻者有关节酸痛，重者出现局部红、肿、热、痛及功能障碍。急性期过后病变可完全吸收，不遗留畸形，功能完全恢复。

（四）舞蹈病　由基底节部位的风湿性动脉炎所致。可单独出现，亦可和其他风湿热症状同时出现。多在其他症状出现后数周至数月出现。女性多于男性，8～12岁多见。早期表现为易冲动，喜怒无常，以后出现全身或部分肌肉不随意运动，多见于四肢或表情肌。发作时表现为肌肉不自主、无目的快速运动，在兴奋或注意力集中时加剧，入睡后消失。病程呈自限性，一般持续1～3个月，也可持续6～12个月，可反复发作。

（五）皮肤表现

1. 皮下结节：常与心脏炎并存，为风湿活动的标志之一。多位于各大关节的伸侧面，骨质隆起或肌腱附着处，呈对称性，单一或成簇分布。直径为 0.5～1cm，隆起于皮肤，可活动，无压痛（图 14－1）。一般在起病数周后出现，经 2～4 周自然消失。

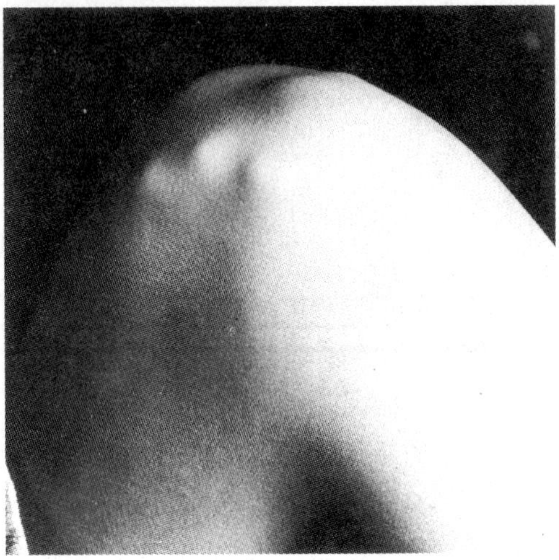

图 14－1　风湿性皮下结节（膝关节）

2. 环形红斑：为真皮浅层的血管充血，水肿，炎性细胞浸润。常与心脏炎并存。位于躯干及四肢屈侧。呈环形或半环形，淡红或暗红色，边缘隆起，环内肤色正常。红斑出现迅速，常于数小时或 1～2 天内消失。不留痕迹，但可反复出现。

此外尚可见到风湿性肺炎、胸膜炎等，多与严重心脏炎伴发。

【实验室检查】

（一）链球菌感染证据

1. 抗链球菌抗体：抗链球菌溶血素“O”（ASO）＞500U；抗链球菌激酶（ASK）＞1∶40；抗透明质酸酶（AH）＞1∶2048，抗 DNA－B 增高。这些抗体升高证明近期有链球菌感染。

2. 咽拭子培养：链球菌培养阳性说明为链球菌感染的咽峡炎。

（二）急性期反应物增高指标

1. 血沉增快：并发心力衰竭或药物治疗期间可正常。

2. C 反应蛋白（CRP）：呈阳性其含量与病情轻重成正比。活动早期出现，消失快，不受心力衰竭影响，但无特异性。

（三）免疫异常指标

1. 非特异性免疫：IgG、IgM、CIC、补体 C3 增高。

2. 特异性免疫：抗心肌抗体（AHRA）、抗 A 组链球菌壁多糖抗体（ASD）、外周血淋巴细胞促凝血活性试验（PCA），这些免疫指标阳性，高度提示风湿性心肌炎存在。

（四）其他

1. 血常规：急性期红细胞、血红蛋白偏低。白细胞总数升高，以中性粒细胞为主，并有核左移。

2. 超声心动图、心电图：可发现心肌炎，心电图表现为 P－R 间期延长及各种心律失常。

【诊断】

（一）典型风湿热　根据 1992 年修订的 Jones 诊断标准

1. 诊断指标：见表 14－1。

表 14－1　风湿热诊断指标

主要表现	次要表现	链球菌感染证据
心脏炎	发热	咽拭子培养 A 组乙型溶血性链球菌阳性
游走性多发性关节炎	关节痛	
皮下结节	血沉增快	快速链球菌抗原试验阳性
环形红斑	C 反应蛋白阳性	ASO、ASK、AH 等血清抗链球菌抗体滴度升高
舞蹈病	心电图 P－R 间期延长	

2. 诊断方法

（1）在确定有链球菌感染证据的前提下，有两项主要表现，或一项主要表现伴两项次要表现即可临床诊断；

（2）在有链球菌感染证据的前提下，存在以下三项之一者亦应考虑风湿热：①排除其他原因的舞蹈病；②无其他原因可解释的隐匿性心脏炎；③以往已确诊为风湿热，存在一项主要表现，或有发热和关节痛，或急性期反应物质增高，提示风湿热复发。

（二）不典型或轻症风湿热　常不能达到修订标准，可进一步作以下检查：①特异性免疫检查；②超声心动图检查，可发现轻症心肌炎；③排除其他疾病。排除性诊断是确诊风湿热的一个不可缺少的诊断步骤。

【鉴别诊断】

（一）幼年特发性关节炎　全身型、关节型和多关节型幼年特发性关节炎，呈对称性小关节受累为主，可致关节畸形，心脏损害少见。X 线摄片可见关节面破坏，关节腔变窄，邻近骨组织骨质疏松。类风湿因子可阳性，ASO 滴度正常。

（二）结核性关节炎　多侵犯单关节，无发红及发热，心脏不受累。X 线摄片可见骨质破坏，抗结核治疗有效。

（三）化脓性关节炎　常为败血症的局部表现，全身中毒症状较重。关节炎开始为多发性，但很快局限于一个大关节。关节腔穿刺为脓液，脓液及血培养可找到致病菌。

（四）系统性红斑狼疮　是一种多系统损害疾病，早期可有发热、关节痛和关节炎表现。同时有面部鼻侧蝶形红斑或多形性皮疹及其他系统受累表现；实验室检查全血细胞减少，有血尿、蛋白尿、管型尿等，抗核抗体、抗 ds－DNA 抗体、抗 Sm 抗体阳性可资鉴别。

（五）急性白血病　由于白血病细胞的浸润可产生关节疼痛症状，但周围血象贫血明显，并有幼稚细胞，骨髓象某一白细胞系列可见恶性增生。

（六）病毒性心肌炎　发病时或发病前有呼吸道或消化道的感染，随即出现心脏改变。心脏多无明显杂音，以心律失常为多见。无风湿热的关节、皮肤、脑损害的表现，ASO 亦不升高。

（七）感染性心内膜炎　多见于原有心脏瓣膜病的患儿，表现为进行性贫血、脾肿大、皮肤粘膜瘀点、栓塞、血培养阳性，超声心动图可见瓣膜赘生物。

【治疗】

（一）一般治疗

1. 休息：无心脏炎的急性风湿热应卧床休息至少 2 周。有心脏炎者宜绝对卧床休息至急性症状完全消失，血沉接近正常时逐渐起床活动；若伴心力衰竭，则应在心功能恢复后再卧床 3～4 周。恢复正常活动时间：无心脏炎者需 1 个月，有心脏受累但无扩大者需 2～3 个月，有心脏扩大或有心力衰竭者需 6 个月。

2. 饮食：宜少量多餐，富有营养、易于消化的食物；有心力衰竭者应适当限制钠和水的摄入。

（二）控制链球菌感染　现已公认苄星青霉素是首选药物。对初发链球菌感染者体重 27kg 以下，肌注 60 万 U；体重 27kg 以上，120 万 U，1 个剂量即可。若过敏可改用大环内酯类抗生素等。

（三）抗风湿药物治疗

1. 水杨酸制剂：适用于无心脏炎的一般风湿热病例。常用阿司匹林，剂量 80～100mg/(kg·d)，分 3～4 次口服。热退、症状消失、血沉正常后减至半量维持，疗程 4～8 周。

2. 肾上腺皮质激素：适用于有心脏炎患者。常用泼尼松 1.5～2mg/（kg·d），或地塞米松 0.15～0.3mg/（kg·d），分 3～4 次口服。严重者可用地塞米松静滴 5～10 mg/d，或甲泼尼龙冲击 10～30 mg/（kg·d），共 1～3 次，症状好转后改泼尼松口服。症状控制后逐渐减量至 8～12 周停药，停药前 1～2 周加用水杨酸制剂，以防反跳现象。

（四）充血性心力衰竭的治疗　出现心力衰竭者在应用大剂量糖皮质激素的同时给予吸氧、利尿剂和快速洋地黄制剂，后者的剂量应为一般治疗剂量的 1/2～2/3。必要时加用血管扩张剂。

（五）舞蹈病的治疗　主要采取对症及支持疗法，可应用苯巴比妥、地西泮（安定）等镇静剂对症治疗，避免环境刺激。

【预防】

（一）预防呼吸道感染　防湿、防寒，加强锻炼，提高抗病能力。

（二）早期诊治链球菌感染　如猩红热、扁桃体炎等，及时应用苄星青霉素，剂量及用法同治疗量。

（三）清除链球菌慢性感染灶　对慢性扁桃体炎等易急性发作者，应在静止期手术，术前及术后亦应用苄星青霉素。以防诱发风湿热活动。

（四）预防复发　应视病情每 1～3 周肌注上述剂量苄星青霉素 1 次，至链球感染不再反复发作后，可改为每 4 周肌注 1 次。对青霉素过敏者可改为大环内酯类抗生素。预防期限单纯关节炎者 5～8 年；年幼，易感倾向反复发作，有累及心脏者可用 10 年，甚至终身。

【预后】

不伴发心脏炎者预后良好；首次发作累及心脏，反复发作侵犯心脏，并发心力衰竭和心包炎者预后不良；唯一的后遗症是心脏瓣膜病，其发生率的高低取决于心脏炎的严重程度、有无复发及治疗是否得当及时。

第二节　幼年特发性关节炎

幼年特发性关节炎（juvenile idiopathic arthritis，JIA）是儿童时期的一组慢性关节炎症性疾病，其起病、病程和转归各不相同，推测病因也不相同。2001 年国际风湿病学联盟儿科常委专家组，将 16 岁以下儿童不明原因的关节肿胀持续 6 周以上者统一命名为幼年特发性关节炎，从而取代了原有的美国和我国应用的幼年类风湿关节炎以及欧洲应用的幼年慢性关节炎等繁多的命名。

【病因和发病机理】

尚不清楚。可能与多种因素如感染、遗传和免疫紊乱等有关。

（一）感染因素　虽然有许多关于细菌、病毒、支原体和衣原体感染与本组疾病有关的推测，但均未能证实是本病的确切原因。

（二）遗传因素　研究最多的是人类白细胞抗原（HLA）与本组疾病的相关性。HLA－DRB1 的亚型与多种幼年特发性关节炎有关；HLA－A2、DR5、DR8、DPB1＊0201 主要见于少关节型幼年特发性关节炎中伴有慢性虹膜睫状体炎病儿；HLA－DR4 见于多关节型幼年特发性关节炎类风湿因子阳性病儿；HLA－B27 与附着点炎症相关的幼年特发性关节炎高度相关。

（三）免疫因素　全身型、少关节型和多关节型幼年特发性关节炎，其血清和滑液中有时存在抗核抗体和类风湿因子等自身抗体，血清中各种免疫球蛋白均增高，外周血中 CD_4^+ T 细胞克隆增生；而与附着点炎症相关的幼年特发性关节炎以 CD_8^+ T 细胞克隆增生为主。各型幼年特发性关节炎炎症因子均增高。这些改变均说明细胞免疫和体液免疫参与了该组疾病的发病。

综上所述，幼年特发性关节炎的发病机理可能是：细菌、病毒等外界环境因素，作用于具有遗传背景的人群，直接激活 T 细胞，由 T 细胞介导，B 细胞高反应性，导致细胞免疫和体液免疫紊乱，产生免疫损伤。

【病理改变】

全身型、少关节型和多关节型幼年特发性关节炎为慢性非化脓性滑膜炎，其主要累及手腕关节。早期受累滑膜充血、水肿及慢性炎性细胞浸润，关节腔内液体逐渐增多而形成关节腔积液。随着滑膜增厚形成绒毛突出于关节腔中，增生的滑膜绒毛与关节软骨粘连，形成血管翳。软骨下骨质被侵蚀，随之关节腔狭窄，关节面相互粘连，引起关节强直、畸形或脱位。

银屑病性幼年特发性关节炎主要累及远端指间关节，病变除银屑病外，可由轻微非破坏性单关节炎，到迅速发展的毁坏性多关节炎，出现骨的溶解及关节强直。

与附着点炎症相关的关节炎表现为附着点病，系指肌腱、韧带、关节囊等附着于骨的部位的炎症，纤维化以及骨化，进而损害附近关节，使其强直，主要累及骶髂关节和脊柱。

【临床表现】

按照 2001 年国际风湿病学联盟新的分类标准分为七型：

（一）全身型（systemic JIA）多见于 2～4 岁幼儿，无性别差异。

1. 全身表现

(1) 发热：突然弛张型高热，达 39℃以上，发热前寒战，发热时精神萎靡，热退后活动如常，可反复持续数周自行缓解，但易复发。

(2) 皮疹：遍布全身，以躯干、四肢近端多见，呈多形性、大小不等、散在的片状或环形淡红色斑丘疹，随体温升降时现时隐，热退疹消。

(3) 肝、脾及淋巴结肿大：以脾大多见。

(4) 浆膜炎：可有胸腔、心包积液、腹水。

2. 关节炎：病初常无关节炎表现，多在数周甚至半年后出现。可为单一或多个关节受累，无肿胀，不游走，疼痛常与发热伴随出现，热退疼痛减轻或消失。约 25%患儿最终转为慢性关节炎，导致关节畸形。

(二) 少关节型 (oligoarticular JIA)

发病最初 6 个月 1～4 个关节受累，多发生于膝、踝、髋、肘等大关节，非对称性，常有肿胀，晨僵，但无疼痛。可反复发作，虽有反复慢性关节炎，但不严重，较少致残，侵犯小关节者少见。约 1/4 可出现虹膜睫状体炎。全身症状轻微。有两个亚型：①持续性少关节型：整个病程中关节受累数≤4 个。②扩展性少关节型：病程 6 个月后关节受累数达≥5 个。

(三) 多关节型 (polyarticular JIA) 发病最初 6 个月 5 个以上关节受累。先累及大关节如踝、膝、腕、肘，表现为关节肿、痛而不发红，可有晨僵现象。随病情进展可累及小关节及颈椎。此型病例中类风湿因子阴性者可起病于任何年龄，关节症状较轻，仅约 10%～15%晚期发生关节强直变形。类风湿结节少见。

此型中类风湿因子阳性者，起病于年长儿。关节症状较重，波及指趾关节时，呈现典型梭形肿胀；累及颈椎可致颈部疼痛和活动受限；髋关节受累可致股骨坏死，发生永久性跛行。约半数以上晚期出现关节强直变形，关节附近肌肉萎缩，运动功能障碍。类风湿结节常见。

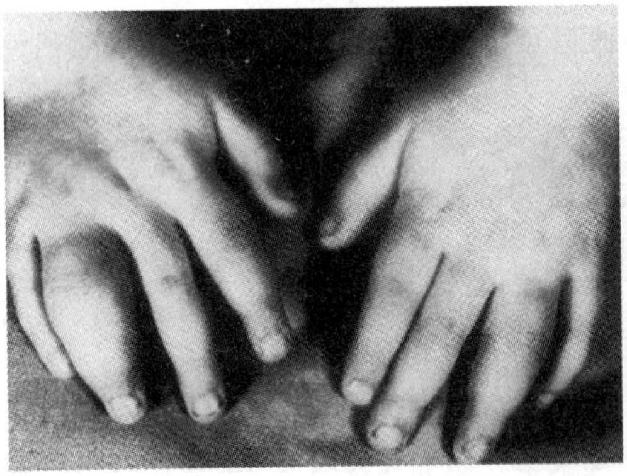

图 14-2　幼年型类风湿性关节炎（示指关节肿胀）

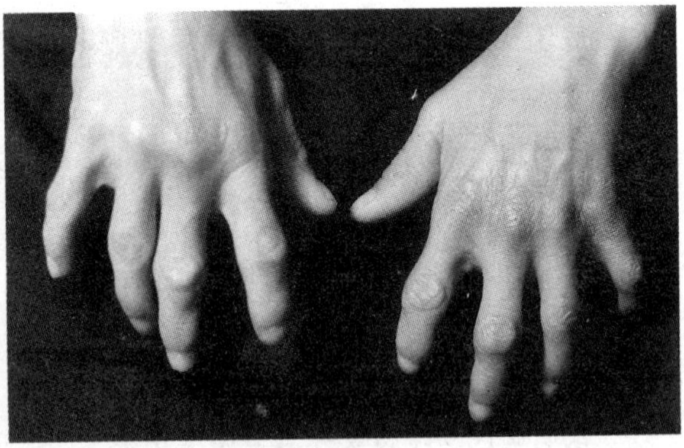

图 14-3　幼年型类风湿关节炎（示指关节畸形）

(四) 银屑病性关节炎 (psoriatic JIA)　单个或多个关节炎合并银屑病，以累及指（趾）关节、掌指关节、跖指关节等手足小关节为主，也可累及骶髂关节及四肢大关节，受累的关节不对称。关节炎症状较重者，其银屑病也较重，常伴有指（趾）甲病变。

(五) 与附着点炎症相关的关节炎 (enthesitis related JIA，ERA)　关节炎合并附着点炎症。表现为单关节炎、寡关节炎和肌腱附着点病变，多为下肢关节受累，附着点炎症先发生于足部，之后出现骶髂关节炎和脊柱炎。HLA－B27 阳性。8 岁以上男孩儿多见。常有 HLA－B27 相关的疾病（强直性脊柱炎，与附着点炎症相关的关节炎，急性前色素膜炎或骶髂关节炎）家族史。

（六）未定类的幼年特发性关节炎（undefined JIA） 不符合上述任何一项或符合上述 2 项以上类别的关节炎。

【实验室检查】

（一）血液检查 各型均可出现轻度或中度贫血，血沉明显增快或 C 反应蛋白增高。白细胞增多主要见于全身型幼年特发性关节炎，有时高达（30～50）$\times 10^9$/L，并有核左移，呈类白血病反应。亦可见血小板计数增高。

（二）免疫学检查 全身型、少关节型和多关节型幼年特发性关节炎可出现各种免疫球蛋白增高，严重者可见明显高丙种球蛋白血症，随病情改善而降至正常；抗核抗体阳性率为 25%～75%，常见于多关节型和部分关节型；类风湿因子阳性仅见于多关节型（类风湿因子阳性）病儿。HLA－B27 阳性只见于与附着点炎症相关的关节炎。

（三）影像学检查 全身型、少关节型和多关节型幼年特发性关节炎病程早期（1 年左右）仅显示软组织肿胀，关节周围骨质疏松，关节附近呈现骨膜炎。晚期才出现关节面骨破坏和软骨间隙变窄，关节半脱位等，以损害手腕关节多见。

与附着点炎症相关的关节炎多累及骶髂关节和脊柱。骶髂关节炎的早期表现为关节边缘模糊，骨质破坏，以后出现骶髂关节两侧硬化，关节腔狭窄，甚至骨质融合，关节腔消失。早期骶髂关节炎有时 X 线难以确定，需借助分辨率高的 CT 或 MRI 予以诊断。脊柱 X 线早期仅表现骨质疏松，以后骨质破坏，后期椎间盘间隙钙化、骨化，相邻椎体连合而呈竹节样改变。

较重的银屑病性关节炎 X 线可见远端指骨骨质破坏，关节融合强直。

【诊断和鉴别诊断】

根据临床分型及其特点结合实验室发现特别是影像学改变，可以对幼年特发性关节炎给予诊断。但需排除如下疾病。

（一）败血症 有时与全身型幼年特发性关节炎不易鉴别。血培养阳性，皮疹涂片查菌阳性为鉴别的主要依据。

（二）白血病及恶性淋巴瘤 有发热及关节痛，有时易误诊为幼年特发性关节炎，骨髓检查及淋巴结活检可以鉴别。

（三）感染性关节炎 结核性关节炎有其他部位的结核病变和结核中毒症状，侵犯 2 个以上关节少见，X 线检查以关节骨质破坏为主，有时出现冷脓疡；化脓性关节炎发病急，局部红、肿、热、痛明显，并有全身感染中毒症状。白细胞及中性白细胞增高。关节穿刺可抽出脓汁。

（四）风湿热 风湿热以游走性大关节炎为主。X 线检查关节无骨质破坏，心脏受累发生率高，抗“O”常为阳性。

（五）瑞特综合征、炎性肠病合并关节炎、反应性关节炎有时出现腰、骶部疼痛应与附着点炎症相关的关节炎鉴别。

【治疗】

尚无特效治疗，但处理得当可免于致残。治疗的目的是控制临床症状，缓解疼痛，维持关节功能和预防关节畸形。由于本组疾病反复发作，因此需长期治疗，应对患儿和家属进行心理支持，使之树立战胜疾病的信心。

（一）一般治疗　除急性发热外，不主张过多地卧床休息。宜鼓励患儿参加适当的运动，尽可能像正常儿童一样生活。采用医疗体育、理疗等措施可减轻关节强直和软组织挛缩。为减少运动功能障碍，可于夜间入睡时以夹板固定关节于功能位。与附着点炎症相关的关节炎应睡木板或硬床垫，避免睡高枕。

（二）药物治疗　目前主张非甾体类抗炎药和缓解病情药物早期联合应用，以便消炎止痛，及时控制病情发展，改善预后。

1. 非甾体类抗炎药物（NSAIDS）：NSAIDS为一线药物，对控制疼痛与炎症有效，近年来传统的非甾体类抗炎药——阿司匹林，由于其胃肠道、肝、肾损伤及可引起Reye综合征，故逐渐被其他非甾体类抗炎药代替。目前常用的非甾体类抗炎药物有：①布洛芬：剂量为20mg/（kg·d），分3次口服，全身型需用40 mg/（kg·d）才能控制发热。胃肠道反应轻。②双氯酚酸钠（扶他林）：剂量为0.5～3mg/（kg·d），分3次口服。用于各型幼年特发性关节炎。特别是银屑病性幼年特发性关节炎更合适。③萘普生：剂量为10～15mg/（kg·d），分2次口服。④甲苯吡咯酸（托美汀）：20～30mg（kg·d），分3次口服。

2. 缓解病情药物：该类药物主张早期使用，以控制病变进展加重。①甲氨蝶呤（MTX）　剂量每周10mg/m²，可在良好监测下增加剂量至每周30mg/m²。甲氨蝶呤起效时间为3～12周。病情缓解后仍需维持一段时间。用于各型幼年特发性关节炎，对扩展型及少关节型效果最佳，对全身型无明显疗效。副作用较轻，有不同程度胃肠道反应，一过性转氨酶增高、贫血和粒细胞减少，需定期监测血象及肝功能。②柳氮磺胺吡啶（SASP）：剂量为50mg/（kg·d），开始时为避免过敏反应，宜从10mg/（kg·d）起始，1～2周内加至足量。用药后约4周见效，可持续3个月或更久。可用于各型幼年特发性关节炎，为与附着点炎症相关的关节炎的首选药。主要副作用为轻度胃肠道反应、头痛、皮疹、白细胞减少等，需定期监测血象。③其他：尚可应用羟基氯喹、环磷酰胺、青霉胺和金制剂等，但疗效不确切。近年有证据表明，来氟米特、环孢素对多关节型有较好疗效。

3. 肾上腺皮质激素：一般不作为首选或单独使用。用药指征为：①非甾体类抗炎药或其他治疗无效的全身型幼年特发性关节炎；②非甾体类抗炎药不能控制症状或柳氮磺胺吡啶过敏的与附着点炎症相关的关节炎应用小剂量泼尼松口服（10mg/d）；③合并有虹膜睫状体炎局部治疗失败者，可用泼尼松1～2mg/（kg·d），危重病例可用甲泼尼龙冲击5mg/（kg·d），连用3天，后2.5mg/（kg·d）连用3天。以后改为泼尼松1mg/（kg·d）口服。对关节型患者关节腔内注射激素也有效。

4. 生物制剂：目前应用的有TNF－α抑制剂，如可溶性TNF－α受体P75融合蛋白疗效较好，大多数患者在使用依坦西普（etanercept）2～4年仍有效。是治疗全身型、少关节型、多关节型和银屑病性幼年特发性关节炎的良好用药。亦可用重组人IL－1受体拮抗剂，如那金拉anakinra等。

5. 自身干细胞移植：可以试用于一些对常规治疗不佳、病情严重者。

【预后】

全身型、少关节型和多关节型的幼年特发性关节炎，如处理适当，至少有2/3病例不会致残；与附着点炎症相关的关节炎呈迁延过程，病情活动可持续多年而转入静止状态，但最终发展至整个脊柱受累而强直。

第三节　过敏性紫癜

过敏性紫癜（anaphylactoid purpura，AP）又称许-亨综合征（Schönlein - Henoch syndrome），是一种病因不明的风湿性疾病。主要累及毛细血管及小血管，基本病变是急性、无菌性、渗出性血管炎。临床主要特征除皮肤紫癜外，尚有关节肿痛、腹痛便血及肾脏受累等表现。多见于学龄期儿童，男性多于女性。

【病因】

病因不明，但部分病人发病前有感染（细菌、病毒、寄生虫等）、进食某些食物（鱼、虾、蟹、蛋、乳类等）、服用药物（抗生素、水杨酸、巴比妥类药等）及其他（花粉吸入、虫咬、疫苗注射等）相关因素，也有报道约半数患者发病与链球菌感染有关，但均缺乏确切证据。新近有人发现本病与 HLA 某些等位基因有密切相关性，提示有遗传因素存在。

【发病机理】

上述因素均可作为致敏原，作用于具有遗传倾向的个体，使 T 淋巴细胞和单核细胞 CD_{40}配体过度表达，促进 B 淋巴细胞多克隆活化，分泌大量IgA和 Ig E，致IgA、补体 C_3 和纤维蛋白沉积于肾小球系膜、皮肤和肠道毛细血管，成为IgA介导的免疫复合物疾病，为系统性血管炎。

【病理】

基本病理改变是毛细血管及小动、静脉的急性、无菌性、渗出性炎症，表现为血管壁的灶状坏死，在血管壁和周围组织中有急性炎性细胞浸润和红细胞透出以及 IgA 的沉着。肾脏的病变轻重不一，轻者为局灶性肾炎，重者呈弥漫增生性肾炎伴新月体形成，极似各型原发性肾小球肾炎。

【临床表现】

多为急性起病，起病前 1～3 周常有上呼吸道感染史。始发症状以皮肤紫癜多见，亦可同时或先后出现关节肿痛、腹痛便血以及肾脏损害等。

（一）皮肤紫癜　反复出现皮肤紫癜为本病特点。最常见于下肢伸侧面和臀部，尤以小腿多见，对称分布，分批出现，严重者延及上肢及躯干。紫癜大小不等，呈紫红色，稍高出皮肤，为可触性，少数重症病例紫癜可融合成大疱以致出血性坏死。可伴有荨麻疹、神经血管性水肿等其他皮肤损害。

（二）关节表现　2/3 病人有关节肿痛，活动障碍。多为膝、踝等大关节，单发或多发，呈游走性，腔内可有积液。关节表现数日内即可消失，不遗留关节畸形，但可复发。

（三）消化道表现　约 1/2 病人出现腹痛，呈阵发性剧烈绞痛或钝痛，有压痛，但无肌紧张，是由于肠道病变引起肠蠕动增强或痉挛所致。常伴有恶心、呕吐、便血，可诱发肠套叠，发生肠穿孔、肠梗阻等。

（四）肾脏表现　几乎所有病例在病理上均可累及肾脏，但临床表现为紫癜性肾炎者约占 30%～60%，多在病程 1～8 周内出现。症状轻重不一，与各型原发性肾小球肾炎很相似，多数为镜下或肉眼血尿和蛋白尿，部分表现为急性肾炎综合征、肾病综合征或肾炎综合征伴肾病综合征等。虽然有些病例肾脏损害持续数月至数年，但大多数能完全恢复，约 6% 患儿发展为慢性肾炎，偶可发生急性肾功能衰竭而死亡。

（五）其他表现　少数病例可出现脑出血，或因脑血管炎导致脑血栓形成，从而出现颅内压增高、抽搐、昏迷及各种神经系统定位症状、体征。心、肝、肺、脑、横纹肌和睾丸亦可受累，出现相应的症状、体征；也可有鼻出血等各脏器出血的表现。

【实验室检查】

（一）血液检测　血红蛋白正常或减少，白细胞总数正常或升高，嗜酸性粒细胞可略增高，血小板计数、出血时间、凝血酶原时间、纤维蛋白原定量、凝血活酶时间、凝血酶时间均正常，部分病例D-二聚体增高。

（二）尿、便检测　尿中可见红细胞、蛋白和管型，具体改变类似于各型原发性肾小球肾炎。有胃肠道受累病例便潜血可呈阳性。

（三）其他　毛细血管脆性试验阳性，血沉增快，C反应蛋白阳性，抗“O”阳性，血清IgA可升高，皮肤紫癜活检有助于疑难病例的鉴别诊断。

【诊断】

根据本病特征性的可触性皮肤紫癜，同时合并消化道、关节或肾脏损害以及反复发作史，结合实验室检查血小板计数、出、凝血功能试验均正常，可做出临床诊断。若临床表现不典型，紫癜延迟出现或不出现者，应仔细观察与类似疾病鉴别，以防误诊。

【鉴别诊断】

（一）特发性血小板减少性紫癜　紫癜不高出皮肤，大小悬殊，小者似针尖，大者呈瘀斑，分布不对称，不伴有荨麻疹和血管神经性水肿，血小板计数减少，出血时间延长，血块退缩不良等可资鉴别。

（二）急性坏死性小肠炎　二者均有腹痛、便血，腹部压痛而无肌紧张。但急性坏死性小肠炎有高热、精神萎靡、烦躁、嗜睡等明显的感染中毒症状，严重者产生休克、DIC，X线片有特征性改变等可资鉴别。

（三）肠套叠、阑尾炎等急腹症　外科急腹症除有剧烈的腹痛外，还有明显的局部压痛、反跳痛、腹肌紧张等腹膜刺激征，而过敏性紫癜虽有明显腹痛但腹肌紧张等体征却较轻。肠套叠在腹部常可触及包块，急性阑尾炎在麦氏点有明显的压痛、反跳痛和局部肌紧张，必要时可借助X线和B超进行鉴别。

（四）各型原发性肾小球肾炎　紫癜性肾炎与临床上常见的各型原发性肾小球肾炎就肾脏损害而言，即使在病理光镜下亦不能区别，临床更不可能鉴别，只有借助紫癜性肾炎的其他临床特点，如有皮肤紫癜，常伴消化道、关节等部位的损害和肾小球系膜区有IgA和补体C3的团块状沉着予以区别。但是IgA肾病与紫癜性肾炎在病理上相同，只能依靠临床特点特别是皮肤紫癜的出现方可区别。

【治疗】

（一）一般治疗　急性发作期应卧床休息；尽可能寻找并避免过敏原，特别是应注意避免易致过敏的食物和药物；积极治疗感染，应用抗生素或抗病毒药物；有荨麻疹或血管神经性水肿时应用抗组胺药和H_2受体阻滞剂；有消化道出血者可限制饮食或禁食。

（二）糖皮质激素和免疫抑制剂　急性期有腹痛和关节痛者可予缓解，但不能预防肾脏损害的发生，亦不影响预后。常用泼尼松1～2mg/（kg·d），分次口服，或用氢化可的松、地塞米松静点，严重者可用甲泼尼龙5～10mg/（kg·d）静滴，症状缓解后停用。重症过敏性紫癜肾炎可用环磷酰胺、雷公藤多苷片等免疫抑制剂。

（三）抗凝治疗

1. 阻止血小板凝聚和血栓形成的药物：阿司匹林 3～5mg/（kg·d）或双嘧达莫（潘生丁）3～5mg/（kg·d），分次口服。

2. 肝素：0.5～1 毫克/（千克·次），首日 3 次，次日 2 次，以后每日一次，持续 7 天。

3. 尿激酶：1000～3000U/（kg·d），静脉滴注。

（四）其他　钙通道拮抗剂如硝苯吡啶 0.5～1mg/（kg·d），分次服用。非甾体类抗炎药，如消炎痛 2～3mg/（kg·d），分次服用，有利于血管炎恢复。

【预后】

大多数预后良好。病程差异很大，仅有紫癜和关节损害者病程约 1～2 周；腹痛较重者病程约 3～5 周；有肾脏损害者病程可迁延数月至数年。极少数病例可因消化道出血、颅内出血、肠坏死、肠穿孔、急、慢性肾功能衰竭而死亡。

第四节　川崎病

川崎病（Kawasaki disease）又称皮肤粘膜淋巴结综合征（mucocutaneous lymphnode syndrome，MCLS），是一种病因不明的小儿风湿性疾病。主要累及全身各级动脉、静脉和毛细血管，以冠状动脉受累最为重要，基本病变是血管炎及其周围炎。临床主要特征是急性高热、皮肤粘膜受损和淋巴结肿大，多数自然康复。冠状动脉炎导致的心肌梗死是主要死因。多见于<3 岁的婴幼儿，男性多于女性。

【病因和发病机理】

病因尚无定论，但有人根据本病的临床表现与某些急性感染性疾病相似，推论本病可能与各种病原微生物感染有关，但尚未找到确切证据。

其发病机理虽然不清，但系统性免疫激活可能起重要作用。推测感染原的特殊成分，如超抗原不经单核/巨噬细胞，直接通过与 T 细胞抗原受体 Vβ 片段结合，激活 CD_{30}^{+}T 细胞和 CD_{40}配体表达。在 T 细胞诱导下，B 细胞多克隆活化和凋亡减少，产生大量免疫球蛋白和细胞因子，抗中性粒细胞胞浆抗体、抗内皮细胞抗体和细胞因子损害血管内皮细胞，使其表达各种血管内皮粘附分子，从而导致血管炎发生。

【病理】

其病理改变累及全身各级动脉、静脉和毛细血管，尤其冠状动脉的受累更为重要。基本病变是受累血管及其周围炎。其病理过程分以下四期：

Ⅰ期　约 1～9 天，各级受累血管及其周围的炎症，心肌、心内膜及心包亦有炎性浸润。

Ⅱ期　约 12～25 天，小血管炎症减轻，以中等动脉炎症为主，冠状动脉及其分支全层血管炎，形成血栓和动脉瘤。大动脉全层血管炎少见。

Ⅲ期　约 28～31 天，动脉炎症渐消退，肉芽组织和纤维组织增生，内膜增厚，导致冠状动脉不同程度阻塞。

Ⅳ期　数月～数年，病变渐愈合，心肌瘢痕形成，冠状动脉有血栓形成、狭窄、动脉瘤等。

【临床表现】

本病好发于婴幼儿，80%以上患儿小于 3 岁，10 岁以后发病者少见。男性多于女性。

发病无明显季节性。一般为自限性，病程约为6～8周，有心血管受累者可持续数月至数年。

（一）主要症状和体征

1. 发热：突发不规则高热，常高于39℃，持续1～3周。

2. 皮肤表现

（1）皮疹于发热同时或发热后不久发生，呈向心性，多形性，最常见为遍布全身的荨麻疹样皮疹，其次为深红麻疹样斑丘疹，还可见到猩红热样皮疹等，无水疱和结痂。

（2）肢端变化为本病特点。在急性发热早期，手足皮肤广泛硬性水肿，指、趾关节呈梭形肿胀，并有疼痛和强直，继之手掌、足底弥漫性红斑，体温下降时，手足硬性水肿和皮疹亦随之消退。同时在指、趾端和甲床交界处沿甲床呈膜状或片状脱皮，重者指趾甲亦可脱落。

3. 粘膜表现

（1）双眼球结膜有充血，无脓性分泌物或流泪，持续于整个发热期或更长。

（2）口腔咽部粘膜呈弥漫性充血，唇红、干燥、皲裂、出血或结痂，舌乳头凸起呈杨梅舌。

4. 淋巴结肿大：一般在发热同时或发热后3天内出现，质硬不化脓，表面不热。常位于单侧颈部，少数为双侧，有时耳后和枕后淋巴结亦可累及。

（二）心血管症状和体征　心血管症状常于发病1～6周出现，也可以迟至急性期过后数月，甚至数年才发生。在急性发热期可出现心肌炎和心包炎表现。如心尖部出现收缩期杂音，心音遥远，心律不齐和心脏扩大，提示冠状动脉损害。后期因冠状动脉炎和动脉瘤继发血栓形成发生心肌梗死产生相应的症状、体征，甚至引起死亡。约半数病人的动脉瘤可在1年内消散。

（三）其他表现　病人可出现脓尿和尿道炎。亦可出现腹泻、呕吐、腹痛，少数可发生肝肿大，轻度黄疸和转氨酶活性增高。少见肺部感染，偶有无菌性脑膜炎。

【实验室检查】

（一）血液改变　轻度贫血，白细胞计数增高，以中性粒细胞为主，并有核左移。病程2～3周血小板升高，血浆纤维蛋白原增高，血液呈高凝状态。血沉明显增快，C反应蛋白升高，α_2球蛋白升高，免疫球蛋白及转氨酶可升高，补体可正常或降低，激活的CD_4^+ T细胞增多，CD_8^+ T细胞减少。

（二）尿液和脑脊液检查　可有脓尿，脑脊液可见以淋巴细胞增多。

（三）各种体液及排泄物细菌培养　均呈阴性。

【辅助检查】

（一）心电图检查　少数病例心电图异常，主要表现有P－R间期、Q－T间期延长，低电压，异常Q波及心律失常，S－T、T改变。R波和T波的下降是预测冠状动脉病变的主要线索。

（二）超声心动图检查　50％可见一过性冠状动脉扩张，20％～30％发生动脉瘤，25％有心包积液，少数见左室扩大及二尖瓣关闭不全。

（三）X线检查　可见心影轻度扩大，肺纹理增重，有时见心包积液改变。

（四）冠状动脉造影　对超声波发现有冠状动脉瘤或心电图有心肌缺血者，应作冠状动脉造影，以观察病变程度，指导治疗。

【诊断】

本病的诊断主要依靠临床表现和排除其他类似的发疹性疾病，实验室检查发现仅作参考。日本川崎病研究会的诊断标准定为：具有原因不明的发热持续 5 天以上伴下列 5 项中 4 项，排除其他疾病后即可诊断为川崎病：

1. 向心性多形性皮疹，但无水疱及痂皮形成。
2. 手足硬性水肿，掌跖及指趾端有红斑，甲床皮肤移行处有膜样脱皮。
3. 双眼球结膜充血。
4. 口唇鲜红，皲裂，杨梅舌，口-咽部粘膜弥漫性充血。
5. 颈淋巴结呈非化脓性肿胀。

如不足 4 条，但二维超声心动图或冠状动脉造影发现冠状动脉损害亦可诊断。

【鉴别诊断】

（一）猩红热　二者都有发热、咽峡炎、皮疹。但猩红热发热多在 5 天之内，无结膜充血，咽拭子培养 A 组乙型溶血性链球菌阳性，淋巴结为化脓性炎症，青霉素等抗生素治疗效果明显。

（二）金黄色葡萄球菌败血症　二者都有高热、皮疹，但金黄色葡萄球菌败血症往往有原发性化脓灶和迁移性病灶，全身感染中毒症状十分严重，甚至有休克、DIC 发生，血和化脓灶培养金黄色葡萄球菌阳性。

（三）全身型幼年特发性关节炎　病程长，无掌跖皮肤潮红及脱皮，无手足硬性水肿，皮疹为一过性红色斑疹或斑丘疹，随体温的升降时隐时现，多分布在躯干。

（四）重型渗出性多形性红斑　亦称 Stevens-Johnson 综合征。二者均有发热，皮肤、粘膜损害。但重型渗出性多形性红斑多见于年长儿，眼部表现为角膜炎、虹膜炎、视网膜炎及化脓性全眼炎。口唇粘膜有水疱、糜烂、结痂并有口腔炎。皮肤呈多形性红斑，可出现水疱样皮疹，有结痂，外阴部亦出现小疱、溃疡，而无手足硬性水肿，无冠脉受累。

【治疗】

（一）阿司匹林　可抑制血小板凝集，防止血栓形成和冠脉阻塞。剂量为 30～50mg/(kg·d)，分 3～4 次口服，退热后可减为 3～5mg/（kg·d），持续用药到症状消失，血沉正常，共约 1～3 个月。有冠状动脉扩张者需延长用药时间并加用维生素 E20～30mg/(kg·d)，或双嘧达莫（潘生丁）3～5mg/（kg·d），直至冠状动脉内径缩到正常。

（二）大剂量丙种球蛋白静脉滴注　剂量为 1～2g/kg 单剂量丙种球蛋白于 8～12h 内静脉缓慢输入，宜于发病早期（10 天以内）应用，可迅速退热，预防冠状动脉病变发生。应同时合用阿司匹林，剂量和疗程同上。部分患儿效果不佳可重复应用 1～2 次。

（三）糖皮质激素　因可促进血栓形成，易发生冠状动脉瘤和影响冠状动脉病变修复，故一般不用。但若大剂量静脉丙种球蛋白滴注无效，可考虑和阿司匹林或双嘧达莫（潘生丁）联合应用，剂量 2mg/（kg·d）。用药 2～4 周。

（四）其他治疗　治疗目的为抗凝、溶栓、防止心肌损害，解除冠状动脉病变。一般急性期过后应用小剂量阿司匹林加双嘧达莫（潘生丁）口服，若有心肌梗死可按心肌梗死治疗。确定有冠状动脉瘤发生时，可考虑行冠状动脉搭桥等手术。本病应随访半年到一年，有冠状动脉扩张者需长期随访，至少每半年作一次超声心动图检查，直至冠状动脉扩张消失。

【预后】

本病为自限性疾病，一般预后良好。急性期约1%～3%死亡，多因冠状动脉受累产生心肌梗死和动脉瘤破裂、心肌炎、心包炎等。

（任少敏）

第十五章　内分泌疾病

内分泌系统的主要功能是促进和协调人体生长、发育、性成熟和生殖等生命过程。内分泌疾病按功能主要分为低下和亢进。①功能低下：可分为原发性和继发性，前者是内分泌腺体的发育不全、易位、激素合成酶缺陷或腺体破坏（如自身免疫性疾病）等引起的激素不足；后者是由于垂体或下丘脑病变使促激素或释放激素分泌不足所致。另外，由于激素受体或与受体破坏后环节缺陷的疾病，激素分泌虽然正常甚至增高，但由于不能发挥生理效应，也表现为功能低下。②功能亢进：通常因本腺体肿瘤、增生或自身免疫引起激素分泌增多。若继发于下丘脑或垂体的促激素或释放激素分泌增多即为继发性。

由胚胎形成直至青春发育期，整个机体处于不断生长、发育、成熟阶段，与内分泌系统的功能密切相关。因内分泌功能异常而引起的常见症状和疾病有：生长迟缓、性分化异常和性早熟、甲状腺疾病和糖尿病等。有些由遗传因素造成的内分泌疾病患儿在出生后即存在生化代谢紊乱和激素功能障碍，如不及早诊断和治疗，常严重影响智力和体格发育，甚至造成残疾和夭折。

近年来，各种精确的内分泌检测技术，如放射免疫分析（RIA）、放射受体分析法（RRA）、酶联免疫吸附法（ELISA）、荧光免疫分析等，以及B超、CT、MRI、PET、SPECT等先进影像学检查广泛应用于儿科检查，大大提高了此类疾病的诊断水平，并对儿科内分泌疾病的治疗和研究开拓了更广泛的领域。

第一节　甲状腺功能减低症

甲状腺功能减低症（hypothyroidism），简称甲低，是由于不同原因造成甲状腺素缺乏或甲状腺素受体缺陷所致的临床综合征。按病变的解剖部位分为原发性甲状腺功能减低症（病变在甲状腺本身）和继发性甲状腺功能减低症（病变在垂体或下丘脑）。前者又分为先天性和获得性两类。小儿时期甲低多属于先天性，本节重点介绍此病。

先天性甲状腺功能减低症以往称为呆小病或克汀病。本病分为两类：散发性者系因先天性甲状腺发育不良或甲状腺激素合成途径中酶缺陷所造成，大多为散发，少数有家族史，我国上海报告发病率为1/7000。地方性者多见于甲状腺肿流行的山区，系由于该地区水、土和食物中碘缺乏所致。

由于先天性甲低在生命早期即严重损害小儿的神经系统，而该病是少数能通过及时治疗得以缓解的先天性疾病之一，故早期确诊、早期治疗至为重要。

先天性甲状腺功能减低症

【病因】

（一）散发性甲低　常见原因有：

1. 甲状腺不发育或发育不全　是造成本病最主要的原因，约1/3病例甲状腺完全缺如。这类发育不全的甲状腺大都部分或完全丧失了其分泌功能，大多数患儿在出生时即存在甲状腺激素缺乏，仅少数可在出生后数年始出现功能不足症状。迄今尚未肯定其致病机理，可能与遗传因素和免疫介导机制有关。

2. 甲状腺素合成途径中酶缺陷　是导致本病的第2位常见原因。这种缺陷可发生在甲状腺激素合成和分泌的任一步骤，或为甲状腺球蛋白合成障碍。大多为常染色体隐性遗传病。

3. 促甲状腺激素缺乏　因垂体分泌TSH障碍而造成甲状腺功能低下症，常见于特发性垂体功能低下或下丘脑、垂体发育缺陷。其中因TRH不足所引致的更为多见（下丘脑性甲状腺功能减低症），单一TSH缺乏甚为少见。

4. 甲状腺或靶器官反应性低下　前者是甲状腺细胞质膜上的Gsa蛋白缺陷，使cAMP生成障碍而对TSH不反应；后者是末梢组织对T_4、T_3不反应所致。

（二）地方性甲低　原因是碘缺乏，是因为孕妇饮食中缺乏碘，致使胎儿在胚胎期即因碘缺乏而导致甲状腺功能低下。这种情况在我国虽已很少，但在个别地区目前仍可见到。

【临床表现】

（一）主要特点　甲低症状出现的早晚及轻重程度与患儿残留的甲状腺分泌功能有关，先天性无甲状腺或酶缺陷患儿在婴儿早期即可出现症状，酶缺陷患儿在出生时或生后数年可见甲状腺肿大。甲状腺发育不良者常在出生后3～6个月时症状开始明显。主要表现为生长发育落后、智力低下和基础代谢率降低。

（二）典型症状　多数患儿常在出生半年后因症状明显而就诊。

1. 特殊面容和体态：头大，颈短，皮肤苍黄、干燥，毛发稀少，面部粘液水肿，眼距宽，鼻梁宽平，舌大而宽厚、常伸出口外，表情呆板，腹大，常有脐疝，身材矮小，躯干长而四肢短小。

2. 神经系统症状：患儿动作发育迟缓，智能发育低下，神经反射迟钝。

3. 生理功能低下：精神、食欲差，少活动，安静少哭，对周围事物反应少，嗜睡，体温低而怕冷。脉搏及呼吸均缓慢，心音低钝，心电图呈低电压、全身肌张力较低，肠蠕动减慢，腹胀和便秘。

（三）新生儿期症状　患儿常为过期产，生理性黄疸时间延长，一般自出生后即有腹胀、便秘，易被误诊为巨结肠。患儿常处于睡眠状态，对外界反应迟钝，喂养困难，哭声低，声音嘶哑，常有脐疝，呼吸时有响声，是由于舌大所致。患儿体温低，末梢循环差，这些均为非特异性表现，易被忽视。

（四）地方性甲状腺功能减低症　这类患儿在胎儿期即因碘缺乏而不能合成足量甲状腺激素，影响其中枢神经系统发育，临床表现为两种不同的综合征：

1. “神经性”综合征：以共济失调、痉挛性瘫痪、聋哑和智能低下为特征；

2. “粘液水肿性”综合征：以显著的生长发育和性发育落后、粘液水肿、智能低下为特征。两组症状可有交叉。

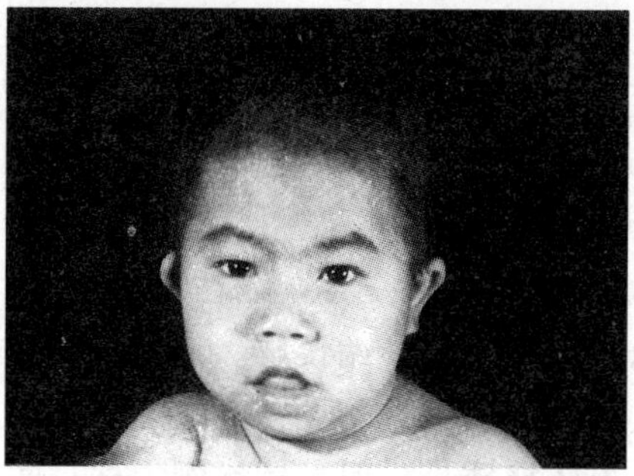

图 15-1　散发性呆小病（示特殊面容、身材矮小）

【实验室检查】

（一）新生儿筛查　为我国“母婴保健法”中列为法定的筛查项目之一。目前国内、外大都采用出生后 2～3 天的新生儿干血滴纸片检测 TSH 浓度作为初筛，结果>20mU/L 时，再采集血标本检测血清 T_4 和 TSH 以确诊。

（二）血清 T_3、T_4、TSH 测定　儿童期正常值高于成人（表 15-1）。任何新生儿筛查结果可疑或临床有可疑症状的小儿都应检测血清 T_4 和 TSH 浓度，如 T_4 降低、TSH 明显增高时当即确诊；血清 T_3 在甲状腺功能减低时可能降低或正常。

表 15-1　各年龄组小儿血清甲状腺素和促甲状腺素正常参考值*

年龄	总 T_4（nmol/L）（×0.0778=μg/dl）	游离 T_4（pmol/L）（×0.0778=ng/dl）	总 T_3（nmol/L）（×65.1=ng/dl）	游离 T_3（pmol/L）（×65.1=pg/dl）	TSH（mU/L）（×1=μU/ml）
脐血	96～216	19～48	0.2～1.4	0.3～3.7	3.2～211
～3 天	106～256	26～63	1.4～6.2	3.1～9.4	0.5～4.8
1 周	77～205	—	1.4～4.6	—	0.5～4.8
1～12 月	79～192	12～33	1.3～3.8	—	0.5～4.8
1～3 岁	88～174	—	—	—	0.5～4.8
3～10 岁	71～165	10～28	1.8～3.3	—	0.5～4.8
青春期	54～167	10～30	0.8～2.6	3.5～10	0.5～4.8

（三）TRH 刺激试验　对疑有 TSH 或 TRH 分泌降低的患儿，可做此试验。将 7μg/kg TRH 静注，正常注射后 20～30 分钟时出现 TSH 高峰，90 分钟降至基础值。若无反应峰时，应考虑垂体病变。而 TSH 反应峰过高或持续时间延长，则提示下丘脑病变。

（四）骨龄测定　做手和腕部 X 线摄片，可判断患儿骨龄落后。

（五）甲状腺放射性核素扫描　查患儿甲状腺有无异位、结节、发育异常等情况。

【诊断】

因本病治疗越早，疗效越好，故早期诊断极为重要。本病在新生儿期症状无特异性，应注意随察。新生儿筛查至为重要。生长速度减慢是提供诊断的重要线索。测定 T_3、T_4、TSH 可做出初步诊断。还应进一步查找病因。

【鉴别诊断】

（一）佝偻病　虽有动作发育迟缓、生长落后等表现。但智能正常，皮肤正常，无甲低特殊面容，有佝偻病体征，血生化和骨骼X线片可以协助诊断。

（二）21-三体综合征　患儿智能及动作发育均迟缓，但有特殊面容：眼距宽，外眼角上斜，鼻梁低，舌伸出口外，皮肤及毛发正常，无粘液水肿。

（三）先天性巨结肠　患儿出生后即开始便秘、腹胀，并常有脐疝，但其面容、精神反应及哭声等均正常。

（四）生长激素缺乏症　虽体格矮小，但身体比例匀称，面容幼稚，智力正常。

【治疗】

甲状腺功能减低症一经确诊，即应开始甲状腺素替代治疗，且终身维持。L-甲状腺素钠（L-T_4）为首选制剂，婴儿用量为每日8～14μg/kg，儿童为每日4μg/kg。目前国内常用甲状腺干粉片，为动物甲状腺组织中提取的制剂。开始剂量为婴儿每日5～10mg，儿童每日10～20mg，均应从小剂量开始，以后参照TSH、T_4水平调整剂量，每1～2周增加1次剂量，直至临床症状改善、血清T_4和TSH正常，即将此量作为维持量。

一般治疗2～3周后临床症状减轻，4周后基本消失。治疗有效的标准是精神食欲好转，便秘消失，心率正常，身高增长。若甲状腺素过量，则表现为烦躁，消瘦，腹泻，心率快等。治疗过程中注意观察患儿变化，及时调整剂量。另外，应补充多种维生素、钙剂、铁剂等，饮食中增加蛋白质。

第二节　生长激素缺乏症

生长激素缺乏症（growth hormone deficiency）是由于垂体或下丘脑缺陷，垂体生长激素（growth hormone，GH）分泌不足，导致患儿生长缓慢，身材均匀性矮小的病症。患儿身高在同年龄、同性别正常健康儿童生长曲线第3百分位数以下，或低于2个标准差（-2SD）。

本病可为单一的生长激素缺乏，也可同时伴有垂体前叶其他激素缺乏。

【生长激素的合成、分泌和功能】

GH由垂体前叶的生长素细胞分泌和储存。它的释放受下丘脑分泌的生长激素释放激素（GHRH）和生长激素释放抑制激素（SRIH）的调节。其基本功能是促使人体各种组织细胞增大和增殖，各系统、器官生长发育，骨骼的增长导致人体长高。GH的分泌有一定规律：白天低于夜间，夜间入睡后分泌旺盛，且与睡眠深度有关，在Ⅲ或Ⅳ期睡眠时达高峰。青春发育期的儿童GH分泌量明显高于成人。

【病因】

（一）特发性　病因不明，为生长激素缺乏的主要原因。患儿的垂体和下丘脑无明显病灶，功能缺陷多在下丘脑而不是垂体。可为单独GH缺乏，或多种激素缺乏。其中因垂体分泌功能不足所致者，称为典型生长激素缺乏症；因垂体以上部位病变导致生长激素释放激素（GHRH）不足所致者，称为生长激素神经分泌功能障碍。有人认为发病可能与新生儿产伤、缺氧有关。约5%的患儿与遗传因素有关。

（二）继发性　任何病变侵入下丘脑或垂体前叶时都可引起生长激素合成和分泌减少导

致生长迟缓。常见的损害有：

1. 肿瘤：其中颅咽管瘤最常见，其他有垂体腺瘤、神经纤维瘤、神经胶质瘤及错构瘤等。

2. 感染：如颅内感染（脑炎、脑膜炎等）。

3. 头部创伤：产伤、手术损伤或颅底骨折等。

4. 放射损伤：中枢神经系统、眼及中耳部肿瘤放射治疗亦可导致发病。

（三）暂时性　患儿受到精神创伤时，可使 GH 分泌功能暂时低下。消除病因后即可逐渐恢复正常。

【临床表现】

患儿大多数有身材矮小，身高落后较体重不足更明显，但出生时身高、体重大多正常，常在 1 岁后生长速度减慢，年龄愈大，落后愈显著，身高增长速率仅每年 3cm 左右，但身体各部发育匀称，身体上下部量的比例正常。出牙延迟。约半数可发生青春期发育延迟，而智能发育正常。患儿头大而圆，毛发少而质软，皮肤细腻，面容较实际年龄幼稚。胸腹部皮下脂肪较多。骨龄较实际年龄落后 2 岁以上，但与其身高年龄相仿。部分患儿同时伴有其他垂体激素缺乏而出现的相应表现，如伴有 ADH 缺乏者有尿崩症的表现；TSH 缺乏则有甲低的表现；ACTH 缺乏时可引起皮质功能不足，发生低血糖。

由于围生期异常致本病者，幼年即出现生长迟缓；颅内肿瘤所致者有头痛、呕吐、视野缺损等症状；颅咽管瘤儿童常有视野缺损、视神经萎缩和颅神经麻痹。

【实验室检查】

（一）刺激试验　生长激素水平测定是确诊的最好方法。正常人血清 GH 基础值甚低，随意取血测定血清 GH 水平对诊断无临床意义，应当采用刺激试验来确定垂体分泌功能是否正常（表 15－2）。

表 15－2　生长激素分泌功能试验

试验	方法	采血时间
生理性		
运动	禁食 4～8 小时后，剧烈运动 20 分钟	活动后 20、40 分钟
睡眠	晚间睡眠后用脑电图监护	Ⅲ、Ⅳ期睡眠时
药物刺激		
胰岛素	0.075U/kg，静注	0、15、30、60、90、120 分钟测血糖、GH、皮质醇
精氨酸	0.5g/kg，用注射用水配成 5%～10%溶液，30 分钟滴完	
可乐定	4μg/kg，1 次口服	同上
左旋多巴	10mg/kg，1 次口服	同上
GHRH	1μg/kg，静注	同上

结果判断：GH 峰值≥10μg/L 为正常反应，GH 峰值＜5μg/L 为完全性 GH 缺乏，GH 峰值在 5～10μg/L 为部分性 GH 缺乏。每个患儿需做 2 种或 2 种以上激发试验，结果异常方能确立诊断。任何 1 种试验反应正常即可排除 GH 缺乏。

（二）复合刺激试验　因患儿常伴有其他垂体激素的缺乏，临床上常采用复合刺激试验（如静脉推注胰岛素 0.1U/kg、促性腺激素释放激素 25μg/m²、促甲状腺素释放激素 200μg/m²，同时口服左旋多巴 10mg/m²），以检测 TSH、ACTH 及垂体促性腺激素的分泌功能。

（三）其他检查　腕骨 X 线片测定骨龄，较实际落后 2 年以上；怀疑颅内肿瘤，应作 CT 或 MRI 检查。

【诊断】

诊断要点：

（一）身材矮小　低于同年龄、同性别正常健康儿生长曲线第 3 百分位以下或低于 2 个标准差（－2SD）。

（二）学龄期年生长速率＜5cm。

（三）骨龄延迟，一般低于实际年龄 2 岁以上。

（四）GH 激发实验峰值＜10μg/L。

（五）综合分析　了解母孕期情况、出生史、喂养史、疾病史，结合体格检查和实验室检查结果综合判断。

【鉴别诊断】

（一）家族性矮身材　父母身高均矮，小儿身高在第 3 百分位数左右，但骨龄与年龄相称，智力和性发育均正常。父母中常有相似的既往史。

（二）体质性青春期延迟　男孩多见，有遗传倾向。2～3 岁时身高低矮，3 岁后生长速度又恢复至≥5 厘米/年。GH 正常，骨龄落后，骨龄和身高一致。青春期发育延迟 3～5 年，但最终达正常成人身高。

（三）宫内生长迟缓　出生时身高、体重均低于同胎龄儿第 10 百分位，约 8%患儿达不到正常成人身高。

（四）内分泌疾病及染色体异常　甲状腺功能低下、21-三体综合征、Turner 综合征等均有身材矮小，根据特殊体态、面容可做出诊断。

（五）全身性疾病　包括心、肝、肾疾病，重度营养不良，慢性感染，长期精神压抑等导致身材矮小者，可通过病史、全面查体及相应的实验室检查作出诊断。

【治疗】

（一）生长激素替代治疗　目前广泛使用基因重组人生长激素（r-hGH），每天 0.1U/kg，每晚睡前皮下注射。治疗后身高和骨龄均衡增长，其最终身高与开始治疗的年龄有关，治疗愈早效果愈好。治疗后第 1 年效果最显著，以后疗效稍有下降。GH 可持续使用至骨骺融合，骨骺闭合后禁用。治疗过程中，应密切观察甲状腺功能，若血清甲状腺素低于正常，应及时补充甲状腺激素。

（二）合成代谢激素　可增加蛋白合成，促进身高增长。可选用氧甲氢龙（oxandrolone）、氟甲睾酮（fluoxymesterone）或苯丙酸诺龙。由于此类药可促使骨骺提前融合，反而影响最终身高，故应谨慎使用。疗程不能长于 6 个月。

（三）性激素　同时伴有性腺轴功能障碍的患儿在骨龄达 12 岁时可开始用性激素治疗，促进第二性征发育。男孩用长效庚酸睾酮，女孩用妊马雌酮（一种天然合成型雌激素）。

（四）可乐定　为一种 α 肾上腺素受体兴奋剂，可促使 GHRH 分泌，使生长激素分泌增加。剂量为每日 75～150μg/m²，每晚睡前服用，3～6 个月为 1 疗程。

（五）左旋多巴　可刺激垂体分泌生长激素。剂量为每日 10mg/kg，早晚各一次。

（六）其他　适当使用钙、锌等辅助药物。

第三节　尿崩症

尿崩症（diabetes insipidus）是由于血管加压素（AVP），即抗利尿激素（ADH）分泌、释放不足或肾脏对其不反应所致，以水代谢失调、多饮多尿、持续低比重尿为特征。按发病部位可分为中枢性尿崩症及肾性尿崩症两大类，中枢性尿崩症主要是 ADH 缺乏所致。肾性尿崩症是先天性远端肾小管对 ADH 的敏感性低下或缺如所致。本节重点介绍中枢性尿崩症。

【抗利尿激素的生理功能】

AVP 由下丘脑视上核和室旁核神经细胞合成，以轴浆流方式沿视上-垂体后叶束被运输至垂体后叶储存备用。AVP 的分泌受多种因素影响，其中最重要的是细胞外液的渗透压和血容量。血浆渗透压的轻微变化，即可引起 AVP 浓度的升高或降低；血容量的改变则通过压力感受器的作用使 AVP 分泌量增加或减少。

AVP 是通过与肾远曲小管和集合管的受体结合后发挥作用，即促进水和尿素的重吸收，使尿液浓缩和尿量减少。当 AVP 分泌不足时，尿中水分重吸收减少，尿量增加，体内水分大量丢失，血容量下降，血浆渗透压增高，刺激下丘脑渴觉中枢兴奋而出现多饮。

【病因】

（一）器质性　任何侵犯下丘脑及垂体的病变都可致尿崩症，如颅内肿瘤、颅脑损伤、颅内感染等。常见肿瘤有颅咽管瘤、垂体瘤等。中枢性尿崩症患儿，特别是男性患儿，50%由颅内肿瘤所致。

（二）特发性　系因下丘脑视上核与室旁核内神经原数量减少或退行性变所致。多数为散发性，部分患儿与自身免疫反应有关。这类患者中常伴有其他内分泌疾病，如甲状腺疾病。

（三）家族性　较少见，呈常染色体显性或隐性遗传。

【临床表现】

本病可发生于任何年龄。多数患儿起病急骤，以多尿、多饮、烦渴为主要症状。尿清如水，饮水多喜冷饮，夜间排尿增多，可发生遗尿，每日饮水量及尿量均可达 300～400ml/kg。由于烦渴、多饮、多尿，影响到日常活动和睡眠。患儿常有皮肤干燥，精神不振，食欲低下，消瘦，生长发育障碍，严重者可出现肾功能不全、惊厥、昏迷。

如伴有其他垂体前叶激素缺乏，可出现身材矮小，甲状腺功能低下，肾上腺功能低下，如有视力障碍、颅内压增高应考虑颅内肿瘤。

【实验室检查】

（一）尿比重　应≤1.005，限水后仍不超过 1.010。

（二）尿液和血浆渗透压测定　患儿尿液渗透压<200mmol/L，血浆渗透压>295mmol/L。尿液应同时检测葡萄糖，以除外高渗性利尿。

（三）禁水试验　目的是观察患儿在细胞外液渗透压增高时的浓缩尿液能力。最简单的方法即是限制饮水。患儿在试验前一天晚 8 时起禁饮水，试验当日晨 8 时，先排空膀胱，测体重、血钠、血浆渗透压，每小时排尿一次，测尿量、尿渗透压（或比重）和体重，至相邻两次尿渗透压差＜30mmol/L 后，再测血钠、血浆渗透压。正常小儿尿渗透压可增高达800mmol/L 以上，血清钠和渗透压保持正常。中枢性尿崩症患儿持续排低比重尿，血清钠和渗透压分别上升超过 145mmol/L 和 295mmol/L，尿比重不超过 1.010，体重下降 3%～5%。试验时须严密观察血钠和体重的变化，若血钠＞150mmol/L、体重下降＞5%，应停止试验。

（四）加压素试验　紧接在禁水试验后，在排尿并采血样后皮下注射垂体后叶素 5U，两小时内多次留尿测渗透压，如尿渗透压上升峰值超过给药前的 50%，则为完全性中枢尿崩症。在 9%～50%患儿为部分性 AVP 缺乏。

（五）影像学检查　应选择进行头颅 X 线平片、CT 或 MRI 检查，以除外颅内肿瘤。

【诊断】

根据多饮、多尿病史，结合患儿持续排低比重尿（尿比重≤1.005），血浆渗透压＞295mmol/L（或血清钠＞143mmol/L）即可确诊为中枢性尿崩症。必要时行禁水、加压素试验。对所有中枢性尿崩症患儿必须注意寻找可能的原发病灶，并与其他具有多尿症状的疾病相鉴别。

【鉴别诊断】

（一）原发性肾性尿崩症　系肾小管上皮细胞对 AVP 不敏感，不能使肾远曲管和集合管回吸收水所致，为 X 连锁或常染色体显性遗传。发病年龄和症状轻重变异较大。于生后不久即发病者症状较重，年长儿发病者症状较轻。禁水、加压素试验均不能提高尿渗透压。

（二）精神性烦渴　开始时是由于多饮，长期饮水多，血清电解质被稀释下降。长期血浆渗透压低致 AVP 分泌被抑制，排尿增多形成多饮多尿。患儿血清钠和渗透压均处于正常低值，禁水试验尿渗透压增高。长期限制饮水（禁水试验≥24 小时）患儿可耐受，尿量减少尿比重上升。

（三）肾性尿崩症　有慢性肾炎、肾病史，结合尿常规，血肌酐、尿素氮升高可诊断。

（四）其他　可根据尿比重、尿渗透压、血钠及血渗透压进行鉴别。

【治疗】

（一）一般治疗　保证水分供给，但如有脱水、高钠血症时须缓慢补给水分，以免造成脑水肿。

（二）病因治疗

（三）药物治疗　有激素和非激素两类。根据病因不同而采用不同的治疗，中枢性尿崩症采用替代治疗及药物治疗两种。药物治疗如下：

（1）鞣酸加压素混悬液：每次剂量为 0.1～0.3ml，深部肌内注射，作用时间可维持 3～7 天，待患儿多尿症状复现时才第二次给药。

（2）去氨加压素（DDAVP）：为合成的 AVP 类似物。剂量为 5～15μg/d，每日两次鼻腔滴入（浓度为 100μg/ml），婴儿每次自 0.5μg、儿童自 2.5μg 起，逐渐加量至疗效满意即作为维持量。

（3）其他药物

1）氯磺丙脲：可使远曲小管 cAMP 形成，增加 AVP 作用。适用于 ADH 部分缺乏性尿崩症。每日 150mg/m ^{2}，一次口服。服药后 24 小时起作用，使尿量减少。副作用有低血糖、白细胞减少、肝功能损害。

2）卡马西平：机理同氯磺丙脲，每日 10～15mg/kg，每日 2～3 次。主要副作用有肝功能损害、白细胞减少。

3）氯贝丁酯（安妥明）：每日 15～25mg/kg，分 3 次服用。主要副作用有肝功能损害、消化道症状。

（四）其他治疗　对尿崩症患儿应严格限制钠和蛋白质摄入，每日钠入量＜0.7 mmol/L。蛋白质每日 1g/kg，使肾脏的溶质负荷减少，以减少肾脏的排水量。同时加用双氢克尿塞，可减少肾脏对钠的重吸收，血容量减少，最后尿量减少。同时适量补钾并定期监测，以防止低血钾和高血钠。

第四节　性早熟

女孩在 8 岁、男孩在 9 岁以前呈现性发育征象，即为性早熟（sexual precocity）。

【下丘脑-垂体-性腺轴的功能】

生殖系统的发育和功能维持受下丘脑-垂体-性腺轴的控制。下丘脑以脉冲形式分泌促性腺素释放激素（gonadotropin releasing hormone，GnRH），刺激垂体前叶分泌促性腺激素（Gn），即促黄体激素（luteinizing hormone，LH）和促滤泡生成素（follicle stimulating hormone，FSH）的分泌，并分泌雌二醇和睾丸酮。青春期前小儿下丘脑分泌的 GnRH 量甚少，待至 10 岁左右，GnRH 的分泌增加，继之 LH 和 FSH 分泌增高，结果使性腺进一步发育，导致性器官发育和性征出现。

【病因和分类】

对性早熟患儿，可按其下丘脑-垂体-性腺轴功能是否提前发动分为中枢性（真性）和外周性（假性）两类。由于不明原因而提前发动造成性发育提前者称为体质性（或特发性）真性性早熟，较多见，是本节叙述的重点。就中枢性性早熟而言，80%以上女性患儿属体质性（或特发性），而男孩则仅约 40%，故对男性中枢性性早熟患儿尤应注意探查原发疾患。

【发病机理】

特发性性早熟的病因不明。女孩明显多于男孩，前者多为散发，后者一般具有家族性倾向，可能为性连锁遗传。发病机制目前尚未明了，可能由于某些未明确的原因使中枢神经系统生殖发动点或下丘脑对性腺发育的抑制失去控制，下丘脑的促性腺激素释放激素或垂体促性腺激素过早分泌增加所致。

【临床表现】

正常性发育有一定的规律：女孩在增强的 LH 和 FSH 脉冲峰刺激下，其卵巢内即出现多个小滤泡，旋即乳房开始发育，标志着青春期的开始，然后出现阴毛和外生殖器发育，最后初潮和腋毛出现，整个过程约需 1.5～6 年，平均 4 年；男孩则首先是睾丸容积增大，超过 3ml（或长径＞2.5cm）时即标志着青春期开始，旋即阴囊皮肤变红、变薄，继而阴茎增长、增粗，然后出现阴毛、腋毛、声音低沉和胡须等成年男性体态特征，整个过程需时 5 年或更久。当睾丸容积达到 6ml 以上时即可有遗精现象。在第二性征出现时，小儿身高和体重增长加速，其身高年增长率的峰值可达平时的 2 倍以上，女孩在初潮前达高峰，而男孩则在外生殖器发育以后，约较女孩迟 2 年。

真性性早熟的临床表现差异较大，多数在4～8岁间发病。约15%～20%患儿在2.5岁前出现性发育征象。性发育的规律绝大多数按正常顺序进行。

女孩常以乳房发育、阴毛出现以及形体改变等来诊，多数情况下阴毛同外生殖器一起发育。继之月经和腋毛出现。男孩常首先出现阴茎或（和）睾丸增大，随之可出现阴茎勃起，阴毛发育，痤疮和声音低沉，并出现夜间遗精现象。

无论男童或女童，在性发育过程中其身高、体重增长和骨骼成熟皆加速，骨骺提前融合，以致患儿在发病初期呈现生长过速，但最终成人期身高较矮，常不足150cm。至青春期成熟后，患儿除身高矮于一般群体外其余均正常。外周性性早熟的性发育过程常与上述规律迥异。颅内肿瘤所致者在病程早期常仅有性早熟表现，后期始见颅压增高、视野缺损等定位征象。

【实验室检查】

（一）影像学检查

1. 骨龄测定：可拍摄手和腕部X线正位片，判断骨骼发育是否超前。

2. B超检查：可根据临床需要，经B超检查女孩卵巢、子宫发育情况，男孩查睾丸和肾上腺皮质等部位。

3. CT或MRI检查：对疑有脑肿瘤或肾上腺皮质病变的患儿有非常重要的价值。

（二）性激素测定　性激素的分泌有明显的年龄特点，2岁前后和青春期前后女孩雌二醇和男孩睾酮浓度差异很大。特发性性早熟患儿血浆LH、FSH、睾酮和雌二醇含量均高于正常同龄小儿，但由于正常高限和病理性低限有重叠现象，常因不易判断而必须借助于GnRH刺激试验来测定其反应峰值。

（三）GnRH刺激试验　通常按2.5μg/kg静脉注射GnRH，于注射前（基础值）和注射后30、60、90分钟各采血检测LH、FSH反应峰值，当LH峰值＞15U/L（女），或＞25U/L（男）；或LH/FSH峰值比＞0.7；或LH峰/基比值＞3时，可认为其性腺轴功能已经启动。

【诊断】

须根据详细的病史、全面的体检和必要的实验室检查做出诊断，同时需要仔细地随访观察，只有在完全排除了引起继发性性早熟的疾病后才可做出特发性真性性早熟的诊断。

【鉴别诊断】

特发性真性性早熟的诊断过程主要是排除其他原因所致的性早熟，特别是中枢神经系统、肾上腺、性腺或肝肿瘤。

（一）单纯乳房早发育　是女孩不完全性性早熟表现。指女童在婴幼儿期出现乳房增大而无其他性征表现者，常为单侧乳房增大，其发育可呈进行性，也可呈波动性。这类小儿不伴有生长加速和骨骺发育提前，其他性征常在正常青春期年龄出现。血清雌二醇和FSH基础值常轻度增高。本病大多为良性经过。

（二）假性性早熟　指患儿仅有部分性征发育提前而无性功能（排卵或精子生成），与真性性早熟的本质区别为无下丘脑-垂体-性腺轴的真正启动。生殖腺肿瘤、肾上腺皮质肿瘤或增生是引起假性性早熟的最常见原因。误服含雌激素的药物或食物是导致女孩呈现性早熟的常见原因，长期应用含有性激素的化妆品也可引起性早熟症状。表现为不规则阴道出血，乳房着色很深且与乳房发育不相称。应详细询问病史并随访以便肯定诊断。值得注意的是哺乳期妇女用性激素后，可经乳汁使婴儿得到性激素，有发生性早熟的危险。男孩出现性发育征象而睾丸容积与其年龄相称者应考虑先天性肾上腺皮质增生症、肾上腺肿瘤。

【治疗】

（一）教育和卫生指导　适时的卫生指导是本病治疗的重要内容。体质性真性性早熟除最终身高不如正常人外，对患儿不会造成其他损害，应做好患儿及家长的解释工作，做好心理安慰，但必须加强教育与保护。

（二）药物治疗　可消除症状和延迟其性发育过程。

1. 促性腺激素释放激素类似物（GnRHa）：其作用是通过减少垂体促性腺激素的分泌，使骨骺成熟速度减慢，生长速度恢复正常，能促进最终身高的增长。应注意 GnRHa 的应用须足量，否则反会促进性腺发育。现多用长效制剂，0.1mg/kg，每 4 周肌注一次。D-丝氨酸-GnRH 也可通过鼻粘膜吸收。

2. 甲孕酮（medroxyprogesterone acetate）：又称安宫黄体酮，是一种长效孕激素，通过负反馈作用抑制促性腺激素的释放。多数病人表现乳房缩小，月经消失，男性表现阴茎、睾丸缩小。用于女孩性早熟，每日口服量为 10～30mg，出现疗效后减量维持。

（三）环丙孕酮（cyproterone acetate）　是 17 羟孕酮类衍生物，是一种较强的雄激素拮抗剂，并且可减少促性腺激素的释放，能抑制精子生成和睾酮释放。剂量为每日 70～150mg/m^2。本药不能改善最终身高。

第五节　糖尿病

糖尿病（diabetes mellitus，DM）是由不同病因引起胰岛素缺乏或功能障碍，导致糖类、脂肪、蛋白质代谢紊乱，而以高血糖为共同表现的临床综合征。儿童期原发性糖尿病分为：①1 型糖尿病（胰岛素依赖型糖尿病，IDDM）：是由于胰岛 β 细胞遭受破坏、胰岛素绝对分泌不足所造成，必须使用胰岛素治疗。②2 型糖尿病（非胰岛素依赖型糖尿病，NIDDM）：是 β 细胞分泌胰岛素不足和（或）靶细胞对胰岛素不敏感所致，儿童期发病者很少。我国儿童糖尿病发病率约为 0.6/10 万，其中 98%为 1 型。本节主要讨论 1 型糖尿病。

【病因和发病机理】

1 型糖尿病是自身免疫性疾病，其发病机理尚未完全阐明，目前认为本病是在遗传易感性基因的基础上，在外界环境因素作用下引起自身免疫功能紊乱，导致胰岛 β 细胞损伤和破坏而发病。

（一）遗传易感性　目前已发现 90%以上的 1 型糖尿病患儿具有主要组织相容复合体基因编码的Ⅱ类抗原 HLA-DR3、DR4。

（二）环境因素　1 型糖尿病发病与病毒感染有关。病毒感染后激发自身免疫反应导致胰岛 β 细胞破坏，胰岛素分泌不足而发病。

（三）免疫因素　近十余年研究表明，1 型糖尿病患儿血中存在胰岛细胞自身抗体、胰岛素受体自身抗体、胰岛素自身抗体等多种自身抗体，对胰岛细胞有毒性作用，使胰岛细胞受损。患儿体内还存在 T 淋巴细胞免疫反应异常。

【病理生理】

由于胰岛素分泌不足，组织摄取和利用葡萄糖减少，同时肝糖原合成减少，糖异生作用增强导致高血糖；当血糖浓度超过肾阈值 110mmol/L（180mg/dl）时即出现尿糖；大量糖从肾脏排出，引起渗透性利尿而导致多尿；血糖增高及多尿失水，使血浆渗透压升高，刺激下丘脑口渴中枢而致多饮；由于组织不能充分利用葡萄糖提供能量，而产生饥饿感，引起多食。此外，糖尿病时反调节激素如胰高血糖素、肾上腺素等分泌增加，脂肪分解旺盛，酮体生成增多，超过组织利用和排泄速度时即发生糖尿病酮症酸中毒。

【临床表现】

1. 起病：大多起病较急，多数儿童常有诱发因素，如感染、饮食不当、情绪激动等。

2. 典型症状：多数患儿有多饮、多食、多尿及体重减轻合称为糖尿病的“三多一少”症状。

3. 其他表现：婴幼儿常有遗尿，部分患儿食欲正常或减退，消瘦、精神萎靡和乏力亦常见。病程长者可有生长发育障碍，智力落后，肝脏因脂肪浸润而肿大。

4. 糖尿病酮症酸中毒：约有 40%糖尿病患儿在就诊时即处于酮症酸中毒状态，常因感染、诊断延误或胰岛素治疗中断而诱发。幼儿较年长儿发病率高。表现为起病急，恶心呕吐，腹痛，关节或肌肉痛，迅速出现脱水和酸中毒症状；皮肤弹性下降，呼吸深长，呼气有烂苹果味，脉搏细速，血压下降，体温不升，嗜睡甚至昏迷。血糖一般很高，血气分析有不同程度的代谢性酸中毒。尿酮体强阳性。

糖尿病是终身疾病，死亡多因并发症所致。小儿糖尿病的并发症见表 15-3。

表 15-3　小儿糖尿病的并发症

急性并发症	中期并发症	慢性并发症
糖尿病酮症酸中毒	骨关节异常	糖尿病视网膜病
低血糖	生长障碍	糖尿病肾病
感染	性成熟延迟	糖尿病周围神经病变
糖尿病高渗性非酮症昏迷	白内障	

【实验室检查】

（一）血液检查

1. 血糖：空腹血糖≥7.0mmol/L（126mg/dl），非空腹血糖≥11.1mmol/L（200mg/dl）。

2. 血脂：血清胆固醇、甘油三酯明显增高，治疗后可下降。

3. 血糖化血红蛋白：其合成量与血糖浓度及持续时间成正比，可反映最近 2～3 个月内血糖的浓度，因此可作为患儿病情近期控制是否满意的指标。正常人<4%～6%；治疗良好的患儿<9%，治疗不当的患儿常>12%。控制理想的水平应为<7.6%。

4. 葡萄糖耐量试验：不能确诊的患儿可做此试验。

5. 血气分析：酮症酸中毒时血 pH<7.30，HCO_3^-<15mmol/L，表明有代谢性酸中毒。

（二）尿液检查

1. 尿糖：阳性。糖尿病治疗期间，特别是初期调整胰岛素剂量和调整饮食时，应动态检测尿糖变化。酮症酸中毒时尿酮体阳性。糖尿病肾病时尿蛋白阳性。

2. 尿酮体：儿童糖尿病易出现酮体阳性，酮症酸中毒时尿酮体增高。

3. 尿微量白蛋白：定期检测可以及时发现和了解肾脏受累情况。

【诊断】

典型病例根据“三多一少”症状，结合尿糖阳性，空腹血糖≥7.0mmol/L（126mg/dl）即可诊断。糖化血红蛋白等测定有助于诊断。

【鉴别诊断】

（一）婴儿暂时性糖尿病　病因不明。多数在出生后6周左右发病。表现为发热、呕吐、体重不增、脱水等症状。血糖升高，尿糖和酮体阳性。经补液等一般处理后即可恢复。

（二）非糖尿病性葡萄糖尿症　Fanconi综合征、肾小管酸中毒等患儿都可发生糖尿，鉴别主要靠空腹血糖测定，肾功能检查，必要时行糖耐量试验。

（三）与酮症酸中毒昏迷相鉴别的疾病　如重度脱水、低血糖、某些毒物的中毒等。可根据原发病及病史鉴别。

【治疗】

（一）治疗原则与目标　①消除糖尿病症状；②防止酮症酸中毒、避免低血糖；③保证患儿正常生长发育和青春期发育，防止肥胖；④早期诊断与预防急性并发症，避免和延缓慢性并发症的发生和发展；⑤长期、系统管理和教育，包括胰岛素的应用、计划饮食、身体锻炼和心理治疗，并使患儿和家属学会自我管理，保持健康心理，保证合理的学习生活能力。

（二）胰岛素的应用　1型糖尿病患儿必须终身使用胰岛素治疗。

1. 常用制剂及用法：有短效的正规胰岛素（RI），中效的珠蛋白胰岛素（NPH）和长效的鱼精蛋白锌胰岛素（PZI）三类制剂。PZI在儿童中很少单独使用。

应用方法：初始用法：①短效胰岛素（RI）初剂量0.5～1.0U/（kg·d），年龄<3岁用0.25U/（kg·d），分3～4次，于早、中、晚餐前30分钟及睡前皮下注射（睡前最好用NPH）。②NPH与RI混合（NPH占60%，RI占40%）在早餐前30分钟分2次注射，早餐前注射总量的2/3，晚餐前用1/3。根据尿糖定性，每2～3天调整剂量一次，直至尿糖定性不超过++。每次调整2～4个单位为宜。也有人主张年幼儿使用每日2次的方法，年长儿每日注射3～4次。

2. 胰岛素笔：为普通注射器的改良，用喷嘴压力和极细的针头将胰岛素推入皮下，操作简便，注射剂量准确。

3. 胰岛素泵：即人工胰岛，通过模拟正常人胰岛β细胞，按照不同的速度向体内持续释放胰岛素，适用于血糖波动较大、分次胰岛素注射不易控制者。

4. 胰岛素治疗中易发生的问题

（1）注射部位萎缩：由于反复在同一部位注射所致，影响胰岛素的治疗效果。应选用双上臂前外侧、双下肢大腿前外侧、脐两侧和臀部轮换注射，每针间距2cm，1个月内不应在同一部位重复注射。

（2）低-高血糖反应（Somogyi现象）：由于慢性胰岛素过量，夜间低血糖后引发的高血糖现象。此时应逐步减少胰岛素用量使血糖稳定。

（3）黎明现象（dawn phenomenon）：是一种在早晨5～9点空腹血糖升高，而无夜间低血糖发生的情况，为晚间胰岛素用量不足所致。可加大晚间胰岛素剂量或将NPH注射时间稍往后移即可。

（4）低血糖：胰岛素用量过大，或使用胰岛素后未按时进食，或巨烈运动后，均易发生低血糖。久病者肾上腺素分泌反应延迟，也是易发生低血糖的因素。严重的低血糖很危险，可造成永久性脑组织损伤，如不及时抢救，可危及生命。一旦发生，立即给予葡萄糖口服或静注。

（三）饮食管理　合理的饮食是治疗糖尿病的重要环节之一，在制定饮食计划时，既要使血糖控制在正常范围，又要满足小儿生长发育的需要。每日所需热量（kcal）为1000+（年龄×80～100）。饮食供热量按蛋白质占15%～20%，碳水化合物占50%～55%，脂肪占30%。蛋白质宜选用动物蛋白，脂肪应以植物油为主，碳水化合物最好以米饭为主。全日热量分3餐供应，分别占1/5、2/5、2/5，并由每餐中留少量食物作为餐间点心。

（四）运动疗法　胰岛素注射、计划饮食和运动锻炼被称为糖尿病治疗的三要素。运动可使热量平稳并控制体重，减少冠心病的发生。但糖尿病患儿必须在血糖得到控制后才能参加运动，运动应安排在胰岛素注射及进餐后2小时之间，防止发生低血糖。若发生视网膜病变时应避免头部剧烈运动，以防发生视网膜出血。

（五）糖尿病的长期管理和监控　由于本病需要终生饮食控制和注射胰岛素，给患儿带来各种压力和心理负担，因此医务人员应介绍有关知识，定期讲座，帮助患儿树立信心，使其坚持有规律的治疗和生活。国内有举办糖尿病夏令营的经验，证实这种活动有助于患儿身心的康复。

对患儿的监控内容主要包括以下几项：

1. 建立病历：定期复诊，做好家庭治疗记录。

2. 监控内容和时间：血糖或尿糖和尿酮体：尿糖应每天查4次（三餐前和睡前，至少2次），每周一次凌晨2～3点钟的血糖。无血糖仪者测尿糖同时测酮体。定期测24小时尿糖，至少每年一次。糖化血红蛋白：每2～3个月一次，1年至少4～6次。尿微量白蛋白：病情稳定后2～3个月或每年1～2次。血脂：最好每半年一次，包括总胆固醇、甘油三酯、HDL、LDL、VLDL。体格检查：每次复诊均应测量血压、身高、体重和青春期发育状况。眼底：病程5年以上或青春期患者每年一次。

3. 控制监测　主要目的是使患儿维持尿糖定性在（+）～（-）之间；尿酮体（-），24小时尿糖≤5g；保证小儿正常生长发育，并早期发现合并症。予以及时处理：关于血糖的监测见表15-4。

表15-4　糖尿病患儿血糖控制监测表

项目	理想	良好	差	需调整治疗
空腹血糖（mmol/L）	3.6～6.1	4.0～7.0	>8	>9
餐后2h血糖（mmol/L）	4.0～7.0	5.0～11.0	11.1～14.0	>14
凌晨2～4时血糖（mmol/L）	3.6～6.0	≥3.6	<3.0或>9	>9
糖化血红蛋白（%）	<6.05	<7.6	7.9～9.0	>9.0

（六）移植治疗

1. 胰腺移植：多采用节段移植或全胰腺移植，文献报道1年成活率可达80%，肾、胰腺联合移植成活率更高。

2. 胰岛移植：采用人或猪胚胎胰岛细胞，可通过门静脉或肾被膜下移植于IDDM患者，移植后的胰岛细胞可以生存数月，可停止或减少胰岛素用量。

（七）酮症酸中毒的治疗　原则为纠正脱水，控制高血糖，纠正电解质紊乱和酸碱失衡；消除诱因，防治并发症。

酮症酸中毒是引起儿童糖尿病急症死亡的主要原因。主要治疗措施是补充液体和电解质、胰岛素治疗和重要并发症的处理。

1. 液体和电解质的补充：治疗酮症酸中毒最重要的是扩充血容量以恢复心血管功能和排尿。纠正丢失的液体按（100ml/kg）计算，输液开始的第一小时，按 20ml/kg 输入 0.9%氯化钠溶液，在第 2～3 小时，输入 0.45%氯化钠溶液，按 10ml/kg 静滴。当血糖<17 mmo/L 时用含有 0.2%氯化钠的 5%葡萄糖液静滴，治疗最初 12 小时内补充丢失液体总量的 50%～60%，以后的 24 小时内补充继续丢失量和生理需要量。

钾的补充：在患儿开始排尿后应立即在输入液体中加入氯化钾作静脉滴注，其浓度为 0.1%～0.3%。一般按每日 2～3mmol/kg（150～225mg/kg）补给。

纠正酸中毒：碳酸氢钠不宜常规使用，仅在血 pH<7.1、HCO_3^-<12mmol/L 时，按 2mmol/kg 给予 1.4%碳酸氢钠溶液静滴，当 pH≥7.2 时即停用。

2. 胰岛素治疗：现多数采用小剂量胰岛素静脉滴注，正规胰岛素（RI）最初剂量 0.1U/kg 静脉注射，继之持续滴注 0.1U/（kg·h），即将正规胰岛素 25U 加入等渗盐水 250ml 中输入。当血糖<17mmol/L 时，改输含 0.2%氯化钠的 5%葡萄糖液，RI 改为皮下注射，每次 0.25～0.5U/kg，每 4～6 小时 1 次，根据血糖浓度调整胰岛素用量。

［附］低血糖症

为由于不同原因引起血中葡萄糖减低至正常水平以下所致的一种临床综合征。全血血糖在婴儿和儿童<2.2mmol/L、足月新生儿<1.7mmol/L、早产婴或小于胎龄儿<1.1 mmol/L，即为低血糖症（hypoglycemia）。低血糖症可造成不可逆性脑损伤，尤其是婴幼儿，故及时诊断和治疗极为重要。

【病因】

（一）新生儿低血糖：早产，窒息，葡萄糖代谢酶缺乏和代谢缺陷病等。

（二）年长儿低血糖

1. 葡萄糖代谢酶缺乏：如葡萄糖 6-磷酸酶缺乏等。

2. 激素缺乏：胰高血糖素、肾上腺素、皮质醇缺乏等。

3. 酮症性低血糖：指低血糖发生时伴有尿酮体阳性，多数为特发性，为年长儿常见的原因。

4. 其他：营养不良、慢性腹泻等。

【临床表现】

低血糖的临床症状有两类。一类是自主神经兴奋并释放肾上腺素引起的症状，随血糖的急剧下降而发生。另一类是由于脑葡萄糖利用减少，逐渐发生低血糖而出现症状。

由于自主神经兴奋引起的症状有多汗、颤抖、心慌、面色苍白、烦躁、饥饿感，恶心、呕吐。由于脑葡萄糖利用减少可出现头痛、乏力、精神不集中、意识模糊等症状，甚至惊厥、昏迷。新生儿和小婴儿症状无特异性，易被忽略，可表现为发绀、呼吸暂停、肌震颤、拒乳、低体温等。

【实验室检查】

1. 空腹血糖：症状发生时立即采血。

2. 尿检查：查酮体，必要时测果糖、半乳糖等。

3. 血气分析：了解有无代谢性酸中毒。

4. 血清胰岛素测定：在低血糖发作时血清胰岛素水平一般很低，当血糖＞2.5mmol/L而血清胰岛素仍＞10mU/L时应考虑为高胰岛素血症。

5. 血浆C肽测定：低血糖时如血浆C肽＞1.5ng/ml，可证实为内源性高胰岛素血症。

【诊断】

根据病史、临床症状，结合血糖测定低于正常即可诊断。但低血糖病因复杂，对于有惊厥发作的病儿一律应查血糖、血钙及排除神经系统疾患。

【治疗】

1. 对症治疗：低血糖发作时，立即给予葡萄糖口服或静注，可使低血糖发作停止，症状很快消失。由于肾上腺皮质或垂体功能减低者，需用激素替代疗法。昏迷者应静脉输入10％葡萄糖及低张电解质液（1/3张）。

2. 病因治疗：在明确原因后，针对病因进行治疗，如酮症性低血糖时应给高蛋白质、高碳水化合物、低脂肪饮食；半乳糖血症或果糖不耐症患者应分别禁食含有乳糖或果糖类食物。

（丁建萍）

第十六章　遗传性疾病

遗传性疾病是指人体由于遗传物质的结构或功能改变而引起的疾病，简称遗传病（genetic disease）。近年来由于分子生物技术的不断进步，医学遗传学也得到了快速发展，人类对遗传病的认识由细胞学水平进入了分子遗传学水平，从而对许多疾病的发病机制有了新的认识。随着全球人类基因组研究计划的启动，人类的全部基因结构和功能将被逐步探明，遗传性疾病、肿瘤、自身免疫性疾病等多种疾病的诊断、治疗水平将不断提高。遗传性疾病在儿科临床工作中比较常见，据有关统计住院儿童中20%左右患有遗传病或与遗传相关的疾病，我国每年活产婴儿中约有4%～5%可能患有遗传性缺陷。

第一节　概　　述

人体细胞内含有46条（23对）染色体。染色体是细胞遗传物质（基因或DNA）的载体。正常人每一个配子（卵子和精子）含有22条常染色体和一条性染色体X或Y，即是22＋X或22＋Y的一个染色体组，称为单倍体。单倍体染色体的全部DNA分子称为基因组，每个基因组在染色体上都有特定的座位。基因突变或缺失，可能导致遗传性疾病的发生。

【分类】

根据遗传物质结构、功能改变和传递情况的不同将遗传性疾病分为以下几种。

（一）染色体病　是由于先天性染色体结构畸变或（和）数目异常引起的疾病，分常染色体异常综合征和性染色体异常综合征两大类。目前，已确认的人类染色体异常综合征已达100余种，各种异常核型约3000种，如21-三体综合征，先天性卵巢发育不全综合征等。

（二）单基因遗传病　是指由一对等位基因所控制的疾病，分为常染色体显性，常染色体隐性，X连锁显性和X连锁隐性等遗传病。一般单基因遗传病发生率较低，不超过1/1000，人群中约有4%～5%受累于单基因遗传病。如苯丙酮尿症、肝豆状核变性等。

（三）多基因遗传病　由两对或几对基因异常引起的疾病，与环境因素共同作用有关。多基因遗传病发生率较高，一般高于1/1000，人群中约15%～20%患有多基因遗传病。目前已认识的多基因遗传病估计有100种。如唇裂、先天性心脏病、糖尿病、哮喘、近视、原发性癫痫等。

（四）分子病　当具有调控生物大分子（如蛋白质分子）合成的基因发生突变时，导致生物大分子的结构、数量、功能改变而引发的疾病称为分子病。如血红蛋白病、血友病、半乳糖血症等。

（五）线粒体遗传病　由于线粒体基因突变而引起的疾病。具有母系传递特性，临床上极为少见。如眼肌麻痹、Leber遗传性视神经病、视网膜色素变性等疾病。

（六）体细胞遗传病　是由体细胞内遗传物质改变所引起的疾病。如因某些特定组织细胞中的染色体和癌基因或抑癌基因的变化而引发的各种肿瘤及部分先天性畸形等。

【诊断】

强调早期诊断，以便对部分可治的遗传性疾病及早治疗，避免严重症状的发生，同时也便于在患者亲属中及早进行检查，以发现携带者及轻型患者。常根据以下几方面进行诊断：

（一）临床特征　在染色体病中，常染色体畸变疾病的共同特征为多发性先天畸形，常伴体格及智能障碍，性染色体畸变疾病则有性器官发育障碍。在单基因遗传病中也各有其临床特征，如半乳糖血症，在婴儿早期即可出现肝硬化、白内障伴智能障碍。在多基因遗传病中，畸形及其他临床表现的特异性甚强，有助于诊断。

（二）实验室检查　根据临床特征选择相应的实验室检查进行确诊。

1. 染色体检查：是确诊染色体病的主要方法。根据核型分析，可以准确地检出 100 多种染色体畸变综合征。近年来，应用高分辨带技术，已能够判断更微小的染色体畸变。

2. 生化检查及酶学分析：单基因遗传病的诊断主要根据各种生化检查及酶学分析。

3. 基因诊断：利用 DNA 重组技术在分子水平上检测人类遗传病基因缺陷以诊断疾病，使有些遗传病在产前即可做出诊断。

（三）系谱分析　家族史在遗传病的诊断上有着重要意义。进行系谱分析，可以了解先证者家族成员的患病情况，有助于区分患者是否患有遗传性疾病。

（四）皮纹分析　皮纹的形成与遗传有关，染色体病常具有特征性皮肤纹理，皮纹分析可作为对某些染色体病的辅助诊断指标。

【防治】

（一）环境保护　环境污染可对人类的遗传物质造成损害，如放射线、化学品等。

（二）预防感染　某些病源微生物特别病毒感染后，可致基因损伤。孕妇病毒感染可诱发胎儿畸形。

（三）遗传咨询　向病人宣传有关遗传病的知识，根据家系调查及疾病遗传方式，结合文献资料，推算该病再发风险率。通过系谱分析及早检出遗传病携带者，对遗传病的预防有着积极的意义。

（四）婚姻指导　遗传病携带者间的婚配，是生育遗传病患者的主要来源，一经检出，应劝阻结婚，并应禁止近亲结婚。

（五）产前诊断　通过对胎儿性别和健康状况的检测（羊膜穿刺、子宫内窥镜、B 超等方法），可以有效地预防遗传病患儿的出生。产前诊断结果出来后，根据情况建议孕妇是否继续妊娠或选择性流产。

（六）新生儿普查　是群体普查的一种。目的在于及早发现某些遗传病，及早治疗，以减轻病损，改善预后。

（七）饮食及药物治疗　针对代谢异常所造成的结果，加以调整，阻止病变发展。

（八）酶疗法　酶诱导可利用药物或其他方法增强机体内酶活性或增加酶合成；酶补充通过人工合成或由生物提取人体所缺乏的酶，治疗某些酶缺乏病已被证明有一定的疗效。

（九）基因治疗　运用 DNA 重组技术，修复或替代有缺陷的单个基因或多个基因，使细胞恢复正常功能，从而达到治疗疾病的目的。

（十）外科疗法　通过器官移植或矫形手术等方法，使病变组织、器官的功能完全或部分恢复。

第二节　21-三体综合征

21-三体综合征（21-trisomy syndrome），又称先天愚型或Down综合征，因常染色体畸变所致，是小儿染色体病中最常见的一种。活婴中发病率约1/（600～800），其发病率随孕母年龄增大而增高。

【病因】

染色体畸变常与以下因素有关：母亲高龄妊娠、多胎、多年不孕后妊娠、母孕期受放射线照射、使用化学药物、病毒感染以及遗传因素等，使生殖细胞或受精卵发生畸变，体细胞内的21号染色体呈三体型。

【分型与发病机理】

按照核型分析可将21-三体综合征分为标准型、易位型、嵌合体型3种。

（一）标准型　患儿体细胞染色体为47条，有一条额外的21号染色体，核型为47，XX（或XY），+21即21-三体综合征。此型占全部病例的95%。其发病机制系因亲代（多数为母方）的生殖细胞染色体在减数分裂时不分离所致。

（二）易位型　占2.5%～5%。是发生在近端着丝粒染色体的一种相互易位，即着丝粒融合。其中，D/G易位最常见，D组中以14号染色体为主，即核型为46，XX（或XY），-14，+t（14q21q）；少数为15号或13号。这种易位型约有半数为遗传性，即亲代中有14/21平衡易位染色体携带者，核型为45，XX（或XY），-14，-21，+t（14q21q）。另一种为G/G易位较少见，核型为46，XX（或XY），-21，+t（21q21q）或46，XX（或XY），-22，+t（21q22q）是由于G组中两个21号染色体发生着丝粒融合，形成等臂染色体t（21q-21q）。或一条21号染色体易位到22号染色体上。

（三）嵌合体型　约占2%～4%，患儿体内有两种以上细胞株（以两种多见），一株正常，另一株为21-三体细胞。本型是因受精卵在早期分裂过程中染色体不分离所引起，核型为46，XX（或XY）/47，XX（或XY），+21。

【临床表现】

（一）特殊面容　面部骨骼发育不良，平脸；眼距宽、眼裂小并上斜、内眦赘皮；鼻短小、鼻梁低平；舌厚大、张口伸舌；耳小、上部耳廓过度折叠、耳垂小或缺如；颈短、枕部扁平（见图16-1）。

（二）智力及体格发育迟缓　智力低下，智商约为25～50，智能落后且随年龄的增长而明显。动作发育和体格发育都较迟缓，身材矮小，骨龄落后于同龄儿。

（三）四肢特点　四肢短、肌张力低下、关节过度弯曲，手宽厚，手指短粗、小指更短，末端内弯。

（四）皮肤纹理特征　一侧或双侧手掌有通贯纹，atd角增大，第4、5桡箕增多，第5指有一条指褶纹，脚拇趾胫侧弓形纹等（图16-2）。

（五）其他　约30%伴有先天性心脏病，多指（趾），阴茎短小，隐睾等多种畸形。由于患儿免疫功能低下，易患感染性疾病、甲状腺疾病、白血病、白内障等。

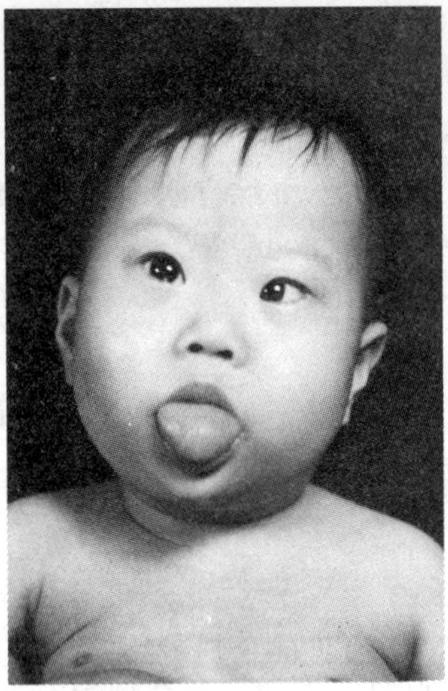

图 16-1　21-三体综合征（示特殊面容）

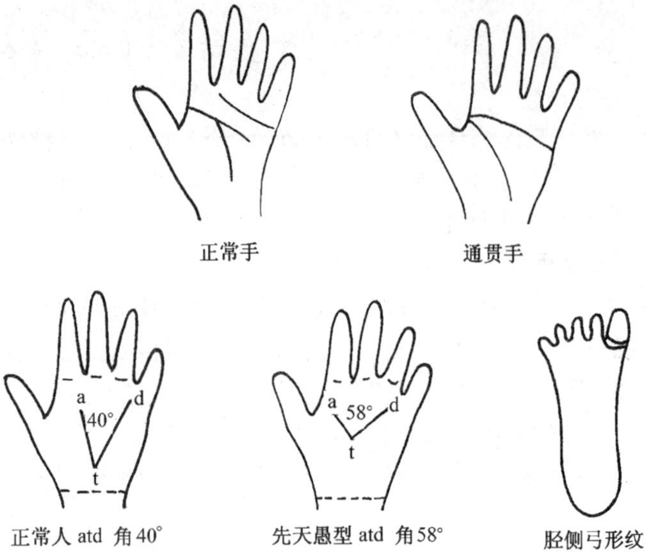

图 16-2　先天愚型皮纹特征

【实验室检查】

（一）染色体检查　染色体核型分析，绝大部分为 21-三体畸变，少数为嵌合体、D/G 易位或 G/G 易位，多由父母一方是携带者遗传而来，应查父母核型。荧光原位杂交（FISH）法，选用 21 号染色体特异引物扩增该片段，再行原位杂交辅助诊断。

（二）胎儿期母血甲胎蛋白降低，可辅助产前检查；患儿红细胞内过氧化物歧化酶（SOD-1）活性及中性粒细胞碱性磷酸酶活性均可明显增高；粒细胞分叶过多并呈鼓槌状。

【诊断与鉴别诊断】

根据特殊面容、智力低下、皮纹特点及体格运动发育迟缓等可做出临床诊断，进一步确诊需做染色体检查及核型分析。本病应与先天性甲状腺功能减低症鉴别，后者在出生后即可有嗜睡、哭声嘶哑、喂养困难、腹胀、便秘、皮肤粗糙等症状。可做血清 TSH、T_4 和核型分析进行鉴别。

【预防】

因本病无有效的治疗方法，预防极为重要。有下列情况时可做产前诊断：①有 21-三体综合征家族史并有本病皮纹特征的孕妇；②已生育过 21-三体综合征患儿或其他畸形患儿；③35 岁以上高龄产妇；④习惯性流产的孕妇；⑤双亲之一为平衡易位携带者或母亲为嵌合体。母亲妊娠时应进行羊水细胞染色体检查，如检查证实胎儿将发育为 21-三体综合征者应终止妊娠。

【治疗】

婴幼儿期应注意预防感染。针对智力发育迟缓应加强训练、教育，增强社会生活能力。

第三节　苯丙酮尿症

苯丙酮尿症（phenylketonuria，PKU）是由于苯丙氨酸代谢途径中酶缺陷所致，是氨基酸代谢障碍中较常见的一种，属常染色体隐性遗传。其发病率因国家地区不同有所差异，我国发病率约为1/16500，美国1/14000，日本1/60000。

【病因与发病机理】

病因是由于肝脏内参与苯丙氨酸羟化过程的各种酶的相应基因突变，使各种酶缺乏或酶的活性缺陷而引起苯丙氨酸代谢障碍。

苯丙氨酸是人体必需氨基酸的一种，小儿每日需要量为200～500mg，其中1/3合成蛋白，2/3要通过肝细胞中的苯丙氨酸羟化酶（PAH）的作用转变成酪氨酸，合成甲状腺素、多巴胺、肾上腺素和黑色素等。在苯丙氨酸羟化过程中，除PAH外还必须有辅酶四氢生物蝶呤（BH_4）的参与。

本病按酶的缺陷可分为典型型和BH_4缺乏型。典型PKU是由于PAH缺乏所致苯丙氨酸不能转变成酪氨酸，只能转变为苯丙酮酸、苯乳酸及苯乙酸等自尿中排出；同时，在血液、脑脊液等组织液中苯丙氨酸浓度增高，而影响脑神经递质及脑组织蛋白的合成。BH_4缺乏型PKU，是由于BH_4转化和再生过程中各类酶的缺乏所致，BH_4是苯丙氨酸、酪氨酸、色氨酸等芳香氨基酸在羟化过程中必需的辅酶，所以BH_4缺乏可导致5-羟色胺、多巴胺等神经递质减少，加重神经系统损害。故虽然BH_4缺乏型PKU仅为PKU的1%～3%，但BH_4缺乏型PKU的临床症状更重，治疗更难。

【临床表现】

患儿出生时都正常，一般在3～6个月时出现症状，1岁时症状明显。

（一）神经系统　早期的神经行为异常表现为，易激惹、呕吐、生长迟缓等。4个月开始有智力发育障碍，以语言发育障碍明显，并逐渐出现肌张力增高、腱反射亢进，1岁后25%可出惊厥发作，随后智力低下日渐明显，80%脑电图异常。BH_4缺乏型的神经系统异常出现得更早，表现亦重，常见肌张力减低、嗜睡、惊厥、智力发育落后明显。未经诊治者幼儿期死亡率高。

（二）白化现象　因色素合成不足，约90%患儿生后逐渐出现皮肤、毛发、虹膜色泽变浅。

（三）其他　尿和汗液可有“霉臭”或“鼠尿”样气味。约30%出现皮肤干燥，皮肤湿疹。

【实验室检查】

（一）尿三氯化铁试验和2，4-二硝基苯肼试验　取尿液5ml，滴入10%三氯化铁数滴呈绿色，滴入2，4-二硝基苯肼呈黄色沉淀，为阳性，表示尿液中苯丙氨酸增多。此两法特异性较差，可作为较大年龄小儿初筛试验。

（二）血浆苯丙氨酸浓度测定　正常血浆苯丙氨酸浓度为0.06～0.18mmol/L，当血清浓度达到0.33mmol/L以上，即可诊断。

（三）Guthric试验　适用于新生儿筛查，新生儿喂给奶类3天，用厚滤纸采集外周血液，晾干后，采用Guthrie细菌生长抑制试验半定量测定苯丙氨酸浓度，如为阳性应复查，再采静脉血做定量测定。

（四）酶学诊断　通过有关酶活性的检测，可以对本病做出诊断。

（五）DNA分析　目前对苯丙氨酸羟化酶（PAH）和二氢生物蝶呤还原酶（DHPR）的缺陷，可用DNA分析方法进行基因诊断。但由于基因的多态性众多，结果分析须谨慎。

（六）血浆游离氨基酸分析和尿液有机酸分析　不仅为本病提供生化诊断依据，同时也可鉴别其他可能的氨基酸、有机酸代谢缺陷。

（七）尿蝶呤分析　应用高压液相层析（HPLC）测定尿中新蝶呤和生物蝶呤的含量，可以鉴别各型 PKU。

【诊断】

本病是少数可治疗的遗传代谢病之一，应在症状出现前及时诊断、治疗，以避免神经系统的不可逆损伤。主要是通过实验室检查作为初筛和（或）确诊。

【预防】

（一）做好新生儿筛查，以防症状进一步发展。

（二）禁止近亲结婚，做好遗传咨询。

（三）对有家族史的孕妇应做 DNA 分析或检测羊水对胎儿进行产前诊断。

【治疗】

诊断一旦确定，应及早治疗，开始治疗越早，疗效越好。

（一）低苯丙氨酸饮食　适用于典型 PKU，在生后 1 个月内或症状出现之前治疗，可使智力发育接近正常。在生后 6 个月后开始治疗者，大部分有智力低下，4～5 岁以后开始治疗，可减轻癫痫发作和行为异常，但对于已存在的严重智力障碍则难以改善。由于苯丙氨酸是必需氨基酸，缺乏时影响生长发育，故应按每日 30～50mg/kg 供给，以维持血中苯丙氨酸浓度在 0.12～0.6mmol/L 为宜。婴儿可给特制的低苯丙氨酸奶粉。小儿饮食以淀粉类、蔬菜和水果等低蛋白质食物为主，同时注意补充各种维生素、矿物质、微量元素。饮食控制至少持续到青春期以后。

（二）BH_4、5-羟色胺、L-DOPA（左旋多巴）　对 BH_4 缺乏型 PKU，在低苯丙氨酸饮食治疗的同时，还应根据患儿所缺的各类酶的不同，补充相应药物。

第四节　肝豆状核变性

肝豆状核变性（hepatolenticular degeneration，HLD）又称 Wilson 病，为先天性铜代谢障碍引起的疾病，属常染色体隐性遗传，发病率约为 1/（50 万～100 万）。其临床特征是在肝、脑、肾和角膜组织，因铜沉积而引发一系列的临床表现。

【病因与发病机理】

本病缺陷基因位于 13q14.3。发病机制不明，已知其基本代谢缺陷是肝不能正常合成铜蓝蛋白和自胆汁中排出铜量减少。铜是人体所必需的微量元素之一，但是机体内含铜量过多时，高浓度的铜会使细胞受损和坏死，导致脏器功能损伤。人体内铜的稳定是由肠道吸收和胆汁排出两者之间的动态平衡来维持。在正常人血浆中，90%～95%的铜为铜蓝蛋白的形式存在，仅少量与白蛋白或氨基酸结合为非铜蓝蛋白铜，非铜蓝蛋白铜是铜在血液和各组织间转运的主要形式。肝脏是进行铜代谢的主要器官，人体内总铜量（约 100mg）的 8%贮存于肝脏，其浓度居各脏器之首。铜蓝蛋白由肝细胞合成，并分泌入胆汁。人体每日经由胆汁排出铜 1.2～1.7mg，尿中排出量仅 0.07mg 左右。当铜代谢机制障碍时，铜自胆汁中排出减少，而肠道吸收铜功能正常，因此大量铜贮积在肝细胞中，最终导致肝功能异常和肝硬化。同时血液中非铜蓝蛋白铜含量增高，致使由尿中排出增加，另外，铜还可由血循环转移至脑、肾、肌肉和眼等组织中，导致大量铜沉积，在临床上表现出各系统受累及的相应症状。

【病理】

肝细胞最初呈现脂肪浸润改变，以门脉区周围显著。在电镜下可见线粒体形态异常，基质密度增加，可见基质内有空泡状或结晶状包涵体。溶酶体内含有脂质颗粒，过氧化酶体形态不一，基质呈颗粒状或絮状改变。脑的病变主要位于基底节区，包括壳、苍白球及尾状核，严重的可见变性，形成空洞，白质软化，皮层萎缩，脑胶质细胞及毛细血管周围可见铜沉积。肾脏的肾小管上皮细胞变性，胞浆内铜沉积。角膜的铜沉积主要位于其周边部分，成环状，称 K－F 环。

【临床表现】

本病在婴儿期肝脏内即可见铜的沉积，多在 6～12 岁发病，但早在 3 岁、晚至成年也有发病者。随着年龄增长，肝脏铜的沉积量增加，脑、肾、角膜、骨骼、皮肤等组织均有铜盐沉积，临床表现变异较大。常以肝病为首发，也可以神经系统症状为首发，有的以血尿、蛋白尿等肾脏症状起病，或者以溶血性贫血、关节疼痛、佝偻病、内分泌障碍等起病。

（一）肝病症状　表现疲乏，食欲不振，呕吐，水肿，腹水，黄疸，肝功能异常，可反复发作。有的可并发病毒性肝炎。

（二）神经精神症状　常有肢体运动障碍，动作不协调，震颤，面具脸，构音不清，智力下降，书写困难，晚期可出现幻觉、痴呆。

（三）溶血性贫血　发生在肝病症状前或与肝病同时发生，一般为一过性，但可反复发作。溶血的原因是由于大量铜由肝释放到血循环，直接损伤红细胞膜所致。Coombs 试验阴性。

（四）肾病症状　出现血尿、蛋白尿，其症状可类似急慢性肾炎。也可出现肾结石、氨基酸尿、糖尿和肾小管酸中毒或肾性佝偻病，并以此为首发。

（五）角膜 K－F 环　在角膜边缘上有铜盐沉积，逐渐形成棕黄色环，称为 Kayser－Fleisher 环（K－F 环），是本病特有的体征，初期需用裂隙灯检查。

（六）关节疼痛　20%可发生背部或关节疼痛症状，X 线检查常有骨质疏松、脱钙、关节间隙变窄或骨赘生等病变。

（七）其他　皮肤发黑或青铜色，内分泌障碍如闭经、性早熟等。常有生长发育落后。少数可并发甲状旁腺功能减低，葡萄糖不耐症，胰酶分泌不足，免疫功能低下等。

【实验室检查】

（一）血清铜蓝蛋白测定　正常为 200～400mg/L；本病时常低于 200mg/L。

（二）24 小时尿铜排出量测定　正常人＜40μg/24 小时；本病患儿明显增高，常达 100～1000μg/24 小时。尿铜排出量的测定，有助于判断药物剂量的投予及治疗效果评价。

（三）基因诊断　可用分子生物学技术进行基因连锁分析和基因突变分析，有助于早期诊断。

（四）核素铜结合实验　正常人在经静脉给铜后肝细胞能迅速将其合成铜蓝蛋白，并分泌入血循环。给受检者一次静脉注射 ^{64}Cu 或 ^{67}Cu（半衰期分别为 12 和 61 小时）0.3～0.5μCi，正常人在注射后 4～48 小时放射量呈持续上升，而患者则在 4 小时以后持续下降，48 小时后仅为 4 小时的一半。

（五）肝细胞含铜量测定　行肝穿刺活检测定。正常人肝含铜量＜20μg/g（干重）。本病时在症状未出现前，肝铜已明显增加，可达 200～3000μg/g。

【诊断】

本病可以治疗，早期诊断非常重要。但本病早期症状常较隐匿，容易延误诊断。临床上凡遇到有原因不明的肝病，神经精神改变，肾脏疾患，溶血性贫血，关节疼痛，皮肤发黑等症状的患儿应考虑到本病的可能性，作进一步检查（如查角膜K－F环）及必要的实验室检查。同时对家族成员进行有关检查，以发现无症状病例，及早治疗。

【治疗】

（一）低铜饮食　避免食入含铜量高的食物，如坚果类，海产品（鱼、虾、蟹、贝、乌贼、鱿鱼），各种动物内脏和血、蚕豆、豌豆、玉米、巧克力，蕈类等。每日铜的摄入量不应＞1mg。

（二）促进铜排出　铜络合剂青霉胺是目前最常用的药物，能与铜离子络合，使之从尿中排出，剂量为每日20mg/kg，分2～3次口服。治疗期间注意监测尿酮。一般用药数周至数月临床症状好转。青霉胺可能拮抗维生素B_6，应注意补充以免造成缺乏。其他副作用有发热、药物疹、关节疼、肾病、血小板减少等，如对青霉胺过敏或不耐受，可改用三乙烯四胺四硫代钼酸铵（TTM）是一种高效铜络合剂，可在短期内改善症状。

（三）锌剂　口服锌剂可干扰肠道内铜的吸收，促进铜排泄增加，减少体内铜的蓄积。常用硫酸锌或醋酸锌，每日用量约元素锌50mg，分2～3次餐间服用。

（四）其他治疗　锥体外系症状可用氟哌啶醇、安坦、左旋多巴等对症治疗，肝、肾、造血、骨关节等病症按不同病情适当处理。急性肝功能衰竭或失代偿性肝硬化经以上治疗无效者可考虑肝移植。

（朱长林　肖媛）

第十七章　免疫缺陷病

第一节　小儿免疫系统发育及特点

人类免疫系统的发生、发育始于胚胎早期，到出生时尚未完善，随着年龄增长逐渐达到成人水平，小儿处于生长发育时期，免疫生理状况与成人明显不同，小儿的各年龄阶段也有所差异，由于这些差异导致小儿发病的某些特点，并出现仅发生于小儿某阶段的免疫性疾病。

一、特异性细胞免疫（T细胞免疫）

（一）胸腺　胸腺是中枢性免疫器官，是淋巴样干细胞分化发育为成熟T细胞的场所，自胚胎第6周开始发育，出生时胸腺重约10～15g，可在X线胸片前上纵隔部位显影，3～4岁时胸腺X线影消失，青春期后开始萎缩。

（二）T细胞　来自胚胎（和）骨髓的淋巴样干细胞进入胸腺，在胸腺内的成熟过程中识别自身的主要组织相容（MHC）抗原，形成对自身组织的耐受性，同时获得了细胞表面抗原CD3和CD11，以及T细胞受体（TCR）。这些成熟的T细胞中有的具有与T辅助/诱导活动性相关的CD4，有的具有与T抑制/细胞毒性相关的CD8。成熟T细胞是主要的外周血淋巴细胞（80%），因此外周血淋巴细胞计数可反映T细胞数量。

（三）细胞因子　细胞因子广泛存在于各个系统，发挥极为重要的生理或病理作用，通过结合到免疫细胞表面受体来传递复杂的分子信号，从而控制免疫细胞的活化、增殖、分化及效应等。包括白细胞介素、集落刺激因子、干扰素、肿瘤坏死因子、趋化因子、生长因子等。

二、特异性体液免疫（B细胞免疫）

（一）骨髓和淋巴结　骨髓是造血器官，也是中枢性免疫器官，是干细胞、B淋巴细胞发育的场所。脾脏和全身淋巴结是周围免疫器官，他们是成熟T和B淋巴细胞定居的部位，也属发生免疫应答的场所。

（二）B细胞　胎儿B细胞对抗原刺激可产生相应的IgM类抗体，而有效的IgG类抗体应答需在出生3个月后才出现。B细胞不足时，抗感染的特异性抗体生成不利，容易发生暂时性低丙种球蛋白血症。

（三）免疫球蛋白　免疫球蛋白（Ig）由B淋巴细胞或浆细胞产生，具有特异性结合抗原和介导免疫应答的功能，是抗体组成成分。主要存在于血液、体液和粘膜分泌物中，分为IgG、IgA、IgM、IgD和IgE五类。

1. IgG：是唯一能通过胎盘的免疫球蛋白，是生后6个月内婴儿抗感染的重要因素。IgG有IgG 1、IgG 2、IgG 3、IgG 4四种亚类，它们的生物学作用有差异。婴儿出生后3个月开始合成 IgG，6～7 岁接近成人水平。

2. IgM：因其分子较大，母体的 IgM 不能通过胎盘供给胎儿，故新生儿血液中含量较低，易患革兰阴性细菌感染。如出生时血清中 IgM＞0.2～0.3g/L 时，可作为诊断宫内感染的参考指标。

3. IgA：有血清型和分泌型两种。IgA 不能通过胎盘，胎儿及新生儿血清中含量极微。新生儿可以从母乳中获得分泌型 IgA，在肠道发挥作用。如脐血 IgA 含量增高，表明有宫内感染的可能性。10 岁左右达成人水平。

4. IgE：是一种引起Ⅰ型变态反应的反应素抗体，新生儿含量低，7 岁左右达成人水平。

5. IgD：生理作用尚不清楚，5 岁时可达成人水平的 20%。

三、非特异性免疫

（一）吞噬作用　中性粒细胞和单核细胞是血液中具有吞噬功能的细胞。新生儿的各种吞噬细胞功能可呈暂时性低下，除了分娩过程缺氧原因外，与新生儿时期缺乏血清补体调理素、趋化因子等有关。

（二）补体系统　补体激活后具有放大特异性细胞免疫、抗体免疫以及吞噬作用的效用，并可产生炎症反应。足月婴儿出生时血清 C_1、C_2、C_3、C_4、C_7 和备解素的浓度约为成人的 60%。一般在生后 6～12 个月，各补体成分浓度及溶血活性可达成人水平。

第二节　原发性免疫缺陷病

原发性免疫缺陷病（primary immunodeficiency diseases，PID）是因免疫系统先天性发育障碍而引起免疫功能低下的一组疾病，大多数与遗传或宫内感染有关，多在婴幼儿或儿童期发病。目前对原发性免疫缺陷病本质的认识已从组织细胞水平向分子和基因水平逐渐深化。可分为抗体缺陷病，细胞免疫缺陷病，联合免疫缺陷病。

抗体缺陷病

抗体介导的免疫缺陷病是发病率最高的原发性免疫缺陷病，占 50%以上。

一、先天性低丙种球蛋白血症

本病有两种遗传型，即性连锁隐性遗传和常染色体隐性遗传，前者由女性传递，仅男性发病，后者无性别限制。临床表现相似。

【临床表现】

因出生 6 个月内从母体获得的 IgG 有防御感染的作用，一般无症状。出生 6～12 个月开始出现症状，主要表现为反复的各种细菌感染，如：肺炎链球菌、大肠埃希菌、脑膜炎奈瑟菌、金黄色葡萄球菌等胞外菌引起的鼻窦炎、中耳炎、疖、肺炎、脑膜炎和败血症等。对病毒、真菌和原虫的抵抗力往往正常。常并发恶性淋巴瘤、白血病、单纯性红斑狼疮和类风湿性关节炎等。生长发育常落后。淋巴结和扁桃体缺如或很小，胸腺发育正常。如不积极治疗，约半数于 10 岁前死亡。

【实验室检查】

1. 血清中五种免疫球蛋白均减少，常低于 2g/L。

2. 缺乏同族血凝素和接种白喉、百日咳、破伤风疫苗的抗体应答。

3. 骨髓涂片、淋巴结、直肠粘膜活检均难找到浆细胞。

4. 外周血白细胞计数和分类一般正常。

【治疗】

1. 丙种球蛋白替代疗法　对 IgG 缺乏者效果好。可用丙种球蛋白肌内注射，首次量为 0.2g/kg，维持量为每月 0.1g/kg，每次注射量不超过 30ml，宜分别于多个部位注射。近年使用人丙种球蛋白制剂静脉滴注，其优点是吸收好，作用快，利用率高，可大量使用。剂量为每月 0.35～0.5g/kg。

2. 静脉输注血浆　也有预防细菌感染的作用。10～15ml/kg，每 4 周一次。

3. 此类患儿不宜做预防接种，尤其禁忌接种减毒活疫苗。

二、婴儿暂时性低丙种球蛋白血症

婴儿暂时性低丙种球蛋白血症（transient hypogammaglobulinemia）是指一种或多种免疫球蛋白浓度暂时性降低，随着年龄的增长可达到或接近正常范围的自限性疾病。患儿自身合成 Ig 的年龄常推迟到 9～18 个月，至 2～4 岁才达正常水平。

【临床表现】

患儿常因多次反复感染而就诊。以皮肤、中耳、上呼吸道、肺部、脑膜等部位感染为多见。病原体多为革兰阳性菌。

【实验室检查】

1. 血清 IgG<2.5g/L，IgA、IgM 正常或减少。

2. B 淋巴细胞数正常；直肠粘膜固有层活检可找到浆细胞，这是与先天性低丙种球蛋白血症的鉴别要点之一。

【治疗】

1. 丙种球蛋白注射　应在 1 岁内进行，剂量与先天性低丙种球蛋白血症同。

2. 细菌感染时需适当的抗生素治疗。

三、选择性 Ig 缺乏症

本病是指限于一种或一种以上的免疫球蛋白缺乏，而其他免疫球蛋白含量正常或增高的免疫缺陷病。较常见的有以下 2 种类型：

1. 选择性 IgA 缺陷（selective IgA deficiency，sIgAD）：是常见的原发性免疫缺陷病，为常染色体隐性或显性遗传，男女都可发病。表现为婴幼儿时期反复呼吸道感染，亦可发生胃肠道和泌尿道感染。可同时伴发自身免疫性疾病和过敏性疾病，也可伴发神经系统疾病和恶性肿瘤。如不并发严重感染，可以活到壮年或老年。患儿血清中 IgA 和分泌型 IgA 均缺乏。血清中 IgG 和 IgM 正常或升高。目前尚无满意的治疗方法，主要治疗各种伴发病，禁忌输含 IgA 的新鲜血和免疫球蛋白制剂，当患者需要输血时，血液的供者也应当是选择性 IgA 缺乏症患者，或输给洗过的红细胞。

2. 选择性 IgM 缺乏症：本病遗传方式尚不清楚。大多数患儿于婴儿期反复患细菌性感染，特别是革兰阴性杆菌感染（如败血症，脑膜炎），而导致婴儿期死亡。患儿血清中 IgM 含量<100mg/L。应用免疫球蛋白和抗生素治疗可能对控制症状有一定作用。

细胞免疫缺陷病

细胞免疫缺陷病（cellular immunodeficiency disease）占免疫缺陷病的5%～10%，是T淋巴细胞的发育障碍，本节重点介绍胸腺发育不全。

【病因和发病机制】

在胚胎6～8周，胸腺和甲状旁腺自第3、4对咽囊发育而来。由于咽囊发育出现障碍，导致胸腺（常伴甲状旁腺）发育不全（Di George 综合征）。病因复杂，可能因素有接触致畸形制剂和母体患糖尿病。

【临床表现】

本病男女都可发生，多为散发，但可呈常染色体显性遗传，主要表现有：

1. 低钙血症：由于甲状旁腺功能低下，常于新生儿期即出现抽搐，钙剂治疗有效。
2. 面部特征：面部较长，球形鼻尖，两眼间距宽，低耳廓有切迹，小下颌，短人中。
3. 心脏异常：如房间隔缺损、法洛四联症等。
4. 反复感染：可出现鹅口疮、上呼吸道感染、肺炎、慢性腹泻、肺孢子病和败血症。
5. 其他：可有神经精神问题、自身免疫性疾病。对各种病毒活疫苗不易耐受。X线检查无胸腺显影。

【实验室检查】

1. 外周血中淋巴细胞低于 $1.2\times10^9/L$。
2. 化验血钙低，血磷高，碱性磷酸酶正常。
3. 皮肤迟发型超敏反应阴性，如PPD阴性。
4. 甲状旁腺素含量降低或缺乏。
5. 可作T细胞及其亚群数量检测，还可作T细胞功能检测。
6. 染色体检测多数患儿可见染色体22q11.2片段内基因缺失，可通过羊水细胞或绒毛膜细胞的染色体分析进行产前诊断。

【治疗】

1. 手术治疗：心脏畸形通常是DGS最严重及威胁生命的因素。应尽可能积极治疗，包括手术治疗。其他畸形的矫正也可择期进行。
2. 免疫重建：对完全性DGS患者选用胎龄10～14周胸腺做人胚胸腺移植，移植后可迅速重建细胞免疫功能。
3. 胸腺素：1mg/kg，每周1次肌注，长期治疗。
4. 低钙血症的治疗：可用钙制剂、维生素D和低磷饮食治疗。

联合免疫缺陷病

联合免疫缺陷病（combined immunodeficiency disease）占各种免疫缺陷病的10%～25%，是由于T淋巴细胞和B淋巴细胞功能联合缺陷引起的疾病。

【病因和发病机理】

本病的发病机制复杂，临床上兼有细胞免疫缺陷和抗体免疫缺陷表现的病人不一定兼有T、B细胞缺陷。而有的主要是T细胞缺陷，并由此引起B细胞产生抗体的功能低下。有的患儿甚至有正常数量的T和B细胞，但它们的HLA基因在细胞膜上不表达，无HLA抗原，以致影响了细胞间的相互作用，丧失了免疫应答能力。

【临床表现】

患儿出生数月内频繁出现多种感染，如呼吸道、消化道、败血症等各种化脓菌、病毒和真菌感染可反复发生。患儿消瘦，生长停滞。接种减毒活疫苗后可引起全身性疫苗病，如不经适当治疗，常于1岁内死亡。常并发恶性淋巴瘤或自身免疫性溶血症。淋巴结摸触不到，扁桃体不发育，肝脾不肿大，X线检查不见胸腺阴影。

【实验室检查】

1. 外周血淋巴细胞减少，常低于1.0×10^9/L。
2. 血清各种免疫球蛋白水平很低或缺如。
3. 血型同族血凝集素极低或缺如。
4. 各种抗原注射后无抗体反应，几乎全无细胞免疫功能。
5. 皮肤迟发型超敏反应阴性。
6. 骨髓浆细胞及淋巴细胞减少。
7. 直肠粘膜活检示粘膜下层无浆细胞。

【治疗】

主要是免疫重建。通过骨髓、脐血等造血干细胞移植可获免疫重建。亦可用胸腺移植、基因疗法，或试用转移因子，左旋咪唑。

第三节 艾滋病

艾滋病即获得性免疫缺陷综合征（acquired immunodeficiency syndrome，AIDS），是由人类免疫缺陷病毒（HIV）感染所致的一种传播迅速、病死率极高的慢性严重传染病。临床表现为全身衰弱和免疫功能低下，多伴发各种难以控制的感染和肿瘤。

【病因】

人类免疫缺陷病毒（HIV）属RNA逆转录病毒，直径100μm，外膜有针状突起，为其主要的外膜蛋白gp120和gp41；核心呈锥状，含RNA、逆转录酶和核衣壳蛋白P24等。该病毒对0.1%次氯酸钠、0.02%戊二醛、70%酒精，以及100℃加热和干燥均较敏感而被灭活。

【流行病学】

艾滋病的传染源是已受HIV感染、出现或未出现艾滋病临床症状的病人。据WHO统计从20世纪80年代到1998年全球共有3000万人感染HIV/AIDS，其中儿童占10%。我国从80年代中期至1999年已有数十万人被感染。儿童病例时有报道，国内儿科临床工作者应予以重视。

艾滋病主要有三种传播途径：①性传播：与感染HIV的人发生性关系（尤其同性恋或双性恋的男性）。②血液传染：输入带有HIV的血液及其制品或使用带有HIV的注射器。

③母婴传播：感染 HIV 的母亲通过胎盘、分娩及母乳传播给孩子。AIDS 并不会通过食物、水、昆虫或一般接触传播。

【发病机理】

HIV 的致病作用主要在于促使 CD_4^+ T 淋巴细胞衰竭，使机体免疫功能严重受损。机体的 Th 1应答首先受到损害，使 IL－2 和 IFNγ 分泌减少，特异性 T 杀伤细胞活性降低，IgG2 不足；进而 Th1 和 Th2 应答都受损，使抗体生成也缺损；又由于 IFNγ 等细胞因子减少，使 NK 的功能也衰退，从而使 AIDS 病人容易患机会感染和肿瘤。

人体脑细胞、神经胶质细胞和结肠细胞也可被 HIV 感染而产生相应症状，其机制不清。

【临床表现】

感染 HIV 后 10%～20%患者经过不到 10 年（成人平均 5 年，小儿平均 2 年）的潜伏期后出现临床症状。潜伏期的长短与感染 HIV 的量有关。一般输血后感染 HIV 的剂量较大，潜伏期也相对较短。

（一）急性感染期　一般无症状；有的可出现发热、乏力、盗汗、淋巴结肿大、皮疹、恶心、呕吐、腹泻、头痛、神经症状和脑膜刺激征等类似传染性单核细胞增多症或急性脑膜炎的表现。一般持续 1～3 周后进入相对健康的无症状潜伏期。HIV 感染后经 2～3 个月，血中 HIV 抗体由阴性转为阳性。

（二）持续性全身淋巴结病综合征　特征为：在排除其他原因可能引起淋巴结肿大的情况下，全身至少有 2 个淋巴结肿大（直径＞1cm），持续 3 个月以上，可伴发热、消瘦、腹泻等症状。

（三）AIDS 相关复合征　至少具有下列两项症状、体征和 2 项实验室检测异常而无其他原因可解释。

1. 症状和体征：①发热：间断或持续 3 个月以上；②体重下降（＞10%）；③淋巴结肿大，除腹股沟外至少有 2 个淋巴结肿大，＞3 个月；④腹泻：间断或持续 3 个月以上；⑤乏力；⑥盗汗：间断或持续超过 3 个月以上。

2. 实验室异常：①CD_4^+ 细胞数下降；②$CD_4/CD_8<1$；③在白细胞和淋巴细胞下降、淋巴细胞增殖反应下降、HIV 抗体或病毒阳性 3 项中，至少有一项异常。

（四）AIDS 病　临床呈现下列情况：超过 1 个月的持续不规则低热伴原因不明的全身淋巴结持续肿大（直径＞1cm），慢性腹泻和体重下降（3 个月内下降 10%）；免疫功能进行性缺损，CD_4^+ T 细胞降到 25%以下；常合并各种机会感染，如口腔念珠菌感染，肺孢子虫肺炎，巨细胞病毒（CMV）感染，弓形体病，隐球菌脑膜炎等。也可患活动性肺结核，皮肤粘膜的 Kaposi 肉瘤，或淋巴瘤等；也可合并肾病综合征或心肌病。抗 HIV 的抗体确诊试验结果阳性，P24 抗体阳性。

儿童 AIDS 病与成人患者的最重要的差别是：①小儿 HIV 感染后潜伏期短，起病后进展快；②成人 HIV 急性感染时的传染性单核细胞增多症样病状少见，而脑病的发病率较高（约占 30%～90%）；③偏离正常生长曲线的生长停滞是儿童期 HIV 感染的一种特殊表现；④反复的细菌感染，特别是对多糖荚膜细菌更易感，小儿 AIDS 很少合并弓形体病、隐球菌病或淋巴细胞性间质性肺炎（LIP）；⑤并发卡波西肉瘤等癌肿的几率也较低于成人 AIDS。

【实验室检查】

红细胞数常减少，血红蛋白降低，网织红细胞不增加；白细胞总数和淋巴细胞总数下降

(淋巴细胞总数<1.2×10^9/L)；CD_4^+ T细胞降为<15%～25%；CD_4/CD_8比值<1；B细胞数正常；皮肤迟发型超敏试验阴性；检测HIV抗体可用酶联免疫吸附试验（ELISA）初筛，经电泳印渍检测法（Western blot）复查后才能肯定HIV抗体的测试结果。感染HIV后，一般经过2～3个月（最长6个月）可出现抗HIV的抗体。

【诊断】

AIDS的诊断分为急性HIV感染、无症状HIV感染和AIDS病。

（一）HIV感染患儿

1. 小于18个月小儿：HIV抗体阳性或由HIV感染的母亲所生，并在下述试验中有一项阳性（经复核检测）：①HIV病毒培养；②HIV的多聚酶链反应（PCR）；③HIV抗原(P24)；④按临床表现、免疫实验室检查等确定为AIDS。

2. 大于18个月小儿：①HIV抗体阳性：经反复酶联试验阳性，并用印渍试验所肯定者；②具有<18个月者所用指标中的某一项阳性者。

（二）接触HIV感染状态　尚未达到上述HIV感染患儿的指标，但为：①<18个月时检测HIV抗体，多次用酶联方法及肯定性试验均为阳性；②由HIV感染母亲所生，而婴儿的HIV抗体情况不明。

（三）血清试验阴性　由HIV感染母亲所生，而血清HIV抗体阴性，若有以下情况可否定HIV感染：①6个月后2次或多次ELISA法测HIV抗体阴性；②无P24抗原或HIV病毒培养阳性结果等其他实验室证据；③无任何HIV感染的临床表现。

【治疗】

（一）抗病毒治疗　可用HIV逆转录酶抑制剂，如齐多夫定（zidovudine，AZT），儿童剂量90～160mg/m^2口服，每8小时一次。静脉滴注剂量每次120mg/m^2，每6小时一次，在1h以上滴入。或蛋白酶抑制剂如茚地那韦（indinavir，IDV），儿童剂量500mg/m^2，每8小时1次，但价格昂贵。

（二）免疫治疗　可采用免疫刺激剂白细胞介素2（IL-2）、干扰素、胸腺刺激素等。疫苗治疗和预防HIV感染的研究，正在进行中。

【预防】

（一）不轻易接受输血和血制品，在供血员中必须除外HIV阳性者。

（二）加强宣传教育，普及AIDS知识，尤其对育龄妇女，应注意自我保护，做好卫生消毒工作。

（三）HIV感染者避免妊娠。

（四）HIV抗体阳性母亲应服用AZT，以降低母婴传播。

（朱长林　肖媛）

第十八章　常见中毒

急性中毒是儿科常见的急症，因此儿科医生应充分了解常见中毒的诊断和救治方法。

第一节　总　　论

各种物理的、化学的及生物的物质进入人体，干扰和破坏机体的生理功能及组织结构，引起一系列生理和病理改变，严重者导致死亡，这个过程称为中毒。引起中毒的物质称为毒物。毒物毒性的大小取决于对机体危害的大小。反应毒物毒性的指标有多种，其中以半数致死量（LD_{50}）最为常用，其定义是一次中毒后引起半数实验动物死亡的剂量。

【中毒原因与途径】

（一）中毒的原因

小儿中毒多为急性，其主要原因与小儿无知、好奇、鉴别能力差、喜欢用嘴咀嚼物体等特点有关。家长和保育人员疏忽，医务人员粗心大意，餐饮人员不注意卫生也是造成小儿中毒的原因。其直接原因主要有下列几种。

1. 药物或其他化学毒物使用或保管不当，小儿误服或接触；家长擅自给小儿滥用药物；医源性误用或过量；灭蚊、灭鼠及农药使用不当。

2. 食用各种未经脱毒处理的含毒动植物（如河豚鱼、木薯等），或将其当作普通食物（毒蕈当作蘑菇，亚硝酸盐当作食盐）。

3. 某些食物处理不当，过量食用而中毒（如肠源性发绀）。

4. 有意自杀或他杀，小儿少见。

（二）中毒的途径

1. 消化道　是小儿毒物吸收的主要途径，消化道的 pH 值直接影响毒物的吸收，或促进，或抑制。

2. 皮肤　脂溶性的毒物可经皮肤吸收。如有机磷，有机溶剂等。环境的湿度、温度以及皮肤的完整程度均影响毒物的吸收。小儿皮肤柔嫩，易于毒物吸收。

3. 呼吸道　挥发性的毒物如气体、烟雾、气溶胶等。直接经肺泡毛细血管吸收。毒物的分子或颗粒大小直接影响其吸收的速度。

4. 医源性　由于剂量掌握不准或操作失误，造成在静脉注射时或肌内注射时药物过量。

【诊断】

有明确的中毒病史者诊断容易，但由于毒物种类繁多，临床症状各异，小儿不会陈述病史，有时诊断颇难。在临床上遇有：①健康儿童突然起病，病史不明，其临床表现不能用一种疾病解释的患儿；②集体同时或先后发病，表现相似的患儿；③难以用常规诊断明确的疾病；④经过“应当是有效的治疗”而收不到应有的效果时；均应考虑有中毒的可能。

（一）病史　应详细询问病史，包括：①是否有摄入或接触毒物史及毒物的名称；②毒物进入的途径及剂量；③摄入或接触的时间；④如上述情况不明确，则要询问病前饮食情况，生活情况，活动范围，家中有无放置杀虫、灭蚊、灭鼠药物，有无农药，有无常备药物，一起玩耍的小儿是否同时患病。弄清这些情况对诊断十分必要。

（二）临床症状及体征 不同的毒物中毒，临床症状亦不同，多数无特异性。查体时要迅速而有重点，注意患儿的神志、体温、呼吸、心率、血压、四肢温度、瞳孔大小及对光反射；皮肤粘膜有无发绀；口腔粘膜有否糜烂；呼出气味有无异常；肺部是否有啰音等。有些症状是某些毒物中毒的特征性表现，可提示毒物的种类，对诊断有参考意义（见表 18－1）。

表 18－1 常见中毒的特征性症状和体征

症状		毒物
神经系统	惊厥	中枢兴奋剂，苯海拉明，异丙嗪，氨茶碱，利血平，氰化物，白果，毒蕈，有机磷，有机氯，异烟肼，奎宁等
	昏迷	上栏引起惊厥的毒物及颠茄类中毒的晚期，中枢抑制剂，一氧化碳，硫化氢等
	狂躁	颠茄类，异丙嗪，氯丙嗪，乙醇，毒蕈，樟脑等
呼吸系统	呼吸困难	氰化物，一氧化碳，亚硝酸盐（包括肠源性发绀）的晚期，有机磷，硫化氢
	呼吸缓慢	安眠及镇静剂，乙醇，氰化物，一氧化碳，钡等
	呼吸急促	氨，酚，颠茄类，士的宁，咖啡因
	喉头水肿及肺水肿	毒蕈，毛果芸香碱，安托（毒鼠药），有机磷等
呼气及呕吐物特殊气味	异味	乙醚，松节油，樟脑，氨水，汽油，来苏，煤油等
	蒜臭	有机磷，无机磷，砷等
	苦杏仁味	氰化物，含氰苷果仁等
心率	过速	肾上腺素，颠茄类，麻黄碱
	过缓	洋地黄，毒蕈，利血平，蟾酥，奎宁等
瞳孔	扩大	乙醚，颠茄，莨菪碱，654－2，阿托品，普鲁卡因，度冷丁等
	缩小	有机磷，毒蕈，巴比妥类，鸦片类，氯丙嗪，水合氯醛，咖啡因，新斯的明等
皮肤	潮红	颠茄类，乙醇，河豚，烟酸，阿司匹林，利血平，组织胺等
	发绀	亚硝酸盐，二氧化碳，氰化物，有机磷，巴比妥类等
	黄疸	毒蕈，无机磷，磷化锌，引起溶血和损害肝脏的药物等
	湿润	有机磷，水杨酸盐，毒蕈，蟾酥，乙醇等
消化系统	流涎	有机磷，毒蕈，铅，新斯的明等
	腹痛腹泻	磷，强酸，强碱，毒蕈，桐油子，蓖麻子，蟾酥等
	口腔粘膜糜烂	腐蚀性毒物如强酸，强碱等
异常尿液	血尿	磺胺药，氨基糖苷类，感冒通，环磷酰胺，酚，毒蕈，松节油等
	血红蛋白尿	伯氨喹啉，奎宁，呋喃类，苯，毒蕈等

（三）实验室检查 某些中毒可以通过简单的方法确定。如一氧化碳中毒，可以取数滴血加入水中呈红色而正常为黄色，有机磷中毒可查胆碱酯酶活力等。

（四）毒物鉴定 是诊断急性中毒的可靠方法。可采取剩余毒物、可疑食物、血液、胃液、分泌物等标本应用相关的方法进行鉴定。但鉴定的结果仍需结合临床。

【治疗】

急性中毒的救治必须争分夺秒。对中毒原因尚未明确者，在诊断的同时积极抢救治疗；对诊断已明确者立即进行有效处理。急性中毒的处理原则是：

(一) 尽快清除毒物

1. 口服中毒

(1) 催吐：适用于神志清醒，进食毒物4～6小时内者。禁用于1岁以内小儿、神志不清者；强酸、强碱中毒；煤油及其他油剂中毒。催吐的方法有：①直接刺激法：可采用压舌板、筷子、硬羽毛等刺激咽部和咽后壁，使之呕吐，有时过稠不易吐出或吐净，可让患儿先大量饮温开水或生理盐水后再催吐，反复进行，直至呕出液澄清无味为止。②药物催吐：可用1∶2000高锰酸钾，根据年龄每次200～500ml，口服。此法即可催吐又可氧化多种生物碱，临床上常用（注意某些毒物氧化后毒性加强）。也可口服吐根糖浆，每次0.1～0.2ml/kg，加水一杯（200ml）。阿扑吗啡用于神志清醒而不能口服催吐药者，剂量为0.06mg/kg，皮下注射，5分钟内可致吐。

(2) 洗胃：一般应在服入毒物4～6小时内洗胃。但是有些毒物颗粒可存于胃粘膜皱襞处；有些油状毒物可在胃内残留12小时以上；食入量大，毒物在胃内排空延迟（如有机磷）；有些毒物吸收后可从胃粘膜分泌（如有机磷、鸦片类）；故而洗胃不应过分受时间限制。口服强酸、强碱等腐蚀性毒物中毒者，禁忌洗胃以防胃粘膜损伤或穿孔。常用的洗胃液有温开水、生理盐水。也可根据毒物采用有特殊作用的洗胃液（表18-2）。每次注入洗胃液100ml左右（婴幼儿相应减少），然后完全吸出，反复灌洗，直至洗出液澄清无味为止。

表18-2 几种特殊毒物中毒洗胃液的选择

毒物	洗胃液选择	作用
生物碱类	1∶5000高锰酸钾	氧化
	2%～4%鞣酸或浓茶	沉淀
磷化锌	0.2%硫酸铜	沉淀
	液体石蜡	呈混悬液，防止吸收
	1∶5000高锰酸钾	氧化
氰化物	5%硫代硫酸钠	形成无毒化合物
	1∶5000高锰酸钾	氧化
酚类	植物油	延缓吸收，保护粘膜
铁	2%碳酸氢钠	形成不溶解化合物
水杨酸类	生理盐水800ml 5%碳酸氢钠50ml 5%葡萄糖150ml	减轻水、电解质紊乱

对于不能洗胃的强碱、强酸中毒者可用中和方法。强酸中毒可用镁乳、氢氧化铝凝胶稀肥皂水等弱碱中和剂，但避免使用碳酸氢钠，以免产生过多气体，使胃肠胀气甚至穿孔。强碱中毒可用食醋、果汁、3%醋酸等作中和剂。牛奶、豆浆、蛋清等也能对强酸、强碱起中和作用，且能保护胃粘膜。

（3）导泻：一般于催吐或洗胃后导泻，以清除肠道毒物。强碱、强酸以及严重腹泻者禁用。常用50%硫酸钠0.4～0.5ml/kg，洗胃后胃管内注入，或20%甘露醇50～100ml胃管注入均有较好的导泻效果。除石炭酸中毒外一般不用蓖麻油等油类导泻剂。

（4）洗肠：中毒时间已达4个小时以上，毒物可能存在于小肠、大肠；服用导泻药2小时后未排便者，需要进行洗肠。对于巴比妥类、吗啡类抑制肠蠕动的毒物以及重金属的由肠道排泄的毒物，洗肠尤为重要。常用0.9%温盐水或1%肥皂水清洁灌肠，直至洗出液澄清为止，洗肠过程中要记录液体出入量。

2. 皮肤接触中毒：应立即脱去被毒物污染的衣物，一般用清水清洁全身皮肤，注意毛发、甲缝、皮肤皱褶处。避免用热水而使毒物加速吸收。腐蚀性毒物应先用毛巾吸干后冲洗。强酸可用淡肥皂水或3%～5%碳酸氢钠冲洗；强碱可用3%～5%的乙酸或淡食醋冲洗，禁用强的中和剂，以免局部产热加重损伤。有机磷可用肥皂水（敌百虫禁用）或温水冲洗。

3. 吸入中毒：立即将患儿脱离现场，吸入新鲜空气或氧气。保持呼吸道通畅。

（二）促进毒物的排泄

1. 利尿排毒　采用此方法应当是在患儿肾功能正常或损害不重的基础上进行的，而且应是能通过肾脏排泄，并随尿量增加而排泄增加的毒物中毒。可多饮水增加尿量，静脉滴注5%～10%葡萄糖可稀释毒物在血液内的浓度，并增加尿量。必要时应用利尿剂。但要注意水和电解质平衡。

2. 血液净化疗法　某些危重的急性中毒以及无特效解毒剂的毒物中毒可应用血液净化疗法主要有血液透析，腹膜透析，血液灌流，换血疗法。这些方法可以使已吸收入血的毒物加速排泄，并使已进入组织的毒物向血中释放，减轻中毒症状。此种方法已广泛用于抢救急性中毒的危重患儿，尤其是伴有肾功能损害的患儿，取得了较好的效果。

（三）特效解毒剂的应用　特效解毒剂的作用分为中和、氧化、沉淀、吸附、拮抗。通过这些过程使毒物灭活而失去毒性。如强酸用弱碱，强碱用弱酸，即为中和作用。牛奶、蛋清可作为吸附剂，对重金属还有沉淀作用。活性炭也是一种吸附剂，对多种毒物都有吸附作用。这些都属于一般性解毒剂。其更多的作用是减少毒物的吸收。而特效解毒剂是指对某一种或某一类毒物或毒物的作用有拮抗功能，使之对机体的毒性消失。它有以下特点：①专一性。只对特定的毒物有效。②有效性。效果肯定。③时间性。早期应用效果好，越晚效果越差。④两面性。多数解毒剂都有一定的毒性或副作用，故而诊断应当明确，用药剂量要恰当，用量过大可因其自身毒性而中毒。需要指出的是，有不少的毒物没有特效解毒剂。

（四）对症处理　急性中毒时对症处理十分重要，尤其是无特效解毒剂的毒物中毒更是如此。根据具体情况，区分轻重缓急，有目的地进行。主要针对下列几方面进行：①控制惊厥；②抢救呼吸衰竭；③抗休克；④纠正水、电解质紊乱及贫血；⑤治疗和保护重要器官（心、肝、肾、脑、肺等）功能；⑥预防和治疗继发感染；⑦做好患儿的护理工作。

第二节　有机磷中毒

有机磷农药是高效杀虫剂，小儿较成人敏感。大都呈油状或结晶状，色泽由淡黄至棕色，稍有挥发性，并且有蒜味。除敌百虫外，一般难溶于水，易溶于多种有机溶剂，在碱性条件下易分解失效。常用的剂型有乳剂、油剂和粉剂。有机磷杀虫剂种类很多，根据大鼠急性经口半数致死量可分为4类：

（一）剧毒类　LD_{50}＜10mg/kg，如内吸磷（1059）、甲拌磷（3911）、对硫磷（1605）乙拌磷、磷胺、硫特普等。

（二）高毒类　LD_{50} 10～100mg/kg，如甲基对硫磷（甲基1605）、敌敌畏、甲胺磷、氧乐果等。

（三）中毒类　LD_{50} 100～1000mg/kg，如乐果、乙硫磷、敌百虫等。

（四）低毒类 LD_{50} 1000～5000mg/kg，如马拉硫磷等。

高毒类有机磷农药少量接触即可中毒，低毒类大量进入体内亦可中毒。有机磷的中毒量、致死量不同个体差异很大。由消化道进入较一般浓度的呼吸道吸入或皮肤吸收的中毒症状重、发病急；但如吸入大量或浓度过高的有机磷农药，可在5分钟内发病，迅速死亡。

【中毒的原因】

小儿中毒主要由消化道摄入、皮肤吸收和呼吸道吸入所致。常见原因：误食被有机磷污染的食物，如瓜果、蔬菜、乳品、粮食以及被毒死的禽畜、水产品等；误用被农药污染的玩具、容器、衣物、被褥等；不恰当地使用有机磷农药杀灭蚊、蝇、虱、蚤、臭虫、蟑螂及治疗皮肤病和驱虫，母亲在使用农药后未认真洗手及换衣而给婴儿喂奶；药液污染皮肤或湿透衣物由皮肤吸收，以及吸入空气中杀虫药所致；少数患儿自服。

【发病机理】

人体内的胆碱能神经有交感和副交感神经的节前纤维、副交感神经及部分交感神经的节后纤维、运动神经。其神经传导靠神经末梢释放乙酰胆碱以支配效应器官的活动，在生理情况下，释放的乙酰胆碱于完成其生理功能后，迅速被存在于组织中乙酰胆碱酯酶分解而失去作用。有机磷农药抑制胆碱酯酶的活力：当有机磷进入人体后与胆碱酯酶的酯解部位结合形成比较稳定磷酰化胆碱酯酶复合物，并且丧失分解乙酰胆碱的能力，致使大量乙酰胆碱积聚在神经末梢，胆碱能神经受到持续冲动，引起胆碱能神经先兴奋后抑制，表现为一系列临床症状和体征：①副交感神经和某些交感神经节后纤维的胆碱能毒蕈碱型受体兴奋，出现平滑肌收缩、腺体分泌增加、瞳孔收缩、肠蠕动紊乱、心率减慢和血压下降等。这些症状与毒蕈中毒相似，又称毒蕈碱样症状。②运动神经和肌肉连接点胆碱能烟碱型受体兴奋，可出现肌肉纤维震颤，在重度中毒或中毒晚期表现为肌力减弱或肌麻痹。兴奋交感神经和节前纤维，使心血管兴奋，出现血压上升，心率加快，晚期血管运动神经麻痹而发生循环衰竭。这些症状与烟碱中毒相似，又称烟碱样症状。③中枢神经系统胆碱能受体兴奋，可表现为头痛、头晕、烦躁不安、谵语等兴奋症状，后期或严重时出现嗜睡、昏迷和呼吸衰竭。

被有机磷抑制的乙酰胆碱酯酶在24～48小时内，可变为难于逆转的物质，最终被破坏。红细胞中的乙酰胆碱酯酶的自然恢复，约等于红细胞的再生速度，每天约为1%；神经系统中的乙酰胆碱酯酶恢复，比红细胞的乙酰胆碱酯酶稍快一些；血浆中胆碱酯酶活力在中毒后一个月左右方可恢复正常。使用解毒剂后，红细胞胆碱酯酶活力迅速恢复（一分钟就开始生效），而血浆内胆碱酯酶活力则缓慢恢复。

【临床表现】

患儿出现临床表现的时间和中毒的程度，与毒物的品种、剂量、侵入途径密切相关。急性中毒一般在皮肤接触毒物后3～8小时发病；口服毒物几分钟出现症状以至死亡，一般多在30分钟至12小时出现症状，很少超过24小时。一旦中毒症状出现，病情迅速发展。

（一）毒蕈碱样症状　本组症状出现最早，类似于毒蕈碱作用。胃肠平滑肌兴奋，表现为恶心、呕吐、腹痛、腹泻、大便失禁；膀胱逼尿肌收缩，引起尿失禁、尿频；抑制心血管系统而致心跳减慢、血管扩张、血压下降。虹膜括约肌收缩，引起瞳孔缩小；支气管平滑肌收缩腺体分泌增加，引起呼吸困难，呼吸道分泌物增多、咳嗽、气促，严重者可出现肺水肿，发绀，口、鼻冒沫甚至带有血液，听诊肺部有大量湿性啰音和哮鸣音，患儿湿性啰音以大中水泡音为主。吸入中毒者，呼吸道及眼部症状出现早，口服中毒者往往先出现胃肠道症状；皮肤接触者则先出现局部出汗和邻近肌纤维收缩，敌敌畏与皮肤接触可引起出汗及接触性皮炎，出现红斑、水疱、糜烂等。

（二）烟碱样症状　骨骼肌兴奋可表现为面、眼睑、舌、四肢和全身横纹肌纤维颤动甚至全身肌肉强直性痉挛，中毒晚期发生肌力减退和瘫痪、反射消失等，呼吸肌麻痹引起周围性呼吸衰竭。交感神经节受乙酰胆碱刺激，其节后交感神经末梢释放儿茶酚胺可引起血压升高、心率加快和心律失常，并可引起中毒性心肌炎。血压在中毒晚期可下降，甚至发生休克。

（三）中枢神经系统症状　中枢神经系统受乙酰胆碱刺激后，早期表现为头晕、头痛、乏力、共济失调、烦躁不安，随病情发展还可出现嗜睡、昏迷、抽搐，脑水肿，脑疝，甚至呼吸衰竭。

根据病情可分为三度，见表 18－3。

表 18－3　急性有机磷中毒的分度

程度	轻度	中度	重度
临床表现	头痛、头晕、恶心、呕吐、出汗、胸闷、乏力、视物模糊、瞳孔缩小	除轻度症状外，出现肌颤，瞳孔明显缩小，轻度呼吸困难，流涎、腹痛、腹泻、行路蹒跚、意识清楚，血压和体温升高	中度症状进一步加重，瞳孔如针尖样大小，呼吸困难，昏迷，肺水肿，脑水肿，呼吸衰竭
血胆碱酯酶活性	70%～50%	50%～30%	30%以下

急性中毒一般不留有后遗症，少数急性严重中毒患儿，可发生周围神经炎、神经衰弱综合征和精神病等。在急性中毒症状缓解后和迟发性神经病发病前，一般在急性中毒后 1～4 天突然发生死亡，称“中间综合征”。其发病机制与胆碱酯酶受到长期抑制，影响神经-肌肉接头处突触后的功能。死亡前可先有呼吸肌、颈、上肢麻痹，也可累及颅神经。

【实验室检查】

（一）血液胆碱酯酶活力测定　全血胆碱酯酶活力测定是诊断有机磷农药中毒的特异性指标，如活力降低至正常人的 80%以下，即有诊断意义，还可用于判断中毒程度，治疗效果，估计预后。

（二）尿中有机磷农药分解产物测定　敌百虫中毒时，可化验尿中的三氯乙醇；对硫磷、氯硫磷、甲基对硫磷、伊皮恩中毒时，化验尿中的对位硝基酚。1605 中毒时，化验尿中的对位氨基酚。

【诊断】

主要根据：①患儿有食入、吸入或接触有机磷农药史；②出现有机磷中毒的症状，特别是呼吸道分泌物增多，腹痛等症状。查体瞳孔缩小、多汗、肺部有大量湿性啰音、肌颤和意识障碍等表现；③患儿呕吐物、衣物、皮肤或呼出气中有蒜臭味；④血浆胆碱酯酶活性降低；⑤病史不明确，症状不典型时应除外中枢神经系统病变、中毒性肺炎、急性胃肠炎、中暑、其他药物中毒。

【治疗】

（一）迅速清除毒物，防止继续吸收　发现有机磷吸入或接触患儿，应立即使之脱离现场，脱去污染的衣物，用肥皂水、3%～5%碳酸氢钠清洗污染的皮肤，不能用热水，以免增加吸收。必要时剃去头发，再洗头皮，注意隐蔽处残留的毒物。眼睛受污染时，用2%碳酸氢钠（敌百虫用清水）或生理盐水冲洗至少10分钟，洗后滴入1%阿托品。口服中毒患儿用清水、1%～2%碳酸氢钠溶液（敌百虫忌用）、1∶5000高锰酸钾溶液、淡盐水反复进行洗胃，直至洗胃的液体没有有机磷气味。敌百虫中毒应选用清水洗胃，1605、1059、乐果、3911、马拉硫磷等忌用高锰酸钾洗胃。洗胃后注入50%硫酸镁或硫酸钠导泻，昏迷的患儿不用硫酸镁。禁用油类导泻剂。

（二）解毒药的应用　在清除毒物的同时应及早应用解毒药物，以挽救生命和缓解中毒症状。

1. 抗胆碱药物：常用阿托品，主要作用为抑制胆碱能神经，拮抗乙酰胆碱的毒蕈碱样作用，可缓解毒蕈碱样症状和对抗呼吸中枢抑制，但对烟碱样作用无效，也不能恢复胆碱酯酶活性。

阿托品用量应根据患儿病情而定，一般轻度中毒：肌内注射阿托品每次0.02～0.03mg/kg，每2～4小时一次。中度中毒：每次0.03～0.05mg/kg，静脉注射，每30分钟～2小时一次；重度中毒：每次0.05～0.1mg/kg，静脉注射，每15～30分钟一次。直到毒蕈碱样症状明显好转或患儿出现“阿托品化”表现为止。阿托品化即患儿瞳孔散大并且不再缩小、面色转红、皮肤干燥、口干、心率增快、呼吸道分泌物减少和肺水肿好转。达到阿托品化后应减少用量及延长用药时间待症状消失，病情恢复后停用。

2. 胆碱酯酶复活剂：一些肟类化合物能使被抑制的胆碱酯酶恢复活力，称为胆碱酯酶复活剂。国内常用氯磷定、解磷定、双复磷、双解磷等，此类药物作用原理是肟类化合物的吡啶环的氮带正电荷，能被磷酰化胆碱酯酶的阴离子部位所吸引；而其肟基与磷原子有较强的亲和力，因而可与磷酰化胆碱酯酶中的磷形成结合物，使其与胆碱酯酶的酯解部位分离，从而恢复了乙酰胆碱酯酶活力和降低体内游离的有机磷。肟类化合物对解除烟碱样作用和促使病人苏醒有显著效果，但对毒蕈碱样症状和防止有机磷引起呼吸中枢抑制作用较差，故与阿托品合用，可取得协同效果。此类药在碱性溶液中不稳定，易水解为有剧毒的氰化物，因此禁止与碱性药物配伍应用。

根据患儿有机磷中毒的程度及病情变化早期、足量应用特效解毒药物，抗胆碱药和胆碱酯酶复活剂中的同类药，每次只能选用一种，不可两种同类药同时使用。其药量及用法如下：轻度中毒：氯磷定每次15mg/kg，肌注；或解磷定每次10～15mg/kg，稀释后缓慢静脉注射。2～4小时一次，直至症状消失为止；中度中毒：氯磷定或解磷定每次15～30mg/kg静脉注射，每2～4小时重复一次（剂量减半）。症状好转后，逐渐减少药量及延长用药间隔时间，直至症状消失为止；重度中毒：静注氯磷定或解磷定，每次30mg/kg，半小时后重复一次，以后每1～2小时重复一次，共2～3次，症状改善后减少药量及延长间隔时间直至症状消失为止。

重度中毒患儿在治疗中，可以出现病情一度好转，神志又转为昏迷，再度出现肺水肿，甚至窒息死亡。这种病情的反复往往比原先的症状发展更加迅速而严重，尤以口服患儿易发生。常见的原因是：①没有彻底清除毒物，如胃肠道、皮肤、指甲等处。②解毒剂用量和维持量不足或停药过早。故对于重度中毒及口服有机磷中毒的患儿，在病情好转后，仍应密切观察，测定胆碱酯酶活力。对治疗效果不好或反复时，应积极寻找原因，加以去除，并继续抢救治疗，症状消失后逐渐减少用药量，直到症状消失后方可停药，一般至少观察3～7天。

（三）对症治疗

1. 保持患儿呼吸道通畅，清理呼吸道分泌物，必要时吸氧及应用呼吸机，肺水肿时用阿托品。

2. 休克时应给予抗休克治疗，脑水肿时可用甘露醇和肾上腺皮质激素。抗惊厥治疗。

3. 病情危重，用抗胆碱酯酶药物及复能剂疗效欠佳患儿，可给予血液净化疗法（如血液透析或血液灌流以及换血疗法）。

4. 注意输液速度、量及成分，一般情况下用1/5张液体，如患儿存在电解质紊乱，则应根据血电解质情况给予调整。

5. 注意保护肝脏、肾脏、中枢神经系统。必要时应用抗生素预防感染。

第三节 肠源性发绀

由于食入过量的亚硝酸盐类物质而引起的高铁血红蛋白血症，出现皮肤粘膜发绀，称为肠源性发绀。

【病因】

（一）食入过量含亚硝酸盐类的蔬菜、井水、药物或化学品 如小白菜、菠菜和甜菜中含有硝酸盐（50～150mg%）和亚硝酸盐（0.2～0.5mg%），若制熟后放置时间过久或腌渍时间过短，硝酸盐还原为亚硝酸盐，其含量可高达5mg%，食用后就会中毒。苦井水、反复蒸发的蒸锅水也含有亚硝酸盐。另外，一些药物及化学物质如硝酸苯胺、安替比林、非那西汀、次硝酸铋、硝酸铵、次硝酸钠以及伯胺喹啉等亦可导致中毒。

（二）消化道功能失调或胃酸过低 使肠道内硝酸还原菌大量繁殖，食入上述食物或药物后更容易引起中毒。

（三）误食亚硝酸钠 误将工业用亚硝酸钠当作食盐而食用。

【发病机理】

正常血红蛋白中的铁为二价，具有正常的携氧和释氧功能。高铁血红蛋白中的铁为三价，无携氧能力，高铁血红蛋白本身为棕黑色，正常人的含量占血红蛋白量的0.01%～0.5%，最高不超过1%（即0.15g/dl）。亚硝酸盐为氧化剂，大量亚硝酸盐进入机体，使血红蛋白中的二价铁被氧化为三价铁，成为高铁血红蛋白。当血红蛋白中有10%（1.5g/dl）高铁血红蛋白时，皮肤和粘膜就会出现发绀；含量为20%～30%时出现缺氧症状；含量为55%～60%时出现神经系统症状；超过70%即可致死。

【临床表现】

起病常较急，多在食后0.5～3小时出现症状。其临床特点是患儿突然发生与缺氧程度不成比例的发绀。轻者主要是皮肤粘膜呈蓝灰色，尤以口唇、口周、甲床明显。一般不伴有相应的缺氧症状；重者发绀加重，呈蓝黑色。并有头晕、头痛、乏力，嗜睡，恶心呕吐，腹痛腹泻，呼吸急促，心率加快。甚至出现心律不齐，血压下降，昏迷，惊厥，最后呼吸衰竭、循环衰竭而死亡。

【实验室检查】

抽取患儿静脉血呈紫黑色，在空气中震动或用氧气吹后仍呈紫黑色；或加数滴1%氰化钾或氰化钠后立即变为鲜红色，证实高铁血红蛋白存在。

分光镜检查：高铁血红蛋白吸收光带的波长高峰位于502～632nm。加入氰化钾后吸收光带立即消失。

【诊断】

有食用含有亚硝酸盐的食物、药物的病史。突然发生发绀，与缺氧不成正比（往往是无呼吸困难等其他缺氧的表现），即可考虑诊断。重症或诊断不清者结合实验室检查明确诊断。

【鉴别诊断】

（一）呼吸循环系统疾病　出现发绀同时具有呼吸系统和循环系统的相应体征，如呼吸困难，肺部体征、心衰体征等，而肠源性发绀无明显呼吸困难，肺部无体征，亦无心血管体征。应用美蓝发绀迅速减轻、消退。

（二）硫化血红蛋白血症　取静脉血震摇15分钟不变色，加入氰化钾仍不变色，分光镜检查其吸收光带在620nm，加氰化钾后吸收光带不消失。

【治疗】

重症患儿应迅速处理。

（一）清除毒物　立即洗胃或催吐，导泻，进食较久者洗肠。静脉补液促进毒物排泄。

（二）应用特效解毒剂

1. 美蓝（亚甲蓝）：是本病的特效解毒剂。轻症者可口服，每次3～5mg/kg，每日3次。重者立即以1%美蓝0.1～0.2ml/kg（1～2mg/kg）加入葡萄糖液中于15～20分钟静脉注射，15分钟可见效，如1～2小时仍无效，可重复一次。症状改善后可口服，每次3～5mg/kg，每日3～4次。小剂量美蓝进入机体后即被组织的还原型辅酶Ⅱ脱氢酶还原为还原型美蓝（白美蓝）而起到还原高铁血红蛋白的作用。当大量美蓝进入机体后，还原型辅酶Ⅱ脱氢酶不能将其全部还原为白美蓝，而非还原型美蓝为氧化剂，可使血红蛋白氧化成高铁血红蛋白，故禁忌大量快速给药或短期内多次给药。

2. 维生素C：为还原剂，能使高铁血红蛋白还原为血红蛋白，效力较美蓝差，适用于轻症的治疗，或与美蓝联合应用。剂量：1～2g加入葡萄糖中静点。或每次0.2～0.5mg，每日3次口服。

（三）对症处理　吸氧、镇静、强心、利尿及保温，应用抗生素预防感染等。

第四节　铅中毒

铅是一种软金属。由于其本身及其化合物都有一定的毒性，因此在各种可能含铅的日常用品中都规定了铅的最高限量。各国都在推荐或强制使用无铅汽油，使汽车尾气的含铅量明显下降。尽管如此，由于铅在自然界中存在较为广泛，人们生活、工作中很难避免接触，若不注意防护，就会发生铅中毒。儿童亦不例外。

【病因】

（一）小儿铅中毒大多经消化道摄入引起。①婴儿中毒常因舔食母亲面部含有铅质的化妆品，吮吸涂拭于乳头的含铅软膏以及患铅中毒母亲的乳汁所致。②小儿萌牙时，常喜啮物，可由床架玩具等啃食含铅的漆层而致中毒。③有异食癖的儿童可因吞食大量油漆地板、墙壁等的脱落物引起中毒。④食入含铅器皿（劣质陶器的釉质或珐琅、锡器）内煮、盛的酸性食物或食用被铅污染的水、食物而发生中毒。⑤服用过量的含铅药物如黑锡丹、密陀僧、羊痫风丸、樟丹（治疗癫痫和哮喘的偏方）等。

（二）呼吸道吸入中毒　①汽车尾气、工业烟尘等造成环境污染，使大气中铅的含量增加，小儿吸入含铅量增加的空气而发生中毒。②铅业工人未严格执行劳保条例，将被铅污染的工作服、用具等带回家中，使其子女经常吸入含铅的尘埃而发生中毒。③居室装修应用含铅的涂料、油漆、稀料等装饰材料，使室内小环境中含铅量增加，小儿经常吸入这种空气导致中毒。

（三）皮肤吸收　是较为次要的途径，铅及其无机化合物一般不经皮肤吸收，但小儿皮肤薄嫩，屏障作用差，应用含铅的爽身粉等可发生铅中毒。

【发病机理】

铅进入机体后，主要以可溶性二盐基磷酸氢铅、铅的甘油磷酸盐、蛋白复合物、离子铅等形式存在。最初分布于全身，随后约95%以难溶性的三盐基磷酸铅沉积在骨组织中。血液中的铅约95%左右分布在红细胞。

沉积在骨组织中的三盐基磷酸铅无毒性作用。当机体由于感染、创伤、劳累、服用含酒精的饮料或酸性药物等破坏体内酸碱平衡时，就会转化为可溶性的二盐基磷酸氢铅释放入血，使血中铅浓度大增而发生中毒。

铅及其化合物的毒性作用主要是抑制细胞内含巯基酶的活性，而使人体的生理和生化功能发生障碍：①卟啉代谢紊乱：阻碍血红蛋白合成，红细胞成熟障碍。②血管损伤：小动脉痉挛，损伤毛细血管内皮细胞。③能量代谢障碍。

【临床表现】

（一）急性铅中毒　儿童比较少见，主要由消化道症状表现为在服用铅及其化合物后数十小时发病，口内有金属味，恶心、呕吐、流涎。呕吐物常呈白色奶块状（铅在胃内生成白色氯化铅）。有些患儿可能表现为急性铅中毒性脑病：突然出现顽固的呕吐（可呈喷射性），剧烈头痛，烦躁或嗜睡，惊厥，昏迷。伴有呼吸心率增快，可有血压增高、视神经乳头水肿，小婴儿前囟饱满，甚至颅缝增宽。一些患儿可出现中毒性肝脏损害：肝脏肿大，黄疸，转氨酶增高。少数患儿可有蛋白尿、血尿、管型尿，肾脏损害。

（二）慢性中毒　慢性铅中毒多见于2～3岁以后的患儿。主要为严重的中枢神经系统病变，如癫痫样发作、攻击性行为、语言发育迟缓或丧失，但无急性颅内压增高的征象。智能发育落后是慢性铅中毒的一个非常重要的问题。可出现贫血，呈小细胞低色素性或正细胞性贫血。面容呈灰色，伴有气促、乏力、心悸——“铅容”。牙齿及指甲因铅质沉着而呈黑色。牙龈的“铅线”很少见于小儿。较大的儿童有指趾麻木。有时可有肢体瘫痪，呼吸肌瘫痪可出现呼吸困难甚至呼吸衰竭。

铅绞痛是铅中毒重症的一种特征性表现：持续性腹痛，阵发性加重，难以忍受，可有出汗、烦躁等。

【X线检查】

患儿长骨干骺端出现密度增加的、呈一白色条带。2岁以前患儿X线改变不明显。

【实验室检查】

（一）周围血象　中度以上铅中毒可有红细胞、血红蛋白减少，点彩红细胞增加，网织红细胞增加。

（二）铅测定　血铅达1.44μmol/L（30～50μg/dl）即有诊断意义。美国疾病控制中心规定铅中毒的定义是：全血铅含量≥1.2μmol/L（25μg/dl）。认为在这个血铅含量时即可出现无症状的儿童铅中毒。

（三）卟啉测定　尿粪卟啉定量增加，正常上限为<0.15mg/L。红细胞原卟啉增加，正常值<0.72μmol/L红细胞（40μg/dl红细胞）或<0.144μmol/g血红蛋白（3μg/g血红蛋白）。

（四）驱铅试验　诊断不明确者可作驱铅试验。用依地酸钙500mg/m^2单次肌注，收集其后8小时的尿测铅含量。若对于所注入的每mg依地酸钙之尿铅排出量大于4.83μmol（1μg），提示中毒存在。

【诊断】

对于急性铅中毒，根据病史及临床表现结合实验室检查不难作出诊断。

铅中毒有消化系统症状时应和急性胃肠炎、病毒性肝炎等鉴别；有腹绞痛时应和急腹症鉴别；发生脑病时应和各种神经系统感染、脑瘤鉴别；有末梢神经炎时应和脊髓灰质炎、格林-巴利综合征鉴别。

【治疗】

（一）清除毒物，杜绝铅毒继续进入　对误服者应用1%硫酸钠洗胃，然后胃管内注入硫酸钠10～20g，使之形成不溶性硫化铅，然后再次洗胃。以后口服大量牛奶或蛋清使残余的铅成为不溶的盐，并可保护胃粘膜，最后导泻。对吸入中毒者应立即脱离有毒环境，吸入新鲜空气或氧气。

（二）驱铅治疗　依地酸二钠钙（$Na_2CaEDTA$）15～25mg/kg，加于5%葡萄糖中配成0.3%～0.5%的溶液，每日总量不超过50mg/kg，在6～12小时内静脉滴注，或分2次静脉缓注。幼儿一日最大量不超过1g。持续2～3天，间歇5～10天为1个疗程。一般连续应用3～5个疗程，以后根据病情间隔3～6个月再行驱铅治疗。

小儿最好先用小剂量。0.2g溶于5%葡萄糖200ml中在1小时以上输入静脉，4小时后无不良反应，再用上述疗法。

也可用二巯基丁二酸钠进行驱铅治疗。

（三）对症治疗

1. 腹绞痛　如腹痛较为剧烈可选用阿托品、654－2，维生素K等以解除肠痉挛，静脉缓慢注射10%葡萄糖酸钙10ml。必要时可用樟脑酊，较大儿童可用度冷丁或吗啡。

2. 中毒性脑病　处理原则同急性颅内压增高。

第五节　有机氟中毒

有机氟为剧毒农药，多已不再使用。常用的有机氟农药有氟乙酰胺和氟乙酸钠两种，其中以氟乙酰胺中毒多见。氟乙酰胺又名敌蚜胺，主要用于驱除果树虫害。

【中毒原因】

主要是误服，误食有机氟污染的食物。其次为皮肤接触后吸收中毒。我国已经严格禁止将其用作毒鼠药物，但个别地区农村仍有应用含氟乙酰胺的毒鼠剂者，所以毒鼠诱饵所致儿童有机氟中毒时常见到。

【发病机理】

有机氟进入人体后形成氟乙酸，进一步转变成氟柠檬酸，干扰三羧酸循环，阻断正常的氧化磷酸化过程，使机体的能量代谢障碍，同时三羧酸循环的中间代谢产物柠檬酸以及毒性产物氟柠檬酸在心、脑、肾中蓄积导致损害。

【临床表现】

口服中毒的潜伏期很短，一般数分钟，偶尔有达一天者，经皮肤吸收中毒潜伏期可以较长。

主要表现为神经系统症状，皮肤感觉异常，意识模糊，嗜睡，昏迷，较为突出的是频繁的惊厥和抽搐。严重的患儿可出现脑疝和呼吸衰竭。其次为心肌损害：心音低钝，各种早搏，传导阻滞，房颤，室颤。心电图有 T 波低平，S－T 段降低。患儿往往死于呼吸循环衰竭。

口服中毒的患儿可有消化道症状如：呕吐、腹泻、腹痛、消化道出血等。

【实验室检查】

心肌酶增高，以肌酸磷酸激酶升高最明显。血钙浓度降低。血氟、尿氟增高。呕吐物，血液可做有机氟毒物鉴定。

【诊断】

毒物接触史，以及以神经系统症状和循环系统症状为主要的表现，结合实验室检查可初步诊断，毒物鉴定有助于确诊。

【治疗】

（一）减少毒物吸收，洗胃、导泻，清洁皮肤，详见总论。

（二）解毒剂的应用　有机氟中毒的特效解毒剂为乙酰胺。能够阻断氟柠檬酸的生成。肌内注射 0.1～0.3g/（kg·d），每 6～8 小时肌注一次，病情好转后改为 12 小时一次，一般连续应用 5～7 天。

（三）对症治疗　①镇静止惊，可用地西泮（安定）、苯巴比妥等。10%葡萄糖酸钙 10ml 稀释后缓慢静脉注射（有心肌损害者禁用）；②纠正心律失常；③防治脑水肿和颅内压增高；④其他，包括营养心肌，支持疗法，维护水电解质平衡等。

第六节　其他常见中毒

引起小儿中毒的毒物种类繁多，一些常见中毒的临床表现及急救处理见表 18－4。

表 18－4　常见急性中毒的临床表现和急救处理

毒物	临床表现	急救处理
水杨酸盐类（阿司匹林、水杨酸钠）	恶心、呕吐、多汗、出血倾向、水和电解质紊乱，肺水肿、昏迷、惊厥、肾功能损害等。将胃内容物加酸，再加数滴三氯化铁可变暗红色	2%～3%碳酸氢钠洗胃，硫酸镁导泻注意纠正水、电解质紊乱，注射维生素 K 止血，碱化尿液以加速水杨酸排出，保护肝功能，必要时输血或透析疗法
氨茶碱	烦躁不安、恶心、呕吐、吐咖啡样物、肌震颤、惊厥、体温上升、多汗、心动过速、血压下降、心力衰竭、呼吸衰竭	洗胃、导泻、高位结肠灌洗；早期可用足量镇静剂或人工冬眠以抗惊厥及退热，及时纠正休克、脑水肿和呼吸衰竭，禁用麻黄碱、咖啡因、肾上腺素等药，可用利尿剂促进毒物排泄
抗组织胺类药物（苯海拉明、扑尔敏等）	烦躁不安、恶心、呕吐、皮肤发红、运动失调、呼吸表浅、心动过速、肌肉震颤、惊厥、呼吸麻痹	1∶5000 高锰酸钾洗胃，硫酸镁导泻，吸氧，抑制现象过深者慎用中枢兴奋剂，以免引起惊厥，输液促进毒物排泄
苯妥英钠	眩晕、震颤、言语含糊、恶心、呕吐、吞咽苦难、精神错乱、共济失调、惊厥、呼吸衰竭、循环衰竭	温开水洗胃、硫酸镁导泻、控制惊厥，补液促进毒物排泄，纠正休克，静滴 γ 氨酪酸促进大脑细胞恢复
颠茄类（包括阿托品、莨菪碱、曼佗罗等）	口干、皮肤潮红、粘膜干燥、烦躁、瞳孔散大、心动过速、体温上升、惊厥，取胃液或尿液加少许发烟硝酸，水浴蒸干，加一滴氢氧化钾酒精，如出现紫罗兰色并很快变为红色，或以尿液滴猫眼，可使其瞳孔散大	1∶5000 高锰酸钾洗胃，口服浓茶或 0.5%活性炭悬液，硫酸镁导泻，肌内注射 1%毛果芸香碱，每次 0.5～1mg，每 15 分钟注射一次，或肌内注射新斯的明每次 0.04mg/kg，每15～20 分钟一次，上述二药使用至口干消失为止。也可用绿豆衣、金银花、甘草煎服，禁用吗啡或巴比妥类药物。对症处理
利血平	鼻塞、鼻出血、颜面潮红、嗜睡、心动过速、瞳孔缩小	洗胃、硫酸镁导泻，补液，必要时给兴奋剂，对症治疗
巴比妥类（包括苯巴比妥、戊巴比妥、硫贲妥钠）	头痛、眩晕、谵妄、嗜睡、瞳孔缩小、血压下降、震颤、言语不清、呼吸浅慢，甚至呼吸衰竭、循环衰竭	1∶5000 高锰酸钾洗胃，加利尿剂并碱化尿液。保持呼吸道通畅，防止脑水肿，保护肝肾功能，纠正休克，美解眠静脉注射，每次 1mg/kg，每 15～30 分钟一次，至清醒为止
氯丙嗪（包括异丙嗪）	狂躁、嗜睡、恶心、呕吐、心动过速、瞳孔缩小、血压下降、昏迷、惊厥、蛋白尿、白细胞减少	洗胃、静卧，防止体位性休克，保温，休克时禁用肾上腺素，保护心、肝肾功能，保持呼吸道通畅
麻黄碱	恶心、呕吐、颜面潮红、出汗、烦躁、震颤、心动过速、血压上升、瞳孔散大。甚者可心律失常、惊厥	洗胃、导泻、氯丙嗪肌内注射或静脉滴注，高血压时使用降压药，注意心脏功能，禁用氨茶碱
驱蛔灵	恶心、呕吐、眩晕、头痛、视力模糊、出汗、瞳孔散大、共济失调、震颤、惊厥、休克、过敏性皮疹、呼吸衰竭	洗胃、导泻、可使用肾上腺皮质激素，注意保护肝肾功能。对症处理
奎宁	恶心、呕吐、视觉及听觉障碍、耳鸣、瞳孔散大、谵妄、昏迷、呼吸衰竭、循环衰竭	0.4%～1%鞣酸溶液或 1∶5000 高锰酸钾溶液洗胃、导泻，对视觉和听觉障碍应立即使用亚硝酸异戊酯吸入或服烟酸等
伯氨喹啉	头晕、恶心、呕吐、腹痛、发热、皮肤粘膜发绀、呼吸困难，有时发生急性溶血，甚至可休克及急性肾衰竭	立即停药，洗胃，导泻，补液，严重者输血，及时处理高铁血红蛋白血症及急性溶血，给亚甲蓝每次 1～2mg/kg，或加用维生素 C，纠正休克及肾衰竭

续表

毒物	临床表现	急救处理
蟾蜍	恶心、呕吐、腹痛、腹泻、出汗、口唇及四肢麻木、头痛、头晕、嗜睡、心律不齐、心源性休克、心源性脑缺氧综合征	洗胃、导泻、严重心律紊乱时可按洋地黄中毒处理
河豚	恶心、呕吐、腹泻、颜面潮红、感觉及运动障碍、血压下降、体温下降、呼吸衰竭	洗胃、导泻、口服活性炭悬液，及时纠正休克及呼吸衰竭
磷化锌（毒鼠药）	恶心、呕吐、腹泻、排出物有葱臭味、昏迷、惊厥，肝及肾功能损害	0.2%～0.5%硫酸铜催吐或口服液体石蜡，1∶5000高锰酸钾溶液洗胃，硫酸钠导泻，禁用硫酸镁及油剂，补液，保护肝肾功能，对肝肾功能变化的观察时间要长
安妥（毒鼠药）	恶心、呕吐、肺水肿、呼吸困难、昏迷、惊厥	洗胃、导泻、防治肺水肿及肺部感染，避免脂肪食物，防止增加毒物吸收，控制惊厥
尼龙胶水（主要成分为氯仿与苯酚）	头晕、头痛、口腔粘膜糜烂、恶心、呕吐、烦躁不安、血压下降、昏迷、抽搐、呼吸衰竭、心力衰竭	进食量不大者可小心使用植物油洗胃，洗后服食蛋清或牛奶。口腔明显粘膜糜烂者不宜洗胃，可单纯服食蛋清或牛奶，或服活性炭悬液及氢氧化铝凝胶。补液、纠正休克、控制抽搐。保护肝肾功能
毒蕈	依毒蕈不同种类而表现为下述症状：①消化道症状；②神经系统症状；③溶血；④肝功能损害或衰竭	用1∶5000高锰酸钾溶液洗胃，导泻，对流涎、多汗、瞳孔缩小，腹痛者及时使用阿托品治疗（参阅本章第二节），严重者可输血
苦楝子	头晕、恶心、呕吐、四肢无力、心律失常、呼吸困难、抽搐	洗胃、导泻、静脉滴注肾上腺皮质激素，保护肝功能，纠正休克及心力衰竭，控制惊厥
蓖麻子	恶心、呕吐、腹痛、腹泻、昏睡、惊厥、肝及肾功能损害	洗胃、导泻，口服蛋清、牛奶或米汤保护胃粘膜，纠正水电解质紊乱、保护肝肾功能，必要时使用镇静剂
桐油子	恶心、呕吐、腹痛、腹泻、肝及肾功能损害	与蓖麻子处理相同
白果	恶心、呕吐、发热、腹泻、瞳孔扩大、烦躁、惊厥、呼吸衰竭、循环衰竭	洗胃、导泻，纠正水电解质紊乱，及时处理呼吸衰竭和循环衰竭，控制惊厥
含氰化物的植物（包括木薯、杏仁、桃仁、李子仁、枇杷仁、亚麻仁等）	轻者有恶心、呕吐、头晕嗜睡及烦躁。重者有呼吸困难、发绀，神志不清、抽搐、心律失常、呼吸衰竭	催吐，1∶5000高锰酸钾、5%硫代硫酸钠洗胃，导泻，吸入亚硝酸戊酯15～30秒，每隔2分钟吸入一次（注意血压），静注1%亚硝酸钠，每次6～10mg/kg，5分钟内注完，随后静注20%硫代硫酸钠，每次0.25g/kg，10分钟内注完，如症状未改善，一小时后重复静注硫代硫酸钠一次，剂量减半或全量。也可用1%亚甲蓝，每次按10mg/kg加入5%葡萄糖20～40ml中静注，与硫代硫酸钠交替注射。依地酸二钠解毒作用快而强，可首选，剂量5～15mg/kg加入50%葡萄糖40ml静注，必要时重复8～10次，注意对症及支持治疗
一氧化碳	头晕、头痛、恶心、呕吐，全身乏力，颜面潮红，口唇呈樱桃红色，烦躁，血压下降，严重者昏迷、惊厥、呼吸衰竭	立即转移到新鲜空气场所。注意保温。吸氧，高压氧治疗，纠正脑水肿，静脉滴注细胞色素C和大剂量维生素C。严重中毒时输新鲜血或换血。注意保护心脏和中枢神经功能

（杜长江）

第十九章 常见儿科急症

第一节 心跳呼吸骤停

心跳呼吸骤停（cardiac and respiratory arrest）为儿科危重急症，表现为突然昏迷，呼吸停止，大动脉搏动消失或心音消失，血压测不出。心肺复苏术（cardiopulmonary resuscitation，CPR）是一种使已中断的循环呼吸功能得以恢复的急救复苏技术。随着对存活者生存质量的认识和医学技术的进步，当前更强调整个复苏过程中脑功能的恢复，所以有人提出应该称之为心肺脑复苏（cardiopulmonary cerebral resuscitation，CPCR）。

【病因】

小儿时期引起心跳呼吸骤停的原因很多，以呼吸停止继而心跳停止较为常见。

（一）窒息和上呼吸道梗阻、肺部疾病　如各种原因所致的窒息（如痰堵、异物），喉梗阻，重症肺炎、哮喘、新生儿肺透明膜病、新生儿胎粪吸入综合征等。

（二）感染性疾病　中毒型菌痢及败血症等。

（三）循环系统疾病　先天性心脏病缺氧发作、心肌疾病、严重心律失常、急性心包压塞及休克等。

（四）神经系统疾病　颅内出血、脑膜炎、脑炎、颅内肿瘤、急性感染性多发性神经根炎及颅脑外伤，各种原因引起的脑水肿、脑疝及惊厥等。

（五）水、电解质平衡紊乱　高血钾、低血钾、低钙性喉痉挛、严重脱水和酸中毒。

（六）意外伤害　溺水，电击，严重创伤，药物、食物及有害气体中毒等。

（七）其他　婴儿猝死、心导管检查及麻醉意外等。

【病理生理】

心搏一旦停止，有效带氧血流立即终止；呼吸停止产生严重缺氧和二氧化碳潴留，可导致一系列病理生理改变，首先损害需氧量大的器官——脑和心脏。如复苏重建灌注，又会发生缺血后再灌注损伤。

（一）缺氧即刻损伤　心跳呼吸停止时首先导致机体严重缺氧、无氧糖酵解，产生过多乳酸，导致代谢性酸中毒。心跳呼吸骤停数分钟内体内即有二氧化碳潴留，造成呼吸性酸中毒，血 pH 值下降致脑血管自动调节功能丧失，从而引起脑血管扩张。同时无氧代谢产生的 ATP 较有氧氧化时明显减少，钠泵活性受损致细胞内钠、钙离子、水潴留和细胞外高钾，出现细胞水肿，加重心肌细胞损害，并导致脑水肿和颅内高压。严重缺氧、酸中毒和电解质紊乱可抑制窦房结和房室结的兴奋和传导，致心动过缓和心律失常，并直接抑制心肌收缩力。缺氧使交感神经兴奋，儿茶酚胺等血管活性物质释放增多，引起微循环障碍，加重组织缺氧和代谢性酸中毒。一般认为心肌缺血 3～10 分钟，ATP 储备少于 50%，心肌即失去复苏可能。呼吸心跳停止 4～6 分钟，即可致中枢神经系统产生不可逆损害。

（二）再灌注损伤　心脏复跳早期脑血流量增多，使脑水肿和颅内压增高进一步加重，压迫脑血管床，降低脑灌注压。当脑缺氧时细胞内钙离子浓度增高，钙离子超载进一步损伤细胞器及细胞膜而形成恶性循环，产生血管活性物质，使脑血管痉挛，管腔变细，脑血流量减少，后者加重脑缺氧缺血，即再灌注性脑损伤。

【诊断】

诊断依据主要以临床症状及体征为主，其他检查为辅。必须及早诊断，以利于及时抢救。

（一）心跳呼吸相继停止，听诊为呼吸音和心音消失或心音微弱，心动过缓。

（二）颈动脉和股动脉搏动消失，血压测不出。

（三）神志突然丧失，出现昏迷，抽搐。

（四）瞳孔散大，面色苍白或发绀。

（五）心电图表现为心动徐缓、室性心动过速、心室纤颤及心脏停搏，前 3 项为心跳骤停先兆，一旦发现，应立即处理。

【治疗】

复苏的原则是及时施行现场抢救，要分秒必争，立即建立人工呼吸和循环，恢复重要脏器的血液供给和气体交换。无论病因为何，早期抢救方法相同，要立即进行心肺复苏，迅速建立静脉输液通道，并进行心脏监护，抢救措施归纳为 A、B、C、D、E、F6 个步骤。心肺复苏成功后要做好复苏后处理，治疗原发病。

（一）基本生命支持（basic life support，BLS） 能在任何场所进行，多为徒手操作，目的是立即建立有效的人工通气及循环，纠正缺氧，使重要脏器得到灌注。

1. 开放气道（airway，A） 立即吸净患儿口咽部分泌物或异物，使仰头（保持气道平直）、托下颌（纠正舌根后坠），婴幼儿痰堵或误吸可用口对口方法吸出。必要时及早气管插管，清理呼吸道。

2. 人工通气（breathing，B） 清理呼吸道后呼吸不恢复时应立即进行人工呼吸，并与心脏按压同时进行，可根据情况采用下列方法：

（1）口对口呼吸：为现场急救最常用的方法，可保持潮气量，并可控制压力，吸入气体氧浓度在 16%～18%之间，可维持基本的供氧需要。操作时一手托颈后，另一手在吹气时捏紧患儿鼻孔，如为幼婴，可用嘴完全覆盖患儿口鼻吹气，在间歇期放开，吸气时间约占呼吸周期的 1/3，幅度以能见到胸廓起伏为准。呼吸频率儿童期为 18～20 次/分，婴幼儿为 30～40 次/分。

（2）应用复苏气囊进行人工呼吸：复苏气囊构造简单，便于携带，适合于现场抢救，紧急时可应用空气复苏，也可吸入高浓度氧或纯氧，先进的气囊还附有压力控制，是理想的人工通气方法。可应用气管插管或面罩进行人工呼吸。应根据患儿年龄大小选择尺寸合适的气管导管与面罩，通过挤压复苏气囊进行间歇正压呼吸（图 19－1，图 19－2）。应用面罩时应使患儿面部与面罩呈密闭状态，操作者一手固定面罩边缘防止其移位、脱出。另一手有节律地挤压（吸气）、放松（呼气）气囊，压入气体时间应等于或大于呼吸周期的 1/3，以保障肺泡的充分扩张。

复苏时若未能建立高级人工气道，呼吸频率由按压/ 通气比决定（见后）。

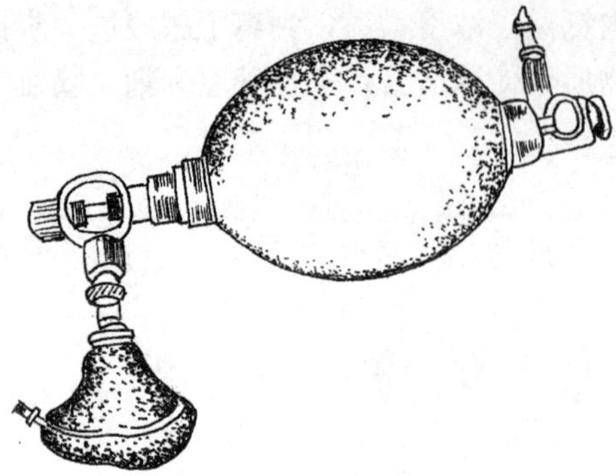

图 19-1 简易呼吸器装置

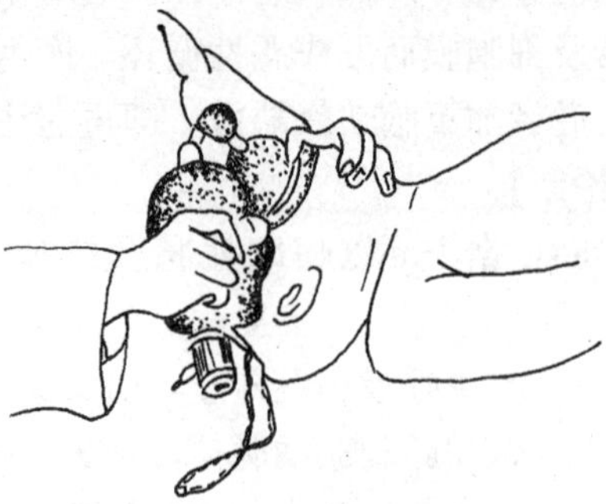

图 19-2 简易呼吸器使用方法

(3) 机械通气：参见“呼吸衰竭”。

3. 人工循环 (circulation，C)

(1) 胸外心脏按压术：挤压心脏形成血流起到心泵作用，而且规律挤压胸廓促使静脉血回流心脏起到胸泵作用。将患儿平卧于硬板床上，对年长儿采用手掌重叠置于患儿胸骨中、下部 1/3 交界处，向脊柱方向按压胸骨（图 19-3），对较小婴儿可双手环抱患儿胸部，双拇指置于胸骨上，其余手指并拢置于背部，相对按压（图 19-4）。按压频率新生儿 100～120 次/分，婴幼儿 80～100 次/分，学龄前与学龄儿童 60～80 次/分。按压深度新生儿、婴儿为 1.5～2cm，幼儿为 2～3cm，年长儿为 3～4cm。按压时间与放松时间之比为 1∶1，除新生儿外，单人施救时，所有患儿按压/ 通气比均用 30∶2，双人施救时为 15∶2 [即每按压 30 次（单人施救）或 15 次（双人施救）后，给予两次人工呼吸]。每次呼吸应＞ 1 s。必须保证按压的连续性，除非建立人工气道或除颤时，中断按压时间不得超过 10 s，检查脉搏和人工呼吸也应在 10 s 内完成。若高级人工气道已建立，按压者连续胸外按压，另一施救者以频率 8～10 次/ min 给予通气（每 6～8 s 通气 1 次），此时不应中断按压。对存在灌注节律而无呼吸或呼吸力度不足的患儿，应给予 12～20 次/ min 的人工呼吸。持续、有效的胸外按压才能保证心肌和大脑有充足血供。

心脏按压有效的标志为：①扪及大动脉搏动；②扩大的瞳孔缩小、光反应恢复；③口唇、甲床颜色转红；④出现自主呼吸；⑤听到心音，心律失常转复为窦性心律；⑥肌张力恢复或有不自主运动。

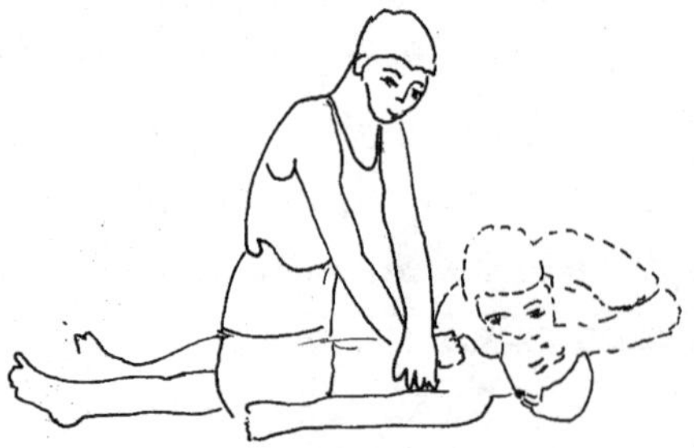

图 19-3 胸外心脏挤压与口对口人工呼吸

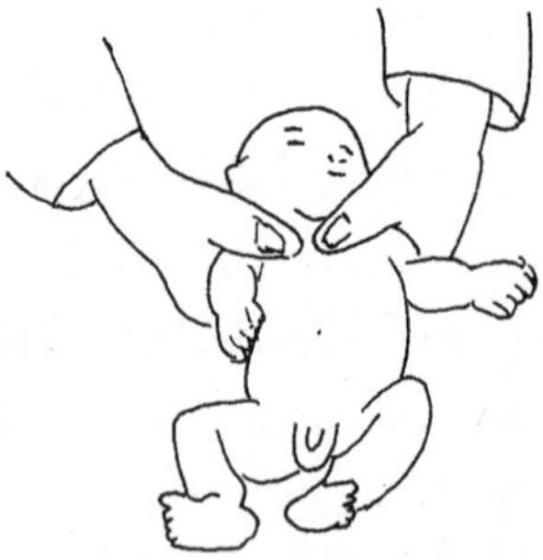

图 19-4 婴儿心脏按压术

(2) 胸内心脏按压术：当胸外按压10分钟无效时，应立即开胸行胸内心脏按压，但儿科较少采用。

(二) 高级生命支持（advanced life support，ALS）多在急救室或病房进行，目的是促进循环和呼吸功能的恢复。

1. 继续改善呼吸功能　保持呼吸道通畅，吸氧，未能建立自主呼吸或功能不全者应气管插管人工通气。

2. 药物治疗（drugs，D）　于心脏按压30秒后无效时，立即给予药物治疗，但不能替代前者。应静脉给药，尽早开放静脉，静脉开放困难时可骨髓腔给药或气管内滴注给药。给药时不应中断CPR，因为给药后1 min内实施CPR可以帮助药物循环。常用药物有：

(1) 肾上腺素：为心脏复苏的首选药物。兼有α和β受体兴奋作用，可兴奋窦房结，房室结，加速房室传导，增加心肌收缩力，还可使细小室颤变为粗大室颤，提高电除颤成功率。可静脉注射，气管内滴注或心内注射。常用剂量静脉或骨髓腔为1∶10000肾上腺素溶液，每次0.1ml/kg（0.01mg/kg），3～5分钟重复一次。气管内给予0.1mg/kg，心脏复跳后心动过缓、血压低、心肌收缩无力可用0.1～1μg/（kg·min）维持静脉点滴。

(2) 碳酸氢钠：复苏时可先给予5%碳酸氢钠2ml/kg（1mmol/kg），稀释成等渗液快速滴入，以后根据病情与血气、血生化检测结果酌情补充。

(3) 阿托品：可抑制迷走神经活动，适用于心脏复跳后心动过缓。用量为每次0.02～0.1mg/kg，最大剂量1mg，静脉注射、气管内滴注或心内注射，5分钟一次。

(4) 利多卡因：适用于室性心动过速或心室纤颤、频发室性早搏，初次剂量为1mg/kg加5%葡萄糖液10ml静脉注射，1～2分钟内推注完毕。如一次静脉注射无效，必要时5分钟后重复使用，直至心动过速停止，20分钟内总量不超过5mg/kg，根据病情也可在首次剂量后继续以20～50μg/（kg·min）持续静脉滴注。

(5) 异丙肾上腺素：适用于对阿托品无效应的心动过缓，用量为每次0.002mg/kg，静脉注射或气管内滴注，也可以0.1～1μg/（kg·min）维持静脉点滴。

(6) 钙剂：心跳恢复但心肌收缩无力、血压不升或肾上腺素无效时加用钙剂，用法为10%葡萄糖酸钙每次1～2mg/kg（最大量2g）稀释后缓慢静脉注射。

3. 心电监测（electracardiograph，E）：复苏过程中应进行心电监护，以了解心电图类型及对治疗的反应，指导进一步治疗。

4. 除颤（defibrillation，F）：一旦确定为室颤或无脉性室性心动过速即予电击除颤。首次用2J/kg，无效时可依次增加至4J/kg和6J/kg。除颤前应保证供氧，纠正酸中毒。除颤后用利多卡因静脉滴注维持以防复发。

(三) 后续生命支持（prolonged life support，PLS）经上述处理后全面评估，即后续治疗。复苏后治疗要积极采取下列措施及治疗原发病。

1. 病情评估（gauge，G）：心肺复苏成功后，对患者所处状态、合并症、治疗前景评价，制定下一步治疗计划。

2. 脑复苏（human mentation，H）：脑功能恢复情况决定存活者的生存质量，是复苏成功的关键。患儿复苏后出现昏迷、惊厥，提示出现脑水肿、缺氧，应给予以下处理：

(1) 减轻或消除脑低灌注状态，促进脑细胞氧及能量供应，维持正常血压。

(2) 治疗脑水肿，可采用过度通气，脱水剂等治疗。脱水剂常应用20%甘露醇，每次

0.5g/kg，在20～30分钟内静脉注射。与地塞米松0.5～1mg/kg交替使用，每6～8小时一次，效果更好。

(3) 降低脑代谢率，减少脑耗氧量，可采用人工冬眠及选择头部降温等方法。对昏迷患儿实施控制性低体温（32～34 ℃，并维持12～24 h）。巴比妥盐可使脑氧代谢率降低，也有止惊作用，但应密切监护呼吸与循环。

(4) 促进脑功能恢复药物，可用能量合剂，胞二磷胆碱等。

(5) 高压氧治疗，加速脑功能的恢复，应尽早进行。

(6) 应用钙通道阻滞剂尼莫地平或氟苯桂嗪以减轻再灌注性脑损伤。

3. 维持有效循环：当心脏复跳后，必须纠正低血压以维持脑、心、肾等重要脏器的血流供应，应同时去除引起低血压的病因。如患儿因心肌收缩无力致心搏出量降低，应在纠正酸中毒的前提下，继续滴入肾上腺素，剂量同前。也可给予多巴胺2～20μg/（kg·min）或多巴酚丁胺2～20μg/（kg·min）静脉滴注，用升压药维持血压在正常范围而不出现末梢血管收缩现象为适宜。

4. 维持呼吸功能：应保持呼吸道通畅，可以通过气管插管吸出分泌物，必要时进行机械通气。防治肺部感染。

第二节　小儿惊厥

惊厥（convulsion）为小儿常见的、由多种病因引起的神经系统严重症状，系儿科急症，多见于婴幼儿，是由于大脑神经细胞群一过性功能紊乱，突然大量异常放电引起的全身或局部肌群强直性或阵挛性抽搐，常伴意识丧失。

【病因】

根据惊厥时有无发热，可分为热性惊厥和无热惊厥。感染性疾病引起者多伴发热，非感染性疾病所致者多不伴发热。

（一）热性惊厥

1. 颅内感染：由细菌、病毒、真菌、原虫等感染引起的脑炎、脑膜炎（化脓性、结核性、病毒性、隐球菌脑膜炎），脑脓肿、脑囊虫病等。

2. 颅外感染

(1) 高热惊厥：是小儿颅外感染引起惊厥最常见的原因，是否可称为癫痫综合征尚有不同意见。其发病机制可能与小儿大脑发育不够完善，弱的刺激也可在大脑引起强烈的兴奋与扩散，导致神经细胞突然异常放电而发生惊厥。

(2) 中毒性脑病：是小儿颅外感染引起惊厥的另一原因，并非病原菌直接侵入脑组织，而与感染中毒、过敏、缺氧而致脑充血、水肿及小血管内膜细胞肿胀造成脑局部缺血性坏死等因素有关，多见于急性重症肺炎、中毒型痢疾、败血症等严重感染时。临床表现类似脑炎。

(3) 其他：如新生儿期的严重感染（风疹综合征、弓形体病、巨细胞包涵体病等）、破伤风等。

（二）无热惊厥

1. 颅内病变：常见原发性癫痫、脑发育异常（颅脑畸形、灰质异位、神经皮肤综合征等）、脑血管病变（颅内出血、血管畸形、血栓等）、颅内占位性病变、各种原因导致的脑损伤（缺氧缺血性脑损伤、颅脑外伤）、先天性脱髓鞘疾病等。

2. 颅外疾病：水电解质紊乱，如低钙血症、低钠血症、低血糖等；维生素 B_1、维生素 B_6 缺乏；心肺功能衰竭引起脑缺血缺氧，如阿-斯综合征、溺水；药物、食物中毒；高血压脑病、尿毒症及 Reye 综合征等；遗传代谢性疾病如半乳糖血症及苯丙酮尿症等。

【临床表现】

（一）典型表现　发作时意识突然丧失，肌肉强直性收缩，随即躯干和四肢节律性阵挛抽动，眼球固定、上翻或凝视、斜视，头向后仰，口吐白沫，严重者可出现呼吸抑制，面色苍白、发绀或大小便失禁，每次发作可维持数秒、数分或更长时间自行停止发作，抽搐后多入睡。婴幼儿惊厥常无开始的强直发作，只有肢体阵挛抽动。新生儿惊厥不典型，常为局灶性且很不规律。常表现为眼球偏斜，眨眼，吸吮，咀嚼或其他动作，四肢呈游泳或踏车样动作，不出现肢体抽动或强直，常不引人注意；或表现为四肢强直性伸展；或为肢体反复屈曲性痉挛；或身体某个部位限局性阵挛，迅速不固定地从肢体某一部位转移至另一部位，也可泛化至身体同侧其他部位等。

（二）高热惊厥（febrile convulsions）：发热多为一般病毒性感染（不包含颅内感染）所致。此病有显著的遗传倾向。发作特点以全身大发作为主，分为两型：

（1）简单型高热惊厥：首次发作年龄多在 6 个月～3 岁；发作时体温多在 38.5℃以上；惊厥表现为全身性抽搐，多出现于病初 12～24 小时内体温骤升时，持续时间多为 1～2 分钟，一般不超过 15 分钟，每次发热过程一般仅有一次惊厥；发作后很快清醒，发作前后无异常神经症状和体征；热退 1～2 周后脑电图正常。

（2）复杂型高热惊厥：初发年龄可小于 6 个月或超过 6 岁；发热时体温可在 38.5℃以下，惊厥可为部分性；持续时间在 15 分钟以上，一次发热过程中可多次发作；发作前有神经系统异常；热退 2 周后脑电图仍有异常。（符合以上其中一条）

高热惊厥首次发作后约 1/2 病例有复发，尤其发病年龄小于 1 岁者，约 2%～7%转为癫痫，危险因素为一级亲属有高热惊厥或癫痫病史、原有神经发育异常或首次发作即为复杂型高热惊厥。多数病儿随年龄增长而停止发作，多数对智力发育无影响，远期预后良好。

（三）惊厥持续状态（status epilepticus）　惊厥发作持续 30 分钟以上，或反复发作持续 30 分钟以上，或两次发作间期意识不能完全恢复者称为惊厥持续状态。本病是儿科急症，须及时处理，尽快控制发作，病死率高。

【诊断】

惊厥只是一个症状，应尽快找出病因，作出病因诊断。

（一）详细询问病史　尤其是发作的详细描述、治疗情况，采集病史需注意有无发热、发病季节、家族癫痫史、既往史、年龄、围生期病史、生长发育史等。

（二）体格检查　应注意意识状态、生命体征、神经系统体征、瞳孔变化、眼底改变、有无皮肤色素异常、皮疹及小儿智力发育、社会适应能力等。

（三）辅助检查　除血尿便常规外，应选择性地进行血生化、血培养、脑脊液、心电图、颅脑 B 超、头颅 CT、MRI、脑电图等综合检查。

【治疗】

治疗原则是迅速控制发作，维持生命功能；寻找病因，预防惊厥复发。

（一）一般治疗

1. 保持呼吸道通畅。患儿采取平卧位，及时吸去口咽分泌物，头偏向一侧，防止窒息。口腔放置牙垫以防舌咬伤。

2. 保护脑功能。惊厥严重者给氧，以减少缺氧性脑损伤。建立静脉通道及必要的血生化检查及血气分析。

（二）控制惊厥，可选用下列药物：

1. 劳拉西泮：0.05～0.1mg/kg 静注，总量不超过 4mg。或国产氯硝西泮，0.01～0.06mg/kg 静注，速度＜0.1mg/s。

2. 地西泮（安定）：为首选药物。每次 0.3～0.5mg/kg，最大剂量婴儿不超过 3mg，幼儿不超过 5mg，年长儿不超过 10mg，以 1mg/min 速度静脉注射，5 分钟内起效。作用时间短。必要时 30 分钟后重复给药一次。

3. 苯妥英钠：适用于惊厥持续状态。当地西泮无效时可用苯妥英钠 15～20mg/kg 溶于生理盐水中静脉注射，速度为＜1mg/（kg・min），维持量为每天 5mg/kg 静注，共 3 天，同时应予以心电监护。

4. 水合氯醛：每次 50～60mg/kg 配成 5％的溶液，保留灌肠或鼻饲。如为 10％的溶液，务必用等量生理盐水稀释后再用，以免刺激胃肠粘膜。

5. 苯巴比妥钠：止惊效果好，维持时间长，上述药物无效时可选用，首剂 10mg/kg，缓慢静脉或肌内注射，必要时 20～30 分钟后再给 10mg/kg。如惊厥得到控制，于初次给药后12～24 小时给予维持量 5mg/（kg・d），分 2～3 次口服。

苯巴比妥钠与安定联用可获较好效果，但两药均有抑制呼吸作用，合用时更易出现。故用药期间须监测生命体征。

对原因不明的新生儿惊厥可先静注 25％葡萄糖 10～15ml，如为低血糖则可终止发作；无效时给予 10％葡萄糖酸钙 2ml/kg 稀释后缓慢静脉注射，可终止低血钙引起的惊厥；仍无效时静注维生素 B_6 50～100mg，如发作即刻停止，则为维生素 B_6 缺乏症或维生素 B_6 依赖症。

（三）病因及对症治疗　控制惊厥同时应尽快查找病因，治疗原发病。高热者可用药物及物理降温。严重或反复惊厥者常有脑水肿，给予静脉注射甘露醇及呋噻米（速尿）。

第三节　急性颅内压增高征

急性颅内压增高征（acute intracranial hypertension）简称颅内高压征，是指由各种病因引起脑实质液体增加引起的脑容积和重量增多所致颅内压力急剧增高而出现严重临床表现的一种综合征，重者可导致神经系统后遗症甚至危及生命。

【病因】

（一）急性感染　中枢神经系统感染，如脑炎、脑膜炎、脑脓肿、颅内寄生虫病；颅外感染如中毒型菌痢、重症肺炎、败血症等所致中毒性脑病。

（二）脑缺氧　各种病因所致的颅脑损伤、心跳呼吸骤停、窒息、休克、一氧化碳中毒、溺水、癫痫持续状态等导致的严重脑缺氧。

（三）颅内出血　颅内畸形血管或动脉瘤破裂出血、蛛网膜下腔出血、脑外伤、新生儿产伤、晚发性维生素 K 缺乏症和特发性血小板减少性紫癜等血液病所致的颅内出血。

（四）颅内占位性病变 脑肿瘤如神经胶质瘤、颅咽管瘤等。

（五）水电解质平衡紊乱 急性低钠血症、急性水中毒，肾功能衰竭所致的电解质失衡等。

（六）其他 高血压脑病、急性维生素 A 及（或）D 中毒、脑栓塞、烟雾病、脑积水、瑞氏综合征（Reye's syndrome）等。

【发病机理】

正常情况下，在坚实的颅骨腔内，颅内脑实质、脑脊液和脑血流量保持相对恒定，使颅内压维持正常范围，即 0.59～1.57kPa（60～160mmH_2O）。当颅内容物中任何一部分容积增大时，必然导致其余部分容积缩小，以维持颅内压恒定。当其容积增加超过代偿限度时则导致颅内压增高。脑组织体积增大（如感染中毒、缺氧、外伤等因素可使脑血管通透性增加或脑细胞代谢障碍，脑细胞内外液量增加导致脑水肿）、脑血流量增加（高血压、PaCO_2升高）、颅内占位性病变，使颅内容积增加。早期可以通过脊髓膜可膨胀性、颅内血管的可压缩性所产生的顺应性及蛛网膜绒毛调节脑脊液进入静脉循环的阻抗性，调节颅内压。当其容积增加超过代偿限度，则导致颅内压增高。尤其是急性颅内压增高时更是如此。

如果颅内压持续上升，会使脑血流量下降影响脑组织血液供应，加重脑水肿及脑损伤。严重时颅内高压迫使部分脑组织挤压到位置较低的空间或孔隙中而形成脑疝，常见为颞叶海马回嵌入小脑幕裂隙，形成的小脑幕切迹疝（图 19－5），以及小脑扁桃体嵌入枕骨大孔形成的枕骨大孔疝（图 19－6）。

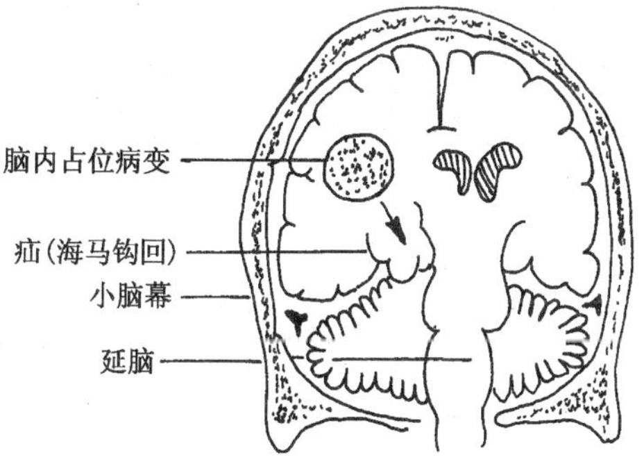

图 19－5 小脑幕切迹疝

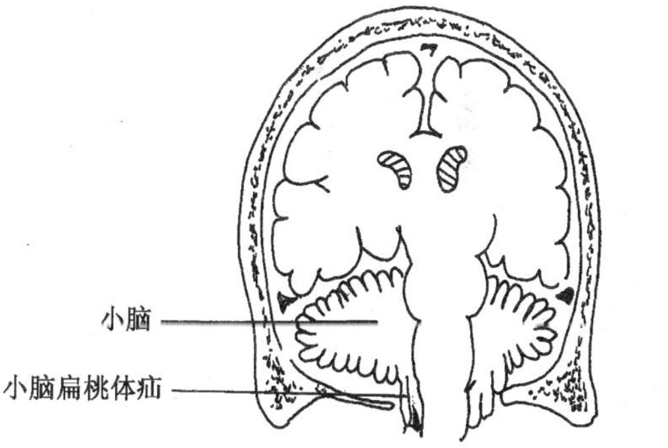

图 19－6 枕骨大孔疝

【临床表现】

（一）急性脑水肿的表现：症状轻重与颅内压增高的原因及发展速度有密切关系。

1. 头痛：较多见。颅内高压使硬脑膜、颅内动脉、静脉窦受牵扯，三叉神经、舌咽神经等受刺激而引起头痛。年长儿开始为阵发性，以后发展为持续性；婴幼儿前囟膨隆，颅缝裂开，常表现为躁动不安；新生儿表现为睁眼不眠，脑性尖叫。

2. 呕吐：由于颅内高压刺激第四脑室底部及延髓的呕吐中枢所致，常为喷射性呕吐，多不伴恶心，清晨较重。后颅窝肿瘤时呕吐更严重。

3. 意识障碍：主因大脑皮质的广泛损害及脑干网状结构上行性激活系统的损伤而发生

意识障碍。早期表现为淡漠、迟钝或嗜睡，烦躁不安，以后转为昏睡，昏迷。

4. 生命体征的改变：早期血压可升高，严重时血压下降，心率减慢，呼吸慢而不规则。生命体征的改变乃因脑干受压所致，若不及时治疗，颅内压继续上升可发生脑疝。

5. 惊厥和肌张力增高：多表现为阵发性或持续性上肢内旋，下肢呈伸性强直、伸性痉挛或角弓反张。

6. 眼部表现：颅压增高时，展神经受牵拉或挤压出现复视，视物模糊。眼底检查可见双侧视乳头水肿，但在婴儿期因前囟及颅缝未闭，对缓解颅压有一定作用，故视乳头水肿少见。

（二）脑疝的表现　颅内压增高与脑疝是同一病理过程的不同发展阶段。当出现呼吸节律异常、瞳孔大小不等时即应考虑脑疝可能。常见有两种：

1. 小脑幕切迹疝（颞叶钩回疝）：病变侧颞叶海马回疝入小脑幕切迹而致中脑受压，表现为意识突然丧失，呼吸减慢，节律不规整。疝侧瞳孔先缩小或忽大忽小，继而扩大，对光反应减弱或消失。两侧瞳孔不等大是早期诊断小脑幕切迹疝的可靠依据。脑疝对侧肢体瘫痪。如不能及时处理，病儿昏迷加重，可呈去大脑强直，频繁惊厥，直至呼吸循环衰竭。

2. 枕骨大孔疝：小脑扁桃体疝入枕骨大孔压迫延髓，表现为颈项强直，头后仰，四肢强直性抽搐，两侧瞳孔常呈对称性缩小，继而扩大，对光反应消失，瞳孔及眼球固定，呼吸障碍出现早且严重，呼吸慢而不规则，甚至出现呼吸骤停及心跳停止。

【诊断】

早期诊断至关重要，但由于小儿颅内高压表现常不典型，有些症状又缺乏特异性，因此必须全面综合判断。以下的临床表现中具备一项主要指标或两项次要指标者，可做出临床诊断。

主要指标：①呼吸不规则；②瞳孔不等大或扩大；③视神经乳头水肿；④前囟隆起，紧张；⑤原因不明的高血压。

次要指标：①昏睡或昏迷；②惊厥和（或）四肢肌张力明显增高；③呕吐；④头痛；⑤给予甘露醇1g/kg静脉注射，4小时后血压明显下降，症状、体征随之好转。

确诊颅压高的重要手段是腰穿测压。当小儿侧卧安静状态下测脑脊液压力≥1.96kPa（200mmH_2O）即为颅内压增高。切记当颅内高压症状明显时，必须用甘露醇脱水半小时后再做腰穿，以免引起脑疝。

此外，可以选择性地进行颅骨透照试验，头颅X线照片、超声、CT、MRI影像检查及硬膜穿刺等以明确病因。

【治疗】

治疗原则是积极治疗原发病，及时控制脑水肿，迅速降低颅内压以防止脑疝发生。

（一）降低颅内压

1. 脱水疗法

（1）高渗脱水剂：

1）20%甘露醇：降低颅内压机制为：①使血浆渗透压提高，将脑组织内的水肿液吸收至血管内，由尿排出；②血浆渗透压的升高可反射性地减少脑脊液的产生；③可使脑血管收缩，血容量减少而降低颅内压；④清除组织中羟自由基（·OH），从而减轻脑水肿。一般剂量为每次0.5～1g/kg，于15～20分钟内静脉推注或快速滴入，4～6小时可重复应用。严重的颅内高压或脑疝时，每次2g/kg，2～4小时一次。

2）10%甘油溶液：剂量为每次0.5～1g/kg，静脉注射每4小时一次，恢复期改为50%甘油溶液口服，剂量与静脉注射相同。

（2）利尿剂：呋噻米（速尿）为高效利尿剂，还有降颅压作用。主要是抑制钠离子进入水肿的脑组织、减少脑脊液产生。剂量为每次1～2mg/kg，用20ml液体稀释后静脉注射，必要时8～12小时给药一次。可以和甘露醇合用。

2. 肾上腺皮质激素：对血管源性脑水肿疗效较好，但降颅压作用发生较慢且持续时间较长。常用地塞米松每次0.1～0.5mg/kg，静脉注射，每6小时一次，短期应用，3天后减量而渐停。注意当原发感染的病因不明时或不易控制时，慎用激素。

3. 侧脑室引流：是降低颅内压的最有效措施，可以治疗严重的颅内高压症患儿。采用控制性引流，速度为2～3滴/分，根据病情需要可持续1～2天甚至1周。

4. 过度通气疗法：是治疗急性颅内高压症的急救措施。严重颅内高压者可应用气管插管，正压呼吸气囊或人工呼吸机进行控制性过度通气，以降低 $PaCO_2$，使脑血管收缩，减少颅内血容量，降低颅内压。以维持 PaO_2 13.3～20.0kPa（100～150mmHg），$PaCO_2$ 3.3～4.0kPa（25～30mmHg），pH7.5左右为宜。

（二）一般治疗及护理　发热时除退热外，也可使头部低温，如应用冰帽、冰枕，以降低脑耗氧量及颅内压。对烦躁不安或惊厥者选用有效镇静药物。对超高热患儿可用冬眠药物。头部抬高20°～30°以利静脉回流。当有脑疝时，则以平卧位为宜。严密监测及记录血压、呼吸、脉搏、体温、瞳孔、肌张力、意识改变、惊厥发生。

（三）液体疗法　应以“补脱兼顾”为原则，保持患儿处于轻度脱水状态，入量应小于出量。一般按基础代谢每日热量210kJ/kg（50kcal/kg），液量60～80ml/kg给予，在此基础上，根据具体情况调整液量及液体成分，合理控制输液速度。有酸中毒者按血气测定结果逐步予以纠正。

（四）病因治疗　针对不同病因进行积极治疗，及时应用抗生素控制感染。

第四节　感染性休克

感染性休克（infectious shock）又称败血症休克/脓毒性休克（septic shock），是机体对病原体的炎症免疫反应失控，引起循环和微循环功能紊乱，最终导致细胞代谢和脏器功能障碍的循环衰竭综合征。为危重急症，病死率高。

【病因】

临床以细菌感染所致者较多见，其中革兰阴性细菌约占50%，其次为金黄色葡萄球菌、溶血性链球菌以及肺炎链球菌；其他病原体如病毒、真菌、立克次体感染亦可引起本病。在小儿疾病中，中毒型痢疾、重症肺炎、流行性脑脊髓膜炎、败血症、急性坏死性肠炎等均易并发感染性休克。近年来，慢性、先天性或肿瘤性疾病继发感染、其他非感染性休克继发感染性休克的发生率有所上升。

【发病机理】

感染性休克的发生机制尚未完全阐明，随着基础医学的发展，近年来对其发病机制的认识，已从微循环障碍深入到细胞、亚细胞和分子水平。

（一）微循环学说　主要表现为：

1. 微血管舒缩功能失调，发生痉挛、扩张或麻痹。

2. 微血流紊乱，在血压下降前即可出现血流缓慢，血粘滞性增高，血小板聚集，微血栓形成。

3. 微血管渗漏。

4. 动静脉短路和血液重新分布。

5. 微血管自律运动调节障碍。

分3期：早期（微循环缺血期）、休克期（微循环淤血期）、晚期（弥散性血管内凝血期）。

（二）神经-体液调节失衡　在休克动因作用于交感-肾上腺髓质系统，引起微循环障碍同时，由于缺血缺氧酸中毒及细菌内毒素等病理因素的刺激，使机体产生大量的内源性炎性介质，包括多种细胞因子（如TNF-α，IL-1、IL-6），氧自由基，活化的中性粒细胞，活化补体，组胺，环氧化酶等细胞因子。这些体液因子通过各种方式作用于心肌、血管和细胞，使其功能受损，促进休克的发展。主要机制：①血管舒缩功能障碍；②内皮细胞炎症反应，血管通透性增加；③心肌抑制；④凝血纤溶调节紊乱。

（三）器官功能障碍　感染性休克时，如果微循环障碍长时间得不到解除，加之缺氧、酸中毒及各种体液因子的持续作用，可出现重要器官功能发生不可逆损伤，包括心、脑、肺、肾、胃肠及凝血机制障碍。如两个或两个以上脏器功能同时或相继发生衰竭称多脏器功能衰竭（multiple system organ failure，MSOF）或称多脏器功能不全综合征（MODS）。

1. 心功能障碍：可因心肌微循环障碍引起的心肌缺血、缺氧、酸中毒、细菌内毒素及心肌抑制因子等作用，使心排出量降低引起急性心力衰竭。

2. 脑功能障碍：休克时脑灌注量减少，持续缺氧和内毒素对脑细胞损害常导致脑水肿，从而使脑功能障碍更加严重。

3. 肾功能障碍：休克时由于机体要保证心脑血流的供应，因而肾小动脉持续收缩，肾灌流量减少，肾小球滤过率降低，肾小管缺血，微血栓形成，引起肾小管坏死，肾功能衰竭。

4. DIC：毛细血管内皮损伤，胶原纤维暴露，因子Ⅻ被激活，启动凝血机制，致微血栓形成而发生弥散性血管内凝血（DIC）。

【临床表现】

小儿感染性休克，早期症状多不典型，典型感染性休克除原发感染的表现外，同时有休克的表现，及重要脏器功能障碍。婴幼儿休克常被原发病掩盖，应密切观察。

根据其病情分轻重两型：

（一）轻型　神志清楚，可有精神萎靡或烦躁，面色苍白，口唇、四肢末梢轻度发绀，手足凉，脉细速，呼吸增快。血压略低或正常，脉压差为2.66～4kPa（20～40mmHg），尿量略减少，毛细血管再充盈时间1～3秒。

（二）重型　神志不清，昏迷，可伴有惊厥。面色青灰，发绀明显，皮肤发花，四肢湿冷达到或超过肘膝关节。脉微弱或摸不到。呼吸深大或深快，节律不整。血压明显下降或测不出，脉压差小于2.67kPa。少尿或无尿。毛细血管再充盈时间＞3秒。休克晚期出现多脏器功能衰竭时，则有相应的临床表现。并发 DIC 时，则有明显出血倾向，皮肤瘀斑，胃肠道出血或损伤，注射部位出血不止。溶血时可有黄疸、血红蛋白尿等表现。由于溶血和出血而引起贫血。

根据血流动力学分型：冷休克（低动力循环型，低排高阻）：脉搏细弱，四肢凉，皮肤有花纹。毛细血管再充盈时间延长。暖休克（高动力循环型，高排低阻）：脉搏无明显减弱，四肢温暖，面色潮红。毛细血管再充盈时间无明显延长。

根据病情进展分为代偿期、失代偿期。

【诊断】

如在急性感染性疾病基础上，出现面色苍白或苍灰、四肢湿冷、皮肤发花、发绀、脉搏细速、血压下降、脉压差缩小、尿量减少等症状即应考虑感染性休克，并根据其临床表现进行分度。同时应注意并发症的诊断。根据病情及时进行血、尿、便常规，血培养，血生化，血气分析及凝血机制检查，以协助诊断。

代偿期（早期）：符合以下 6 项中之 3 项即可诊断：①意识改变：烦躁不安或萎靡，表情淡漠，意识模糊，昏迷惊厥；②皮肤改变：面色苍灰，唇周指趾发绀，皮肤花纹，四肢凉（暖休克者可有面色潮红，四肢温暖，皮肤干燥）；③心率脉搏：外周动脉搏动细弱，心率、脉搏增快；④毛细血管再充盈时间＞3 秒；⑤尿量减少＜1 ml/（kg·h）；⑥中心与外周温差＞3 ℃。

失代偿期（晚期）：符合下列其中一项即可诊断：①代谢性酸中毒或动脉血乳酸增加，同时有休克代偿期表现。②血压下降：收缩压＜该年龄组第 5 百分位，或＜该年龄组正常值 2 个标准差。（中华医学会急诊学会儿科学组与中华医学会儿科学会急救学组 2006 年共同制订）。

【治疗】

感染性休克病情危急，治疗必须争分夺秒。针对小儿脓毒症的治疗要去除病因、治疗原发病和纠正脏器低灌注并重。治疗的原则包括：液体复苏，血管活性药物，控制感染，清除病灶，肾上腺皮质激素的应用，纠正凝血障碍，供氧等。

（一）一般护理及监护　使患儿保持安静，头和下肢均抬高 20°，保持气道通畅，吸氧，立即建立两条以上静脉通道。加强监护，密切观察血压、脉搏、心率、呼吸、尿量、皮肤颜色等变化。必要时监测动脉血压、中心静脉压、毛细血管楔压和氧代谢指标，为治疗提供可靠依据。

（二）控制感染　感染是脓毒症的始发因素，因此应积极给予抗感染药物。在病原不明时应选用广谱抗生素，早期、足量、联合静脉给药，以求迅速彻底控制感染。同时寻找感染灶，及时清除，如脓胸、疖肿、关节积脓、腹腔脓肿等可行穿刺引流或手术治疗。还应注意各年龄期对严重感染的易感风险，如年龄＜2 个月婴儿的脓毒症病原以 B 族溶血性链球菌、大肠杆菌、李斯特菌为主；其他年龄组的社区获得性感染病原多为肺炎链球菌、奈瑟脑膜炎球菌、流感杆菌。

（三）液体复苏

1. 快速输液阶段：静脉输注等张含钠液（2∶1 液），输液量按 10～20ml/kg 或 300～400ml/m^2计算（总量不宜超过 400ml），于 0.5～1 小时内快速静脉输入。酸中毒严重者可用等渗的 1.4%碳酸氢钠溶液 10～15ml/kg。重症休克者可予以低分子右旋糖酐 10～

15ml/kg。

2. 继续输液阶段：根据脱水的程度，经首批快速输液后，需继续输液。此阶段可分2～3批给予，每批10～20ml/kg或200～400ml/m^2，以5～10ml/（kg·小时）速度于6～8小时内输入，直至休克基本纠正。总液量为30～60ml/kg或400～800ml/m^2。液体张力逐渐减低，第一批常需再用等张或3/4张含钠液快速滴注，此阶段液体总张力宜为1/2张（轻型休克）或2/3张（重型休克）。

3. 维持输液阶段：休克基本纠正后24小时内的输液，应继续输入正常生理需要的液体，一般按生理需要量的70%给予，第一个24小时的输注量为50～80ml/kg（800～1200ml/m^2）采用1/5张含钾维持液（氯化钾的浓度为0.15%～0.3%）。如有异常的体液丢失，则酌加液体及电解质的入量。

休克的全部过程都有不同程度的代谢性酸中毒，其程度与休克的轻重度及持续时间成正比，根据病情及血气分析，合理应用碳酸氢钠溶液。

一般常规先用晶体液扩容，但胶体液扩容效果较好，可选用白蛋白、血浆、全血或低分子右旋糖酐等，但应尽量避免输陈旧库存血。

（四）调整血管舒缩功能　在补充血容量和纠正酸中毒后，应用血管活性药物，调整血管舒缩功能，改善组织灌注。常用的药物有：多巴胺，多巴酚丁胺，肾上腺素，去甲肾上腺素，莨菪类药物，正性肌力药物等。

1. 多巴胺：具有兴奋多巴胺受体α及β_1受体的作用，能增加心、脑、肾的灌注，改善心肌收缩力。剂量不同对受体的作用也不同，小剂量<5μg/（kg·min）具有扩血管作用；5～10μg/（kg·min）主要为β受体兴奋作用；>20μg/（kg·min）为兴奋α受体效应。多巴胺为休克早期常用药物，以5～20μg/（kg·min）速度持续静脉滴注。

2. 多巴酚丁胺：为人工合成的儿茶酚胺，其β_1受体作用较多巴胺强，可加强心肌收缩力，多用于治疗休克伴有明显心功能不全的患者。剂量为5～20μg/（kg·min），持续静脉滴注。

3. 莨菪类药物：有调节微循环舒缩紊乱、兴奋呼吸、循环中枢作用。首选山莨菪碱（654-2），用量每次0.3～0.5mg/kg，重者可增至1～3mg/kg，每15分钟静脉注射一次，直至面色转红，四肢温暖，血压回升，尿量恢复正常后，可以减量并延长间隔时间，每30～60分钟一次，维持24小时，直至病情稳定逐渐减量。

4. 氨力农或米力农：非强心苷、非儿茶酚胺类强心药，系磷酸二酯酶抑制剂Ⅱ，且有扩血管作用。

（五）抗介质治疗　目的是阻止毒性介质的产生或对其起拮抗作用，以减少自身损伤。下列药物可视病情选用。

1. 糖皮质激素：为常用药物之一，对缺氧细胞有保护作用，且能中和毒素，改善循环。但疗效不肯定，缺乏大规模多中心临床研究资料，重症休克多主张应用。在使用有效抗生素的同时，早期、大量、短疗程应用。可用地塞米松每次0.2～0.5mg/kg，4～6小时一次，疗程2天；或甲泼尼龙20～30 mg/kg，每6小时1次，连用1～2天。

2. 纳洛酮：拮抗β-内啡肽，抑制花生四烯酸代谢，抑制中性粒细胞释放超氧自由基。

3. 其他药物：丙种球蛋白每天400 mg/kg，3～5天。维生素C和维生素E能有效地清除氧自由基；吲哚美辛和布洛芬抑制花生四烯酸的产生，逆转和防治休克时血流动力学改变，改善肺血氧交换，防止呼吸窘迫综合征发生，抑制血小板聚集和稳定溶酶体等作用。TNF 单克隆抗体，可拮抗 TNF 对细胞的损伤。

（六）保护重要脏器功能，防治 DIC。

（李星）

附 录

一、正常小儿体格发育衡量标准

（一）7 岁以下男童年龄别体重、身长（高）参考值（WHO 推荐，卫生部要求自 1996 年采用）

年龄	月龄	体重（kg）			身长（cm）		
		−2s	中位数	+2s	−2s	中位数	+2s
0	0	2.4	3.3	4.3	45.9	50.5	55.1
	1	2.9	4.3	5.6	49.7	54.6	59.5
	2	3.5	5.2	6.8	52.9	58.1	63.2
	3	4.1	6.0	7.7	55.8	61.1	66.4
	4	4.7	6.7	8.5	58.3	63.7	69.1
	5	5.3	7.3	9.2	60.5	65.9	71.3
0	6	5.9	7.8	9.8	62.4	67.8	73.2
	7	6.4	8.3	10.3	64.1	69.5	74.3
	8	6.9	8.8	10.8	65.7	71.0	76.3
	9	7.2	9.2	11.3	67.0	72.3	77.6
	10	7.6	9.5	11.7	68.3	73.6	78.9
	11	7.9	9.9	12.0	69.6	74.9	80.2
1	0	8.1	10.2	12.4	70.7	76.1	81.5
	1	8.3	10.4	12.7	71.8	77.2	82.7
	2	8.5	10.7	13.0	72.8	78.3	83.9
	3	8.7	10.9	13.2	73.7	79.4	85.1
	4	8.8	11.1	13.5	74.6	80.4	86.3
	5	9.0	11.3	13.7	75.5	81.4	87.4
1	6	9.1	11.5	13.9	76.3	82.4	88.5
	7	9.2	11.7	14.1	77.1	83.3	89.5
	8	9.4	11.8	14.4	77.9	84.2	90.6
	9	9.5	12.0	14.6	78.7	85.1	91.6
	10	9.7	12.2	14.8	79.4	86.0	92.5
	11	9.8	12.4	15.0	80.2	86.8	93.5
2	0	9.9	12.6	15.2	80.9	87.6	94.4
	1	10.1	12.8	15.5	81.7	88.5	95.2
	2	10.2	12.9	15.7	82.4	89.2	96.1
	3	10.3	13.0	15.9	83.2	90.0	96.9
	4	10.5	13.2	16.2	83.9	90.8	97.6
	5	10.6	13.4	16.5	84.7	91.6	98.4
2	6	10.8	13.6	16.7	85.4	92.3	99.2
	7	10.9	13.7	16.9	86.2	93.0	99.9
	8	11.0	13.9	17.2	86.9	93.7	100.6
	9	11.1	14.1	17.4	87.6	94.5	101.4

续表

年龄	月龄	体重（kg）			身长（cm）		
		−2s	中位数	+2s	−2s	中位数	+2s
	10	11.2	14.3	17.7	88.2	95.2	102.1
	11	11.3	14.4	17.9	88.8	85.8	102.8
3	0	11.4	14.6	18.3	87.3	94.9	102.5
	1	11.5	14.8	18.5	87.9	95.6	103.3
	2	11.7	15.0	18.7	88.6	96.3	104.1
	3	11.8	15.2	18.9	89.2	97.0	104.9
	4	11.9	15.3	19.1	89.8	97.7	105.7
	5	12.0	15.5	19.3	90.4	98.4	106.4
3	6	12.1	15.7	19.5	91.0	99.1	107.2
	7	12.3	15.8	19.7	91.6	99.7	107.9
	8	12.4	16.0	19.9	92.1	100.4	108.7
	9	12.5	16.2	20.1	92.7	101.0	109.4
	10	12.6	16.4	20.4	93.3	101.7	110.1
	11	12.8	16.5	20.6	93.9	102.3	110.8
4	0	12.9	16.7	20.8	94.4	102.9	111.5
	1	13.0	16.9	21.0	95.0	103.6	112.2
	2	13.1	17.0	21.2	95.5	104.2	112.8
	3	13.3	17.2	21.4	96.1	104.8	113.5
	4	13.4	17.4	21.7	96.6	105.4	114.2
	5	13.5	17.5	21.9	97.1	106.0	114.8
4	6	13.7	17.7	22.1	97.7	106.6	115.4
	7	13.8	17.9	22.3	98.2	107.1	116.1
	8	13.9	18.0	22.6	98.7	107.7	116.7
	9	14.0	18.2	22.8	99.2	108.3	117.3
	10	14.2	18.3	23.0	99.7	108.8	117.9
	11	14.3	18.5	23.3	100.2	109.4	118.5
5	0	14.4	18.7	23.5	100.7	109.9	119.1
	1	14.6	18.8	23.7	101.2	110.5	119.7
	2	14.7	19.0	24.0	101.7	111.0	120.3
	3	14.8	19.2	24.2	102.2	111.5	120.9
	4	15.0	19.3	24.5	102.7	112.1	121.4
	5	15.1	19.5	24.7	103.2	112.6	122.0
5	6	15.2	19.7	25.0	103.6	113.1	122.6
	7	15.4	19.8	25.2	104.1	113.6	123.1
	8	15.5	20.0	25.5	104.6	114.1	123.7
	9	15.6	20.2	25.7	105.0	114.6	124.2
	10	15.8	20.3	26.0	105.5	115.1	124.7
	11	15.9	20.5	26.3	105.9	115.6	125.3
6	0	16.0	20.7	26.6	106.4	116.1	125.8
	1	16.2	20.9	26.8	106.8	116.6	126.3
	2	16.3	21.0	27.1	107.3	117.1	126.9
	3	16.4	21.2	27.4	107.7	117.5	127.4
	4	16.5	21.4	27.7	108.1	118.0	127.9
	5	16.7	21.6	28.0	108.6	118.5	128.4
6	6	16.8	21.7	28.3	109.0	119.0	128.9
	7	16.9	21.9	28.6	109.4	119.4	129.4
	8	17.1	22.1	28.9	109.8	119.9	129.9
	9	17.2	22.3	29.2	110.3	120.3	130.4
	10	17.3	22.5	29.5	110.7	120.8	130.9
	11	17.5	22.7	29.9	111.1	121.2	131.4

（二）7岁以下女童年龄别体重、身长（高）参考值（WHO推荐，卫生部要求自1996年采用）

年龄	月龄	体重（kg）			身长（cm）		
		−2s	中位数	+2s	−2s	中位数	+2s
0	0	2.2	3.2	4.0	45.5	49.9	54.2
	1	2.8	4.0	5.1	49.0	53.5	58.1
	2	3.3	4.7	6.1	52.0	56.8	61.6
	3	3.9	5.4	7.0	54.6	59.5	64.5
	4	4.5	6.0	7.7	56.9	62.0	67.1
	5	5.0	6.7	8.4	58.9	64.1	69.3
0	6	5.5	7.2	9.0	60.6	65.9	71.2
	7	5.9	7.7	9.6	62.2	67.6	72.9
	8	6.3	8.2	10.1	63.7	69.1	74.5
	9	6.6	8.6	10.5	65.0	70.4	75.9
	10	6.9	8.9	10.9	66.2	71.8	77.3
	11	7.2	9.2	11.3	67.5	73.1	78.7
1	0	7.4	9.5	11.6	68.6	74.3	80.0
	1	7.6	9.8	11.9	69.8	75.5	81.2
	2	7.8	10.0	12.2	70.8	76.7	82.5
	3	8.0	10.2	12.4	71.9	77.8	83.7
	4	8.2	10.4	12.6	72.9	78.9	84.8
	5	8.3	10.6	12.9	73.8	79.9	86.0
1	6	8.5	10.8	13.1	74.8	80.9	87.1
	7	8.6	11.0	13.3	75.7	81.9	88.1
	8	8.8	11.2	13.5	76.6	82.9	89.2
	9	9.0	11.4	13.8	77.4	83.8	90.2
	10	9.1	11.5	14.0	78.3	84.7	91.1
	11	9.3	11.7	14.2	79.1	85.6	92.1
2	0	9.4	11.9	14.5	79.9	86.5	93.0
	1	9.6	12.1	14.7	80.7	87.3	93.9
	2	9.7	12.3	15.0	81.5	88.2	94.8
	3	9.9	12.4	15.3	82.3	89.0	95.7
	4	10.1	12.6	15.6	83.0	89.8	96.5
	5	10.2	12.8	15.8	83.8	90.6	97.3
2	6	10.3	13.0	16.2	84.5	91.3	98.1
	7	10.5	13.2	16.4	85.2	92.1	98.9
	8	10.6	13.4	16.8	85.9	92.8	99.7
	9	10.8	13.5	17.0	86.6	93.5	100.5
	10	10.9	13.8	17.3	87.2	94.2	101.2
	11	11.0	13.9	17.7	87.8	94.9	102.0
3	0	11.2	14.1	17.9	86.5	93.9	101.4
	1	11.3	14.3	18.3	87.1	94.6	102.1
	2	11.4	14.4	18.5	87.7	95.3	102.9
	3	11.5	14.6	18.7	88.4	96.0	103.6
	4	11.6	14.8	19.0	89.0	96.6	104.3
	5	11.8	14.9	19.2	89.6	97.3	105.0
3	6	11.9	15.1	19.4	90.2	97.9	105.7
	7	12.0	15.2	19.6	90.7	98.6	106.4

续表

年龄	月龄	体重（kg）			身长（cm）		
		－2*s*	中位数	＋2*s*	－2*s*	中位数	＋2*s*
	8	12.1	15.4	19.8	91.3	99.2	107.1
	9	12.2	15.5	20.1	91.9	99.8	107.8
	10	12.3	15.7	20.3	92.4	100.4	108.4
	11	12.4	15.8	20.5	93.0	101.0	109.1
4	0	12.6	16.0	20.7	93.5	101.6	109.7
	1	12.7	16.1	20.9	94.1	102.2	110.4
	2	12.8	16.2	21.1	94.6	102.8	111.0
	3	12.9	16.4	21.3	95.1	103.4	111.6
	4	13.0	16.5	21.5	95.6	104.0	112.3
	5	13.1	16.7	21.7	96.1	104.5	112.9
4	6	13.2	16.8	21.9	96.7	105.1	113.5
	7	13.3	17.0	22.2	97.1	105.6	114.1
	8	13.4	17.1	22.4	97.6	106.2	114.8
	9	13.5	17.2	22.6	98.1	106.7	115.4
	10	13.6	17.4	22.8	98.6	107.3	116.0
	11	13.7	17.5	23.0	99.1	107.8	116.6
5	0	13.8	17.7	23.2	99.5	108.4	117.2
	1	13.9	17.8	23.5	100.0	108.9	117.8
	2	14.0	18.0	23.7	100.5	109.5	118.4
	3	14.1	18.1	23.9	100.9	110.0	119.1
	4	14.2	18.3	24.1	101.4	110.5	119.7
	5	14.3	18.4	24.4	101.8	111.0	120.3
5	6	14.4	18.6	24.6	102.2	111.6	120.9
	7	14.5	18.7	24.9	102.7	112.1	121.5
	8	14.6	18.9	25.1	103.1	112.6	122.1
	9	14.7	19.0	25.4	103.5	113.1	122.7
	10	14.8	19.2	25.7	104.0	113.6	123.3
	11	14.9	19.4	25.9	104.4	114.1	123.9
6	0	15.0	19.5	26.2	104.8	114.6	124.5
	1	15.1	19.7	26.5	105.2	115.1	125.1
	2	15.2	19.9	26.8	105.6	115.6	125.7
	3	15.3	20.0	27.1	106.0	116.1	126.3
	4	15.4	20.2	27.4	106.4	116.6	126.8
	5	15.5	20.4	27.7	106.8	117.1	127.4
6	6	15.7	20.6	28.0	107.2	117.6	128.0
	7	15.8	20.8	28.4	107.6	118.1	128.6
	8	15.9	21.0	28.7	108.0	118.6	129.2
	9	16.0	21.2	29.1	108.4	119.1	129.8
	10	16.1	21.4	29.4	108.8	119.5	130.4
	11	16.2	21.6	29.8	109.2	120.1	131.0

二、小儿体表面积

（一）根据体重按公式估算体表面积

＜30kg 小儿体表面积（m^2）＝体重（kg）×0.035＋0.1

$>30kg$ 小儿体表面积（m^2）＝［体重（kg）－30］×0.02＋1.05

（二）按体重查体表面积

体重（kg）	体表面积（m^2）	体重（kg）	体表面积（m^2）
2	0.12	25	0.93
3	0.20	30	1.07
4	0.23	35	1.20
5	0.25	40	1.32
6	0.29	45	1.43
7	0.33	50	1.53
8	0.36	55	1.62
9	0.40	60	1.70
10	0.44	65	1.78
15	0.62	70	1.84
20	0.79		

三、小儿各年龄新出现的骨化中心（X线检查）

年　龄	部　位	新出现的骨化中心
新生儿	膝（侧位）	股骨远端骨骺 胫骨近端骨骺
	踝（侧位）	距骨、骰骨、跟骨
1岁	腕（前后位）	头状骨、钩状骨、桡骨远端
	肩（前后位）	肱骨头骨骺
	髋（前后位）	股骨头骨骺
	踝（侧位）	外楔骨、胫骨远端骨骺
2岁	肩（前后位）	肱骨大粗隆
	肘（前后位）	肱骨小头
	踝（侧位）	腓骨远端骨骺
3岁	腕（前后位）	三角骨、指骨骨骺、掌骨骨骺
	踝（前后位）	距骨骨骺、内楔骨
4岁	腕（前后位）	月状骨
	髋（前后位）	大粗隆骨骺
	膝（侧位）	腓骨近端骨骺
	踝（侧位）	中楔骨
5岁	腕（前后位）	大多角骨、舟状骨
	肘（前后位）	桡骨近端骨骺
	膝（侧位）	髌骨
6岁	腕（前后位）	小多角骨
	肘（前后位）	肱骨滑车
7岁	腕（前后位）	尺骨远端骨骺
8岁	踝（侧位）	跟骨骨骺
9岁	肘（侧位）	肱骨滑车鹰嘴
10岁	腕（前后位）	豆状骨
	髋（前后位）	股骨小粗隆骨骺
11岁	肘（前后位）	肱骨外踝
12岁	膝（侧位）	胫骨粗隆

四、常用化验检查正常值

（一）小儿各年龄血液细胞成分平均正常值

项目	第1日	第2～7日	2周	3个月	6个月	1～2岁	4～5岁	8～14岁
红细胞								
（$\times10^{12}$/L）	5.7～6.4	5.2～5.7	4.2	3.9	4.2	4.3	4.4	4.5
（/mm^3）	570万～640万	520万～570万	420万	390万	420万	430万	440万	450万
血红蛋白								
（g/L）	180～195	163～180	150	111	123	118	134	139
（g/dl）	18.0～19.5	16.3～18.0	15.0	11.1	12.3	11.8	13.4	13.9
血细胞比容（%）	53	……	43	34	37	37	40	41
红细胞平均体积（MCV）（fl）	109	……	103	81	83	85	91	92
红细胞平均血红蛋白（MCH）（pg）	35	……	34	29	28	29	30	31
红细胞平均血红蛋白浓度（MCHC）（%）	32	……	34	33	33	32	33	34
（g/L）	320	……	340	330	330	320	330	340
红细胞平均直径（μm）	8.0～8.6	……	7.7	7.3	……	7.1	7.2	……
有核红细胞（/100白细胞）	3～10	3～10	0	0	0	0	0	0
网织红细胞（占红细胞的%）	3	……	0.3	1.5	0.5	0.5	0.5	……
白细胞（$\times10^9$/L）	20	15	12	……	12	11	8	8
（/mm^3）	20000	15000	12000	……	12000	11000	8000	8000
中性粒细胞（%）	65	40	35	……	31	35	58	55～65
嗜酸与嗜碱性粒细胞（%）	3	5	4	……	3	2	2	2
淋巴细胞（%）	20	40	55	……	60	56	34	30
单核细胞（%）	7	12	6	……	6	6	6	6
未成熟白细胞（%）	10	3	0	……	0	0	0	0
血小板（$\times10^9$/L）	150～250			250	250～300			
（/mm^3）	15万～25万			25万	25万～30万			

（二）尿检查正常值

项 目	国际单位（SI）正常值	传统单位正常值
蛋白		
定性		阴性
定量		＜40mg/24h
糖		
定性		阴性
定量	新生儿＜1.1mmol/L 儿童＜0.28mmol/L	新生儿＜20mg/dl 儿童＜5mg/dl
比重		1.010～1.030
渗透压	婴儿50～700mmol/L 儿童300～1400mmol/L	婴儿50～700mOsm/kgH_2O 儿童300～1400mOsm/kgH_2O

续表

项 目	国际单位（SI）正常值	传统单位正常值
pH 值		4.8～7.8
沉渣		
白细胞		<5 个/HP
红细胞		<3 个/HP
管型		无或偶见透明管型/HP
Addis 计数		
白细胞		<100 万/12h
红细胞		0～50 万/12h
管型		0～5000/12h
钠	95～310mmol/24h	2.2～7.1g/24h
钾	35～90mmol/24h	1.4～3.5g/24h
氯	80～270mmol/24h	2.8～9.6/24h
钙	2.5～10mmol/24h	100～400mg/24h
磷	16～48mmol/24h	0.5～1.5g/24h
镁	2.5～8.3mmol/24h	60～200mg/24h
铅	<0.39μmol/L	<80μg/L
肌酸	0.08～2.06mmol/24h	11～270mg/24h
肌酐	9～18mmol/24h	1～2g/24h
尿素	250～600mmol/24h	15～36g/24h
尿胆原		1∶20 以上稀释为阳性 <4mg/24h
淀粉酶		<64U（温氏法）
儿茶酚胺 （总，游离）	0～1 岁 10～15μg/24h 1～5 岁 15～40μg/24h 6～15 岁 20～80μg/24h	同左
粘多糖	<2 岁<5.7mg/mmol 肌酐 2～4 岁<2.8mg/mmol 肌酐 4～15 岁<2.3mg/mmol 肌酐	<50μg/g 肌酐 <25μg/g 肌酐 <2.3μg/g 肌酐
半乳糖	新生儿≤3.33mmol/L 以后<0.08mmol/24h	≤60mg/dl 14mg/24h
苯丙氨酸	10 天～2 周 6～12μmol/24h 3～12 岁 24～110μmol/24h 以后微量～103μmol/24h	1～2mg/24h 4～18mg/24h 微量～17mg/24h
香草扁桃酸 （VMA）	<1 岁<11nmol/mol 肌酐 2～4 岁<6nmol/mol 肌酐 >5 岁<5nmol/mol 肌酐	18.8mg/g 肌酐 <11mg/g 肌酐 <8mg/g 肌酐
17-羟类固醇	<1 岁 儿童	0.5～1mg/24h 1～5.6mg/24h
17-酮类固醇	<2 岁<3.5μmol/24h 2～6 岁<7μmol/24h 6～10 岁 3.5～14μmol/24h	<1mg/24h <2mg/24h 1～4mg/24h

续表

项　目	国际单位（SI）正常值	传统单位正常值
	12～14 岁 10～35μmol/24h	7～10mg/24h
	14～16 岁 17～42μmol/24h	17～42mg/24h
尿蛋白电泳	白蛋白 0.379	37.9%
	α_1 球蛋白 0.273	27.3%
	α_2 球蛋白 0.195	19.5%
	β 球蛋白 0.088	8.8%
	γ 球蛋白 0.033	3.3%

（三）脑脊液正常值

项目	国际单位(SI)正常值	传统单位正常值
压力	新生儿 290～780Pa	新生儿 30～80mmH_2O
	儿童 690～1960Pa	儿童 70～200mmH_2O
细胞数		
红细胞	初生至 2 周可达 675×10^6/L	初生至 2 周可达 675/mm^3
	2 周后 0～2×10^6/L	2 周后 0～2/mm^3
白细胞(多为淋巴细胞)	婴儿 0～20×10^6/L	婴儿 0～20/mm^3
	儿童 0～10×10^6/L	儿童 0～10/mm^3
蛋白定性(Pandy 试验)		阴性
蛋白定量	新生儿 200～1200mg/L	新生儿 20～12mg/dl
	儿童<400mg/L	儿童<40mg/dl
糖	婴儿 3.9～4.9mmol/L	婴儿 70～90mg/dl
	儿童 2.8～4.4mmol/L	儿童 50～80mg/dl
氯	婴儿 111～123mmol/L	婴儿 111～123mmol/L
	儿童 118～128mmol/L	儿童 118～128mmol/L

（四）血液化学及其他检验正常值（S＝血清，P＝血浆，B＝全血，A＝动脉血，V＝静脉血）

项目	国际单位(SI)		换算率	传统单位	
	正常值	单位		正常值	单位
钠(S)	135～145	mmol/L	$\underset{1\times}{\overset{\times1}{\rightleftharpoons}}$	135～145	mmol/L
钾(S)	3.5～5.1	mmol/L	$\underset{1\times}{\overset{\times1}{\rightleftharpoons}}$	3.5～5.1	mmol/L
氯化物(S)	96～108	mmol/L	$\underset{1\times}{\overset{\times1}{\rightleftharpoons}}$	96～108	mmol/L
磷(S)	1.30～1.78	mmol/L	$\underset{0.323\times}{\overset{\times3.1}{\rightleftharpoons}}$	4～5.5	mg/dl
钙(S)	2.24～2.75	mmol/L	$\underset{0.25\times}{\overset{\times4.01}{\rightleftharpoons}}$	9～11	mg/dl
镁(S)	0.74～0.99	mmol/L	$\underset{0.412\times}{\overset{\times2.43}{\rightleftharpoons}}$	1.8～2.4	mg/dl
铁(S)	9.0～32	μmol/L	$\underset{0.179\times}{\overset{\times5.58}{\rightleftharpoons}}$	50～180	μg/dl

续表

项目	国际单位(SI)		换算率	传统单位	
	正常值	单位		正常值	单位
铁结合力(S)	48~72	μmol/L	×5.6 / 0.179×	250~400	μg/dl
转铁蛋白(S)	1~3岁 2.18~3.47	g/L	×100 / 0.01×	218~347	mg/dl
	4~9岁 2.08~3.78	g/L		208~378	mg/dl
	10~19岁 2.24~4.44	g/L		224~444	mg/dl
铁蛋白(S)	新生儿:25~200 1个月:200~600	μg/L μg/L	×1 / ×1	25~200 200~600	ng/mol ng/ml
	2~5个月:50~200	μg/L		50~200	ng/ml
	6个月~15岁:7~140	μg/L		7~140	ng/ml
pH(38℃)(P.S.B)	—	—	—	7.30~7.45	—
二氧化碳分压(A)	4.5~6	kPa	×7.5 / 0.133×	34~45 30~35(新生儿)	mmHg
二氧化碳总含量(V.S)	23~27	mmol/L	×2.24 / 0.446	50~60 23~27	Vol% mEq/L
氧分压(A)	10.64~13.3	kPa	×7.5 / 0.133	80~100 60~90(新生儿)	mmHg
氧饱和度(A)	0.91~0.977	mol/mol	×100 / 0.01×	91~97.7	%
(V)	0.60~0.85			60~85	%
碳酸氢盐(P,S)	22~29	mmol/L	×1 / 1×	22~29	mmol/L
缓冲碱(B)	—	—	—	45~52	mmol/L
碱剩余(B)	—	—	—	−2.3~+2.3	mmol/L
葡萄糖(空腹)(B)	4.44~6.72	mmol/L	×18 / 0.056×	80~120	mg/dl
总蛋白(P)	60~80	g/L	×0.1 / 10×	6~8	g/dl
白蛋白(P)	34~54	g/L	×0.1 / 10×	3.4~5.4	g/dl
球蛋白(P)	20~30	g/L	×0.1 / 10×	2~3	g/dl
蛋白电泳(S)白蛋白	—	—	—	55~61	%
球蛋白					
α_1	—	—	—	4~5	%
α_2	—	—	—	6~9	%
β	—	—	—	9~12	%
γ	—	—	—	15~20	%
左旋乳酸(B)	静脉血:0.5~2.2	mmol/L		0.5~2.2	
	动脉血:0.5~1.6				
右旋乳酸(P)	0~0.3				
酮体(S)	5~30	mg/L	×10	0.5~3.0	mg/dl
糖化血红蛋白(B) 总胆固醇(S)	4~16岁:0.06~0.1 1~3岁:1.15~4.70	mmol/L	×38.69 / ×0.026	6.0~10.0 45~182	%

续表

项目	国际单位(SI)		换算率	传统单位	
	正常值	单位		正常值	单位
	4～6岁:2.80～4.80			109～189	mg/dl
甘油三酯(S)	<5岁:0.38～0.99 6～11岁:0.31～1.14	mmol/L	←×0.01	33～99 31～114	mg/dl
	12～15岁:0.36～1.38			36～138	
高密度脂蛋白	1～13岁:0.9～2.15	mmol/L	←×0.0259	35～84	mg/dl
胆固醇(S)	14～19岁:0.9～1.65			35～65	
低密度脂蛋白 胆固醇(SP)	1～9岁:1.55～3.89 10～19岁:1.30～4.40	mmol/L	←×0.0259	60～150 50～170	mg/dl
总胆红素(S)	3.42～13.68	μmol/L	×0.0585 ⇄ 17.1×	0.2～0.8	mg/dl
直接胆红素(S)	0.51～3.42	μmol/L	×0.0585 ⇄ 17.1×	0.03～0.2	mg/dl
黄疸指数(S)	—	—	—	4～6	
游离血红蛋白(S)	<40	mg/dl		<4	mg/dl
结合珠蛋白(S)	300～1750	mg/L		30～175	mg/dl
非蛋白氮(B)	19.8～28.6	mmol/L	×1.4 ⇄ ×0.714	25～40	mg/dl
尿素氮(B)(S,P)	新生儿:1.1～4.3 婴儿、儿童:1.8～6.4	mmol/L	←×0.357	3～12 5～18	mg/dl
	以后:2.5～6.4			7～18	
肌酐(S)(P)	新生儿:27～88 婴儿:18～35	μmol/L	←×88.4	0.3～1.0 0.2～0.4	mg/dl
	儿童:27～62			0.3～0.7	
	青春期:44～88			0.5～1.0	
尿酸(S)	1～5岁:100～350	μmol/L	←×59.48	1.7～5.8	mg/dl
	6～11岁:130～390			2.2～6.6	
	12～19岁:				
	男:180～460			3.0～7.7	
	女:160～340			2.7～5.7	
肌酸(S)	15～46	μmol/L	×0.013 ⇄ ×76.86	0.2～0.6	mg/dl
氨(B)	29～58	μmol/L	×1.7 ⇄ ×0.588	50～100	μg/dl
维生素A(S)	1～12岁:0.7～1.7	μmol/L		20～48	μg/dl
	13～19岁:0.9～2.5			26～72	
维生素C(P)	34～113	μmol/L	←×56.78	0.6～2.0	mg/dl
维生素 D_2(P)	夏季:37～200	nmol/L	←×2.496	15～80	ng/ml
	冬季:35～105			14～42	
维生素 D_3(S)	60～108	pmol/L	←×2.4	25～45	pg/ml
维生素E(S)	1～6岁:7～21	μmol/L	←×2.32	3.0～9.0	mg/L

续表

项目	国际单位(SI) 正常值	国际单位(SI) 单位	换算率	传统单位 正常值	传统单位 单位
	7～19 岁:16～24			4.4～10.4	
补体 C3(S)	脐带血:570～1160	mg/L	$\overleftarrow{\times 10}$	57～116	mg/dl
	1～3 个月:530～1310			53～131	
	3 个月～1 岁:620～1800			62～180	
	1～10 岁:770～1950			77～195	
补体 C4(S)	脐带血:70～230	mg/L	$\overleftarrow{\times 10}$	7～23	mg/dl
	1～3 个月:70～270			7～27	
	3 个月～10 岁:70～400			7～40	
抗核抗体(B)				<1∶16	
循环免疫复合物	<20	mg/L	$\overleftarrow{\times 10}$	<2	mg/dl
肥达氏反应(S)	O:0～1∶80				
	H:O～1∶160				
C 反应蛋白(S)	脐血:52～1330	μg/L		52～1330	ng/ml
	2～12 岁:67～1800			67～1800	
免疫球蛋白 G(IgG)(S)	脐血:6.36～16.06	g/L	$\overleftarrow{\times 0.01}$	636～1606	mg/dl
	1 个月:2.51～9.06			251～906	
	2～4 个月:1.76～6.01			176～601	
	5～12 个月:1.72～10.69			172～1069	
	1～5 岁:3.45～12.36			345～1236	
	6～10 岁:6.08～15.72			639～1349	
免疫球蛋白 A(IgA)(S)	脐血:14～36	mg/L	$\overleftarrow{\times 10}$	1.4～3.6	mg/dl
	1～3 个月:13～530			1.3～5.3	
	4～6 个月:44～840			4.4～84	
	7 个月～1 岁:110～1060			11～106	
	2～5 岁:140～1590			14～159	
	6～10 岁:330～2360			33～236	
免疫球蛋白 M(IgM)(S)	脐血:63～250 1～4 个月:170～1050	mg/L	$\overleftarrow{\times 10}$	6.3～25 17～105	mg/dl
	5～9 个月:330～1260			33～126	
	10 个月～1 岁:410～1730			41～173	
	2～8 岁:430～2070			43～207	
	9～10 岁:520～2420			52～242	
免疫球蛋白 D(IgD)(S)	新生儿:测不出 以后:0～80	mg/L	$\overleftarrow{\times 10}$	测不出 0～8	mg/dl
淋巴细胞亚群(B)					
CD_1	<0.01			<1	%

续表

项目	国际单位(SI)		换算率	传统单位	
	正常值	单位		正常值	单位
CD_2	0.70～0.90			70～90	
CD_3	0.60～0.80			60～80	
CD_4	0.25～0.55			25～55	
CD_8	0.15～0.45			15～45	
CD_4/CD_8	1～2.5			1～2.5	
铜蓝蛋白(S)	0.2～0.4	g/L	×100 ⇄ 0.01×	20～40	mg/dl
粘蛋白(S)	0.4～0.9 0.02～0.04	g/L	×100 ⇄ 0.01×	40～90	mg/dl(按蛋白计)
				2～4	mg/dl(按酪氨酸计)
纤维蛋白原(P)	2～4	g/L	×0.1 ⇄ 10×	0.2～0.4	g/dl
纤维蛋白降解产物(FDP)	<10	mg/L	×1 ⇄ ×1	<10	μg/ml
抗凝血酶Ⅲ(AT－Ⅲ)	放免法:200 酶免法:300	mg/L mg/L	×0.1 ⇄ ×10	20 30	mg/dl mg/dl
抗链球菌溶血素O(S)	—	—	—	<500	U
蛋白结合碘(S)	275～550	nmol/L	×0.0127 ⇄ 78.8×	3.5～7.0	μg/dl
17羟皮质醇(P)	276～372.6	nmol/L	×0.0362 ⇄ 27.8×	10～13.5	μg/dl
凝血酶时间(P)	15～20	s	—	15～20 <25(新生儿)	s
凝血酶原时间*	12～14	s	—	12～14	
				新生儿<4天:<15	s
				新生儿>4天:<13	
凝血酶原消耗时间(S)	<35	s	—	<35	s
生长激素(hGH)(S,P)	脐血:10～50 新生儿:10～40	μg/L		10～50 10～40	ng/ml
	儿童:<5			<5	
促甲状腺激素(nTSH)(P)	14～165	pmol/L	×2.759	5～60	pg/ml
甲状腺素游离 T_4(S)	10～31	pmol/L	×12.87	0.8～2.4	ng/dl
总 T_4(S)	新生儿:116～232	nmol/L	×12.87	9～18	μg/dl
	婴儿:90～194			7～15	
	1～5岁:94～194			7.3～15	
	5～10岁:83～172			6.4～13.3	
	以后:65～155			5～12	
总 T_3(S)	新生儿:1.16～4.00	nmol/L	×0.0154	75～260	ng/dl
	1～5岁:1.54～4.00			100～260	

续表

项目	国际单位(SI)		换算率	传统单位	
	正常值	单位		正常值	单位
	5～10 岁:1.39～3.70			90～240	
	10～15 岁:1.23～3.23			80～210	
	以后:1.77～2.93			115～190	
醛固酮(S.P)	1 周～1 岁:0.03～4.9	nmol/L	×0.0277	1～160	nU/dl
	1～3 岁:0.14～1.7			5～60	
	3～5 岁:<0.14～2.2			<5～80	
	5～7 岁:<0.14～1.4			<5～50	
	7～11 岁:0.14～1.9			5～70	
	11～15 岁:<0.14～1.4			<5～50	
胰岛素(S)	新生儿:3～20 以后:7～24	mU/L		3～20	μg/ml
C 肽(P)	0.5～2	μg/L			
肾素(活性)(P)	<3 岁:<16.6	μg/h		<16.6	ng/(ml·h)
	3～6 岁:<6.7			<6.7	
	6～9 岁:<4.4			<4.4	
	9～12 岁:<5.9			<5.9	
	12～15 岁:<4.2			<4.2	
丙氨酸转氨酶	Reitman 法:2～40	u/L			
(sALT,sGPT)(S)	酶法:5～35	u/L			
天门冬氨酸转氨酶	酶法(30℃):<36	u/L			
(S)(sAST,sGOT)	(37℃):15～55	u/L			
碱性磷酸酶(S)	King-Amstrong 法:	μmol/(L·s)		106～213	U/L
(ALP,AKP)	1.8～3.6				
	Lockitch 等法(37℃)	U/L			
	1～9 岁:145～420				
	10～11 岁:130～560				
	12～13 岁:150～495				
胆碱酯酶活性	0.80～1.00			80～100	%
(CHE)(S)					
酸性磷酸酶(S) (ACP)	King-Amstrong 法: 117～467	nmol/L·s	×0.06 ⇌ ×16.67	7～28	U/L
乳酸脱氢酶(S)	Metes(37℃)	U/L			
(LDH)	<1 岁:170～580				
	1～9 岁:150～500				
	>10 岁:120～330				
	乳酸丙酮酸法:	μmol/L·s			
	新生儿:4.8～8.3				
	<1 个月:5.0～25.0				

续表

项目	国际单位(SI) 正常值	单位	换算率	传统单位 正常值	单位
	婴儿：1.7～4.2				
	儿童：10～2.8				
乳酸脱氢酶同工酶	1～6岁：	%			
LD_1	20～38				
LD_2	27～38				
LD_3	16～26				
LD_4	5～16				
LD_5	3～13				
	7～19岁：				
LD_1	20～35				
LD_2	31～38				
LD_3	19～28				
LD_4	7～13				
LD_5	5～12				
肌酸激酶(S)	脐带血：70～380		U/L		
(CK,CPK)(30℃)	5～8h：214～1175				
	24～33h：130～1200				
	72～100h：87～725				
	成人：5～130				
肌酸激酶同工酶	脐带血：0.3～361		%		
(S)(CKMB)	5～8h：1.7～7.9				
	24～33h：1.8～5.0				
	72～100h：1.4～5.4				
	成人：0～2				
CKBB	脐带血：0.3～10.5		%		
	5～8h：3.6～13.4				
	24～33h：5.1～13.3				
	成人：0				
醛缩酶(S)	10～24个月：3.4～11.8	U/L			
	25个月～16岁：1.2～8.8				
淀粉酶(S)	1～19岁：35～127		U/L		
脂肪酶(S)	1～4岁：18～95		U/L		
	5～14岁：21～128				

五、小儿心电图正常值

(一)P－R间期

年龄	最低值(s)	最高值(s)
1天～1月	0.08	0.12
1岁	0.08	0.14
5岁	0.10	0.16
12岁	0.10	0.18

(二)小儿心电图各波正常标准

	时限(s)	振幅(10mm＝1mV)	方向	心电位	电轴	钟向转动
P波	0.05～0.09 (0.07)	＜2.5mm	Ⅰ、Ⅱ、aVF、$V_{5\sim6}$ 直立，aVR倒置			
P－R间期	0.08～0.18 (0.16)					
QRS波群	0.05～0.1	$R_{I+II+III}$＜15mm $R_{I}+S_{III}$＜30mm $R_{II}+R_{III}$＜45mm R_{aVL}＜20mm(横位) R_{aVF}＜25mm(直立位) R_{V5}＜35mm $R_{V5}+S_{V1}$＜45mm	QRS波群决定心电位电轴，钟向转动；新生儿：50% V_1 呈Rs，V_5 呈rS型，50%V_1～V_5 均呈Rs型	中间位：aVL、aVF呈qR；横位：sVL呈qR，aVF呈rS；垂直位：aVL呈rS，aVF呈qR	正常：Ⅰ、Ⅲ主波均向上；右偏：主波Ⅰ向下，Ⅲ向上；左偏：主波Ⅰ向上，Ⅲ向下；新生儿：＋30～＋180°	顺钟向：V_1～V_4 呈rS，aVR呈QR逆钟向：V_3～V_6 呈qR
QRS波群	R_{V1}＜10mm 2mm＜S_{V1}＜15mm $R_{V1}+S_{V5}$＜15mm (3～5岁后) R_{V1}＜25mm R_{V5} 15mm (新生儿)					
S－T段	胸导联抬高＜2.5mm 其余导联＜1.5mm 下降＜0.5mm					
T波		Ⅰ、Ⅱ、aVF、$V_{5\sim6}$ 直立 aVR倒置 新生儿：＜3～4天，V_1 直立，V_5 倒置、直立、低平；＞3～4天 V_1 倒置 V_5 直立				
U波	0.1～0.3	0.5mm以下，V_3 可达2～3mm	与T波一致			
Q－T间期	0.21～0.38 与心率有关					
QTC	男：＜1.02 女：＜1.03					

六、常用食品及水果营养成分表(每100g中含量)

食物种类	食部 (%)	水分 (g)	蛋白质 (g)	脂肪 (g)	碳水化合物 (g)	热量 (cal)	钙 (mg)	磷 (mg)	铁 (mg)	胡萝卜素 (mg)	硫胺素 (mg)	核黄素 (mg)	烟酸 (mg)	抗坏血酸 (mg)
米	100	13.0	8.2	1.8	75.5	351	10	221	2.4	0	0.22	0.06	1.8	0
面粉(标准粉)	100	12.0	9.9	1.8	74.5	354	38	268	4.2	0	0.46	0.06	2.5	0
麦片	100	7.9	14.0	7.0	68.0	391	69	392	3.8	0	0.60	0.14	1.0	0
小米	100	11.1	9.7	3.5	72.8	362	29	240	4.7	0.19	0.57	0.12	1.6	
高粱米	100	11.4	8.4	2.7	75.6	360	7	188	4.1		0.26	0.09	1.5	0
黄豆	100	10.2	36.3	18.4	25.3	412	367	571	11.0	0.40	0.79	0.25	2.1	0
红豆	100	9.0	21.7	0.8	60.7	337	76	386	4.5		0.43	0.16	2.1	0
绿豆	100	9.5	23.8	0.5	58.8	335	80	360	6.8	0.22	0.53	0.12	1.8	0
豆浆	100		5.2	2.5	3.7	58	57	88	1.7	0.05	0.12	0.04		0
蚕豆	100	13.0	28.2	0.8	48.6	314	71	340	7.0	0	0.39	0.27	2.6	0
豆腐	100	90.0	4.7	1.3	2.8	60	240	64	1.4		0.06	0.03	0.1	0
黄豆芽	100	77.0	11.5	2.0	7.1	92	68	102	1.8	0.03	0.17	0.11	0.8	4
绿豆芽	100	91.9	3.2	0.1	3.7	29	23	51	0.9	0.04	0.07	0.06	0.7	6
毛豆	42	69.8	13.6	5.7	7.1	134	100	219	6.4	0.28	0.33	0.16	1.7	25
四季豆	95	92.0	1.7	0.5	3.8	27	61	43	2.6	0.26		0.10	0.5	6
甘薯	87	67.1	1.8	0.2	29.5	127	18	20	0.4	1.31	0.12	0.04	0.5	30
马铃薯	88	79.9	2.3	0.1	16.6	77	11	64	1.2	0.01	0.10	0.03	0.4	16
芋头	85	78.8	2.2	0.1	17.5	80	19	51	0.6	0.02	0.06	0.03	0.07	4
胡萝卜	79	89.3	0.6	0.3	8.3	38	19	29	0.7	1.35	0.04	0.04	0.4	12
白萝卜	78	91.7	0.6	0	5.7	25	49	34	0.5	0.02	0.02	0.04	0.5	30
大白菜	89	96.0	0.9	0.1	1.7	11	45	29	0.6		0.01	0.04	0.5	46
油菜	100	95.2	1.2	0.2	1.6	13	181	40	7.0					
苋菜	46	92.2	1.8	0.3	3.3	23	200	46	4.8	1.87	0.04	0.13	0.3	38
菠菜	89	91.8	2.4	0.5	3.1	27	72	53	1.8	3.87	0.04	0.13	0.6	39
菜花	53	92.6	2.4	0.4	3.0	25	18	53	0.7	0.08	0.06	0.08	0.8	88

续表

食物种类	食部(%)	水分(g)	蛋白质(g)	脂肪(g)	碳水化合物(g)	热量(cal)	钙(mg)	磷(mg)	铁(mg)	胡萝卜素(mg)	硫胺素(mg)	核黄素(mg)	烟酸(mg)	抗坏血酸(mg)
蕃茄	97	95.9	0.8	0.3	2.2	15	8	24	0.8	0.37	0.03	0.02	0.6	8
蜜橘	80	88.3	0.7	0.1	10.0	44	41	14	0.8					
苹果	81	84.6	0.4	0.5	13.0	58	11	9	0.3	0.08	0.01	0.01	0.1	微量
梨	76	83.6								0.01	0.02	0.01	0.2	3
香蕉	56	77.1	1.2	0.6	19.5	88	9	31	0.6	0.25	0.02	0.05	0.7	6
花生仁	99	8.0	26.2	39.2	22.1	546	67	378	1.9	0.04	1.07	0.11	9.5	0
猪肉	100	29.3	9.5	59.8	0.9	580	6	101	1.4		0.53	0.12	4.2	
牛肉	100	68.6	20.1	10.2	0	172	7	170	0.9	0	0.07	0.15	6.0	
羊肉	100	58.7	11.1	28.8	0.8	307				0	0.07	0.13	4.9	0
人乳	100	87.6	1.5	3.7	6.9	67	34	15	0.1	250	0.01	0.04	0.1	6
牛乳	100	87.0	3.3	4.0	5.0	69	120	93	0.2	140	0.04	0.13	0.2	1
羊乳	100	86.9	3.8	4.1	4.3	69	140	106	0.1	80	0.05	0.13	0.3	
马乳	100	90.6	2.1	1.1	5.8	42								
黄油	100	14.0	0.5	82.5	0	745	15	15	0.2	2700	0	0.01	0.1	0
猪油	100	1.0	0	99.0	0	891	0	0	0	0	0	0.01	0.1	0
淡奶糕	100		8.9	1.6	73.9	346	602	483	2.5		0.34	0.79	2.1	0
鸡肉	34	74.2	21.5	2.5	0.7	111	11	190	1.5		0.03	0.09	8.0	
鸭肉	24	74.6	16.5	7.5	0.5	136					0.07	0.15	4.7	
鸡蛋	85	71.0	14.7	11.6	1.6	170	55	210	2.7	1440	0.16	0.31	0.1	
鸡蛋黄	100	53.5	13.6	30.0	1.3	330	134	532	7.0	3500	0.27	0.35	微量	0
鸭蛋	87	70.0	8.7	9.8	10.3	164	71	210	3.2	1380	0.15	0.37	0.1	
小黄鱼	63	79.2	16.7	3.6		99	43	127	1.2		0.01	0.14	0.7	
带鱼	72	74.1	18.1	7.4		139	24	160	1.1		0.01	0.09	1.9	
鲤鱼	62	77.4	17.3	5.1	0	115	25	175	1.6		微量	0.10	3.1	
青虾			16.4	0.1	1.3	78	99		1.3		0.01			

（李齐岳）